全国中医药行业职业教育"十四五"创新教材

中药鉴定技术

（活页式）

（供高等职业院校中药学、中药制药技术、中药生产与加工、药学等专业用）

主 编　王　燕　卜训生

全国百佳图书出版单位
中国中医药出版社
·北京·

图书在版编目（CIP）数据

中药鉴定技术 / 王燕，卜训生主编 . -- 北京：
中国中医药出版社，2025.4. --（全国中医药行业职业
教育"十四五"创新教材）
ISBN 978-7-5132-9411-9

Ⅰ. R282.5
中国国家版本馆 CIP 数据核字第 2025YJ7023 号

中国中医药出版社出版

北京经济技术开发区科创十三街 31 号院二区 8 号楼
邮政编码　100176
传真　010-64405721
北京盛通印刷股份有限公司印刷
各地新华书店经销

开本 787×1092　1/16　印张 34.125　彩插 1.75　字数 841 千字
2025 年 4 月第 1 版　2025 年 4 月第 1 次印刷
书号　ISBN 978-7-5132-9411-9

定价　128.00 元
网址　www.cptcm.com

服 务 热 线　010-64405510
购 书 热 线　010-89535836
维 权 打 假　010-64405753

微信服务号　zgzyycbs
微商城网址　https://kdt.im/LIdUGr
官 方 微 博　http://e.weibo.com/cptcm
天猫旗舰店网址　https://zgzyycbs.tmall.com

如有印装质量问题请与本社出版部联系（010-64405510）

全国中医药行业职业教育"十四五"创新教材

《中药鉴定技术》

编委会

主 编

王　燕（北京卫生职业学院）

卜训生（北京卫生职业学院）

副主编

刘淑娟（北京卫生职业学院）

王金钢（首都医科大学附属北京中医医院）

贺　蔷（北京太洋树康药业有限责任公司）

张　楠（首都医科大学）

李瑞霞（北京市实验职业学校）

张　静（河北化工医药职业技术学院）

编 委（按姓氏笔画排序）

王　进（北京卫生职业学院）

刘　伟（北京卫生职业学院）

刘洋清［康美（亳州）华佗国际中药城商业有限公司］

杜　鹃（北京市昌平区中医医院）

张　晶（北京太洋树康药业有限责任公司）

赵兴华（沧州医学高等专科学校）

徐　亚（北京太洋树康药业有限责任公司）

谢君武（北京市实验职业学校）

雷菊伦（北京杏林药业有限责任公司）

窦国义（天津生物工程职业技术学院）

编写说明

为贯彻落实全国职业教育工作会议精神，推动职业教育教学改革，适应医药卫生行业对高技能人才的需求，着力推进中医药继承与创新，我们编写了全国中医药行业职业教育"十四五"创新教材《中药鉴定技术》活页式教材。本教材供高等职业院校中药学、中药制药技术、中药生产与加工、药学等专业使用。

本教材编写团队由职业院校从事中药鉴定教学的教师及医院、药厂等行业单位从事中药质检的专业技术人员组成。在教材编写过程中，我们力求从中药检验岗位出发，以岗位的典型工作任务为导向，将教材内容分为中药鉴定基本知识与技能、常见中药性状鉴定、常见中药显微鉴定三大模块，每个模块下又有相应的项目和任务，注重在知识理解与掌握基础上的实践和应用。在编写时，我们坚持以学生为主体，以培养学生综合职业能力为目标，通过案例讨论、课堂活动、知识拓展、数字化资源、任务单等构建深度学习体系。本教材采用活页式装帧形式，在使用时教师以学习任务为单位组织教学，每个任务均可独立使用，拼装后则形成一本完整的教材。此外，每个项目设目标检测，可检测学生理论知识掌握情况；书末附中药彩图近 400 张，彩图标有序号，可对照正文学习使用，也可作为教师检测、学生课下自测认药使用，符合教学、自主学习、个性化学习的需要。

全书共收载中药三百余种，参照 2025 年版《中华人民共和国药典》和《国家执业中药师考试大纲》《中药士（师）卫生专业技术资格考试大纲》《北京市中药炮制规范》，以及《中药材粉末显微鉴定》（徐国钧主编）、中华中医药学会团体标准《中药材商品规格等级》等相关行业、职业岗位标准设计编写，可作为中高等职业院校中药学、药学及相关专业的教学用书，也可作为中药检验岗位从业人员培训、取证的参考用书。

本教材编写分工如下：模块一中药鉴定基本知识与技能项目一、项目二由王燕编写，项目三由卜训生编写；模块二常见中药性状鉴定项目四根及根茎类中药鉴定任务一、任务二子任务 1~4 由刘淑娟编写，任务二子任务 5~7 由赵兴华编写，任务三由张静编写，项目五茎木类中药鉴定、项目六皮类中药鉴定由李瑞霞编写，项目七叶类中药鉴定、项目八花类中药鉴定由窦国义编写，项目九果实及种子类中药鉴定任务一果实类中药鉴定子任务 1~3 由张楠编写，子任务 4 由谢君武编写，任务二种子类中药鉴定由杜鹃编写，项目十全草类中药鉴定由徐亚编写，项目十一藻、菌、地衣类中药鉴定和项目十二树脂类中药鉴定及项目十三其他类植物中药鉴定由王进编写，项目十四动物类中药鉴定任务一由雷菊伦编写，任务二由王金钢编写，项目十五矿物类中药鉴定由谢君武编写；模块三常见中药显微鉴定项目十六、项目十七、项目十八、项目十九由张晶编写，项目二十、项目二十一、项目二十二、项目二十三、项目二十四由贺蔷编写。饮片图片由刘伟、刘洋清拍摄整理，显微图片由张晶拍摄整理。最后由王燕、卜训生统稿审定。

在本教材编写过程中，全体编者团结协作、竭尽所能，但书中难免存在疏漏之处，恳请使用本教材的广大师生同道提出宝贵意见，以便再版时修订提高。

《中药鉴定技术》编委会

2025 年 1 月

目录

目录

目录

目录

目录

目录

目录

模块三

目录

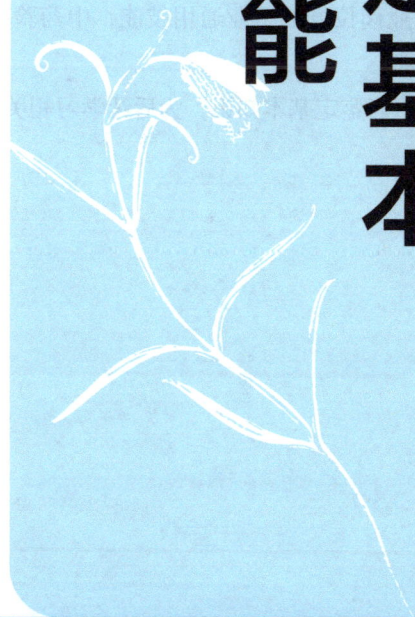

模块一

中药鉴定基本
知识与技能

项目一　中药鉴定基本知识

扫一扫
查阅本项目数字资源

　　中药鉴定技术是一门检验和控制中药的品种、质量，研究和制定中药质量标准，考证与整理中药品种，开发与利用中药资源的综合性应用技术课程，是中药学、药学、中药制药技术、中药生产与加工等专业的重要专业核心课程。

　　中药鉴定技术是中药行业岗位群的行业通用技能，中药验收、中药调剂、中药检验等岗位对中药鉴定能力均有特定要求。

　　本项目我们一起来学习中药鉴定基本知识，为后续学习相关技能奠定基础。

任务一　中药鉴定的基本概念

学习目标

❶ 知识目标

掌握：中药鉴定相关的基本概念、研究对象及范围；中药材、中药饮片、中成药的概念。

❷ 能力目标

具备学习阅读能力、观察能力、综合分析能力。

❸ 素质目标

（1）树立对中华民族优秀中医药文化的自信心与自豪感，热爱专业，热爱课程。

（2）树立依法鉴定、资源保护、安全合理用药的意识。

知识基础

我国现有中药资源 12807 种，其中植物药 11146 种（约占 87%）、动物药 1581 种（约占 12%）、药用矿物 80 种（占不足 1%）。第四次全国中药资源普查发现 3 个新属和 196 个新物种。中药复方和中成药已成为中药的主要临床使用形式。

中药鉴定是研究中药鉴定方法和质量标准的一门应用学科。其研究方法和内容：在继承祖国医学遗产和传统鉴别经验的基础上，运用现代自然科学的理论、知识、方法和技术，系统地整理和研究中药的历史、来源、植（动）物形态、性状、显微特征、理化鉴别、检查、含量测定等，建立规范化的质量标准，以及研究寻找新药和扩大药源的理论和实践问题。

中药鉴定的研究对象是中药，包括中药材、饮片和中成药。通过鉴定确保中药品种正确、质量优良、安全有效、稳定可控。

1. 中药　是指在中医药理论指导下用于防治疾病和医疗保健的药物的总称，包括中药材、中药饮片、中成药、中药配方颗粒、中药提取物等。广义的"中药"泛指中华民族传统用药，还包括民族药及民间草药，狭义的"中药"特指中药材。

2. 中药材　是取自天然的未经加工或只经过简单产地初加工而形成的原料药，简称为"药材"。按其来源可分为植物药、动物药和矿物药三类。由于中药以植物药居多，故有"诸药以草为本"之说。由于部分药材可药食兼用，供作药用的药材须按《中华人民共和国药典》（简称《中国药典》）规定的方法进行净制处理，并符合药品质量标准，这一特性是药品范畴"中药材"与农副产品"中药材"的根本区别。

3. 中药饮片　是指药材经净制、切制或炮炙后可直接用于临床或制剂生产使用的处方药品。中药饮片的质量关系到中医临床用药安全和中成药的质量。

4. 中成药　是以中医药理论为指导，以中医处方为依据，以中药饮片为原料，由药品生产企业按照规定的工艺和质量标准批量生产的，具有一定规格和剂型的药品。

5. 民族药　是以少数民族传统医药理论为指导，用于防治疾病和医疗保健的物质。

6. 民间草药　区别于国家药局专卖的"官药"，宋代始见"草药"之名，后世又称"民间草药"或"民间药"，多指主流本草及药品标准中尚未记载，仅在民间应用，尚未纳入商品流通的药物。

7. 中药保健食品　是以中药为主要原料制成的，能调节人体功能的特殊食品，适用于特定人群食用，但不以治疗疾病为目的。

8. 中药正品与非正品　中药正品，是指符合国家药品标准规定的品种及其特定的部位；反之为非正品，包括伪品（假药）、劣品（劣药）、习用品（地区习惯用药）、伪制品、混淆品和代用品等。混淆品是指名称或形态与正品相似，易与正品相混用者，因与正品的品种不同，实属伪品；伪制品系指经过人为非法加工的某种药材的仿制品，实属伪品；代用品是指性味、功能与正品相似的药品，如人工牛黄代牛黄使用。

9. 习用品　是指有一定的药用历史，但未被纳入国家药典，仅在部分地区习惯使用，并被收入地方药品标准的药材。

知识拓展

中药产业链及药食同源中药

中药产业链：是指在中药产品（中药饮片、中成药、功能性食品、保健品等）的生产加工过程中，从中药材种植到中药产品到达消费者手中所包含的各个环节所构成的产业链条。

药食同源：中医学自古以来就有"药食同源"（又称为"医食同源"）理论。这一理论认为，许多食物既是食物也是药物，这类食物和药物一样，都能够防治疾病。2021年11月15日，国家卫生健康委食品安全标准与监测评估司发布《关于印发〈按照传统既是食品又是中药材的物质目录管理规定〉的通知》，明确了药食同源物质的动态调整和管理规范。

2002 年《卫生部关于进一步规范保健食品原料管理的通知》中公示的药食同源品种 87 种（按笔画顺序排列）：丁香、八角、茴香、刀豆、小茴香、小蓟、山药、山楂、马齿苋、乌梢蛇、乌梅、木瓜、火麻仁、代代花、玉竹、甘草、白芷、白果、白扁豆、白扁豆花、龙眼肉（桂圆）、决明子、百合、肉豆蔻、肉桂、余甘子、佛手、杏仁、沙棘、芡实、花椒、红小豆、阿胶、鸡内金、麦芽、昆布、枣（大枣、黑枣、酸枣）、罗汉果、郁李仁、金银花、青果、鱼腥草、姜（生姜、干姜）、枳子、枸杞子、栀子、砂仁、胖大海、茯苓、香橼、香薷、桃仁、桑叶、桑椹、桔红（橘红）、桔梗、益智仁、荷叶、莱菔子、莲子、高良姜、淡竹叶、淡豆豉、菊花、菊苣、黄芥子、黄精、紫苏、紫苏籽、葛根、黑芝麻、黑胡椒、槐米、槐花、蒲公英、蜂蜜、榧子、酸枣仁、鲜白茅根、鲜芦根、蝮蛇、橘皮、薄荷、薏苡仁、薤白、覆盆子、藿香。

2014 年新增 8 种：人参、山银花、芫荽、玫瑰花、松花粉（包括马尾松和油松）、粉葛、布渣叶、夏枯草。

2019 年新增 6 种：当归、山柰、西红花、草果、姜黄、荜茇。

2023 年新增 9 种：党参、肉苁蓉、铁皮石斛、西洋参、黄芪、灵芝、天麻、山茱萸、杜仲叶，在限定使用范围和剂量内作为药食两用。

2024 年新增 4 种：地黄、麦冬、天冬、化橘红。

任务实施

表 1-1 《中药鉴定的基本概念》学习任务单

班级		姓名		学号		成绩	

问题	作答
1. 中药鉴定的对象是什么？	
2. 中药的分类有哪些？根据它们的含义与联系制作思维导图	
3. 举例 5 种以上中药材或中药饮片	
4. 举例 5 种以上中成药	
5. 举例 5 种以上药食同源品种的药用效果	

02 任务二 中药鉴定的特点

学习目标

① 知识目标

了解：中药鉴定的特点及其复杂因素。

② 能力目标

具备探究能力与综合分析能力。

③ 素质目标

树立科学公正的中药质量鉴定价值观及诚实守信的职业道德。

知识基础

与化学药品的检验相比，中药鉴定具有以下特点：

1. 药材质量不稳定 药材的质量受品种、规格、产地、生长环境、药用部位、采收季节、加工方法、包装、运输及贮藏等多种因素的影响。

2. 杂质引入途径多 药材在生产、加工、贮运等过程中均可带入杂质，如产地环境污染及滥用化肥农药易导致重金属及农药残留超标，加工时常有未除净的非药用部位及泥沙，贮藏不当易引起虫蛀、霉变、走油等，故应强化杂质检查，确保用药安全。

3. 样品需要预处理 一种中药常含有几十种甚至上百种成分，且含量较低。当用一种溶剂提取药材时，提取液中往往含有多种性质相似的化学成分干扰检验结果，常需对样品进行预处理，除去干扰性成分，富集被检成分，才能确保鉴定结果准确可靠。

4. 检测成分难确定 中药具有多靶点、多效应的特点，其疗效是多种成分协同作用。单靠测定一种或几种活性成分，不能全面衡量中药的质量。因此，研究确定中药的有效组分，并对其进行检测与控制，成为中药鉴定的难点和重点。

5. 检测方法进展快 中药传统鉴定方法是中药鉴定工作者数千年经验的总结，应注重传承；中药鉴定新技术、新方法发展迅速并逐步成为法定检验方法，如指纹图谱法、生物活性测定法、基因鉴定法、细胞生物学鉴定法、免疫鉴定法等。因此，只有将中药传统鉴别经验与现代分析技术有机结合，并与临床疗效紧密联系，才能达到有效控制中药质量的目的。

总之，中药鉴定具有成分复杂、含量较低、影响因素多、未知成分多、杂质多、干扰因素多、检测难度大等特点。但随着中药研究的不断深入，现代分析方法不断进步，中药鉴定的准确性和科学性正逐步提高，中药的质量控制水平正得到较快的发展。

知识拓展

基因技术在中药鉴定中的应用

基因技术是指依据中药中所携带遗传信息的大分子（核酸和蛋白）特征，应用分子标记技术鉴定中药，近些年 DNA 分子遗传标记技术在近缘易混淆生药鉴定、药材道地性研究、中药质量标准化、中医药古迹考证、药材种子种苗检测等方面逐渐得到应用。按照鉴定特征可分为核酸分子鉴定和蛋白质分子鉴定两大类。DNA 测序技术鉴定、DNA 分子条形码鉴别在中药鉴定领域中应用广泛，并收载于《中国药典》。下面简单介绍一下几种基因技术的原理。

随机扩增多态 DNA 技术（random amplified polymorphic DNA，RAPD）：是一种基于 PCR 的分子标记技术。该技术采用合成的单个随机引物（一般为 10 个碱基），在较低退火温度条件下与基因组 DNA 模板随机结合并进行扩增，通过分析扩增产物的多态性差异，可生成具有物种或个体特异性的 DNA 指纹图谱。在中药材鉴定中，可通过筛选真品药材的 RAPD 特异性条带进行测序分析，进而设计合成 DNA 探针，建立基于分子标记的真伪检测体系。RAPD 技术尤其适用于贵重药材的鉴定。利用 RAPD 技术对正品柴胡及其混淆品进行分子水平鉴定，为中药柴胡类药材的分子鉴定提供依据，同时探讨了它们之间的亲缘关系。此外，还可直接对某基因片段进行 PCR 扩增产物测序，找出其种属特异性来鉴别中药，其中常用的基因片段包括线粒体细胞色素 b 和 rRNA 基因等。如龟甲的鉴定。

mRNA 差异显示技术：该法旨在找出不同组织或细胞在基因表达上的差异，是通过将 RNA 反转录成单链 cDNA，然后 PCR 扩增，最后分离不同分子大小的 DNA，挑选出有差异表达的基因进行序列分析，这样既可以制备探针用于稳定灵敏的检测实验，亦可制备其蛋白产物及其抗体进行免疫检测。借助该技术可以将种植与野生的植物药、道地药材与普通药材之间的差异鉴别出来。

限制性片段长度多态性分析技术（restriction fragment length polymorphism，RFLP）：该技术是将药材 DNA 用限制性内切酶消化后，进行限制性片段长度多态性分析，确定其基因的种属特异性。如 5 种海马的鉴别，可对药材 DNA 的 PCR 扩增产物进行限制性片段长度多态性分析，找出种属特异性来鉴别中药。

扩增片段长度多态性分析技术（amplified fragment length polymorphism，AFLP）：AFLP 是在 RAPD 和 RFLP 技术上发展起来的 DNA 多态性检测技术，具有 RFLP 技术高重复性和 RAPD 技术简便快捷的特点，无须像 RFLP 一样制备探针。此技术已经成功地用于遗传多样性研究、种质资源鉴定方面的研究及构建遗传图谱等。

任务实施

表 1-2 《中药鉴定的特点》学习任务单

班级　　　姓名　　　　　学号　　　　　成绩

问题	作答
1. 中药鉴定的特点有哪些？根据其联系制作思维导图	
2. 中药检测方法发展迅速，有哪些鉴定方法？	

任务三　影响中药质量的因素

学习目标

❶ 知识目标

（1）掌握：影响药材质量的各种因素及其对药材的影响；中药采收的一般原则与适宜采收期的确定方法。

（2）熟悉：中药产地加工的目的及常用的产地加工方法。

（3）了解：道地药材与中药材生产质量管理规范。

❷ 能力目标

能够对所学知识进行融会贯通，构建职业岗位能力。

❸ 素质目标

具备严谨科学地从事中药生产与质量评价的工作态度。

知识基础

影响药材质量的因素主要包括品种、产地、种植、采收、加工、炮制、贮藏保管等。

● 品种

药材的品种是影响中药质量的重要因素之一，品种正确是保证中药质量的前提。我国幅员辽阔、物种繁多，各地用药习惯有差异、习用品种不同，以及资源开发中代用品和新兴品种的投入使用，使得一药多源、同名异物、同物异名、一物多名的现象十分普遍（表1-3）。

表1-3 造成中药品种混乱的原因

中药品种混乱的原因		举例
1. 形态相似，误种、误采、误收、误用	误将非正品药材或非药材当作正品药材种植、收购、销售和使用	如将土大黄误作大黄等
2. 以假充真，冒名顶替	有意将非药材冒充药材，以价值低的药材冒充价值高的药材	如以生晒参伪充西洋参，以淀粉为主要原料伪制成冬虫夏草等
3. 本草记述不详，看法不一	/	如威灵仙，《本草纲目》以前的本草著作均记载为玄参科草本威灵仙的根，而清代《植物名实图考》记载的则为毛茛科铁线莲属植物的根
4. 一药多源，品种混乱	全国各地用药习惯不同，同物异名、同名异物，引起中药品种混乱	如白头翁的原植物有20余种，贯众的原植物有30余种，石斛的原植物有40余种

二 产地

药材产地不同，其质量也不同。其有效成分在药用动、植物体内的形成和积累与其产地存在密切相关，同一品种，产地不同，有效成分的含量会有较大差异。如山东产金银花抗菌消炎有效成分绿原酸含量高达 5.87%，而四川天全县产的仅含 0.125%，相差近 50 倍。

由于天时、地利的生长条件，世代相传的培植技术，以及优良种质的反复筛选，使一些药材在特定的地域优质而高产。这种历史悠久、品种优良、产量宏富、疗效显著、具有明显地域特色的中药材，称为"道地药材"（表1-4）。在我国常用的 500 种药材中，道地药材占 200 余种，但其用量却占 80%。

表1-4 中药道地产区

道地药材区域	中药材
四大怀药	地黄、山药、牛膝、菊花
四大南药	槟榔、益智、砂仁、巴戟
四大北药	当归、黄芪、党参、大黄
西北五宝	黄芪、当归、党参、大黄、甘草
浙八味	玄参、浙贝母、菊花、白芍、麦冬、延胡索、白术、郁金
十大广药	广藿香、广陈皮、广佛手、广地龙、阳春砂、化橘红、沉香、益智仁、金钱白花蛇、高良姜
川药	附子、红花、川贝母、丹参、黄连、续断、黄柏、花椒、川木通、天麻、川芎、川牛膝、厚朴、川楝子

三 种植

在中药材种植过程中，农药、化肥的超限使用造成中药材的重金属、农药残留超标，严重影响了中药材和制剂产品的质量，并造成对土地和环境的污染。目前国家实施的中药种植 GAP 规范十分重要，中药的规范化栽培与中药质量关系密切，它是中药质量的源头。

中药材 GAP 即中药材生产质量管理规范。它从保证中药材质量出发，控制影响药材生产质量的各种因素，规范药材生产各环节乃至全过程，以保证中药材的真实、安全、有效和质量稳定。

四 采收

中药材采收的季节和时间（表 1-5）对药材质量有直接影响。根据有效成分在药用植（动）物体内消长变化的规律、药材的产量和采收的难易等，确定适宜的采收时间（季节、生长年限）和方法，对于提高药材的产量和质量具有重要意义。现代研究证实，采收时间不同，有效成分的含量确有较大差异。如草麻黄中的生物碱，在春季含量很低，但在夏季开始增高，并在 8 ~ 9 月达到最高峰；薄荷在生长初期，挥发油中薄荷脑的含量甚微，但在盛花期则急剧增加。

表 1-5　中药采收的一般规律

药材类别		采收期	备注
植物药类	根及根茎类	多在秋、冬二季植株地上部分枯萎至春初发芽前采收，此时植物地下部分贮藏的营养物质丰富，有效成分含量高，如党参、黄连等	特例：半夏、夏天无、太子参、浙贝母、延胡索等应在夏季采收
	茎木类	多在秋、冬二季植株落叶后或春初萌芽前采收，如大血藤	木类药材全年可采，如降香、沉香等
	皮类	多在春末夏初（清明至夏至间）采收	原因：此时形成层细胞分裂较快，皮部与木部易剥离，伤口易愈合，有效成分的含量较高
	叶类	多在花前盛叶期、花期或果实未成熟前采收	原因：此时植株枝叶茂盛，养料丰富，分批采叶对植株影响不大，且可增加产量
	花类	在花蕾期	如金银花、辛夷、丁香等
		在花初开时	如红花、洋金花等
		在花盛开时	如菊花、西红花等
	果实类	多在果实自然成熟时采收	如五味子、补骨脂等
		在果实成熟并经霜变色后	如山茱萸经霜变红、川楝子经霜变黄

续表

药材类别		采收期	备注
植物药类	果实类	在果实接近成熟时	如乌梅、枳壳、吴茱萸等
		未成熟的幼果	如青皮、枳实等
	种子类	须在果实完全成熟,并呈固有色泽时采收	如牵牛子、决明子等
	全草类	多在植株充分生长,茎叶茂盛时采收	如穿心莲、青蒿等
		有的在花期采收	如益母草、荆芥等
		有的在春季采其幼苗或肉质茎	如绵茵陈、肉苁蓉等
	藻、菌、地衣类	常因品种而异 如茯苓宜在立秋后采收;冬虫夏草宜在夏初子实体出土、孢子未发散时采挖等	
	树脂类	常因品种而异 有的树脂为植物体的正常分泌物,如血竭,果实成熟即分泌红色树脂,采收其成熟果实,即可得到树脂;多数植物体只在受损伤后才产生或增加分泌物,可将植物体的某些部位用刀切割后引流而得,如安息香	
	其他类	常因品种而异 如五倍子瘿由绿色转为黄褐色,成熟爆裂前采摘,五倍子鞣质含量最高;海金沙宜在孢子成熟、未发散时采收等	
动物药类	昆虫类	以卵鞘或窠巢入药的,多在秋季虫卵形成后或窠巢造成后摘取	如桑螵蛸、蜂房等
		以成虫入药,在活动期捕捉	如土鳖虫等
		有翅昆虫,在清晨露水未干时捕捉,因此时不易起飞	如红娘子、斑蝥等
	两栖类和爬行类	多数在春秋两季捕捉	如蟾蜍、各种蛇类等
		亦有在白露至霜降期间捕捉	如中国林蛙等
	脊椎动物	大多数全年均可采收	如龟甲、牛黄等
矿物药类		全年均可采挖,大多数结合开矿采掘	如石膏、滑石、雄黄、自然铜等

采收期的确定,应综合考虑有效成分、毒性成分的积累动态及药材产量三项指标,总体上以药材质量的最优化和产量的最大化为原则,确定其最适宜的采收期(表1-6)。

表 1-6　中药适宜采收期确定的一般原则

采收期	举例
双峰期，即有效成分含量高峰期与产量高峰期基本一致时，共同的高峰期即为适宜采收期	许多根及根茎类中药，在秋冬季节地上部分枯萎后和初春植物发芽前或刚露苗时，既是有效成分高峰期，又是产量高峰期，这个时期就是它们最适宜的采收期。如莪术、郁金、姜黄、天花粉、山药等
当有效成分的含量有一个显著的高峰期，而药用部分的产量变化不大时，此含量高峰期即为适宜采收期	如三颗针的根在营养期与开花期小檗碱含量差异不大，但在落果期小檗碱含量增加一倍以上，故三颗针根的适宜采收期应是落果期
有效成分含量无显著变化，药材产量的高峰期应为最适宜采收期	如秦艽中有效成分龙胆苦苷含量 3 年生时最高，但这时药材的产量低，不适宜采挖；4 年生秦艽中龙胆苦苷含量稍有降低，但产量增加显著，且药材外观质量得到提高；因此最适宜采收期确定为 4 年
有效成分含量高峰期与产量不一致时，有效成分总含量最高时期即为适宜采收期	如牡丹皮 5 年生者含丹皮酚最高为 3.71%，3 年生者为 3.20%，两者的含量差异并不显著，且 3 年生者少两年生长期，故以 3 年生者为最佳收获年限。对多年生药用植物适宜采收期和生长年限的选择，应以其有效成分含量达到高峰期为主要依据，同时兼顾药材产量处于高峰期，经综合分析来确定。某些全草类药材，有效成分存在于各种器官中，而各器官中物质的积累在不同的发育阶段又各不相同。所以，单凭一种器官中有效成分的积累动态确定合理的采收期是不可行的
有些药材，除含有效成分外，尚含有毒成分，在确定适宜采收期时应以药效成分总含量最高、毒性成分含量最低时采集为宜	如照山白叶中有效成分总黄酮和毒性成分 QIN 木毒素含量与生长季节的关系。照山白的叶在每年 6、7、8 三个月生长最旺盛，产量最高，但此时总黄酮含量最低而 QIN 木毒素含量却最高，故以往在此期间采叶不合理；5、9、10 三个月叶的产量虽稍低，但总黄酮含量较高，QIN 木毒素含量较低，在此期间采集为宜

五　产地加工与干燥

中药材采收后，除少数要求鲜用外，绝大多数要经过产地加工，形成干药材。加工不当也会影响药材的质量（表 1-7）。如黄芩加工不当，会使有效成分黄芩苷在黄芩酶作用下发生水解，生成具有邻三酚羟基的黄芩素，后者易被氧化成醌类衍生物而显绿色，使质量降低。

表 1-7　产地加工的意义与举例

产地加工的意义	举例
1.保证药材质量	通过除去杂质（沙石、泥土、虫卵等）及非药用部位，以保证所用药材的质量。有些含苷类的药材，经加热处理，能使其中与苷类共存的酶失去活性，便于苷类成分药效的保存
2.便于临床用药调剂和有效成分的煎出	在供临床调配处方时，所用药材除细小的花、果实、种子外，一般均需切制或捣碎，使有效物质易于煎出。一些矿物药和贝壳类药物，质地坚硬，不利于调剂和制剂，如自然铜、磁石等只有经过炮制才能进行调剂和制剂
3.利于运输、贮藏、保管。通过产地简单加工、干燥后的药材，利于运输	蒸制桑螵蛸，则是为了杀死虫卵，便于药材贮藏保管
4.消除或降低毒性、刺激性或其他副作用	有些药物的毒性很大，通过浸、漂、蒸、煮等加工方法，可以降低其毒性，如附子等。有些药材的表面有毛状物，如不除去，服用时可能黏附或刺激咽喉的黏膜，使咽喉发痒，甚至引起咳嗽，如枇杷叶、狗脊等
5.利于药材商品标准化	中药材要想进入国际市场，商品规格要统一，内在质量要保证。要想达到这些标准，药材加工是一个重要环节

六　炮制

中药炮制直接影响中药的性味归经、药理作用和临床疗效。由于历史的原因，我国中药饮片质量标准基础薄弱，存在品种混淆，部分药材互相代用，掺杂异物以增加重量，非药用部分超标，染色掺假，水分、灰分超标，含量差异大等问题。因此，对中药材依法炮制，规范中药饮片生产 GMP 管理，建立和完善中药饮片质量标准，积极推行中药饮片批准文号管理，对提高我国中药饮片现代化水平，保证中成药的质量具有重要意义。

七　运输与贮藏保管

中药在运输、贮藏保管的过程中，受空气、温度、湿度、光照等影响，可发生复杂的物理和化学变化。包装、运输及贮藏方法不当，会使药材或饮片发生虫蛀、霉变、变色、走油、分解、挥发等变质现象。如含淀粉、糖类等营养物质较多的党参易虫蛀，金银花易变色，薄荷易气味散失等。

《中华人民共和国药品管理法》（以下简称《药品管理法》）规定：发运中药材必须有包装，在每件包装上必须注明品名、产地、日期等，并附有质量合格的标志；在中药贮运过程中，应采取必要的防潮、防虫、防鼠、防晒等措施，保证中药质量。

综上所述，中药的品种、产地、采收、贮藏保管等与中药质量有密切关系。因此，中药工作者应从以上几个方面把好中药质量关，确保人民用药安全有效。

课堂活动

同学们，作为未来的医药工作者，你认为从哪些方面做起可以保障中药的用药质量，从而保证中药的用药安全有效？

任务实施

表 1-8　《影响中药质量的因素》学习任务单

班级　　　　　姓名　　　　　　学号　　　　　　成绩

问题	作答
1.影响中药质量的因素有哪些？根据其联系制作思维导图	
2.针对中药品种混乱的原因，你认为可以采取哪些措施解决？	
3.柴胡总皂苷含量 1 年生者高于 2 年生者，但后者根粗大、分枝多，产量也高。你认为柴胡采收应在第一年还是第二年？请说明理由	

任务四　中药鉴定的任务

学习目标

① 知识目标

（1）掌握：中药鉴定的任务。

（2）熟悉：《药品管理法》对假药与劣药的界定。

② 能力目标

具备探究能力与综合分析能力。

③ 素质目标

（1）树立资源保护意识和科学发展观意识。

（2）树立质量意识、安全意识和法律意识，养成科学、严谨、一丝不苟的工作作风。

知识基础

　　中药的真伪优劣直接影响患者的健康与生命安危，将传统经验与现代分析技术相结合，全面检验和控制中药的品种和质量，保证人们用药的安全、合理和有效，是本课程的基本任务；制定与不断完善规范化的中药质量标准，可为中药鉴定提供科学依据，为中药研发、生产、经营和使用等过程提供质量标准和鉴定方法，是本课程的战略任务；考证与整理中药品种，是保证中药质量的前提，也是时代赋予本课程的历史任务；开发和扩大中药资源，是中药产业可持续发展的必备条件，更是本课程的长期任务。

一　检验和控制中药的品种和质量

按照药品标准规定的性状、鉴别、检查、浸出物及含量测定等方法对中药进行真伪优劣的鉴定（表1-9），应符合规定。

表1-9　中药的真实性、安全性、纯度、质量检定和评价内容

项目	内容
真实性	中药的来源、性状、鉴别（包括经验鉴别、显微鉴别、理化鉴别、薄层色谱、光谱、气相色谱、液相色谱等）等
安全性	内源性有害物质的检查和外源性有害物质（如重金属及有害元素、农药残留量、二氧化硫残留量及黄曲霉毒素等）的检查
纯度	杂质、水分、灰分等
质量	浸出物、挥发油、有效成分的含量测定等

1. 正品　"真"即正品，是指符合国家药品标准规定的品种及其特定的部位。

2. 伪品　"伪"即"伪品"或"假药"，是指不符合国家药品标准规定的品种。《药品管理法》规定：有下列情形之一的，为假药：①药品所含成分与国家药品标准规定的成分不符的；②以非药品冒充药品或者以他种药品冒充此种药品的。有下列情形之一的药品，按假药论处：①国务院药品监督管理部门规定禁止使用的；②依照《药品管理法》必须批准而未经批准生产、进口，或者依照《药品管理法》必须检验而未经检验即销售的；③变质的；④被污染的；⑤使用依照《药品管理法》必须取得批准文号而未取得批准文号的原料药生产的；⑥所标明的适应证或者功能主治超出规定范围的。除上述第⑤种情形外，其他情形在药材商品中都曾发现过。

3. 劣药　《药品管理法》规定：药品成分的含量不符合国家药品标准的，为劣药。有下列情形之一的药品，按劣药论处：①未标明有效期或者更改有效期的；②不注明或者更改生产批号的；③超过有效期的；④直接接触药品的包装材料和容器未经批准的；⑤擅自添加着色剂、防腐剂、香料、矫味剂及辅料的；⑥其他不符合药品标准规定的。劣药与假药一样，均属不合格药品，应全部没收销毁；对生产销售劣药的单位和人员应依法进行处罚。

4. 混淆品与代用品　由于历史及某些社会因素的影响，中药商品中常会出现混淆品和代用品。混淆品与正品名称、形态相似，但品种不同，易引起混淆，应列入伪品范围。代用品是指性味、功能与被代用药材相似的药品，但配方时不能随意取代，如牛黄的代用品人工牛黄。

5. 中药的规格与等级　排除假、劣药后的正品药材，质量仍有差异，体现这种差异的是药材的规格与等级。药材的规格与等级是传统经验鉴定的外观质量标准。有的药材有品名、规格、等级之分，而有的药材无规格，仅有等级；有的药材既无规格也无等级，均为统货。

（1）规格　按品种、产地、采收加工及药用部位的不同，常将药材分为不同的类别，即"规格"（表1-10）。

表 1-10　中药的规格划分

类别	划分依据	举例
规格	来源	黄连分为味连、雅连和云连；麻黄分为草麻黄、中麻黄和木贼麻黄
	产地	白芍分为杭白芍、亳白芍和川白芍；泽泻分为建泽泻和川泽泻
	采集时间及生长期	三七分为春三七和冬三七。春三七于开花前采收，体重质坚，质优；冬三七于果熟后采收，体较轻泡，质较次。花鹿茸分为二杠茸和三岔茸等。连翘分为青翘和老翘
	加工方法	附子分为盐附子、白附片、黑附片；山药分为毛山药和光山药
	药材部位	当归分为归头、归身、归尾和全当归
	外部形态	浙贝母分为元宝贝和珠贝。元宝贝为单一的外层大鳞片，质优；珠贝为较小的完整鳞茎，质稍次

（2）等级　按药材形态、色泽、大小、重量等性质的不同，将同种规格或同一品名的药材制定出若干标准，每一标准即为一个等级（表 1-11）。中药材的等级标准较规格标准更为具体，通常将品质最优者定为一等品，较好的为二等品，依次类推，最次（但应符合药用标准）的为末等品。一律按一、二、三、四……的顺序排列，一般不以"特等"或"等外"的字样来分等。

表 1-11　中药的等级划分

类别	划分依据	举例
等级	色泽	如北五味子，紫红色或红褐色为一等，黑红、暗红或淡红色为二等
	饱满程度	如某些果实及种子类中药
	个体大小	以个大者质优，个小者质次，常以长度、直径等表示。如木香，长 8～12cm，最细端直径 2cm 以上的为一等；长在 3～10cm，直径在 0.8cm 以上的为二等
	单位重量（每千克、500g 或 50g）中所含药材的个数	天麻按每千克个数不同分为 4 个等级，分别为每千克 26 只以内、46 只以内、90 只以内、90 只以外，以个大为佳。三七依据每 500g 的个数分为 20 头以内、30 头以内、40 头以内、60 头以内、80 头以内、120 头以内、160 头以内、200 头以内、250 头以内等，以个大为佳。川贝母（青贝）以每 50g 的个数分 190 粒以外、130 粒以外、100 粒以外，以个小为佳

二　研究与制定中药的质量标准

　　中药质量标准既是保证中药安全有效的标尺，又是促进中药质量竞争的杠杆；既是保护民族产业的壁垒，又是中药走向世界的桥梁。缺少国际公认的中药质量标准，是中药难以走向世界的主要原因。中药质量标准应采用理化指标、生物指标和疗效指标充分反映疗效与物质基础的关系，其鉴定方法应简便、快速、准确而专属。因此，运用现代科技手段，寻找测定中药的有效物质基础，研究符合中药要求的定性、定量用对照品，建立中药有效成分或有效组分标准品"库"；吸收和利用高灵敏度、高专属性和高分离能力的现代分析仪器和鉴定方法，对传统中药鉴定技术进行规范化、自动化和智能化改造和提升，加快建立中药质量控制和安全性评价体系，是中药现代化的关键，也是中药鉴定迫切而艰巨的任务。

此外，针对中药化学成分复杂、质量控制困难等问题，开展中药有效物质基础研究，生产关键技术研究，质量检验新方法、新技术研究，定性定量分析用对照品研究，药代动力学研究，安全性评价研究，药理及毒理学研究，以及体内药物分析研究等，实现中药质量标准评价的规范化、自动化和现代化，保证临床用药安全、有效、稳定可靠，也是中药鉴定工作的重要任务。

三 考证与整理中药的复杂品种

由于同名异物、同物异名、本草记载不详、品种变迁、一药多源等诸多原因，中药材品种混乱和复杂现象严重。研究中药品种，是中药鉴定工作需要解决的首要问题（表1-12）。

表1-12 解决中药品种混乱现象的途径

措施	举例
1.实地调查，考证本草	如虎掌和天南星，经调查研究并非一物，虎掌实为掌叶半夏的块茎，纠正了历史的错误；青蒿素的发现，基于研究葛洪《肘后备急方》中的青蒿治疟病方，结合科学试验取得成果
2.考查本草以外的地方志等资料，发掘新品种	如历代本草著作中没有罗汉果，但在清代《临桂县志》《永宁州志》中不仅有罗汉果之名，还有其形态、性味、效用的记载，这为罗汉果的药用提供了可靠的历史依据
3.对药材商品的调查和中药资源普查，结合本草考证，明确正品与主流品种，规范名称，将成分差异较大的多来源中药品种分列为两味或多味药材，力求做到一物一名	如五味子（北五味子）与南五味子、葛根（野葛）与粉葛、黄柏（川黄柏）与关黄柏、金银花（忍冬）与山银花、淫羊藿与巫山淫羊藿等
4.以活性成分和药效学研究为基础，整理中药复杂品种	如一药多基源品种，同科同属不同种中药的鉴别，易混淆品种的鉴别，均可采用比较其活性成分及药效差异的方法，同时进行可替代中药的研究

中药品种的考证和整理，应遵循中药品种的延续性与变异性、优良品种的地域性与遗传性、近缘品种的性效相似性等规律，综合运用现代科学知识，对中药进行考证、分析，澄清复杂品种，发掘优势品种，逐步做到一药一名。

四 开发与利用中药资源

中药资源是中医药事业发展的基础。近年来，中药野生药用资源已日益减少，有的已濒临灭绝，对中药产业的发展带来了不利影响。采用现代化科学手段对现有资源进行深入研究、综合利用，开发新的可替代资源，已成为中药资源可持续利用的有效途径。

1. 天然中药资源的保护　为保护野生中药资源，国务院于1987年颁布《野生药材资源保护管理条例》，将国家重点保护的野生药材物种分为三级：一级为濒临灭绝状态的稀有珍贵野生药材物种；二级为分布区域缩小，资源处于衰竭状态的重要野生药材物种；三级为资源严重减少的主要常用野生药材物种。一级保护野生药材物种禁止采猎；二级和三级保护野生药材物种的采猎，必须按照县以上医药管理部门会同同级野生动物、植物管理部门规定的计划，报上一级医药管理部门批准后执行。

为科学保护中药资源，国家采取了一系列措施，包括：建立中药资源保护区；运用组织快繁等技术，建立种质资源库，保护和发展种质资源与物种的多样性；计划生产、合理采收和再生资源的及时更新；加强野生和进口药材的驯化与引种等。

2. 天然中药资源的开发与利用　开发和扩大新药源的方法和途径主要包括：

（1）挖掘民族药和民间草药　如藏药塞隆骨、沙棘，民间草药满山红、绞股蓝、两面针等的开发利用。

（2）根据生物的亲缘关系，开发新药源　利用近缘植物类群常具有相似化学成分的原理，在近缘植物中开发新药源。如柴胡属植物有20余种，除大叶柴胡外，同属多种植物的根均可入药，其中云南的多枝柴胡 *Bupleurum polyclonum* Y.Li et S.L.Pan 和韭叶柴胡 *Bupleurum kunmingense* Y.Li et S.L.Pan 的柴胡皂苷含量较正品北柴胡高一倍以上，挥发油的组成也与北柴胡十分相似，为柴胡优质品种的开发利用提供了依据。

（3）以中药所含的有效成分为线索，开发新资源　如麝鼠 *Ondatra zibethica* L. 雄性腺内囊的分泌物与天然麝香的化学成分、药理作用相似，可作为麝香的代用品；又如含小檗碱的药源植物主要分布于毛茛科黄连属和唐松草属、芸香科黄柏属、小檗科小檗属和十大功劳属植物中。

（4）以现代药理筛选技术开发新药源　如蚂蚁、雄蚕蛾等的开发利用；在抗肿瘤药的药理筛选中发现唐松草新碱具有较好的抗肿瘤活性，后从唐松草属植物中发现展枝唐松草 *Thalictrum squarrosum* Steph. ex Willd. 根中唐松草新碱含量高达1.36%，已用于生产唐松草新碱制剂。

（5）探索老药的新用途，或从古代本草中发掘失落品种　如1990年前，甘草的正品原植物只有甘草 *Glycyrrhiza uralensis* Fisch. 一种。《图经本草》曰："陕西、河东州郡皆有之……今甘草有数种。"经研究证实，同属植物胀果甘草 *Glycyrrhiza inflata* Bat. 和光果甘草 *Glycyrrhiza glabra* L. 与甘草有类似的成分和临床疗效，从1990年版《中国药典》起，将上述三种均列为甘草正品。

（6）根据植物生长的地理位置，开发国内中药资源　如我国长期依赖进口的胡黄连、马钱子、沉香、降香等，已发现了国内资源。

（7）扩大药用部位，提高药材资源的综合利用率　如人参叶、山楂叶、杜仲叶等的开发利用。

3. 人工中药资源的开发与利用　包括中药材、中药饮片、中成药、中药保健食品等的开发与利用。通过生产，可以更高效、合理地利用中药资源，为市场提供安全有效、质量稳定的医疗用药，产生显著的经济效益、社会效益和生态效益。

（1）**药用植物的栽培**　近年来，我国药用植物栽培工作取得可喜进展，药用植物规范化种植基地已达 600 多个，大面积栽培的药用植物 250 余种，种植面积 1100 多万亩，其中林木药材 500 多万亩，家种药材 600 多万亩；国外名贵药用植物在我国栽培成功的有 20 多种，如西洋参、番红花等。广泛开展药用植物无公害栽培技术研究与推广，逐步解决了栽培粗放、品种混杂、农药残留、药材质量不稳定等问题。人工栽培的药用植物已成为中药资源的重要组成部分。

（2）**药用动物的养殖**　我国在药用动物的养殖、开辟动物药生产新方法、濒危动物药代用品的寻找等方面都取得了显著成效。麝香、梅花鹿、熊胆、珍珠、蛤蚧、全蝎、中国林蛙、蜈蚣等 40 余种药用动物的人工养殖，活体取麝香，活体引流熊胆汁，人工培植牛黄，水牛角浓缩粉代犀角等均已获得成功，既满足了药用需求，缓解了供需矛盾，又保护了濒危物种，提高了产品质量。

（3）**中药的组织培养**　应用细胞全能性规律，对生物组织或细胞进行培养、组织快繁、脱毒苗生产、种质保存及有效次生代谢产物的提取等，目前已成为中药生产新的发展方向。我国已成功进行组织培养的药用植物已达 200 余种，如利用三尖杉细胞培养生产三尖杉碱和抗癌酯碱，成分含量可提高 20%～40%。

知识拓展

重点保护的野生药材物种

《野生药材资源保护管理条例》中的国家重点保护野生药材物种名录收载野生药材物种 76 种。

一级保护物种（4 种）：虎、豹、赛加羚羊、梅花鹿。

二级保护物种（27 种）：马鹿、林麝、马麝、原麝、黑熊、棕熊、穿山甲、中华大蟾蜍、黑眶蟾蜍、中国林蛙、银环蛇、乌梢蛇、五步蛇、蛤蚧、甘草、胀果甘草、光果甘草、黄连、三角叶黄连、云连、人参、杜仲、厚朴、凹叶厚朴、黄皮树、黄檗、剑叶龙血树。

三级保护物种（45 种）：川贝母、暗紫贝母、甘肃贝母、棱砂贝母、新疆贝母、伊犁贝母、刺五加、黄芩、天门冬、猪苓、条叶龙胆、龙胆、三花龙胆、坚龙胆、防风、远志、卵叶远志、胡黄连、肉苁蓉、秦艽、麻花秦艽、粗茎秦艽、小秦艽、北细辛、汉城细辛、细辛、新疆紫草、紫草、五味子、华中五味子、蔓荆、单叶蔓荆、诃子、绒毛诃子、山茱萸、环草石斛、马鞭石斛、黄草石斛、铁皮石斛、金钗石斛、新疆阿魏、阜康阿魏、连翘、羌活、宽叶羌活。

案例讨论

对表1-13中不符合规定的药品，药品监督管理部门已要求相关企业和单位采取暂停销售使用、召回等风险控制措施，对不符合规定的原因开展调查并切实进行整改。

表1-13　2023年10月20日国家药监局关于药品不符合规定的通告（2023年第51号）

药品名称	标示药品上市许可持有人	标示药品生产企业	批号	规格	抽样环节	检品来源	检验依据	检验结论	不符合规定项目	检验机构
女贞子	/	顺全隆（安国）药业有限公司	20220502	/	经营	吉林省义德医药有限公司	2020年版《中国药典》一部	不符合规定	[检查]（水分）	中国食品药品检定研究院
	/	河南华夏药材有限公司	221201	/	经营	亳州市百草达医药有限公司				
	/	湖北道地药材科技有限公司	221101	/	经营	宜昌宏泰大药房医药连锁有限公司				
炒酸枣仁	/	北京鹤延龄药业发展有限公司	221101	/	经营	北京同仁堂连云港药店有限责任公司徐州药店	2020年版《中国药典》一部	不符合规定	[性状]，[鉴别]（2）薄层色谱]，[含量测定]	浙江省食品药品检验研究院
	/	凉山新鑫中药饮片有限公司	221001	/	经营	凉山州康华医药贸易有限公司				

请同学们找出案例中药品不符合规定的项目内容，谈谈它们属于真伪优劣中的哪种？

任务实施

表 1-14　《中药鉴定的任务》学习任务单

班级　　　　　姓名　　　　　学号　　　　　成绩

问题	作答
1. 中药鉴定的任务有哪些？根据其联系制作思维导图	
2. 通过对中药的规格与等级的学习，你认为"个大者质优，个小者质次"合理吗？请说明理由	
3. 查阅中药材规格与等级标准，列举一味中药的规格等级	
4. 谈谈你对中药资源可持续发展的意见	

05

任务五　　中药鉴定技术的发展

学习目标

❶ 知识目标

（1）掌握：我国主要本草著作的成书年代、编著者及其特点和意义。

（2）了解：现代中药鉴定技术发展概况及发展方向。

❷ 能力目标

具备对历代著作进行分析总结能力。

❸ 素质目标

（1）树立对祖国中医药传统文化的传承意识，热爱专业，热爱课程。

（2）增强中华民族的文化自信与家国情怀。

知识基础

━ 古代中药鉴定技术

中药鉴定知识经历了漫长的发展过程。有文字后，才被逐渐记录下来，出现了医药书籍。古代记载药物的著作称为"本草"。从秦、汉到清代，本草著作浩如烟海，记载了近 3000 种药物，尤其在唐、宋、明代出现的图文鉴定法，推动了中药鉴定知识的积累与条理化，是中药科学发展的基础（表 1–15）。

表 1-15　历代本草著作

书名	年代	著者	载药数量	特点
《神农本草经》	东汉末年	/	365 种	我国已知最早的药学专著，分为上、中、下三品
《本草经集注》	梁	陶弘景	730 种	按自然属性分类的先导性著作，将药材分为玉石、草木、虫兽、果、菜、米食、有名未用 7 类
《新修本草》（《唐本草》）	唐	苏敬等 20 余人集体编撰	850 种	由政府组织编辑颁行，是我国乃至世界上最早的一部由国家颁布的药典。该书首创图文对照体例，为后世图文兼备的本草著作打下了基础
《图经本草》	宋	苏颂等	/	首创版印墨线药材图，绝大多数图为实地绘制，成为后世本草图说的范本
《经史证类备急本草》（《证类本草》）	北宋	唐慎微	1746 种	我国现存最早的完整本草著作，是现今研究宋代以前本草发展最完备的重要参考书
《本草纲目》	明	李时珍	1872 种	该书按自然属性分类，是明代对药学贡献最大的本草著作。本书的出版，对中外医药学和生物学科都有巨大影响，成为世界性的重要药学文献之一
《本草纲目拾遗》	清	赵学敏	921 种	新增药物 716 种，为清代新增药物品种最多的本草著作，大大丰富了药学内容
《植物名实图考》《植物名实图考长编》	清	吴其濬	1714 种、838 种	书中对每种植物的形态、产地、性味、用途等叙述详细，并附有插图，是考证药用植物的重要典籍

二　近代中药鉴定技术

　　19 世纪中叶，随着近代生物学、化学等学科的兴起，欧洲出现了生药学学科。"生药"是指取自天然生物（包括植物和动物）、未经加工或只经简单加工的药材，有"生物来源"和"生货原药"之意。生药学是从药物学中分离出来，专门研究生药的来源、生产、鉴定、化学成分、品质评价、效用等内容的学科。

　　20 世纪 30 年代，生药学传入并影响我国，国内的中药鉴定工作有了一定的进展。1933 年丁福保编著《中药浅说》，引进了化学鉴定法；1934 年赵燏黄、徐伯鋆等编著《生药学》上卷，1937 年叶三多编著《生药学》下卷，引进了生药鉴定的现代理论和方法，对中药鉴定新方法的建立起到了先导作用。

三 现代中药鉴定技术

新中国成立 70 多年来，中药事业得到了空前的发展。现代生物学、药物化学等理论和方法在中药鉴定中的广泛应用，为中药鉴定技术的发展奠定了基础。多部《中药鉴定学》《中药鉴定技术》教材及中药鉴定专著陆续出版，完善了中药鉴定方法学体系。1986 年《中药材粉末显微鉴定》和 1997 年《中成药显微分析》专著的出版，推动了中药显微鉴定的发展。中国药材公司编著的《中国中药资源丛书》(包括《中国中药资源》《中国中药资源志要》《中国中药区划》《中国常用中药材》《中国药材资源地图集》和《中国民间单验方》六部专著) 1994 年起陆续出版，是一套系统的中药资源专著。由原江苏新医学院编著出版的《中药大辞典》，载药 5767 种，分上、下、附编三册，全面而系统地总结了古今中药学知识，反映了 20 世纪 70 年代末我国中药学的研究水平，深受海内外中医药学工作者的欢迎；2001 年南京中医药大学和上海科学技术出版社通力合作，对《中药大辞典》进行了修订。修订后的《中药大辞典》第二版共计 1400 万字，较初版本增加了 400 万字；共选收中药 6000 余味，较初版本增加 300 余味，既保持了第一版的特色，又反映了当代中药学的研究水平，内容更准确，更具科学性、先进性、实用性、权威性。由国家中医药管理局主持，全国 60 多个单位协作编写，历时 10 年完成的《中华本草》，共 34 卷，约 2200 万字，收载药物 8980 种，插图 8534 幅，引用古今文献 1 万余种；由国内外专家学者编写的《中国本草全书》1996 ～ 2002 年陆续编辑出版，共 403 卷，约 2.5 亿字，收录了中国公元前 220 年至 1911 年本草专著 800 余部，相关文献 1 万余种，文献资料来自世界 130 多家图书馆，其中近百部本草是流散国外的孤本。有特色、高水平的中药鉴定专著不断涌现，既是中药鉴定工作的写实，又反映了中药鉴定技术的发展过程。

中药产业是我国在国际上拥有潜在优势和自主知识产权的领域之一。中药现代化进程的加快，对中药鉴定提出了更高的要求，以经验鉴别为基础，强调中医药理论的整体观念，突破单一成分质量控制模式，采用多成分或特征色谱峰群综合控制质量的方法，建立量化可控的中药质量标准；加强农药残留量、黄曲霉毒素、重金属和有害元素等的含量控制，成为中药质量标准研究不可缺少的内容。

随着现代生物技术的发展，中药鉴定由传统的经验鉴别发展到了涉及分子水平或基因水平的 DNA 分子遗传标记技术，以及新方法如电脑图像分析法、聚类分析法、化学模式识别法、差热分析法等。这些新技术、新方法对于完善中药鉴定的标准化和科学性有重要意义和发展前景。例如：采用 DNA 分子遗传标记技术，鉴定近缘植物或动物药；采用生物免疫化学和放射免疫技术，筛选中药的微量成分；采用色谱、光谱及其联用技术，进行中药指纹图谱鉴定和有效成分或指标性成分的定量分析；采用人工智能技术，建立中药化学质量模式识别系统，用量化来提高中药鉴定的准确性；借助计算机图形学、计算机三维重建和图像分析系统等手段，将中药组织形态学研究推向三维化、可视化和定量化等。但应强调的是，引入新技术、新方法并不能废弃传统方法。只有将传统中药鉴定技术与现代分析方法密切结合，才能使中药鉴定技术继续合理地发展和提高。

任务实施

表 1-16　《中药鉴定技术的发展》学习任务单

班级　　　　　姓名　　　　　学号　　　　　成绩

问题	作答
1.谈谈历代的本草著作对于我们学习中药有何意义？	
2.总结近现代中药著作成果	
3.通过学习古今中药鉴定技术的发展概况，你对自己的职业理想有何规划？	

项目二　中药鉴定的依据、基本程序

扫一扫
查阅本项目数字资源

　　中药鉴定工作对专业基本知识与基本技能的要求较高。中药鉴定的基本方法是否掌握、鉴定操作是否规范，关系到鉴定结果的准确性，更关系到临床用药的安全性。作为医药工作者，我们的工作需要有专业的"准绳"来依据。通过本项目的学习，我们一起认识中药鉴定的法定依据，知道"准绳"对专业工作者提出的基本法则、基本方法与技能有哪些。

任务一 中药鉴定的依据

学习目标

❶ 知识目标

掌握：中药鉴定的依据；《中国药典》凡例和附录中有关中药材鉴别的规定。

❷ 能力目标

具备探究能力与综合分析能力。

❸ 素质目标

树立"依法鉴定、质量第一"观念。

知识基础

《药品管理法》第二十八条规定："药品应当符合国家药品标准。经国务院药品监督管理部门核准的药品质量标准高于国家药品标准的，按照经核准的药品质量标准执行；没有国家药品标准的，应当符合经核准的药品质量标准。国务院药品监督管理部门颁布的《中华人民共和国药典》和药品标准为国家药品标准。国务院药品监督管理部门会同国务院卫生健康主管部门组织药典委员会，负责国家药品标准的制定和修订。国务院药品监督管理部门设置或者指定的药品检验机构负责标定国家药品标准品、对照品。"

国家药品标准依据《药品管理法》组织制定和颁布实施，国家药品标准一经颁布实施，其同品种的上版标准或其原国家标准即同时停止使用。

除国家药品标准外，各省、自治区、直辖市颁布的中药饮片炮制规范亦为法定药品标准。另外，各省、自治区、直辖市颁布的中药材标准也可作为中药鉴定的依据。中药标准是对中药的品质要求和检验方法所做的技术规定，是中药生产、供应、使用、检验部门遵循的法定依据。

● 一 国家药品标准

　　国家药品标准是国家对药品质量和检验方法所做的技术规定，是药品生产、经营、使用、检验和监督管理部门必须共同遵循的法定依据。国家药品标准不仅具有安全性、有效性、稳定性及可控性，而且具有权威性、科学性、实用性和进展性。

（一）《中国药典》

　　《中国药典》是国家法定的药品质量技术标准。它规定了药品的各项要求，全国的药品生产、供应、使用、检验和管理部门等单位都必须遵照执行。近 70 年来，国家先后出版了 12 版药典。《中国药典》由一部、二部、三部、四部及其增补本组成。一部收载中药，二部收载化学药品，三部收载生物制品及相关通用技术要求和指导原则，四部收载通用技术要求、指导原则和药用辅料。除特别注明版次外，《中国药典》均指现行版。

　　2025 版《中国药典》收载品种总计 6385 种，在 2020 版药典基础上新增 159 种，修订 110 种，不再收载 32 种。其中一部中药收载品种共计 3069 种，二部化学药收载品种共计 2776 种，三部生物制品收载品种共计 153 种，四部收载药用辅料品种共计 387 种。

　　2025 版《中国药典》紧跟国际制药发展前沿，聚焦产业热点领域，加快推进医药创新形成的新技术、新方法、新工具的标准转化，不断扩大先进、成熟检测技术的应用，为药品质量控制提供规范性好、适用性广、稳定性强、可靠性高的检测方法。如《基于基因修饰细胞系的生物检定法指导原则》等提升质量可控性，《微生物全基因组测序技术指导原则》持续加强分子生物学技术在药品质控中的应用，《辐照中药光释光检测法指导原则》等加强药品检验技术储备。同时对标国际先进标准，实现全部 ICH Q4B 及相关指导原则的转化实施，与国际标准更加协调统一。

　　1. 基本结构　《中国药典》的基本结构分凡例、正文及附录 3 部分。

　　（1）**凡例**　是正确使用《中国药典》进行质量检定的基本原则，是对《中国药典》正文、附录及与质量检定有关的共性问题的统一规定。

　　（2）**正文**　品种项下收载的内容称为正文。正文是根据药物自身的理化与生物学特性，按照批准的来源、处方、制法和运、贮等条件所制定的，用以检验药品质量是否达到用药要求，并衡量其质量是否稳定均一的技术规定。2010 年版《中国药典》一部正文分为药材和饮片、植物油脂和提取物、成方制剂和单味制剂三部分。

　　（3）**附录**　主要收载制剂通则、通用检测方法和指导原则。制剂通则是对不同剂型所规定的基本技术要求；通用检测方法是对各正文品种进行相同检测项目的检测时所应采用的统一的设备、程序、方法及限度等；指导原则是为执行药典、考察药品质量、起草与复核药品标准等所制定的指导性规定。

　　2. 内容　正文项下根据品种和剂型的不同，按顺序可分别列有：

　　（1）**名称**　药材和饮片的名称包括中文名、汉语拼音及拉丁名。植物油脂和提取物、成方制剂和单味制剂名称不设拉丁名。

（2）来源或处方　药材及饮片的来源包括原植（动）物科名、植（动）物名、拉丁学名、药用部位（矿物药注明类、族、矿石名或岩石名、主要成分）及采收季节和产地加工等。药用部位一般是已除去非药用部分的商品药材；采收和产地加工是对药用部位而言。

（3）制法　不等同于生产工艺，主要记载规定工艺中的主要步骤和必要的技术参数，一般应明确提取溶剂的名称和提取、分离、浓缩、干燥等步骤及必要的条件。

（4）性状　记载药品的外观、质地 、断面、臭、味、溶解度及物理常数等，在一定程度上反映药品的质量特性。

（5）鉴别　包括经验鉴别、显微鉴别、理化鉴别。显微鉴别中的横切面、表面观及粉末鉴别，均指经过一定方法制备后，在显微镜下观察的特征；理化鉴别包括物理、化学、色谱、光谱等鉴别方法。

（6）检查　指药品在加工、生产和贮藏过程中可能含有并需要控制的物质或其限度指标，包括安全性、有效性、均一性与纯度等方面要求。

（7）性味与归经　是指按中医理论对该饮片性能的概括，包括气、味、毒性和归经。其中，对"有大毒""有毒"及"有小毒"的表述，是沿用历代本草的记载，此项内容作为临床用药的警示性参考。

（8）功能与主治　以中医或民族医学的理论和临床用药经验，对功效、临床应用所做的概括性描述。此项内容作为临床用药的指导。

（9）用法与用量　除另有规定外，用法是指水煎内服，用量是指成人一日常用剂量。此项内容作为临床用药的指导，临床使用遵医嘱。

（10）注意　指主要的禁忌和不良反应。属于中医常规禁忌者从略。

（11）贮藏　指对药品贮藏条件和方法的最基本要求。

（二）《中华人民共和国卫生部药品标准》（简称《部颁标准》）

《部颁标准》是补充在同时期该版《中国药典》中未收载的中药品种，包括：

1. 中药材及民族药《部颁标准》　由原卫生部责成中国药品生物制品检定所，组织各省、自治区、直辖市药品检验所编写制定。对《中国药典》没有收载的品种，凡来源清楚、疗效确切、经营使用比较广泛的中药材及民族药，本着"一名一物"的原则，制定了《部颁标准·中药材（第一册）》《部颁标准·藏药分册》《部颁标准·蒙药分册》《部颁标准·维吾尔药分册》等。

2. 中成药《部颁标准》　《药品管理法》实施以来，针对中成药品种中存在的处方不合理、疗效不确切等问题，国家为了加强中成药管理，促进中成药生产，提高质量，以保证人民用药安全有效，于1986年由全国各省、自治区、直辖市卫生厅（局）组织对中药成方制剂进行全面调查，在此基础上将符合部颁标准条件的品种整理汇编为《部颁标准·中药成方制剂》，分21册，共收录4052种中成药。

3. 进口药材部颁标准　我国应用的进口药材约50种，原卫生部选择其中较成熟的32个品种，对其质量标准作进一步修订完善，于1986年发布施行《中华人民共和国卫生部进口药材标准》。1998年以后由原国家食品药品监督管理局颁布的《儿茶等43种进口药材质量标准》，经修订后于 2004 年起开始执行。为确保进口药材的质量，原卫生部授权各口岸药品检验所负责对进口药材进行检验，积累了大量的数据资料，为制定进口药材质量标准提供了科学依据。

（三）《新药转正标准》

《新药转正标准》是对原卫生部和国家药品监督管理局批复上市的新药药品标准的汇总，目前共计 104 册，以中成药为主，其中 1 ～ 48 册是由原卫生部组织编写，49 ～ 104 册是由国家药品监督管理局责成国家药典委员会编写汇总。该转正标准收载中成药、西药的药品标准，随着新药的不断批复，其转正标准的册数也在不断增加。国家药品监督管理局每年均在批复新的药品上市，新药有其药品标准，这部分标准尚未编辑成册，形成新的《新药转正标准》，为此称其为生产企业的注册标准，该注册标准同样具有法律效力，为国家药品标准。

二 地方药品标准

各省、自治区、直辖市制定的中药材标准，收载的药材多为国家药品标准未收载的品种，为各省、自治区或直辖市的地区性习惯用药，该地区的药品生产、供应、使用、检验和管理部门必须遵照执行，而对其他省区无法定约束力，但可作为参照执行的标准。其所载品种和内容若与《中国药典》或《部颁标准》有重复或矛盾时，首先应按《中国药典》执行，其次按《部颁标准》执行。如《北京市中药材标准》《北京市中药饮片炮制规范》《北京市中药饮片切制规范》等。

需要指出的是，我国的中药资源丰富、品种繁多，在鉴定时一定有许多品种不是国家药品标准所收载的，没有药用的法定依据。但为了确定其品质，为进一步研究探讨地区药用的可能性，还可以根据其他有关专著进行鉴定。

三 企业药品标准

根据药品质量管理的有关规定，制药企业必须制定其产品的企业药品标准（内控标准）。内控标准包括原辅料、包装材料、中间产品和成品等一系列标准。内控标准应根据国家药品标准的规定，并结合企业生产工艺条件和产品质量情况制定，做到有效可行。其水平应高于法定标准，可通过增加检测项目或提高检测限度来优化产品质量，使药品自出厂之日起，直到有效期内仍能符合法定质量标准。制药企业应以内控标准组织生产，进行药品检验，符合内控标准的产品才能发放销售。企业还应制定相应的药品检验标准操作规程（standard operating procedure，SOP），以便规范药品检验操作。

任务实施

表 2-1 《中药鉴定的依据》学习任务单

班级	姓名	学号	成绩

问题	作答
1. 中药鉴定的依据有哪些？	
2. 国家药品标准的含义是什么？它有哪些特性？	
3. 查阅现行版《中国药典》及其增补本，以一味中药为例，说明中药品种项下内容	
4 查阅文献，举例一个中药地方标准或企业标准	

任务二 中药鉴定的基本程序

学习目标

❶ 知识目标

掌握：中药鉴定工作的一般程序。

❷ 能力目标

学会取样的方法和要求。

❸ 素质目标

（1）树立"依法鉴定、质量第一"观念。

（2）树立遵纪守法意识。

知识基础

中药鉴定的程序一般包括取样、样品预处理、性状检查、鉴别、检查和含量测定，得出检验结论（结果判断），打印检验报告书等。一般先按药品标准"来源""性状""鉴别"项下的规定，进行真伪鉴定；经鉴定无误后，再按"检查""浸出物"及"含量测定"项下的规定，进行纯度和质量的鉴定。

一 取样

药材和饮片的取样是指从整批药材或饮片中抽取一部分供鉴定用样品的过程。取样应具有代表性、均匀性、真实性。取样的代表性直接影响到鉴定结果的准确性，因此必须重视取样的各个环节。

1. 取样前检查 取样前应检查药品的品名、厂家、批号、规格及包装式样等是否一致，检查包装的完整性、清洁程度及有无污染、水迹或霉变等情况，检查药品贮存条件是否符合要求，药品包装是否按规定印有或贴有标签并附有说明书，字样是否清晰。同时，应核实被抽取药品的库存量。有异常情况者另行处理。凡从外观看出长螨、发霉、虫蛀及变质的药材，可直接判为不合格，无须再抽样检验。

2. 取样原则

（1）抽取包件数　同批药材总包件数不足5件的，逐件取样；5～99件的，随机抽5件取样；100～1000件的，按5%比例取样；超过1000件的，超过部分按1%比例取样。此外，贵重药材和饮片，无论包件多少，均应逐件取样。

（2）每一包件的取样量　一般药材和饮片取100～500g，粉末状药材和饮片取25～50g，贵重药材取5～10g。由于样品的代表性主要取决于取样的个数，因此个体重量较大的药材，其取样量应比个体较小的为多。

3. 取样操作 应规范、迅速、注意安全，取样过程应不影响所抽样品和拆包药品的质量。直接接触药品的取样工具和容器，应不与药品发生化学作用，使用前应洗净并干燥。用于取放无菌样品或须做微生物检查的样品的取样工具和容器，须经灭菌处理。直接接触药品的取样工具使用后，应及时洗净，不残留被取样物质，并贮于洁净场所备用。粉末状固体和半固体药材一般使用一侧开槽、前端尖锐的不锈钢抽样棒取样，也可使用瓷质或不锈钢质药匙取样；低黏度液体药材使用吸管、烧杯、勺子、漏斗等取样。腐蚀性或毒性液体药材取样时需配用吸管辅助器；高黏度液体药材可用玻璃棒蘸取。原料药使用可密封的玻瓶等适宜器具盛样；制剂使用纸袋（盒、箱）等适宜器具盛样。

依据《药品抽样指导原则》确定取样件数及方法，将每一包件所取样品混匀，称为"袋样"。将全部"袋样"混匀，称为总样品，又称"混合袋样"或"初样"。平均样品系指不少于全检用量3倍量的样品，其中1/3供检验用，1/3供复核用，1/3留样保存（至少一年）。

每一包件至少在2～3个不同部位各取样品1份；包件大的应从10cm以下的深处在不同部位分别抽取；对破碎的、粉末状的或大小在1cm以下的药材和饮片，可用采样器（探针）抽取样品；对包件较大或个体较大的药材，可根据实际情况抽取有代表性的样品。将每一包件所取样品混匀，即为抽取样品总量。若"混合袋样"超出平均样品数倍时，可采用"圆锥四分法"获得平均样品，方法：用适当的方法将总样品堆积成正圆锥形，再将正圆锥的上部压平，然后从圆锥上部被压平的平面十字状垂直向下切开，分成4等份，取用对角2份，混匀，再如此反复操作，直至剩余的量达到平均样品量为止。

取样结束，取样人员应用"药品封签"将样品签封，据实填写"药品抽样记录及凭证"。"药品封签"和"药品抽样记录及凭证"应由抽样人员和被抽样单位有关人员签字，并加盖抽样单位和被抽样单位的公章；被抽样对象为个人的，由该个人签字、盖章。

二 供试品溶液的制备

1. 样品的预处理 指采用一定的方法将样品中的辅料和非被检成分等干扰性物质除去，获得被检物质供检验用的过程。理化鉴定的预处理亦称为"供试品溶液的制备"，一般要经过粉碎、提取、分离和富集成分等操作，得到供试品溶液。粉碎样品时，应避免样品污染、防止粉尘飞散及挥发性成分的损失；过筛时，未通过筛孔的颗粒不得丢弃，应反复粉碎或碾磨，让其全部通过筛孔，以保证样品的代表性；提取中药成分时，应注意药材的粉碎度、提取时间、提取温度、设备条件等因素会影响提取效率。

2. 提取 由于中药的化学成分复杂，被检成分含量往往较低，因此首先需采用适宜的方法将待检成分从样品中提取出来，然后对其进一步分离富集，以供检测用。常用的提取方法有溶剂提取法、水蒸气蒸馏法和升华法等。

3. 分离 样品提取液一般体积较大，被测成分含量较低，尚存在较多杂质，还需进一步分离净化，才能用于成分测定。常用的分离净化方法有液 – 液萃取法、固 – 液萃取法、盐析法等。

三 性状检查

性状检查包括对药材或饮片的形状、大小、表面、色泽、质地、断面、气味等的观测，以及溶解度、物理常数的测定。物理常数包括相对密度、馏程、熔点、凝点、比旋度、折光率、黏度、吸收系数、碘值、皂化值和酸值等，其测定结果不仅对药品具有鉴别意义，也可反映药品的纯度，是评价药品质量的主要指标之一。应与国家药品标准中描述的特征及符合药典规定的相应中药标本相对照，判断其是否符合规定。药材和饮片外观不得有虫蛀、发霉、其他物质污染等异常现象。

四 鉴别

中药的鉴别主要是利用药材的组织特征，所含成分的化学、光谱和色谱特性，对中药的真伪进行鉴定，包括经验鉴别、显微鉴别和理化鉴别。经验鉴别是指用简便易行的传统方法观察药材的颜色变化、浮沉情况及爆鸣声、火焰等特征；显微鉴别是指用显微镜观察药材切片、粉末或表面等的组织、细胞或内含物等特征；理化鉴别是指用物理或化学方法，对药材中所含某些化学成分进行的鉴别试验。常用的理化鉴别方法有化学反应法、微量升华法、荧光分析法、色谱鉴别法（TLC、GC、HPLC）、光谱鉴别法（UV–Vis）等。

五 检查

中药的检查主要包括杂质检查及卫生学检查两类。

1. 杂质检查 杂质分为一般杂质和特殊杂质两类。前者指在中药生产、收购、炮制或贮藏过程中引入的杂质，如总灰分、酸不溶性灰分、重金属、农药残留等，采用药典附录规定的方法进行检查；后者指仅存在于某些中药中的特定杂质，如大黄中土大黄苷的检查，川乌中乌头碱的限量检查，采用药典有关品种项下规定的方法进行检查。

2. 卫生学检查　包括热原、无菌、微生物限度及细菌内毒素检查四种类型。其中，微生物限度检查用于检查中药受到微生物污染的程度，包括染菌量（需氧菌数、霉菌及酵母菌数）及控制菌（包括大肠埃希菌、大肠菌群、沙门菌、铜绿假单胞菌等）的检查。

六　浸出物及含量测定

浸出物测定是指用水、乙醇或其他适宜的溶剂对药材和饮片中可溶性物质进行的定量分析。含量测定是对中药进行内在质量控制的重要方法，其目的是以有效成分含量为指标，客观准确地评价中药质量的优劣。应选择专属性成分、活性成分作为含量测定的指标；避免选择无专属性的指标成分、低活性的微量成分或水解产物作为测定指标。含量低于万分之一的测定指标不收入标准。当单一成分不能反映该药材的整体活性时，应采用多成分或多组分的检测方法。含量限度应根据中药实测结果与药材的含量情况综合确定。有毒成分的含量应规定上下限。

七　药品检验记录

药品检验记录是出具药品检验报告书的依据，是进行科学研究和技术总结的原始资料。为保证药品检验工作的科学性和规范化，检验记录必须做到：记录原始、真实，内容完整、齐全，书写清晰、整洁。

八　药品检验报告书

药品检验报告书是药品检验人员出具的对某一药品检验结果的正式凭证，是对药品质量做出的技术鉴定。药检人员应本着严肃负责的态度，做到：依据准确，数据无误，结论明确，文字简洁，书写清晰，格式规范。每一张药品检验报告书只针对一个批号。

1. 检验依据　进口药品必须按照国家药品监督管理部门颁发的《进口药品注册证》载明的质量标准检验，并按照《进口药品注册证》注明标准编号。国产药品按国家药品标准检验。已成册的质量标准应写明标准名称、版本和部、册等，如《中国药典》。单页的质量标准应写出标准名和标准编号，如"国家药品监督管理局标准（试行）WS-135（X-119）-2010"等。

2. 检验结论　内容包括检验依据和检验结论。国内检品，全检合格者，结论写"本品按×××检验，结果符合规定"；全检中只要有一项不符合规定，即判为不符合规定；结论写"本品按××××检验，结果不符合规定"。进口检验，除应包括检验依据和检验结论外，还应写明是否准予进口。其他项目的填写，按照国家药品监督管理部门有关规定执行。

课堂活动

药厂来货两大包牛蒡子，每包重 10kg。请同学说说，如何取样操作？

任务实施

表 2-2 《中药鉴定的基本程序》学习任务单

班级　　　　姓名　　　　　学号　　　　　成绩

问题	作答
1. 中药鉴定的基本程序一般包括哪几部分？	
2. 如何进行药材取样？应注意哪些事项？	
3. 中药的杂质检查包括哪些内容？	

项目三 中药鉴定的方法

扫一扫
查阅本项目数字资源

　　中药鉴定的方法主要有来源鉴定、性状鉴定、显微鉴定、理化鉴定等。各方法的采取，因鉴定对象和目的的不同而异，各有其特点及适用对象，既可独立使用，又可互相配合。本项目我们一起学习中药鉴定的方法。

01

任务一　来源鉴定

学习目标

❶ 知识目标

掌握：中药来源鉴定的程序与方法。

❷ 能力目标

具备阅读能力、观察能力、综合分析能力。

❸ 素质目标

树立依法鉴定、资源保护、安全合理用药的意识。

知识基础

　　来源鉴定又称"基原鉴定"，是综合运用植物、动物或矿物形态学和分类学知识，对中药的来源进行鉴定，确定正确的种名及拉丁学名，以保证品种准确无误。来源鉴定主要用于完整的植物、动物、矿物类药材的鉴定。以原植物的鉴定为例，其基本步骤如下。

一　观察植物形态

　　对具有较完整植物体的检品，应注意对植物体各器官的观察，特别应仔细观察花、果实、孢子囊、子实体等繁殖器官。对于干缩破碎的药材，可用热水浸泡软化，展平后再观察；必要时借助放大镜或解剖镜，以观察毛茸、腺点等微小特征；或借助显微镜观察与分类鉴定有关的内部构造特征；或对样品成分进行系统预试，寻找与来源鉴定有关的化学成分线索。

二　核对文献

通过对原植物形态的观察，能初步确定科、属的，可直接查阅有关科属的资料；不能确定科、属的，可查阅植物分类检索表。核对文献时，首先应查阅植物分类方面的著作，如《中国植物志》《中国高等植物图鉴》《新华本草纲要》《中国中药资源丛书》及 *Flora of China*（《中国植物志》英文修订本），以及有关的地区性植物志等；其次应查阅有关中药品种方面的著作，如《中药志》《全国中草药汇编》《中药大辞典》等。必要时，须查对原始文献，以便正确鉴定。原始文献是指第一次发现该种（新种）植物的植物工作者描述其特征，予以初次定名的文献。

三　核对标本

核对标本是指与已定学名的相关标本（如蜡叶标本、浸液标本等）进行核对。要使鉴定结果准确，标本的鉴定必须正确可靠。同时，应注意同种植物不同产地或不同生长期的形态差异。必要时可参考较多的标本，或核对模式标本（发表新种时被描述的植物标本），或请有关专家协助鉴定。

任务实施

表 3-1　《来源鉴定》学习任务单

班级		姓名		学号		成绩	
问题				作答			
1. 来源鉴定的步骤有哪些?							
2. 结合药用植物学知识，对身边一味中药进行基原鉴定中原植物实物的鉴定。写出鉴定结果与依据							

02

任务二　性状鉴定

学习目标

❶ 知识目标

掌握：中药性状鉴定的程序、方法及常用术语。

❷ 能力目标

具备思考能力、探究能力与综合分析能力。

❸ 素质目标

树立诚实守信，科学公正的职业道德。

知识基础

　　性状鉴定就是通过眼观、手摸、鼻闻、口尝、水试、火试等简便方法，考察药材和饮片的形状、大小、色泽、表面、质地、断面及气味等特征，来鉴定中药真伪优劣的方法。经验鉴别是自古流传、简便易行的传统鉴定方法。药材的性状往往是有效成分的标志，如黄连主要的有效成分是味苦、色黄的小檗碱，黄连的苦味浓、黄色深，说明小檗碱含量高，证实了传统认为黄连"以色黄、味苦者为佳"的认识是正确的；薄荷的主要有效成分是挥发油，香气越浓，挥发油含量越高，证实了传统认为薄荷"以香气浓者为佳"具有科学性。熟练掌握性状鉴定及经验鉴别技术是药学工作者必备的基本功之一。

一　形状

　　形状是指干燥药材和饮片的外形。药材的形状与药用部位有关，一般较固定。如根类药材常呈圆柱形、圆锥形或纺锤形，皮类药材常呈卷筒状、板片状等。观察时一般不用预处理，如观察很皱缩的全草、叶和花类时，可先浸湿使其软化后，展平观察；观察某些果实种子类药材时，如有必要可浸软后，取下果皮或种皮，以观察其内部特征。描写时对形状较典型的用"形"，类似的用"状"，必要时可用"×形×状"，形容词一般用长、短、宽、狭，如长圆形、短圆柱形、宽卵形、狭披针形等。经验鉴别术语形象易记，如海马的外形为"马头、蛇尾、瓦楞身"、款冬花形如"火炬头"、三七形似"猴头"、味连形似"鸡爪"、白术呈"拳形"、乌梢蛇背部隆起呈"剑脊"状等。

二　大小

　　大小是指药材和饮片的长短、粗细（直径）和厚薄等。要得出正确的大小数值，应观察并测量较多的供试品。可允许有少量高于或低于规定的数值。测量时应用毫米刻度尺，单位多用"cm"，特殊的用"m"或"mm"。表示药材的大小，一般有一定的幅度，当所测药材的大小很不一致时，要注意多测量几个最大的和最小的，取其平均值作为最大值和最小值。对细小的种子或果实类，可将每10粒紧密排成1行，用毫米刻度尺测量其总长度，然后计算其平均值。

三　色泽

　　色泽是指在日光下观察的药材和饮片的颜色及光泽度。药材的色泽因品种而异，一般较为固定，为药材质量的重要标志，如玄参要黑、茜草要红、黄连要黄。某些药材因贮藏时间过久、加工、保管或杀虫剂的使用不当等原因，会引起色泽改变。如黄芩因加工或保管不当而变绿；雷丸因加工不当使断面变褐色呈角质样，绵马贯众久贮后断面变为棕黑色，均预示其质量的改变，不可再供药用。药材和饮片的颜色若为复合色调，描述时应以后一种色调为主，如小茴香呈黄绿色，即以绿色为主，黄色为辅。如果所描述的药材和饮片具有两种不同的颜色，一般将常见的或质量好的颜色写在前面，少见的或质量差的颜色写在后面，用"或"连接，如王不留行呈黑色（成熟果实）或棕红色（未成熟果实）；若药材的颜色变化在一定的范围内时，可将两种颜色用"至"连接，如天冬的表面呈黄白色至黄棕色。色泽描述应避免用各地理解不同的术语，如"青色""土黄色""粉白色"等。

四　表面特征

　　表面特征是指药材表面是光滑还是粗糙，有无皱纹、皮孔、环节、毛茸、鳞叶或其他附属物等。如白芥子表面光滑；紫苏子表面有网状纹理；海桐皮表面有钉刺；川木香具"油头"；党参具"狮子盘头"；蕲蛇吻端"翘鼻头"，背部有"方胜纹"，腹部有"念珠斑"，尾端具"佛指甲"；知母有"金包头"；金银花被毛茸；防风的根头部具有明显的密集环纹（习称"蚯蚓头"）。

五 质地

质地是指用手折试药材所感知到的特征，一般用坚韧、疏松（或松泡）、黏性、粉性、致密、油润、绵性、角质等术语加以描述。如黄芪质坚韧，南沙参质疏松，知母有黏性，甘草显粉性等。在经验鉴别中，用于形容药材质地的术语很多，如"松泡"指质轻而松，断面多裂隙，如南沙参；"粉性"指含有一定量的淀粉，折断时常有粉尘散落，如山药；"黏性"指含有黏液质，嚼之显黏性，如石斛；"油润"指其质地柔软，含油而润泽，如当归；"角质"指质地坚实，断面略呈半透明状或有光泽（常因含多量淀粉，蒸煮时致使其糊化而致），如郁金；"韧性"指纤维性强，不易折断，如北豆根；"柴性"则是纤维性强，易折断，如桑枝。

六 断面

断面包括折断面和横切面两种。

1. 折断面　主要观察和描述折断时的现象，如折断的难易程度、折断时有无声响、有无粉尘飞扬等。应注意折断面是否平坦，是否显纤维性、颗粒性或裂片状，是否可层层剥离，断面有无胶丝等。如茅苍术易折断，断面久置能"起霜"（析出白毛状结晶）；甘草折断时有粉尘散落（含淀粉）；杜仲折断时有胶丝相连；黄柏折断面显纤维性；苦楝皮的折断面呈裂片状分层；厚朴折断面有时可见"小亮星"等。如折断面不易观察到纹理，可削平后再观察。

2. 横切面　是指用刀切出平滑的断面，主要观察皮部与木部的比例、维管束的排列方式、射线的分布、油点的有无等特征。经验鉴别术语很多，举例如下：①菊花心，指双子叶植物根横断面的次生构造形成的放射状结构，状似开放的菊花，如甘草。②车轮纹，指维管束与较宽且平直的射线所形成的稀疏整齐的放射状纹理，状如木制车轮，如防己。③油点或朱砂点，指黄棕色或红棕色的油细胞或油室，如苍术。④星点，指大黄根茎横切面髓部的异型维管束，其内侧为韧皮部，外侧为木质部，射线呈星芒状射出。⑤云锦花纹（又称"云纹"），指何首乌断面木栓层内方至韧皮部外侧组织中，多个类圆形的异型维管束组成的云朵状花纹。⑥金井玉栏（又称"金心玉栏"），指某些药材横切面皮部白色或黄白色，木部淡黄色或黄色，状如金玉相映，如桔梗。

七 气

有些药材的气十分特殊，可通过嗅闻其气来识别，并作为主要鉴定依据。如阿魏具有强烈的蒜样臭气，海藻具有腥气，鱼腥草叶具有鱼腥气，薄荷具有清香气，芦荟具有特异臭气，白鲜皮似羊膻气等。无特殊气存在，可用"气微"描述。药材的气不强烈时，可将其破碎、折断或揉搓后再闻；或置于有盖的杯子里，用热水湿润或浸泡后再闻。

八　味

味是指口尝药材后的味感。可取少量直接口尝，亦可加开水浸泡后尝浸出液。通过口尝即可鉴定中药的真伪优劣，区分某些性状相似的药材，又可识别某些药材是否符合炮制要求，如半夏、川乌等。

1. 药材和饮片的味感与其所含成分密切相关　如含挥发油的药材常有辛辣味，含鞣质的药材常有涩味，含有机酸的药材常有酸味，含糖类成分的药材常有甜味，含无机盐的药材多有咸味，含生物碱及苷类成分的药材多有苦味，有毒成分常有麻舌感等。

2. 味感的强弱是衡量药材质量的重要指标　如乌梅以味酸、黄连以味苦、党参以味甜为佳等。

3. 注意事项　①尝药时要注意取样的代表性，药材的部位不同，味道可能不同。如皮部与木部、果皮与种子等各部位的气味常有区别。②要掌握舌各部位对味觉的敏感程度，一般来讲，舌尖部只对甜味较敏感，舌两侧对酸味较敏感，舌根部对苦味较敏感，所以口尝时，要取少量有代表性的样品，咀嚼至少1分钟，使舌的各部位都充分与药液接触，这样才能准确地尝到药味。③对有强烈刺激性和剧毒的药材，口尝时要特别小心，取样要少，尝后应立即吐出漱口，洗手，以免中毒。如生草乌、生半夏等。④药材性状中的"味"与性味中的"味"不同。前者是口尝药材的实际味感；后者是指药物的性能，与实际口尝的味感不一定相符。例如葛根性味甘、辛，凉，是因其能发散风热，而实际口尝葛根味微甜。

九　水试

水试是指利用某些药材在清水中溶解度的不同及产生各种特殊的变化（如颜色、透明度、膨胀度、黏性、酸碱度、沉降性质等）来鉴定药材的方法。如芒硝遇水溶解；番红花加水浸泡后，水液染成金黄色；苏木投入热水中，水液显鲜艳的桃红色；熊胆仁投入水中，可逐渐溶解而盘旋，并有黄线下垂至杯底而不扩散；小通草遇水显黏性；葶苈子、车前子等加水浸泡，则种子变黏滑，且体积膨胀；秦皮的水浸出液在日光下显碧蓝色荧光；沉香"坚黑沉水"等。水试现象通常与药材中所含的化学成分或组织构造有关，具有重要的鉴别意义。

十　火试

火试是指以火烧或煅药材，根据所产生的气味、颜色、烟雾、响声、闪光、膨胀、熔融聚散等现象以鉴定药材的方法。如降香微有香气，点燃则香气浓烈，有油流出，烧后留有白灰；琥珀燃之易熔，稍冒黑烟，刚熄灭时冒白烟，微有松香气；血竭粉末置白纸上，用火隔纸烘烤即熔化，但无扩散的油迹，对光照视色泽鲜红如血；海金沙撒于火焰上可发出爆鸣声及闪光。

十一 其他

除上述各项外，还可利用药材的某一突出特征进行鉴定。例如，"磁石召铁"，指磁石可吸引自然铜、赭石等含铁类药材；"琥珀拾芥"，指琥珀经摩擦可产生静电，并吸引芥子；龙骨、龙齿、天竺黄以舌舔之有吸力；海螵蛸脆如通草，以指甲可刮为末；取牛黄少许，加清水调和，涂于指甲上，能将指甲染黄，不易擦退，俗称"挂甲"。

课堂活动

取大黄药材及饮片，请围绕性状鉴别的内容进行特征描述。

任务实施

表 3-2 《性状鉴定》学习任务单

班级   姓名   学号   成绩

问题	作答
1. 解释以下名词术语代表哪种中药哪方面的性状特征：松泡、粉性、油润、角质、菊花心、朱砂点、星点、云纹、金井玉栏	
2. 性状鉴定应观察药材哪些方面的特征？举例一味中药进行具体阐述	

任务三　显微鉴定

学习目标

❶ 知识目标

掌握：中药显微鉴定的内容、制片、显微定性及显微测量方法。

❷ 能力目标

能够对所学知识进行融会贯通，构建职业岗位能力。

❸ 素质目标

树立认真、严谨、耐心、实事求是的工作态度。

知识基础

显微鉴定法是指用显微镜及显微技术对药材（饮片）切片、粉末、解离组织或表面制片及含药材粉末的制剂中药材的组织、细胞或内含物等特征进行鉴别的一种方法。

显微鉴定法是目前中药质量控制的常规方法之一，尤适用于下列情形：①性状特征相似，但组织构造、细胞形状、内含物不同的中药与其混淆品。如银柴胡与山银柴胡，前者具有草酸钙砂晶，后者具有草酸钙簇晶；山药与参薯，前者无石细胞，后者有石细胞，胞腔内含草酸钙方晶。②粉末状或易破碎药材。如马钱子粉、松花粉、蒲黄与海金沙的鉴别。马钱子粉末非腺毛单细胞，基部膨大似石细胞状；松花粉的花粉粒类圆形，两侧各有一膨大气囊，气囊壁有明显的网状纹理；蒲黄的花粉粒类圆形或椭圆形，表面有网状雕纹；海金沙孢子为四面体或三角状圆锥形，外壁有颗粒状雕纹。③丸剂、散剂等含药材粉末的中成药。④采用显微化学的方法，确定中药中某些化学成分在组织中的分布，以指导药材的采收加工和生产。鉴别时选择具有代表性的供试品，制备不同的显微制片进行观察。

一 仪器与用具

1. 仪器 包括生物光学显微镜、显微摄影装置或显微描绘器、电脑联机装置及其图像处理软件、切片机、小型粉碎机、离心机等。

2. 用具 包括放大镜、刀片、解剖刀、镊子、剪刀、解剖针、载玻片、盖玻片、吸湿器、培养皿或小烧杯、酒精灯、铁架台、石棉网、滴瓶、试管、试管架、滴管、玻璃棒、乳钵、量筒等；毛笔、铅笔（HB、3H 或 6H 铅笔绘图用）、带盖搪瓷盘、纱布、绸布、滤纸、火柴等。

3. 试液

（1）水合氯醛试液 为最常用的化学性透明剂，可以迅速溶解细胞内含物，使细胞膨胀复原、透明，便于观察。其制片方法有加热透化制片和冷装片 2 种，前者主要用于观察组织构造、细胞及各种结晶的形态特征，后者主要用于观察菊糖、橙皮苷结晶的形态等。水合氯醛试液透化装片时，易析出水合氯醛结晶而影响观察，可在加热透化后加稀甘油或甘油乙醇试液 1 ～ 2 滴，以防止结晶析出。配制方法：取水合氯醛 50g，加水 15mL 与甘油 10mL 使溶解，即得。

（2）稀甘油 为物理性透明剂，可增强透光率，但不溶解细胞和细胞内含物。常用于观察细胞壁颜色，细胞内含有的淀粉粒、菊糖、糊粉粒、油滴、树脂等的形态。

（3）甘油醋酸试液（斯氏液） 为常用封藏液，专用于观察淀粉粒形态，可使淀粉粒保持原形，便于测量其大小。配制方法：取甘油、醋酸及水各等份，混匀，即得。

（4）甘油乙醇试液 为封藏液，也是软化剂，常用于保存植物性材料及临时切片，有软化组织的作用。配制方法：取甘油、稀乙醇各 1 份，混合，即得。

（5）乙醇 不同浓度的乙醇适用于观察不同的物质，如 70% 的乙醇用于固定和观察菊糖，95% 乙醇用于观察黏液细胞。

（6）5%KOH 试液 可使菌类药材的菌丝团溶化露出菌丝，便于观察菌丝的形态。

此外，尚有苏丹Ⅲ液、钌红试液、间苯三酚试液、碘试液、硝铬酸试液、α - 萘酚试液等。以上试液，均应符合《中国药典》通则的规定。

二 操作方法

进行显微鉴别时，一般先以甘油醋酸封片观察淀粉粒、菊糖等，再以水合氯醛封片观察其他显微特征，最后再加热透化或滴加其他理化试剂进行显微观察。基本程序：显微制片→显微观察→显微测量→显微化学鉴别→结果判断。

1. 显微制片

（1）横切片或纵切片制片 将药材软化处理后，用徒手或滑走切片法，切成 10 ～ 20μm 厚的薄片，必要时可用石蜡等包埋后切片。选取平整的薄片置载玻片上，滴加甘油醋酸试液、水合氯醛试液或其他透明剂 1 ～ 2 滴，盖上盖玻片，镜检。必要时滴加水合氯醛试液后，在酒精灯上加热透化，并滴加稀甘油或甘油乙醇试液，盖片镜检。常用于根及根茎、茎木、皮、叶、果实、种子类中药的鉴定。茎木类中药须观察三维切片（横切片、径向纵切片及切向纵切片）。

（2）粉末制片 供试品粉末需过四号筛，采用下列三种方式制片：①粉末冷装片。挑取粉末少许，置载玻片中央偏右处，滴加适宜的透明剂1～2滴，搅匀，用左手食指与拇指夹持盖玻片的边缘，使其左侧与药液层左侧接触，再用右手持小镊子或解剖针托住盖玻片的右侧，轻轻下放，使液体逐渐扩延充满盖玻片下方。若液体未充满盖玻片，应从空隙相对的边缘滴加液体，以防产生气泡；若液体过多，用滤纸吸去溢出的液体，即可镜检。②水合氯醛液透化装片。挑取粉末少许，置载玻片中央偏右处，滴加水合氯醛试液1～2滴，搅匀，用试管夹执载玻片一端，置酒精灯火焰上方1～2cm处加热，微沸后，离开火焰，再滴加水合氯醛试液，小火继续加热，如此反复操作至透化清晰。为避免析出水合氯醛结晶，放冷后滴加稀甘油1～2滴，封片镜检。③混悬液装片。药材中含淀粉粒较多或制剂中需检查的药味较多时，可取粉末适量，置试管或小烧杯中，加入水合氯醛试液，加热透化后，用吸管吸取适量混悬液，再装片观察。

（3）解离组织制片 将供试品切成长约5mm、直径约2mm或厚约1mm的片，利用化学试剂使组织中各细胞间的胞间质溶解，细胞分离，以观察细胞的完整形态。常用的解离方法有氢氧化钾法、硝铬酸法和氯酸钾法。前者适用于薄壁组织占大部分，木化组织较少或分散存在的供试品；后两者适用于木化组织较多或集成较大群束的供试品。

（4）表面制片 将供试品湿润软化后，剪取欲观察部位约4mm^2，一正一反置载玻片上，或撕取叶片、萼片、花冠、果皮、种皮制成表面片，加适宜试液，或加热透化后以稀甘油装片观察。

（5）花粉粒与孢子制片 取花粉、花药（或小的花）、孢子或孢子囊群（干燥供试品可浸于冰醋酸中软化），用玻璃棒研碎，经纱布过滤至离心管中，离心，取沉淀，加新配制的醋酐与硫酸（9∶1）混合液1～3mL，置水浴上加热2～3分钟，离心，取沉淀，用水洗涤2次，取沉淀少量置载玻片上，滴加水合氯醛试液1～2滴，盖上盖玻片，观察；或加50%甘油与1%苯酚各1～2滴，用品红甘油胶封片观察。

品红甘油胶制法：取明胶1g，加水6mL，浸泡至溶化，再加甘油7mL，加热并轻轻搅拌至完全混匀，用纱布过滤至培养皿中，加碱性品红溶液（碱性品红0.1g，加无水乙醇600mL及樟油80mL，溶解）适量，混匀，凝固后即得。

（6）磨片制片 坚硬的动物及矿物药，可采用磨片法制片。选取厚度1～2mm的供试材料，置粗磨石（或磨砂玻璃板）上，加适量水，用食指和中指夹住或压住材料，在磨石上往返磨砺，待两面磨平，且厚度约数百微米时，将材料移至细磨石上，加水，用软木塞压在材料上，往返磨砺至透明，用水冲洗，再用乙醇处理和甘油乙醇试液装片观察。

（7）中成药制片 制片前，可根据供试品剂型的不同进行预处理（表3-3），再按粉末制片法进行装片观察。

表 3-3　不同剂型预处理方法

剂型	预处理方法
散剂、胶囊剂	直接取适量粉末（内容物为颗粒状，应研细）装片，或透化后装片
片剂、水丸、糊丸、水蜜丸、锭剂等	片剂，取 2～3 片；水丸、糊丸、水蜜丸、锭剂等（包衣者除去包衣）取数丸或 1～2 锭，分别置乳钵中研细，取适量粉末装片，或透化后装片
蜜丸	采用两种方法处理：①用解剖刀沿蜜丸正中切开，从切面由外至中央挑取适量样品，置载玻片中央，滴加适宜的试液，用玻璃棒搅匀，按粉末制片法装片，或透化后装片。②将蜜丸切碎，置容器内，加水适量，搅拌；亦可用超声仪处理，使其分散，然后移至离心管中离心沉淀，如此反复操作以除尽蜂蜜，取沉淀物适量装片，或透化后装片
含升华性成分的中药	取粉末进行微量升华，收集升华物进行显微观察

2. 显微观察　一般需观察 2～5 个显微标本片，根据能否观察到药材的显微特征，判断药材的真实性。为提高显微鉴别的正确性，可与对照药材或已准确进行品种鉴定的药材进行对照观察。观察时应采用"先低倍后高倍"的原则，先在低倍镜下采用"之"字移动法，使标本片沿着一定的线路移动，以便能检查到标本片的各个部位。

3. 显微测量　是应用显微量尺在显微镜下测量细胞及细胞内含物等的大小的一种方法。测量常用的量尺为目微尺与台微尺。

（1）目微尺　又称目镜量尺、目镜测微尺或目尺，为放在目镜筒内的一种标尺，是一个直径 18～20mm 的圆形玻璃片，中央刻有精确等距离的平行线刻度，常为 50 格或 100 格。目微尺用于直接测量物体，但其刻度所代表的长度依显微镜放大倍数的不同而改变，故使用前必须用台微尺来校正，以确定在使用该显微镜及其特定的物镜、目镜和镜筒长度时，目微尺每小格所代表的实际长度。

（2）台微尺　又称镜台测微尺、载物台测微尺或台尺。它是一种特制的载玻片，中央粘贴有一小圆形玻片，其下封藏有一微型标尺，全长 1mm（或 2mm），上刻有精确等分为 100（或 200）小格的细线，每一小格长为 10μm。在标尺的外围有一黑环，以便能较容易地找到标尺的位置。台微尺并不直接测量物体的长度，而是用以校正目微尺。

（3）目微尺的标定　用以确定使用同一显微镜及特定倍数的物镜、目镜和镜筒长度时，目微尺上每一小格所代表的长度。

（4）测量方法　将需测量的目的物显微制片置显微镜载物台上，用目微尺测量目的物的小格数，乘以目微尺在该条件下每小格相当的长度值，即得。

目的物长度（μm）=目微尺每小格所相当的长度（μm）×目的物占目微尺格数

例如：接目镜头为 10×，接物镜头为 40× 时，测得淀粉粒直径占目微尺 20 小格，则该淀粉粒的直径为 3.8μm×20 ＝ 76μm。

三　显微鉴定常见的细胞及细胞内含物

1. 纤维　为两端尖锐的细长细胞，具次生增厚壁，细胞壁纤维化或木质化，有少数纹孔。有长纤维型（如甘草）和短纤维型（如黄连），或韧皮纤维、木纤维和分隔纤维等分类。纤维聚集成群，则称纤维束。若纤维束周围的薄壁细胞中含有草酸钙晶体，称为晶纤维，如甘草；若纤维的次生壁嵌有细小晶体时，称为嵌晶纤维，如麻黄。

2. 石细胞　为细胞壁特别厚化的厚壁细胞，通常呈类圆形、椭圆形、分枝状、星状、柱状等。由于壁厚化，纹孔常引伸成沟状，称孔沟。

3. 导管　为被子植物的主要输导组织，其次生壁未完全木化增厚而形成纹孔。根据纹孔的类型，分为具缘纹孔导管、网纹导管、梯纹导管、螺纹导管、环纹导管、孔纹导管等。

4. 木栓细胞　细胞壁木栓化，断面观呈扁方形，表面观呈多角形或类方形，有的部分增厚，如杜仲、肉桂。

5. 非腺毛　为表皮上无分泌作用的保护毛。通常有线状的单细胞毛与多细胞毛、分枝状毛、丁字形毛（菊科）、星状毛（如石韦）、鳞毛等。

6. 腺毛　为具有分泌作用的毛茸，分为腺头和腺柄两部分。腺头通常圆球形，由 1 至数个细胞组成；腺柄也由 1 至数个细胞组成。尚有由极短的单细胞柄、4 ～ 8 细胞的头部组成的腺鳞及细胞间隙腺毛（如绵马贯众、广藿香）等。

7. 分泌组织　由分泌细胞组成的组织称为分泌组织。常分为外部的分泌组织和内部的分泌组织两大类，外部的分泌组织有腺毛、蜜腺，内部的分泌组织有分泌细胞（如油细胞）、分泌腔（如油室）、分泌道（如油管、树脂道）、乳汁管等。

8. 花粉粒　是由花药内花粉母细胞经过减数分裂而形成的，是花类中药重要的鉴别特征。花粉粒的形状、大小、外壁纹理、萌发孔的类型和数目等因植物种类而异。其形状常有圆球形（金银花）、三角形（丁香）、椭圆形（丹参）、四分体（闹羊花）；外壁纹理常有光滑（西红花）、刺状突起（菊花）、拟网状纹理（蒲黄）；萌发孔常为圆形或类圆形，长萌发孔称为萌发沟。一般双子叶植物萌发孔（沟）多为 3 个，分布于赤道面；单子叶植物萌发孔多为 1 个，分布于远极面。另外，尚有 2 孔（沟）、4 孔（沟）、6 孔（沟）、散孔型等。

9. 花粉囊内壁细胞　是花药中紧靠花粉的一层表皮细胞，发育早期称为药室内壁，成熟期其垂周壁和内切向壁出现不均匀的增厚，称为纤维层或花粉囊内壁细胞。细胞壁增厚形态有网状、螺旋状、条状、环状等。

10. 表皮细胞　属于初生保护组织。通常为一层细胞，少数为多层细胞，常被角质层。表面观细胞多角形或不规则形，垂周壁平直或波状弯曲。常有气孔、毛茸和角质纹理。

11. 气孔　为植物表皮上进行气体交换的通道，由保卫细胞和副卫细胞组成。气孔的类型通常包括：①平轴式。副卫细胞 2 个，其长轴与保卫细胞的长轴平行，如豆科。②直轴式。副卫细胞2个，其长轴与保卫细胞的长轴垂直，如唇形科。③不等式。副卫细胞3～4个，大小不一，其中一个明显较小，如十字花科。④不定式。副卫细胞数目不定，大小基本相同，形状与表皮细胞相似，如菊科。⑤环式。副卫细胞数目不定，其形状比其他表皮细胞狭窄，围绕气孔成1环，如茶叶。⑥内陷式气孔。如麻黄（旱生植物）。

12. 草酸钙结晶 为植物生长发育过程中的次生代谢产物（后含物），根据结晶性质的不同，可分为四方晶系与单斜晶系两类。四方晶系含3个结晶水，有方晶、砂晶、柱晶、簇晶等类型；单斜晶系含1个结晶水，主要是针晶。根据形态分类法，将草酸钙结晶分为簇晶、单晶、针晶3类。

（1）簇晶　呈簇形；直径2～190μm，主要存在于植物组织的薄壁细胞、细胞间隙中，如广防己、大黄、白芍、赤芍、三七、人参、白芷、川芎、续断等；有的存在于厚壁细胞及糊粉粒中，如楮实子、蛇床子、小茴香。

（2）单晶　包括2种类型：①草酸钙方晶。晶体为方形、菱形、多面形、棱形、长方形和不规则形，直径2～70μm。一般存在于薄壁细胞中，如木瓜、火麻仁、佛手、陈皮、青皮、香橼等；有的存在于纤维束周围的薄壁细胞中形成晶纤维，如甘草、黄柏等；有的存在于石细胞和厚壁细胞中。②草酸钙砂晶。晶体呈颗粒状，分散或聚集成团，存在于薄壁细胞中，如牛膝、银柴胡、威灵仙、钩藤、枸杞子等。

（3）针晶　包括针晶、柱晶、杆晶、棒晶，晶体呈针形、柱形、杆形、棒形，成束或分散于薄壁细胞及黏液细胞中，如巴戟天、苍术、半夏、天南星等。

（4）混合晶体　2种或2种以上的晶型存在于同一药材的组织细胞中，如远志、川楝子、酸枣仁、大枣等细胞中同时存在草酸钙簇晶和方晶。

13. 碳酸钙结晶 又称钟乳体，常存在于表皮细胞中，常为一种带柄的球形结构，如穿心莲（爵床科）、桑叶（桑科）。

14. 淀粉粒 为多糖类，有单粒、复粒和半复粒之分。

15. 菊糖 为多糖类，呈类球形或扇形，常存在于菊科、桔梗科植物中。

（四）显微化学鉴定

显微化学鉴定是将中药粉末、切片或浸出液置于载玻片上，滴加某些化学试剂后，在显微镜下观察产生的沉淀、结晶、气泡或颜色变化的鉴定技术。本法简单、灵敏，能观察到肉眼不易察见的理化反应现象。常需采用专属性的化学试剂和方法，以鉴别不同性质的细胞壁及其内含物。

1. 细胞壁性质的鉴别

（1）木质化细胞壁　指次生壁上大量沉积木质素。木质素是一种复杂的多酚聚合物，由苯丙烷单体聚合而成，可使细胞壁变硬。检查方法：加间苯三酚试液1～2滴，稍放置，加盐酸1滴，显红色或紫红色，木化程度越强，显色越深；也可以加氯化锌碘试液，显黄棕色。

（2）木栓化或角质化细胞壁　指细胞壁含有脂肪类化合物木栓质或角质。检查方法：加苏丹Ⅲ试液，稍放置或微热，呈橘红色至红色。

（3）纤维素细胞壁　植物体所有组织的细胞壁约 1/3 为纤维素（为直链葡萄糖）。检查方法：加氯化锌碘试液，或先加碘试液湿润后，稍放置，再加硫酸溶液（33→50），显蓝色或紫色。

（4）硅质化细胞壁　指细胞壁含有二氧化硅（硅质），如石斛茎。检查方法：加硫酸无变化，加氢氟酸溶解。

2. 细胞内含物性质的鉴别

（1）硅质块、二氧化硅　检查方法：加硫酸无变化，加氢氟酸溶解。

（2）淀粉粒　由葡萄糖聚合而成，广泛存在于根、根茎、种子等器官中。检查方法：用甘油、醋酸甘油或蒸馏水装片观察其形态；用醋酸甘油试液装片，置偏振光显微镜下观察，未糊化的淀粉粒显偏光现象，已糊化的淀粉粒无偏光现象；也可以加碘或氯化锌碘试液，膨胀并变成蓝色或蓝紫色。

（3）糊粉粒　是一种固体的蛋白质体，一般较淀粉粒小，多见于种子的子叶或胚乳细胞中。检查方法：用甘油装片观察其形态；加碘试液，显棕色或黄棕色；加硝酸汞试液显砖红色（材料中如含有脂肪油，应先用乙醚或石油醚脱脂后再试验）。

（4）菊糖　又称"菊淀粉"，为果聚糖的一种，主要存在于菊科（如木香、白术）及桔梗科（如桔梗、党参）植物中，在植物体中以溶解状态存在，乙醇处理后，可呈球形或扇形结晶析出。检查方法：用乙醇或水合氯醛液冷装片观察其形态；加 10% α-萘酚乙醇溶液 1 滴，再加硫酸 2～3 滴，显紫红色，并溶解。

（5）结晶　为植物的代谢产物沉积而成，常以盐的形式存在于多种植物的不同器官中。最常见的为草酸钙结晶和碳酸钙结晶。检查方法：①草酸钙结晶。加稀醋酸不溶解，加稀盐酸溶解而无气泡产生；加硫酸溶液（1→2）逐渐溶解，并析出针状硫酸钙结晶。②碳酸钙结晶（钟乳体）。加稀醋酸或稀盐酸溶解，并产生气泡。

（6）黏液质　为杂多糖，是植物的正常生理产物，主要存在于某些根及根茎（如白及、山药）、果实（如吴茱萸）或种子（如葶苈子、车前子）的黏液细胞中。检查方法：加钌红试液，显红色。

（7）脂肪油、挥发油或树脂　脂肪油普遍存在于种子的内胚乳或子叶细胞中，如苦杏仁、核桃仁；挥发油存在于油细胞（如姜黄）、油室（如当归）、油管（如防风）等特化的分泌组织中；树脂是植物体的分泌物，为无定形高分子化合物的混合体，存在于植物体的树脂道（如人参）或心材（如沉香）中。检查方法：加苏丹Ⅲ试液，显橘红色、红色或紫红色；加 90% 乙醇，脂肪油和树脂不溶解（蓖麻油及巴豆油例外），挥发油则溶解。

3. 显微化学反应

（1）切片或粉末　将样品切片或粉末置于载玻片上，滴加某些化学试剂，盖上盖玻片，在显微镜下观察产生的沉淀、结晶等，如丁香切片滴加 3% 氢氧化钠的氯化钠饱和溶液，油室内有针状丁香酚钠结晶析出；黄连粉末加 95% 乙醇及 30% 硝酸，镜检有黄色针状或针簇状硝酸小檗碱结晶析出。在药材有效成分明确的情况下，选择对有效成分具有特殊反应的化学试剂，使之产生颜色或结晶，用显微镜确定有效成分的存在部位（有效部位），以此鉴定药材的品种和质量。如柴胡横切片，加95%乙醇与浓硫酸1∶1的混合液1滴，镜检可见木栓层以内至次生韧皮部之间初显黄绿色至绿色，5～10分钟后渐变为蓝绿色、蓝色，持续1小时以上，变为浊蓝色而消失（柴胡皂苷）。

（2）提取液　将样品粉末加适当溶剂提取成分，用吸管吸取提取液，滴于载玻片上，再滴加适宜的试剂，加盖玻片，在显微镜下观察其特征。如槟榔酸性水提液，加碘化铋钾试液，镜检可见石榴红色球形或方形结晶（槟榔碱）；丁香粉末三氯甲烷浸出液，加3%氢氧化钠的氯化钠饱和溶液，镜检有簇状细针形丁香酚钠结晶产生。

五　记录与结果判断

检验记录要求详细、清晰、明确、真实。先记录粉末的色泽、气味，然后全面观察目的物，详细描述其特征，测量其长度，并注意统计最小量值、多见量值、最大量值，逐一记录。必要时，应利用显微描绘器或显微摄影装置绘图或制作显微照片，并注明放大倍数，或加比例尺。通常以先多数后少数的顺序描述特征，并标明"多见""少见""偶见"。注意着重描述有鉴别意义的组织、细胞和内含物。应注意标准规定以外的异常显微特征的记录，并根据药材和饮片的基原、成方制剂的处方和制法综合分析，必要时可采用对照药材或已经鉴定品种的药材为对照进行判断。如未能检出某应有药味的特征组织，应注明"未检出××"；如检出不应有的某药味，则应画出其显微特征图，并注明"检出不应有的××"。根据观察、记录的样品显微特征与标准规定内容或与对照药材比较是否相符，断定其真伪或是否有掺伪，以及成方制剂投料的真实性。

注意事项：

1. 粉碎用具用毕后，必须处理干净并干燥后才能用于另一种药品的粉碎。

2. 所用盖玻片和载玻片应保持洁净。新片要用洗液浸泡或用肥皂水煮半小时取出，先用流水冲洗，再用蒸馏水冲洗1～2次后，置70%～90%乙醇中，备用。

3. 进行显微制片时，每片粉末取用量宜少不宜多，为使观察全面，可多做些制片。如取量多，显微特征重叠轮廓不清，反而费时，不易得出准确结论。

4. 进行显微观察时，应先观察淀粉粒、菊糖等，再观察其他显微特征。所以，一般先以甘油醋酸试液装片观察，然后以水合氯醛试液装片观察，最后加热透化或滴加其他试液进行观察。每步观察结果均应作记录。可借助偏光装置寻找和观察，尤其是淀粉粒、结晶、纤维、石细胞、导管等特征。

5. 通常在高倍镜下进行显微测量，因目镜测微尺的每一小格的长度值较小，结果较为准确。但要测量较长的目的物如纤维、导管、非腺毛等，在低倍镜下测量较为适宜；应记录每次测量数据，并分析数据的最小量值、最大量值和多见量值（μm）。如浙贝母淀粉粒直径为6～56μm，表示最小量值和最大量值；如为 6 ～ 40 ～ 56μm，中间的数值表示多见量值。测量直径时，应以物体中部为准。

知识拓展

显微镜小知识

体式显微镜：利用双通道光路，双目镜筒中的左右两光束不是平行，而是具有一定的夹角——体视角（一般为12°～15°），为左右两眼提供一个具有立体感的图像。它实质上是两个单镜筒显微镜并列放置，两个镜筒的光轴构成相当于人们用双目观察一个物体时所形成的视角，以此形成三维空间的立体视觉图像。体式显微镜适用于观察目标物的整体结构与特点，立体效果好，如植物的花、种子，籽粒类中药的观察。

偏光显微镜：是利用光的偏振特性对具有双折射性物质进行研究鉴定的必备仪器，可做单偏光观察、正交偏光观察、锥光观察。通过将普通光改变为偏振光进行镜检，以鉴别某一物质是单折射性（各向同性）或双折射性（各向异性）。偏光显微镜被广泛应用在矿物、化学等领域，适用于观察含有淀粉和晶体物质的目标物，如大多数植物、动物、矿物类药材粉末。

荧光显微镜：是一种用于研究和观察荧光标本的显微镜，通过光源照亮标本以观察标本的形状和位置。某些物质在结合了特定荧光抗体后，于特定波长光线激发下会发出荧光，这一特性使得荧光显微镜可用于对物体进行定性和定量分析，适用于观察带有荧光物质的中药（粉末），如玉米、川芎、大黄、黄连、浙贝母等。

任务实施

表3-4 《显微鉴定》学习任务单

| 班级 | | 姓名 | 学号 | 成绩 | |

问题	作答
1.写出显微鉴别的步骤	
2.常见的药材显微制片有哪几种?说出其操作方法	
3.结合药用植物学知识,画出粉末显微鉴别的细胞及后含物简图	纤维、石细胞、导管、气孔、淀粉粒、草酸钙结晶、腺毛、非腺毛
4.如何检查木质化与木栓化细胞壁?	

任务四　理化鉴定及其他鉴定法

学习目标

❶ 知识目标

（1）掌握：中药的理化定性鉴别方法。

（2）熟悉：水分、杂质、灰分及有害物质的检查方法。

（3）了解：中药鉴定新技术。

❷ 能力目标

能够对所学知识进行融会贯通，构建职业岗位能力。

❸ 素质目标

树立质量意识、安全意识和法律意识，养成科学、严谨、一丝不苟的工作作风。

知识基础

　　理化鉴别是指利用物理、化学或仪器分析的方法，对中药含有的有效成分、指标成分或类别成分进行定性、定量分析，或对中药含有的可溶性物质进行测定，或对中药的纯净程度、有害或有毒物质进行限量检查，以鉴定中药的真伪、纯度和质量的方法。本法涵盖《中国药典》中的"鉴别"（理化鉴别部分）、"检查"、"浸出物测定"和"含量测定"等内容。理化鉴别根据使用目的的不同，可分为定性和定量两大类，前者是对中药的真伪进行鉴定，后者是对中药质量和纯度进行鉴定；根据分析方法不同，又可分为物理常数测定法、化学定性分析法、化学定量分析法、色谱和光谱法等。近年来现代仪器分析技术快速发展，新技术、新方法不断涌现，推动了中药鉴定方法的发展。

一 物理常数测定法

中药的有效成分多为有机化合物，有一定的物理常数，包括相对密度、旋光度、折光率、硬度、黏稠度、沸点、凝固点、熔点等。物理常数测定法主要应用于挥发油、油脂类、树脂类、液体类（如蜂蜜）、加工品类（如阿胶）、矿物类中药及中成药的真实性和纯度鉴定。举例如下。

1. 膨胀度测定法 膨胀度是药品膨胀性能的指标，是指按干燥品计算，每 1g 药材在水或其他规定的溶剂中，在一定的时间与温度条件下膨胀后所占有的体积（mL）。主要用于含黏液质、胶质或半纤维素类中药的鉴定。如哈蟆油膨胀度不得低于 55，北葶苈子膨胀度不得低于 12，南葶苈子膨胀度不得低于 3。

2. 相对密度测定法 相对密度是指在相同的温度（除另有规定外，为 20℃）和压力条件下，待测物质的密度与水的密度之比。纯物质的相对密度在特定的条件下为不变的常数，若物质的纯度不够，相对密度随之改变。因此，测定药品的相对密度，可鉴别药品的纯杂程度。液体制剂的相对密度，一般用比重瓶法测定；易挥发液体的相对密度，宜采用韦氏比重秤法测定。例如《中国药典》对有些药材的物理常数作了规定，如蜂蜜的相对密度在 1.349 以上，薄荷素油为 0.888 ～ 0.908。

3. 熔点测定法 熔点是指固体物质由固相熔化成液相时的温度。供试品开始局部液化出现明显液滴时的温度，称为初熔温度；供试品全部液化时的温度，称为全熔温度；自初熔至全熔之间的熔点范围，称为熔距或熔程。纯粹的固体化合物一般都有固定的熔点，熔距在 1 ～ 2℃，如天然冰片（右旋龙脑）的熔点为 204 ～ 209℃，冰片（合成龙脑）的熔点为 205 ～ 210℃；薄荷脑的熔点为 42 ～ 44℃。不纯的固体化合物虽有一定的熔融范围，但熔距较长。因此，熔点测定对某些制剂的定性鉴别或纯度检查有特别的意义。

4. 旋光度测定法 含有手性碳原子的有机化合物多具有旋光性，当平面偏振光通过含有某些光学活性化合物的液体或溶液时，能引起旋光现象，使偏振光的平面向左或向右旋转，旋转的度数，称为旋光度。当偏振光透过长 1dm 且每 1mL 中含有旋光性物质 1g 的溶液时，在一定波长与温度下测得的旋光度称为比旋度，通常用符号 $[\alpha]$ 表示。其数学表达式为 $[\alpha]_D^t = \dfrac{100\alpha}{lc}$，其中，$t$ 表示测定时的温度，D 表示使用的光源为钠光谱的 D 线，α 为测得的旋光度，l 为测定管的长度（单位为 dm），c 为溶液的浓度（单位为 g/mL）。测定比旋度（或旋光度）可以区别或检查某些药品的光学活性和纯杂程度；由于旋光度在一定条件下与浓度呈线性关系，因而还可以用来测定药品的成分含量。

5. 折光率测定法 折光率是有机化合物的重要物理常数之一，测定折光率可以区别不同的油类或检查某些药品的纯度。作为液体物质纯度的标准，它比沸点更为可靠。例如，肉桂油的折光率为 1.602 ～ 1.614。

6. 凝点测定法 凝点是指一种物质在规定冷却条件下由液体凝结为固体时，在短时间内停留不变的最高温度。某些药品具有一定的凝点，纯度变更，凝点亦随之改变，因此测定凝点可以区别或检查药品的纯杂程度。

二　化学反应鉴定法

1. 呈色反应　是指利用药材中所含的化学成分能与某些特定试剂作用，产生不同颜色来鉴别。一般于试管中或滤纸片上进行，或直接在药材表面、切片或粉末上进行。如生物碱与碘化铋钾反应，生成棕红色或橙红色沉淀；蒽醌类与碱液反应变红色；黄酮类与盐酸 – 镁粉的反应显红色；鞣质与三氯化铁反应显蓝绿色或蓝黑色。再如，马钱子胚乳薄片置白瓷板上，加1%钒酸铵的硫酸溶液1滴，迅速显紫色（示番木鳖碱）；另取切片加发烟硝酸1滴，显橙红色（示马钱子碱）。甘草粉末置白瓷板上，加80%硫酸1～2滴，显橙黄色（示甘草甜素反应）；苦参、山豆根栓皮加碱试液，显橙红色，逐渐变为血红色，久置不消失。

2. 沉淀反应　是指利用药材的某些化学成分能与某些试剂产生特殊的沉淀反应来鉴别。如山豆根的70%乙醇提取液，蒸干，残渣用1%盐酸溶解，滤液加碘化汞钾，生成明显的淡黄色沉淀；赤芍用水提取，滤液加三氯化铁，生成蓝黑色沉淀；芦荟水提液，加等量饱和溴水，生成黄色沉淀；天麻乙醇提取液，加硝酸汞试液，加热，溶液显玫瑰红色，并发生黄色沉淀。

3. 泡沫反应和溶血指数测定　是指利用皂苷的水溶液振摇后能产生持久性的泡沫和溶解红细胞的性质，可测定含皂苷类成分药材的泡沫指数或溶血指数作为质量指标。如《中国药典》用泡沫反应鉴别猪牙皂。通常如有标准皂苷同时进行比较，则更有意义。

4. 微量升华法　是利用中药所含的某些化学成分在一定温度下能够升华的性质，获得升华物，再在显微镜下观察升华物的形状、颜色，或加某种化学试剂观察其化学反应，或在紫外光灯下观察其荧光，或测定其熔点等，对中药进行鉴定的方法。如大黄微量升华得黄色针状（低温时）或羽状（高温时）结晶，在结晶上加碱液则呈红色（蒽醌类成分）；斑蝥微量升华得白色柱状或小片状结晶（斑蝥素），熔点130～140℃，加碱溶解，加酸又析出结晶。

微量升华装置如图3-1所示，取大小适宜的金属片或载玻片，置石棉网上，金属片或载玻片上放一高约0.8cm的金属圈，圈内放置样品粉末适量，铺成一均匀薄层，圈上覆盖载玻片，在石棉网圆孔下用酒精灯缓缓加热，至粉末开始变焦，载玻片上有升华物凝集时，去火待冷，将载玻片取下，反转后，置显微镜下观察结晶形状、色泽，或取升华物加试液观察反应。升华应缓缓加热，防止温度过高。

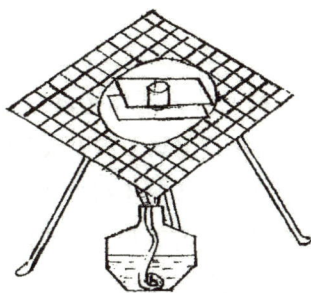

图 3-1　微量升华装置

5. 显微化学反应 是指将中药粉末、切片或浸出液置于载玻片上，滴加某些化学试剂使产生沉淀、结晶或特殊颜色，在显微镜下观察进行鉴定的一种方法。如黄连滴加 30% 硝酸，可见针状小檗碱硝酸盐结晶析出。紫苏叶的某些表皮细胞中含有紫色素，表面制片观察时，滴加 10% 盐酸溶液立即显红色；或滴加 5% 氢氧化钾溶液，即显鲜绿色，然后变为黄绿色。丁香切片滴加 3% 氢氧化钠的氯化钠饱和溶液，油室内有针状丁香酚钠结晶析出。肉桂粉末加氯仿 2～3滴，略浸渍，速加 2% 盐酸苯肼 1 滴，可见黄色针状或杆状结晶（桂皮醛反应）。槟榔粉末 0.5g，加水 3～4mL 及稀硫酸 1 滴，微热数分钟，取滤液于载玻片上，加碘化铋钾试液 1 滴，即发生浑浊，放置后可见石榴红色球形或方形结晶（槟榔碱）。

显微化学定位试验：是利用显微和化学方法，确定中药有效成分在中药组织构造中的部位。如北柴胡横切片加 1 滴无水乙醇–浓硫酸（1∶1）液，在显微镜下观察可见木栓层、栓内层和皮层显黄绿色至蓝绿色，示其有效成分柴胡皂苷存在于以上部位。直立百部鲜块根切片，滴加氯化金试液，于皮层细胞中有微黄色玫瑰花状结晶（生物碱）。

6. 荧光分析法 是利用中药中所含的某些化学成分在紫外光或可见光下能产生一定颜色的荧光，或经试剂处理后能产生荧光的性质进行鉴别的方法。本法操作简便、灵敏并具有一定的专属性。如大黄与伪品土大黄的显微特征和化学反应都很相似，但二者的醇提液点加在滤纸上，置紫外光灯下检视，前者显棕色至棕红色荧光，而后者显亮紫色荧光；常山新鲜切片在紫外光灯下显亮绿色荧光（伞形花内酯）；秦皮水浸液日光下显碧蓝色荧光（秦皮甲素和秦皮乙素）。本身无荧光的中药，经化学方法处理后，在紫外光灯下观察，如芦荟水提液与硼砂共热，显绿色荧光，置波长 365nm 的紫外光灯下观察，显亮黄色荧光。此外，可利用荧光显微镜观察中药的切片或粉末，确定化学成分存在的部位。

采用荧光分析法鉴定中药时应注意：①供试液一般用毛细管吸取，少量多次点于滤纸上，使斑点集中且具有一定的浓度；②由于荧光的强度较弱，故一般应在暗室中观察；③紫外光对人的眼睛和皮肤有损伤，操作者应避免与紫外光较长时间接触；④试验时，一般将供试品置于紫外光灯下约 10cm 处观察所产生的荧光；⑤紫外光波长一般为 365nm，如用 254～265nm 波长观察荧光，应加以说明。

三 常规检查法

1. 水分测定法 中药中含有过量的水分，不仅易霉烂变质，使有效成分分解，且相对地减少了实际用量而达不到治疗目的。因此，控制中药中水分的含量，对保证中药质量有重要意义。《中国药典》规定了水分的含量限度，如牛黄不得过 9.0%，红花不得过 13.0%，阿胶不得过 15.0% 等。《中国药典》规定的水分测定方法有五种，即费休法、烘干法、减压干燥法、甲苯法和气相色谱法。其中，烘干法适用于不含或少含挥发性成分的中药，甲苯法适用于含挥发性成分的中药，减压干燥法适用于含有挥发性成分的贵重中药，使用的方法和仪器详见《中国药典》第四部。另外，也可应用红外线干燥法和导电法测定水分含量，迅速而简便。

2. 灰分检查法　将中药粉碎、加热，高温灼烧至灰化，则细胞组织及其内含物灰烬成为灰分而残留，由此所得的灰分称为生理灰分或总灰分（不挥发性无机盐类）；加入稀盐酸处理所得的灰分，称为酸不溶性灰分。各种中药的生理灰分应在一定范围以内，故所测灰分数值高于正常范围时，有可能在加工或运输、储存等环节中有其他无机物污染或掺杂。中药中最常见的无机物质为泥土、沙石等，测定灰分的目的是限制药材中的泥沙等杂质。《中国药典》规定了中药总灰分的最高限量，如补骨脂总灰分不得过 8.0%，酸不溶性灰分不得过 2.0%，它对保证中药的纯度具有重要意义。

3. 酸败度　是指油脂或含油脂的种子类药材，在贮藏过程中发生复杂的化学变化，产生游离脂肪酸、过氧化物和低分子醛类、酮类等分解产物，因而出现异臭味，影响药材的感观性质和内在质量。本检查通过酸值、羰基值或过氧化值的测定，以控制含油脂种子类药材的酸败程度。酸败度限度的制定要与种子药材外观性状或经验鉴别结合起来，以确定上述各值与种子泛油程度有无明显的相关性，具有明显相关性的才能制定限度。如《中国药典》规定：苦杏仁的过氧化值不得过 0.11；郁李仁的酸值不得过 10.0，羰基值不得过 3.0，过氧化值不得过 0.050。测定方法详见《中国药典》第四部。

4. 色度检查　含挥发油类成分的中药，常易在贮藏过程中氧化、聚合而致变质，经验鉴别称为"走油"。《中国药典》规定检查白术的色度，就是利用比色鉴定法，检查有色杂质的限量，也是了解和控制其药材走油变质的程度。

5. 有害物质检查　近年来，世界各国日益重视中药的安全性（有害物质）问题。中药的有害物质涉及四个方面：①药物本身含有的毒性或潜在毒性因素，如有肾毒性的马兜铃酸；②化学污染，如农药残留、重金属和有害元素、兽药残留（动物源性药物）；③生物污染，如黄曲霉毒素污染；④人为添加，如非法添加化学药品。

《中国药典》增加了安全性控制指标和检测方法。如加强对重金属及有害元素等外源污染物的检测，扩大测定品种的数量和项目；部分品种的无菌检查法经方法学验证后在标准中予以明确规定；制定了农药残留量测定法、黄曲霉毒素测定法、二氧化硫残留量测定法、重金属测定法、砷盐检查法，以及铅、镉、砷、汞、铜测定法等。

四　色谱法

色谱法用于中药的定性定量分析，具有分离能力强、分析速度快、定量准确等特点。根据分离原理不同，色谱法可分为吸附色谱法、分配色谱法、离子交换色谱法及排阻色谱法等。①吸附色谱法：是利用被分离物质在吸附剂上吸附能力的不同，用溶剂或气体洗脱使组分分离。常用的吸附剂有氧化铝、硅胶、聚酰胺等有吸附活性的物质。②分配色谱法：是利用被分离物质在两相中分配系数的不同使组分分离。其中一相为液体，被涂布或键合在固体载体上，称为固定相；另一相为液体或气体，称为流动相。常用的载体有硅胶、硅藻土、硅镁型吸附剂与纤维素粉等。③离子交换色谱法：是利用被分离物质在离子交换树脂上交换能力的不同使组分分离。常用的树脂有不同强度的阳、阴离子交换树脂，流动相一般为水或含有机溶剂的缓冲液。④排阻色谱法：又称凝胶色谱法或凝胶渗透色谱法，是利用被分离物质分子量大小不同、在填料上渗透程度不同使组分分离。常用的填充剂有分子筛、葡聚糖凝胶、微孔聚合物、微孔硅胶或玻璃珠等，根据固定相和供试品的性质选用水或有机溶剂为流动相。

根据分离方法不同，色谱法又可分为纸色谱法（paper chromatography，PC）、柱色谱法（column chromatography，CC）、薄层色谱法（thin layer chromatography，TLC）、气相色谱法（gas chromatography，GC）、高效液相色谱法（high performance liquid chromatography，HPLC）等。

色谱法所用溶剂应与供试品不起化学反应，纯度较高。分离时的温度，除气相色谱法或另有规定外，是指在室温操作。分离后各成分的检测，应采用各品种项下规定的方法。采用CC、PC或TLC分离有色物质时，可根据其色带进行区分；分离无色物质时，可在短波（波长254nm）或长波（波长365nm）紫外光灯下检视，其中PC或TLC也可喷以显色剂使之显色，或在TLC中加有荧光物质的薄层硅胶，采用荧光猝灭法检视。CC、GC或HPLC可用接于色谱柱出口处的各种检测器检测。CC法还可分部收集流出液后用适宜方法测定。

1. 薄层色谱法　是以适宜的吸附剂或载体涂布于玻璃板、塑料或铝基片上成一均匀薄层，将样品与适宜的对照品经处理，在同一板上点样、展开后，根据所得的色谱图进行分析对比的方法。TCL具有展开时间短、分离效果好、灵敏度高、显色方便（可直接喷洒腐蚀性显色剂，并可加热）、有分离和分析的双重功能等特点。TCL几乎适用于所有的动、植物类药材的鉴定，是检查中药材、饮片及中成药真实性最有效而又简便实用的方法之一。

一般操作步骤：薄层板的制备（制板）→供试品溶液的制备→对照品溶液的制备→点样→展开→显色与检视→结果判断与记录。

薄层色谱扫描法：是在薄层色谱法的基础上，用薄层扫描仪对色谱斑点进行扫描，将扫描得到的图谱及积分数据用于中药的鉴别、检查或含量测定的方法。在紫外、可见光区有吸收或经显色后有吸收的化合物采用吸收测定方式，具有荧光的化合物采用荧光测定方式。薄层色谱扫描法由于斑点不经洗脱，在薄层板上经扫描即可得到一种或几种成分的含量，因而具有快速、简便、灵敏度高、选择性好等优点，在中药及其制剂分析中得到广泛应用。

2. 气相色谱法　是采用气体为流动相（载气）流经装有填充剂（固定相）的色谱柱，进行分离测定的色谱方法。物质或其衍生物气化后，被载气带入色谱柱进行分离，各组分先后进入检测器，用记录仪、积分仪或数据处理系统记录色谱信号。GC主要用于含挥发性成分中药的分析，还可用于中药及其制剂中含水量、含醇量的测定，具有分离效能高、选择性好、灵敏度高、分析速度快等优点。GC适用于有适当的挥发性，且在操作温度下有良好的稳定性的化合物；不适用于挥发性或热稳定性差的物质。

气相色谱法是根据组分含量与检测响应值（峰面积或峰高）呈正比关系，以进行定性和定量分析。定性分析常采用保留时间、加入已知纯物质增加峰高法、相对保留值（或相对保留时间）、保留指数等。定量分析常采用峰面积测量法和计算法，前者主要包括峰高乘半峰宽法、峰高乘峰宽法、峰高乘平均峰宽法、自动积分仪法等，后者主要包括外标法、面积归一化法、内标法加校正因子法和标准溶液加入法等。

3. 高效液相色谱法　是采用高压输液泵将规定的流动相泵入装有填充剂的色谱柱，对供试品进行分离测定的色谱方法。注入的供试品，由流动相带入柱内，各组分在柱内被分离，并依次进入检测器，由积分仪或数据处理系统记录和处理色谱信号。HPLC 以经典液相色谱法为基础，引入了气相色谱技术，流动相改为高压泵输送，采用高效固定相及高灵敏度检测器。与普通色谱法相比，HPLC 具有分离效能高、分析速度快、检测灵敏度高等特点；与气相色谱法相比，HPLC 有适用范围广、流动相选择性大、色谱柱可反复应用及流出组分容易收集等优点。因流动相为液体，固体样品只要求制成溶液而不需要气化，因而不受样品挥发性的限制，对于挥发性低、热稳定性差、分子量大的高分子化合物及离子型化合物尤为适宜，如氨基酸、蛋白质、生物碱、核酸、甾体、类脂、维生素及无机盐类等。近年来，高效液相色谱仪器（包括各种高性能的检测器）进一步得到普及，样品纯化处理方法进一步自动化、多样化，为 HPLC 用于中药及其制剂的质量控制提供了应用基础和广阔的前景。HPLC 现已广泛应用于中药及其制剂中有效成分及指标成分的检测、杂质或有关物质检查、有害物质或添加物的检测及中药指纹图谱的分析。

4. 毛细管电色谱法　毛细管电泳又称高效毛细管电泳，是以高压电场为驱动力，以毛细管为分离通道，依据样品中各组分之间淌度和分配行为上的差异而实现分离分析的液相分离方法。毛细管电色谱法结合毛细管电泳和液相色谱的技术，具有高效、低耗、用样少、应用范围广的优点，是分析化学中发展最迅速的领域之一，在中药鉴定、生物分析及生命科学领域有着极为广阔的应用前景，可用于药物纯度检测、药物代谢产物分析和药物相互作用研究，其高效分离和准确测定的特点使得药物研发和质量控制更加精确。

5. 蛋白电泳色谱法　是利用中药含有蛋白质、氨基酸等带电荷的成分，在同一电场作用下，由于各成分所带电荷的性质、数目及分子质量不同，因而泳动的方向和速度不同，在一定时间内成分移动距离不同，出现谱带的条数不同而达到分离鉴定的目的。本法适用于动物类中药和果实种子类中药的鉴别。

6. 纸色谱法　是以滤纸为载体，以滤纸上所含水或其他物质为固定相，以与水互不相溶的有机溶剂为展开剂而进行分离分析的分配色谱法。其定性方法与薄层色谱相同，即在相同实验条件下供试品色谱中，在与对照品相应的位置，应显示相同的斑点。

7. 柱色谱法　是利用中药中的化学成分在色谱柱分离后，各组分 R_f 值不同进行鉴定的方法。柱色谱包括吸附色谱和分配色谱。供试品可溶于固定液，混以少量载体，加在预制好的色谱柱上端。洗脱剂需先加固定液混合使之饱和，以避免洗脱过程中两相分配的改变。

五　光谱法

光谱法是通过测定物质在特定波长处或一定波长范围内对光的吸收度或发光强度，对中药进行定性或定量分析的方法。常用的波长：紫外光区 200～400nm；可见光区 400～760nm；

中红外光区 2.5 ～ 25μm（或按波数计为 4000 ～ 400cm^{-1}）；近红外光区 780 ～ 2500nm。所用仪器为紫外分光光度计、可见分光光度计（或比色计）、红外分光光度计或原子吸收分光光度计。为保证测量的精密度和准确度，所用仪器应按照国家计量检定规程或药典附录规定，定期进行校正检定。

1. 紫外－可见分光光度法　对主要成分或有效成分在波长 200 ～ 760nm 处有最大吸收的中药，常可选用此法。测定样品时，所用溶剂在所测定波长附近应无吸收，不得有干扰吸收峰。测定时，一般应以配制供试品溶液的同批溶剂为空白对照。所配供试品溶液的吸收度读数，以在 0.3 ～ 0.7 的误差较小。

紫外分光光度法不仅能测定有色物质，对有共轭双键等结构的无色物质也能精确测定，具有灵敏、简便、准确、既可作定性分析又可作含量测定等优点，适用于大类成分的含量测定，如总黄酮、总生物碱、总蒽醌等。目前紫外分光光度计的种类较多，且在测定技术上摆脱了纯化合物的框框。中药材紫外吸收光谱是由各组分特征吸收光谱叠加而成，在一定条件下，同一种药材应有相同的紫外吸收光谱。因此，该法比其他光谱法，如红外、核磁共振谱等有更广泛的用途。紫外分光光度法在中药鉴别中应用实例很多，如人工牛黄的三氯甲烷提取液，在波长 453nm 处有最大吸收，从而鉴别药材。

可见分光光度法是比较溶液颜色深度以确定物质含量的方法。在可见光区（波长 400 ～ 850mm），有些物质对光有吸收，有些物质本身并没有吸收，但在一定条件下加入显色试剂或经过处理使其显色后，可用此法测定。显色时由于影响呈色深浅的因素较多，所以测定时需用标准品或对照品同时比较，常使用的仪器为可见分光光度计。比色法多用于中药的定量分析及物理常数的测定。

2. 红外光谱法　中红外光区（波长 2.5 ～ 25μm）是红外光谱（infrared spectrum，IR）分析中最常用的区域。红外光谱的特征性很强，几乎没有两种单体的红外光谱完全一致。因此，红外光谱可用于对中药单一成分的结构分析和定性鉴别。固体样品的鉴定采用溴化钾压片法，液体样品的鉴定是将液样点于氯化钠或溴化钾片间，在 4000 ～ 667cm^{-1} 波数范围内测定吸收光谱，所得光谱与标准图谱或标准品图谱相比较。

红外光谱也用于中药及其混淆品的鉴别。中药与其提取物是一个大混合物，这一混合物的红外光谱与纯化合物的红外光谱本质上不同，它是混合物中各组分红外光谱的叠加。只要中药中各化学成分的质和量相对稳定，并且样品按统一方法处理，则其红外光谱相对稳定。因此，可用标准品作对照进行中药的定性鉴别。

用红外光谱鉴别中药真伪的经典案例是血竭及其掺入物达玛树脂的鉴别。血竭的红外谱图在波数 1120cm^{-1}、1600cm^{-1} 附近有明显吸收峰，达玛树脂的红外谱图在波数 380cm^{-1}、1700cm^{-1} 附近有明显吸收峰。进行红外光谱分析时，矿物类中药、珍珠、麝香、牛黄、蟾酥、血竭等可以直接制成粉末压片，一些植物类中药通常分别用脂溶性溶剂或水溶性溶剂的粗提取物压片，实验结果证明，不同品种均具有较高的特征性和可重复性。近年来有学者对中药粉末在指纹区的红外光谱（7 ～ 15μm）进行了细致的比较研究，发现众多植物类中药可以不经提取、直接用粉末进行红外光谱鉴别，例如八角茴香及其混淆品在 2000 ～ 1000cm^{-1} 波数范围内的红外光区吸收峰有明显的区别。

红外光谱对各种有机化合物都具有"指纹"特性，国际药学界亦将其用于西药的化学分析。尽管中药材是复杂的混合物体系，但因其所含成分不同、各成分含量比例不同，因而其红外图谱亦各有差异。研究表明，各种中药材、中药配方颗粒及中成药均具有其独特的光谱指纹性。

3 核磁共振光谱法　是用频率为兆赫数量级、波长 1 ～ 1000m 的电磁波照射分子，在这种电磁波照射下，中药提取物中某些特定元素（通常选用 H）的原子可吸收电磁辐射，以吸收频率为横坐标，峰强度为纵坐标作图，即得该物质的核磁共振氢谱（^{1}H–NMR）。中药的 ^{1}H–NMR 指纹图具有高度的特征性和重现性，可依照 ^{1}H–NMR 指纹图上显示的特征共振信号和数据鉴定中药。

六　色谱－光谱联用法

色谱－光谱联用法将色谱和光谱分析仪器联用，使色谱分离与光谱鉴定成为一个连续的过程，简化了样品处理步骤，集色谱的高分离效能与光谱的强鉴定能力于一体，已成为中药鉴定最有效的手段之一。主要有气相色谱－质谱（GC/MS）联用、液相色谱－质谱（LC/MS）联用和液相色谱－核磁共振（LC/NMR）联用等，如利用气相色谱－质谱－计算机联用技术，对 9 种辛夷的挥发油进行分析，测定出了 69 种化合物及其百分含量。

七　浸出物测定法

对有效成分不甚明确、待测成分含量太低（低于万分之一）或尚无确切定量方法的中药，可依据已知成分的溶解性质，选择适当的溶剂，测定中药中可溶性物质（浸出物）的含量，作为判断中药质量的参考。《中国药典》收载的浸出物测定法有水溶性浸出物、醇溶性浸出物和挥发性醚浸出物 3 种测定方法。除另有规定外，供试品需粉碎，通过二号筛，并混合均匀。

八　杂质检查法

杂质检查法是用手工分离并检测药材中混存的肉眼可见的杂质的检查方法。药材中混存的杂质是指下列各类物质：来源与规定相同，但其性状或部位与规定不符；来源与规定不同的有机质；无机杂质，如砂石、泥块、尘土等。国家药品标准对部分药材规定了可见杂质的限度，如桃仁的杂质（核壳等）不得过 1%，酸枣仁的杂质（核壳等）不得过 5%，草乌的杂质（残茎等）不得过 5%，金钱草的杂质（杂草和泥沙等）不得过 8%，乳香、没药的杂质（树皮、石块等）不得过 10%。

检查方法：取规定量的供试品，摊开，用肉眼或放大镜（5 ～ 10 倍）观察，将杂质拣出；

如其中有可以筛分的杂质，则可通过适当的筛，将杂质分出；检查蒲黄、海金沙时，可将其放入水中振摇，灰沙等杂质会沉在水底，将其分离。将各类杂质分别称重，计算其在供试品中的含量。

注意：①药材中混存的杂质如与正品相似，难以从外观鉴别时，可称取适量，进行显微或理化鉴别试验，证明其为杂质后，计入杂质重量中。②个体大的药材，必要时可破开，检查有无虫蛀、霉烂或变质情况。③杂质检查所用的供试品量，除另有规定外，按药材取样法称取。

九 挥发油测定法

挥发油测定法是利用中药中所含挥发油能与水蒸气同时蒸馏出来的性质，在特制的挥发油测定器中测定其含量的方法。测定前，应初步了解供试品中挥发油的含量，以确保所用样品量能蒸出不少于 0.5mL 挥发油。挥发油测定有甲、乙二法，甲法适用于测定相对密度在 1.0 以下的挥发油，乙法适用于测定相对密度在 1.0 以上的挥发油。测定时，供试品一般须粉碎并通过二至三号筛，并混合均匀。

十 化学定量分析法

化学定量分析法是以物质的化学反应为基础的经典分析方法，优点是准确度高，精密度高，缺点是灵敏度较低，仅可用于常量组分的测定。根据操作方法的不同，化学分析法可分为重量分析法和滴定分析法两类。

1.重量分析法 是采用某种方法使待测组分从样品中分离出来并转化为一种称量形式，根据称量形式的重量，计算待测组分含量的方法。按分离方法的不同，重量分析法又可分为挥发法、萃取法、沉淀法和电解法。重量分析法常用于中药水分、灰分、浸出物和挥发油等的常规检查，以及某些生物碱和鞣质类成分的测定；电解法可用于矿物类中药的含量测定。

2.滴定分析法 是将一种已知准确浓度的试剂溶液（标准溶液、滴定液），滴加到待测组分的溶液中，直到所加的试剂溶液与待测组分按化学计量关系定量反应完全时，根据试剂溶液的浓度和消耗的体积，计算待测组分含量的方法。该法具有操作简便、快速、易于掌握的特点，既可用于常量分析，又可用于微量组分的测定。常用的滴定分析法有氧化还原法、中和法（水溶液或非水溶液）、沉淀法、重氮化法、非水溶液滴定法、电位滴定法与永停滴定法等。

此外，还可以采用薄层色谱扫描法、气相色谱法、高效液相色谱法、紫外－可见分光光度法进行化合物含量测定。

十一 中药鉴定新技术

1.生物效应鉴定技术 是利用中药对生物体或离体组织所起的生物活性强度或药理作用来

鉴定中药的方法。

生物效应鉴定技术主要包括：①免疫鉴定法，是利用中药含有的特异蛋白为抗原制备的特异抗体，与供试品中特异抗原结合产生沉淀反应来鉴定中药的一种方法，特异性强，可准确地进行中药的品种鉴定。②细胞生物学鉴定法，是通过观察生物细胞中染色体的形态、组型、带型等基本遗传特征进行中药品种鉴定的方法，适用于果实和种子类中药的鉴定。③生物效价测定法，是利用生物体的反应来鉴定中药有效成分的含量或效价，测定药物的疗效和毒性的方法，包括蛙法、猫法、豚鼠法及鸽法等。④单纯指标测定法，是通过测定某药物或某类药物某一特性或某一药理作用的强弱来鉴定中药的方法，如苦味指数、泻下作用、抗癌活性、抗凝血作用的测定等。

2.DNA 分子遗传标记鉴定技术　是一种根据不同生物个体遗传物质 DNA（脱氧核糖核酸）的差异来鉴定生物物种的技术。DNA 分子作为遗传信息的直接载体，不受外界环境因素和生物体发育阶段及器官组织差异的影响，每一个体的任一体细胞均含有相同的遗传信息。因此，用 DNA 分子特征作为遗传标记进行物种鉴定准确而可靠。DNA 分子作为遗传信息的载体，比蛋白质、同工酶等具有更高的化学稳定性。微量 DNA 提取技术和多聚酶链式反应（polymerase chain reaction，PCR）技术的进步，使得从干燥、陈旧药材中提取 DNA 并进行分子遗传标记研究成为可能，为中药的鉴定提供了新的技术手段，展现了广阔的应用前景。某些动物药如蛇类、植物药如川贝母等，在 2010 年版《中国药典》中已采用 PCR 鉴定法。

3. 中药指纹图谱鉴定技术　目前指纹图谱已成为国际公认的控制中药材、中药饮片和中成药真实性、一致性和稳定性的有效手段。中药指纹图谱是将法医学"指纹"的概念用于中药质量的控制中，经对某种或某产地中药适当处理后，采用一定的分析手段，得到能够标示其特征的色谱或光谱的图谱，称为中药指纹图谱。中药指纹图谱是一种综合的、可量化的鉴定手段，具有整体性和模糊性的特点。通过指纹图谱的特征性，能有效鉴定产品的真伪或产地；通过指纹图谱主要特征峰的面积或比例的确定，能有效控制产品的质量，确保产品质量的相对稳定。

4. 计算机图像分析技术　目前，信息技术的飞速发展为中药鉴定提供了良好的契机和支持。利用中药材组织的连续切片、计算机图像分析和三维重建技术，获取中药材及其组织细胞的三维几何信息和拓扑信息，构建和表征其立体形态结构，并以实时动态的方式显示出来，图像清晰逼真，生动性和立体感强，将中药组织形态学研究推向三维化、数字化、可视化和定量化。

此外，中药鉴定新技术还有高效毛细管电泳技术、差热分析技术、X 射线衍射分析技术、聚类分析技术、电化学分析技术、组织化学色谱技术、原子吸收光谱技术等。这些新技术的应用，将使中药鉴定向标准化、现代化、信息化的方向发展。

课堂活动

你认为在众多中药鉴定的方法中，哪种方法最简便、易操作？请说出理由。

任务实施

表 3-5 《理化鉴定及其他鉴定法》学习任务单

| 班级 | 姓名 | 学号 | 成绩 |

问题	作答
1. 物理常数测定法有哪些？	
2. 化学反应鉴定法有哪些？	
3. 水分测定法有哪些？各适用哪种成分的中药测定？	
4《中国药典》增加了安全性控制指标和检测方法。请查阅 2025 版《中国药典》举例说明	
5 高效液相色谱在检测中药成分上有哪些特点？	
6 中药鉴定新技术有哪些？请查询文献并举例说明这些新技术在中药鉴定上的应用	

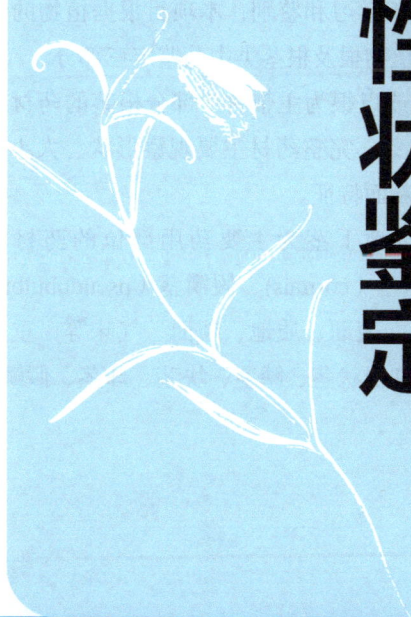

模块二

常见中药性状鉴定

项目四 根及根茎类中药鉴定

扫一扫
查阅本项目数字资源

根（radix）及根茎（rhizoma）类药材是以植物的根和地下茎为药用部位的药材，商品学上统称"根类药材"。根和根茎属于植物的不同器官，但两者均为植物体的地下部分，根类药材常带有部分根茎，如桔梗、人参等；根茎类药材也常带少量的根，如藁本；有的根及根茎同时入药，如大黄、甘草等。为便于学习和鉴别，本项目根据植物的亲缘关系，将该类药材分为蕨类植物、双子叶植物和单子叶植物根及根茎类中药鉴定三部分。

1. 根类中药 是指以根或以根为主带有少部分根茎的药材。根的表面无节和节间之分，无叶和芽痕，极少数生有不定芽。完整药材主要观察形状、大小、色泽、表面、质地、断面、气味等，重点是形状、表面和断面特征。

2. 根茎类中药 是指以地下茎为主要药用部位的药材，包括根状茎（rhizoma）、鳞茎(bulbus)、块茎（tubera）、球茎（cormus)、假鳞茎（pseudobulbus）等。根茎类中药的性状鉴别内容包括形状、大小、颜色、表面、质地、断面、气味等，重点是形状、表面和断面特征。根据形状和表面特征，可以区别根状茎、鳞茎、块茎、球茎、假鳞茎等。

任务一 蕨类植物根茎类中药鉴定

学习目标

❶ 知识目标

（1）熟悉：狗脊、绵马贯众的来源、性状。

（2）了解：狗脊、绵马贯众的产地；骨碎补的来源、性状。

❷ 能力目标

（1）能够正确识别本次课所学的药材，区分真伪。

（2）逐步提升阅读能力、观察能力、综合分析能力。

❸ 素质目标

（1）培养依法鉴定、资源保护、安全合理用药的意识。

（2）树立认真、严谨、实事求是、精益求精的工作态度。

（3）增强团队合作意识，锻炼与人沟通能力，培养创新精神。

知识基础

狗脊（CIBOTII RHIZOMA）

【来源】蚌壳蕨科植物金毛狗脊 *Cibotium barometz*（L.）J. Sm. 的干燥根茎。

【产地】主产于福建、四川等地。

【采收加工】秋、冬二季采挖，除去泥沙，干燥；或去硬根、叶柄及金黄色绒毛，切厚片，干燥，为"生狗脊片"；蒸后晒至六、七成干，切厚片，干燥，为"熟狗脊片"。

【性状鉴别】

1. 药材 本品呈不规则的长块状，长 10～30cm，直径 2～10cm。表面深棕色，残留金黄色绒毛；上面有数个红棕色的木质叶柄，下面残存黑色细根。质坚硬，不易折断。无臭，味淡、涩。

2. 饮片 生狗脊片呈不规则长条形或圆形，长 5～20cm，直径 2～10cm，厚 1.5～5mm；切面浅棕色，较平滑，近边缘 1～4mm 处有 1 条棕黄色隆起的木质部环纹或条纹，边缘不整齐，偶有金黄色绒毛残留；质脆，易折断，有粉性（彩图 4-1）。熟狗脊片呈黑棕色，质坚硬。

【化学成分】 根茎含原儿茶醛、原儿茶酸、绵马酚等；毛茸含鞣质及色素。

【功能与主治】 祛风湿，补肝肾，强腰膝。用于风湿痹痛，腰膝酸软，下肢无力。用量 6～12g。

知识拓展

狗脊的文献记载

狗脊始载于《神农本草经》，列为中品。《本草图经》云："根黑色，长三四寸，两指许大，苗尖，细碎，青色，高一尺以来，无花。其茎叶似贯众而细，其根长而多歧，似狗脊骨，故以名之。其肉青绿，春秋采根曝干用，今方亦用金毛者。"古代所用狗脊有根黑色和被金毛者两种，其中金毛者特征与本品一致。

绵马贯众（DRYOPTERIDIS CRASSIRHIZOMATIS RHIZOMA）

【来源】 鳞毛蕨科植物粗茎鳞毛蕨 *Dryopteris crassirhizoma* Nakai 的干燥根茎和叶柄残基。

【产地】 主产于东北。

【采收加工】 秋季采挖，削去叶柄，须根，除去泥沙，晒干。

【性状鉴别】

1. 药材 本品呈长倒卵形，略弯曲，上端钝圆或截形，下端较尖，有的纵剖为两半，长 7～20cm，直径 4～8cm。表面黄棕色至黑褐色，密被排列整齐的叶柄残基及鳞片，并有弯曲的须根。叶柄残基呈扁圆形，长 3～5cm，直径 0.5～1.0cm；表面有纵棱线，质硬而脆，断面略平坦，棕色，有黄白色维管束 5～13 个，环列；每个叶柄残基的外侧常有 3 条须根，鳞片条状披针形，全缘，常脱落。根茎质坚硬，断面略平坦，深绿色至棕色，有黄白色维管束 5～13 个，环列，其外散有较多的叶迹维管束。气特异，味初淡而微涩，后渐苦、辛。

2. 饮片 本品呈不规则的厚片或碎块，根茎外表皮黄棕色至黑褐色，多被有叶柄残基，有的可见棕色鳞片，切面淡棕色至红棕色，有黄白色维管束小点，环状排列（彩图 4-2）。气特异，味初淡而微涩，后渐苦、辛。

　　绵马贯众炭　是绵马贯众的炮制加工品。不规则的厚片或碎片。表面焦黑色，内部焦褐色。味涩。

【化学成分】含间苯三酚类、羊齿三萜、绵马三萜、鞣质、挥发油、树脂等。

【功能与主治】清热解毒，驱虫。用于虫积腹痛，疮疡。用量 4.5～9g。

【伪品】

　　1. 乌毛蕨科植物单芽狗脊蕨 *Woodwardia unigemmata*（Makino）Nakai 及狗脊蕨 *Woodwardia jiponica*（L.f.）Sm.。呈长圆柱形，表面红棕色至黑褐色；叶柄基部横断面半圆形，无细胞间隙腺毛，单芽狗脊蕨有分体中柱 5～8 个，狗脊蕨有分体中柱 2～4 个。

　　2. 球子蕨科植物荚果蕨 *Matteuccia struthiopteris*（L.）Todaro 或蹄盖蕨科植物峨眉蕨 *Lunathyrium acrostichoides*（Sw.）Ching.。叶柄基部横断面分体中柱 2 个，"八"字形排列。

　　3. 乌毛蕨科植物乌毛蕨 *Blechnum orentale* L.。叶柄基部横断面有分体中柱 17～21 个，环列。

技能赛点

　　中药传统技能大赛中，给出绵马贯众的正品或伪品让选手进行鉴别。通过本次课的学习，如何区别绵马贯众的正品和常见伪品呢？

骨碎补（DRYNARIAE RHIZOMA）

【来源】水龙骨科植物槲蕨 *Drynaria fortunei*（Kunze）J. Sm. 的干燥根茎。

【产地】主产于湖北、浙江等地。

【采收加工】全年均可采挖，除去泥沙，干燥，或再燎去茸毛（鳞片）。

【性状鉴别】

1. 药材　本品呈扁平长条状，多弯曲，有分枝，长 5～15cm，宽 1～1.5cm，厚 0.2～0.5cm。表面密被深棕色至暗棕色的小鳞片，柔软如毛，经火燎者呈棕褐色或暗褐色，两侧及上表面均具突起或凹下的圆形叶痕，少数有叶柄残基和须根残留。体轻，质脆，易折断，断面红棕色，维管束呈黄色点状，排列成环。气微，味淡、微涩。见彩图 4-3。

2. 饮片　本品呈不规则厚片。表面深棕色至棕褐色，常残留细小棕色的鳞片，有的可见圆形的叶痕。切面红棕色，黄色的维管束呈点状排列成环。气微，味淡、微涩。

【化学成分】含橙皮苷、柚皮苷等。

【功能与主治】疗伤止痛，补肾强骨；外用消风祛斑。用于跌仆闪挫，筋骨折伤，肾虚腰痛，筋骨痿软，耳鸣耳聋，牙齿松动；外治斑秃，白癜风。用量 3～9g。

知识拓展

骨碎补的文献记载

本品始载于《药性论》。《本草拾遗》云："骨碎补似石韦而一根，余叶生于木，岭南、虔（今江西赣州）、吉（今江西吉安）亦有，本名猴姜。"《开宝本草》称其"生江南。根着树、石上，有毛，叶如庵闾，江西人呼为胡孙姜"。《本草图经》载其"根生大木或石上，多在背阴处，引根成条，上有黄毛及短叶附之……根入药，采无时，削去毛用之"。骨碎补因能治疗折伤，补骨碎故名。其根状茎密被棕褐色小鳞片，状似姜块，遂有猴姜、申姜之称。

任务实施

表 4-1 《蕨类植物根茎类中药鉴定》学习任务单

班级		姓名		学号		成绩	

序号	中药正名	科属	入药部位	主要鉴别特征
1				
2				
3				

任务二 双子叶植物根及根茎类中药鉴定

一 子任务：双子叶植物根及根茎类中药鉴定1

学习目标

❶ 知识目标

（1）掌握：大黄、何首乌、牛膝的来源、性状。

（2）熟悉：大黄、何首乌、牛膝的产地、成分；细辛、虎杖、川牛膝的来源、性状。

（3）了解：细辛、虎杖、川牛膝的产地；拳参、商陆的来源、性状。

❷ 能力目标

（1）能够正确识别本次课所学的药材，区分真伪。

（2）逐步提升阅读能力、观察能力、综合分析能力。

❸ 素质目标

（1）培养依法鉴定、资源保护、安全合理用药的意识。

（2）树立认真、严谨、实事求是、精益求精的工作态度。

（3）增强团队合作意识，锻炼与人沟通能力，培养创新精神。

知识基础

细辛（ASARI RADIX ET RHIZOMA）

【来源】马兜铃科植物北细辛 *Asarum heterotropoides* Fr. Schmidt var. *mandshuricum*（Maxim.）Kitag.、汉城细辛 *Asarum sieboldii* Miq. var. *seoulense* Nakai 或华细辛 *Asarum sieboldii* Miq. 的干燥根和根茎。

【产地】前两者主产于东北，习称"辽细辛"。后者主产于陕西、河南等地。

【采收加工】夏季果熟期或初秋采挖，除净地上部分和泥沙，阴干。

【性状鉴别】

1. 药材

（1）北细辛　常卷曲成团。根茎横生呈不规则圆柱状，具短分枝，长 1 ～ 10cm，直径 0.2 ～ 0.4cm；表面灰棕色，粗糙，有环形的节，节间长 0.2 ～ 0.3cm，分枝顶端有碗状的茎痕。根细长，密生节上，长 10 ～ 20cm，直径 0.1cm；表面灰黄色，平滑或具纵皱纹；有须根和须根痕；质脆，易折断，断面平坦，黄白色或白色。气辛香，味辛辣、麻舌。

（2）汉城细辛　根茎直径 0.1 ～ 0.5cm，节间长 0.1 ～ 1cm。

（3）华细辛　根茎长 5 ～ 20cm，直径 0.1 ～ 0.2cm，节间长 0.2 ～ 1cm。气味较弱。

2. 饮片　本品呈不规则的段。根茎呈不规则圆形，外表皮灰棕色，有时可见环形的节。根细，表面灰黄色，平滑或具纵皱纹。切面黄白色或白色。气辛香，味辛辣、麻舌。见彩图 4-4。

【化学成分】主含挥发油及木质素类成分。

【功能与主治】解表散寒，祛风止痛，通窍，温肺化饮。用于风寒感冒，头痛，牙痛，鼻塞流涕，鼻鼽，鼻渊，风湿痹痛，痰饮喘咳。用量 1 ～ 3g。散剂每次服 0.5 ～ 1g。外用适量。

知识拓展

细辛的文献记载

《雷公炮炙论》有"凡使，——拣去双叶，服之害人"的记载。现代研究证明，细辛的地上部分含有具肾毒性的马兜铃酸，而根及根茎不含此类成分。因此，《中国药典》将其药用部分修订为根及根茎。细辛的名字就是它的特征：根细，气辛香，味辛辣、麻舌，根茎分枝顶端有碗状茎痕，越香越麻舌的质量越好。

大黄（RHEI RADIX ET RHIZOMA）

【来源】蓼科植物掌叶大黄 *Rheum palmatum* L.、唐古特大黄 *Rheum tanguticum* Maxim.ex Balf. 或药用大黄 *Rheum officinale* Baill. 的干燥根和根茎。

【产地】前两者主产于甘肃、青海等地，习称"北大黄"；后者主产于四川、贵州等地，习称"南大黄"。

【采收加工】秋末茎叶枯萎或次春发芽前采挖，除去细根，刮去外皮，切瓣或段，绳穿成串干燥或直接干燥。

【性状鉴别】

1. 药材　本品呈类圆柱形、圆锥形、卵圆形或不规则块状，长 3～17cm，直径 3～10cm。除尽外皮者表面黄棕色至红棕色，有的可见类白色网状纹理及星点（异型维管束）散在，残留的外皮棕褐色，多具绳孔及粗皱纹。质坚实，有的中心稍松软，断面淡红棕色或黄棕色，显颗粒性；根茎髓部宽广，有星点环列或散在；根木部发达，具放射状纹理，形成层环明显，无星点。气清香，味苦而微涩，嚼之粘牙，有沙粒感。

2. 饮片　本品呈不规则类圆形厚片或块，大小不等。外表皮黄棕色或棕褐色，有纵皱纹及疙瘩状隆起。切面黄棕色至淡红棕色，较平坦，有明显散在或排列成环的星点，有空隙。见彩图 4-5。

【鉴别】取本品粉末少量，进行微量升华，可见菱状针晶或羽状结晶。

【化学成分】含蒽醌衍生物及鞣质等。游离蒽醌衍生物类：芦荟大黄素、大黄酸、大黄酚、大黄素甲醚、大黄素等，是大黄抗菌的主要成分。结合型蒽醌衍生物类：游离蒽醌的葡萄糖苷及其双蒽酮苷，是大黄泻下的主要成分。鞣质类有止泻、收敛作用。

【含量测定】

1. 总蒽醌　按 HPLC 法测定，含总蒽醌不得少于 1.5%。

2. 游离蒽醌　按 HPLC 法测定，含游离蒽醌以芦荟大黄素（$C_{15}H_{10}O_5$）、大黄酸（$C_{15}H_8O_6$）、大黄素（$C_{15}H_{10}O_5$）、大黄酚（$C_{15}H_{10}O_4$）和大黄素甲醚（$C_{16}H_{12}O_5$）的总量计，不得少于 0.20%。

【功能与主治】泻下攻积，清热泻火，凉血解毒，逐瘀通经，利湿退黄。用于实热积滞便秘，血热吐衄，目赤咽痛，痈肿疔疮，肠痈腹痛，瘀血经闭，产后瘀阻，跌打损伤，湿热痢疾，黄疸尿赤，淋证，水肿，外治烫伤。用量 3～15g，用于泻下不宜久煎。外用适量，研末敷于患处。孕妇及月经期、哺乳期慎用。

【伪品】土大黄，同属植物皱叶酸模 *Rumex crispus* L.、藏边大黄 *Rheum emodi* Wall.、河套大黄 *R.hotaoense* C.Y.Cheng et C.T.Kao、天山大黄 *R.wittrochii* Lundstr. 等植物的根和根茎，在部分地区以"土大黄"入药，有时混入大黄商品中。本品含有土大黄苷，不含或仅含限量结合型蒽醌类成分，几无泻下作用。在紫外灯下显亮紫色荧光；除藏边大黄根茎横切面有少数星点外，其他均无星点。

课堂活动

除性状鉴别外，你还可以说出哪些鉴别大黄真伪的方法？

> **技能赛点**

中药传统技能大赛中，给出大黄的正品或伪品让选手进行鉴别。通过本次课的学习，如何区别大黄的正品和常见伪品？

拳参（BISTORTAE RHIZOMA）

【来源】蓼科植物拳参 *Polygonum bistorta* L. 的干燥根茎。

【产地】主产于华北、西北等地。

【采收加工】春初发芽时或秋季茎叶将枯萎时采挖，除去泥沙，晒干，去须根。

【性状鉴别】

1. 药材　本品呈扁长条形或扁圆柱形，弯曲，有的对卷弯曲，两端略尖，或一端渐细，长6～13cm，直径1～2.5cm。表面紫褐色或紫黑色，粗糙，一面隆起，一面稍平坦或略具凹槽，全体密具粗环纹，有残留须根或根痕。质硬，断面浅棕红色或棕红色，维管束呈黄白色点状，排列成环。气微，味苦、涩。

2. 饮片　本品呈类圆形或近肾形的薄片。外表皮紫褐色或紫黑色。切面棕红色或浅棕红色，平坦，近边缘有一圈黄白色小点（维管束）。气微，味苦、涩。见彩图4-6。

【化学成分】含鞣质、绿原酸、羟基游离蒽醌、β-谷甾醇等。

【功能与主治】清热解毒，消肿，止血。用于赤痢热泻，肺热咳嗽，痈肿瘰疬，口舌生疮，血热吐衄，痔疮出血，蛇虫咬伤。用量5～10g。

虎杖（POLYGONI CUSPIDATI RHIZOMA ET RADIX）

【来源】蓼科植物虎杖 *Polygonum cuspidatum* Sieb. et Zucc. 的干燥根茎和根。

【产地】主产于江苏、浙江等地。

【采收加工】春、秋二季采挖，除去须根，洗净，趁鲜切短段或厚片，晒干。

【性状鉴别】本品多为圆柱形短段或不规则厚片，长1～7cm，直径0.5～2.5cm。外皮棕褐色，有纵皱纹和须根痕，切面皮部较薄，木部宽广，棕黄色，射线呈放射状，皮部与木部较易分离。根茎髓中有隔或呈空洞状。质坚硬。气微，味微苦、涩。见彩图4-7。

【化学成分】含白藜芦醇、虎杖苷、大黄素、大黄素甲醚等。

【功能与主治】利湿退黄，清热解毒，散瘀止痛，止咳化痰。用于湿热黄疸，淋浊，带下，风湿痹痛，痈肿疮毒，水火烫伤，经闭，癥瘕，跌打损伤，肺热咳嗽。用量9～15g。外用适量，制成煎液或油膏涂敷。

何首乌（POLYGONI MULTIFLORI RADIX）

【来源】蓼科植物何首乌 *Polygonum multiflorum* Thunb. 的干燥块根。

【产地】主产于河南、湖北等地。

【采收加工】秋、冬二季叶枯萎时采挖，削去两端，洗净，个大的切成块，干燥。

【性状鉴别】

1. 药材　本品呈团块状或不规则纺锤形，长 6 ～ 15cm，直径 4 ～ 12cm。表面红棕色或红褐色，皱缩不平，有浅沟，并有横长皮孔样突起和细根痕。体重，质坚实，不易折断，断面浅黄棕色或浅红棕色，显粉性，皮部有 4 ～ 11 个类圆形异型维管束环列，形成云锦状花纹，中央木部较大，有的呈木心。气微，味微苦而甘涩。见彩图 4-8。

2. 饮片

（1）何首乌片　呈不规则的厚片或块。外表皮红棕色或红褐色，皱缩不平，有浅沟，并有横长皮孔样突起及细根痕。切面浅黄棕色或浅红棕色，显粉性；横切面有的皮部可见云锦状花纹，中央木部较大，有的呈木心。气微，味微苦而甘涩。见彩图 4-9。

（2）制何首乌　何首乌的炮制加工品。呈不规则皱缩状的块片，厚约 1cm。表面黑褐色或棕褐色，凹凸不平。质坚硬，断面呈角质样，棕褐色或黑色。气微，味微甘而苦涩。

【规格等级】见表 4-2。

表 4-2　何首乌的规格等级

规格	等级	性状描述	
		共同点	区别点
何首乌个	统货	干货。呈团块状或不规则纺锤形，长 6 ～ 15cm，直径 4 ～ 12cm。表面红棕色或红褐色，皱缩不平，有浅沟，并有横长皮孔样突起和细根痕。体重，质坚实，不易折断，断面浅黄棕色或浅红棕色，显粉性，皮部有 4 ～ 11 个类圆形异型维管束环列，形成云锦状花纹，中央木部较大，有的呈木心。气微，味微苦而甘涩	
何首乌片	选货	干货。呈不规则的厚片。外表皮红棕色或红褐色，皱缩不平，有浅沟，并有横长皮孔样突起及细根痕。切面浅黄棕色或浅红棕色，显粉性；皮部有 4 ～ 11 个类圆形异型维管束环列，形成云锦状花纹，中央木部较大，有的呈木心。气微，味微苦而甘涩	形状规则，大小均匀。中心片多
	统货		形状不一、大小不一。边皮片多
何首乌块	选货	干货。呈不规则的块。外表皮红棕色或红褐色，皱缩不平，有浅沟，并有横长皮孔样突起及细根痕。切面浅黄棕色或浅红棕色，显粉性；皮部有 4 ～ 11 个类圆形异型维管束环列，形成云锦状花纹，中央木部较大，有的呈木心。气微，味微苦而甘涩	形状规则，大小均匀
	统货		形状不一、大小不一

【化学成分】含蒽醌类、卵磷脂、芪类、微量元素等。

【含量测定】

1. 二苯乙烯苷　按 HPLC 法测定，含二苯乙烯苷，即 2,3,5,4′- 四羟基二苯乙烯 -2-O-β-D- 葡萄糖苷（$C_{20}H_{22}O_9$）不得少于 1.0%。

2. 结合蒽醌 按 HPLC 法测定，含结合蒽醌以大黄素（$C_{15}H_{10}O_5$）和大黄素甲醚（$C_{16}H_{12}O_5$）的总量计，不得少于 0.10%。

【功能与主治】解毒，消痈，截疟，润肠通便。用于疮痈，瘰疬，风疹瘙痒，久疟体虚，肠燥便秘。用量 3 ～ 6g。

知识拓展

何首乌的文献记载

何首乌药用价值较高，除生产中成药和饮片配方外，还用于美容美发、滋补保健等。历代本草文献均记载何首乌为黑发的主药。《本草纲目》云其"足厥阴，少阴药也"，"肾主闭藏，肝主疏泄。此物气温，味苦涩。苦补肾，温补肝，涩能收敛精气。所以能养血益肝、固精益肾、健筋骨、乌髭发，为滋补良药。不寒不燥，功在地黄、天门冬诸药之上"。《中医方剂大辞典》中关于应用何首乌配伍治疗"须发早白、脱发、秃发"的古方共 56 首。

牛膝（ACHYRANTHIS BIDENTATAE RADIX）

【来源】苋科植物牛膝 *Achyranthes bidentata* Bl. 的干燥根。

【产地】主产于河南、河北、山东等地。

【采收加工】冬季茎叶枯萎时采挖，除去须根和泥沙，捆成小把，晒至干皱后，将顶端切齐，晒干。

【性状鉴别】

1. 药材 本品呈细长圆柱形，挺直或稍弯曲，长 15 ～ 70cm，直径 0.4 ～ 1cm。表面灰黄色或淡棕色，有微扭曲的细纵皱纹、排列稀疏的侧根痕和横长皮孔样的突起。质硬脆，易折断，受潮后变软，断面平坦，淡棕色，略呈角质样而油润，中心维管束木质部较大，黄白色，其外周散有多数黄白色点状维管束，断续排列成 2 ～ 4 轮。气微，味微甜而稍苦涩。

2. 饮片 本品呈圆柱形的段。外表皮灰黄色或淡棕色，有微细的纵皱纹及横长皮孔。质硬脆，易折断，受潮变软。切面平坦，淡棕色或棕色，略呈角质样而油润，中心维管束木部较大，黄白色，其外围散有多数黄白色点状维管束，断续排列成 2 ～ 4 轮。气微，味微甜而稍苦涩。见彩图 4-10。

【规格等级】见表 4-3。

表 4-3　牛膝的规格等级

规格	等级	性状描述	
		共同点	区别点
选货	特肥	干货，呈细长圆柱形，挺直或稍弯曲，表面灰黄色或淡棕色，有微扭曲的细纵皱纹、排列稀疏的侧根痕和横长皮孔样的突起。质硬脆，易折断，受潮后变软。断面平坦，淡棕色，略呈角质样而油润。中心维管束木质部较大，黄白色，其外周散有多数黄白色点状维管束，断续排列成 2～4 轮。气微，味微甜而稍苦涩	0.8cm＜中部直径≤1cm；40cm＜长度≤70cm
	头肥		0.6cm＜中部直径≤0.8cm；30cm＜长度≤40cm
	二条		0.4cm≤中部直径≤0.6cm；15cm≤长度≤30cm
统货	/		直径、长短不分

【化学成分】含 β–蜕皮甾酮、牛膝甾酮、β–谷甾醇、豆甾烯醇等。

【含量测定】按 HPLC 法测定，含 β–蜕皮甾酮（$C_{27}H_{44}O_7$）不得少于 0.030%。

【功能与主治】逐瘀通经，补肝肾，强筋骨，利尿通淋，引血下行。用于经闭，痛经，腰膝酸痛，筋骨无力，淋证，水肿，头痛，眩晕，牙痛，口疮，吐血，衄血。用量 5～12g。

【伪品】主要为同属植物柳叶牛膝 *Achyranthes longifolia*（Makino）Makino 和粗毛牛膝 *Achyranthes aspera* L. 的根。柳叶牛膝根粗短，新鲜时断面带紫红色，又名"红牛膝"。粗毛牛膝主根较短，分枝较多；广东以全草入药，名"倒扣草"。

技能赛点

中药传统技能大赛中，给出牛膝的正品或伪品让选手进行鉴别。通过本次课的学习，如何区别牛膝的正品和常见伪品？

川牛膝 (CYATHULAE RADIX)

【来源】苋科植物川牛膝 *Cyathula officinalis* Kuan 的干燥根。

【产地】主产于四川、云南等地。

【采收加工】秋、冬二季采挖，除去芦头、须根及泥沙，烘或晒至半干，堆放回润，再烘干或晒干。

【性状鉴别】

1.药材　本品呈近圆柱形，微扭曲，向下略细或有少数分枝，长 30～60cm，直径 0.5～3cm。表面黄棕色或灰褐色，具纵皱纹、支根痕和多数横长的皮孔样突起。质韧，不易折断，断面浅黄色或棕黄色，维管束点状，排列成数轮同心环。气微，味甜。

2.饮片　本品呈圆形或椭圆形薄片。外表皮黄棕色或灰褐色。切面浅黄色至棕黄色。可见多数排列成数轮同心环的黄色点状维管束。气微，味甜。见彩图 4–11。

【化学成分】含杯苋甾酮、异杯苋甾酮、甜菜碱等。

【功能与主治】逐瘀通经，通利关节，利尿通淋。用于经闭癥瘕，胞衣不下，跌仆损伤，风湿痹痛，足痿筋挛，尿血血淋。用量 5 ～ 10g。

【伪品】同属植物麻牛膝 Cyathula capitata（Wall）Moq. 的根，较粗短，外皮灰褐色或棕红色，断面纤维性较强；味甘、苦、涩而麻舌。不宜作川牛膝药用，应注意鉴别。

技能赛点

中药传统技能大赛中，给出川牛膝的正品或伪品让选手进行鉴别。通过本次课的学习，如何区别川牛膝的正品和常见伪品？

商陆（PHYTOLACCAE RADIX）

【来源】商陆科植物商陆 Phytolacca acinosa Roxb. 或垂序商陆 Phytolacca americana L. 的干燥根。

【产地】商陆主产于河南、湖北、安徽等地；垂序商陆主产于山东、浙江、江西等地。

【采收加工】秋季至次春采挖，除去须根和泥沙，切成块或片，晒干或阴干。

【性状鉴别】本品为横切或纵切的不规则块片，厚薄不等。外皮灰黄色或灰棕色。横切片弯曲不平，边缘皱缩，直径 2 ～ 8cm；切面浅黄棕色或黄白色，木部隆起，形成数个突起的同心性环轮。纵切片弯曲或卷曲，长 5 ～ 8cm，宽 1 ～ 2cm，木部呈平行条状突起。质硬。气微，味稍甜，久嚼麻舌。见彩图 4-12。

【化学成分】含商陆皂苷、加利果酸等。

【功能与主治】逐水消肿，通利二便；外用解毒散结。用于水肿胀满，二便不通；外治痈肿疮毒。用量 3 ～ 9g。外用适量，煎汤熏洗。

任务实施

表 4-4 《双子叶植物根及根茎类中药鉴定 1》学习任务单

班级		姓名		学号		成绩	

序号	中药正名	科属	入药部位	主要鉴别特征
1				
2				
3				
4				

续表

序号	中药正名	科属	入药部位	主要鉴别特征
5				
6				
7				
8				

二 子任务：双子叶植物根及根茎类中药鉴定2

学习目标

❶ 知识目标

（1）掌握：太子参、川乌、附子、白芍、黄连的来源、性状。

（2）熟悉：太子参、川乌、附子、白芍、黄连的产地、成分；银柴胡、威灵仙、草乌、白头翁、赤芍、升麻的来源、性状。

（3）了解：银柴胡、威灵仙、草乌、白头翁、赤芍、升麻的产地；白附子的来源、性状。

❷ 能力目标

（1）能够正确识别本次课所学的药材，区分真伪。

（2）逐步提升阅读能力、观察能力、综合分析能力。

❸ 素质目标

（1）培养依法鉴定、资源保护、安全合理用药的意识。

（2）树立认真、严谨、实事求是、精益求精的工作态度。

（3）增强团队合作意识，锻炼与人沟通能力，培养创新精神。

知识基础

银柴胡（STELLARIAE RADIX）

【来源】石竹科植物银柴胡 *Stellaria dichotoma* L. var.*lanceolata* Bge. 的干燥根。

【产地】主产于宁夏、甘肃等地。

【采收加工】春、夏间植株萌发或秋后茎叶枯萎时采挖；栽培品于种植后第三年9月中旬或第四年4月中旬采挖，除去残茎、须根及泥沙，晒干。

【性状鉴别】

1.药材　本品呈类圆柱形，偶有分枝，长15～40cm，直径0.5～2.5cm。表面浅棕黄色至浅棕色，有扭曲的纵皱纹和支根痕，多具孔穴状或盘状凹陷，习称"砂眼"，从砂眼处折断可见棕色裂隙中有细砂散出。根头部略膨大，有密集的呈疣状突起的芽苞、茎或根茎的残基，习称"珍珠盘"。质硬而脆，易折断，断面不平坦，较疏松，有裂隙，皮部甚薄，木部有黄、白色相间的放射状纹理。气微，味甘。

栽培品有分枝，下部多扭曲，直径0.6～1.2cm。表面浅棕黄色或浅黄棕色，纵皱纹细腻明显，细支根痕多呈点状凹陷。几无砂眼。根头部有多数疣状突起。折断面质地较紧密，几无裂隙，略显粉性，木部放射状纹理不甚明显。味微甜。

2.饮片　除去杂质，洗净，润透，切厚片，干燥。性状同药材。见彩图4-13。

【化学成分】含呋喃酸、6,8-双-C-半乳糖基芹黄素、汉黄芩素、银柴胡环肽等。

【功能与主治】清虚热，除疳热。用于阴虚发热，骨蒸劳热，小儿疳热。用量3～10g。

【伪品】

1.灯心蚤缀的根，主产于东北、内蒙古、河北、山东等地。根头部有茎残基，主根上部有多数密集的细环纹。薄壁细胞含草酸钙簇晶及少量砂晶。

2.旱麦瓶草的根，主产于河北、内蒙古、山东、山西等地。根头顶端有少数细小疣状突起。薄壁细胞含大量草酸钙簇晶。

3.霞草的根，又名丝石竹。主产于甘肃、山西、河南等地。商品多已除去外皮。根横切面有异常构造，具有同心性维管束环层。薄壁细胞含草酸钙簇晶及砂晶。

技能赛点

中药传统技能大赛中，给出银柴胡的正品或伪品让选手进行鉴别。通过本次课的学习，如何区别银柴胡的正品和常见伪品？

太子参（PSEUDOSTELLARIAE RADIX）

【来源】石竹科植物孩儿参 *Pseudostellaria heterophylla*（Miq.）Pax ex Pax et Hoffm. 的干燥块根。

【产地】主产于江苏、山东等地。

【采收加工】夏季茎叶大部分枯萎时采挖，洗净，除去须根，置沸水中略烫后晒干或直接晒干。

【性状鉴别】

本品呈细长纺锤形或细长条形，稍弯曲，长 3 ～ 10cm，直径 0.2 ～ 0.6cm。表面灰黄色至黄棕色，较光滑，微有纵皱纹，凹陷处有须根痕。顶端有茎痕。质硬而脆，断面较平坦，周边淡黄棕色，中心淡黄白色，角质样。气微，味微甘。见彩图 4-14。

【规格等级】见表 4-5。

表 4-5 太子参的规格等级

规格	等级	性状描述	
		共同点	区别点
选货	一等	干货。长纺锤形，较短，直立。表面黄白色，少有纵皱纹，饱满，凹陷处有须根痕。质硬，断面平坦，淡黄白色或类白色。气微，味微甘。无须根	个体较短，上中部直径 ≥ 0.4cm，单个重量 ≥ 0.4g，每 50g 块根数 ≤ 130 个，个头均匀
	二等		个体较长，上中部直径 ≥ 0.3cm，单个重量 ≥ 0.2g，每 50g 块根数 ≤ 250 个，个头均匀
统货	/	干货。细长纺锤形或长条形，弯曲明显。表面黄白色或棕黄色，纵皱纹明显，凹陷处有须根痕。质硬，断面平坦，淡黄白色或类白色。气微，味微甘。上中部直径 < 0.3cm，单个重量 < 0.2g，每 50g 块根数 > 250 个。有须根，长短不均一	

【化学成分】含皂苷、太子参环肽、多重氨基酸等。

【功能与主治】益气健脾，生津润肺。用于脾虚体倦，食欲不振，病后虚弱，气阴不足，自汗口渴，肺燥干咳。用量 9 ～ 30g。

威灵仙（CLEMATIDIS RADIX ET RHIZOMA）

【来源】毛茛科植物威灵仙 *Clematis chinensis* Osbeck、棉团铁线莲 *Clematis hexapetala* Pall. 或东北铁线莲 *Clematis manshurica* Rupr. 的干燥根和根茎。

【产地】威灵仙主产于江苏、浙江等地；棉团铁线莲、东北铁线莲主产于东北。

【采收加工】秋季采挖，除去泥沙，晒干。

【性状鉴别】

1. 药材

（1）威灵仙 根茎呈柱状，长 1.5 ～ 10cm，直径 0.3 ～ 1.5cm；表面淡棕黄色；顶端残留茎基；质较坚韧，断面纤维性；下侧着生多数细根。根呈细长圆柱形，稍弯曲，长 7 ～ 15cm，直径 0.1 ～ 0.3cm；表面黑褐色，有细纵纹，有的皮部脱落，露出黄白色木部；质硬脆，易折断，断面皮部较广，木部淡黄色，略呈方形，皮部与木部间常有裂隙。气微，味淡。

（2）棉团铁线莲　根茎呈短柱状，长 1 ～ 4cm，直径 0.5 ～ 1cm。根长 4 ～ 20cm，直径 0.1 ～ 0.2cm；表面棕褐色至棕黑色；断面木部圆形。味咸。

（3）东北铁线莲　根茎呈柱状，长 1 ～ 11cm，直径 0.5 ～ 2.5cm。根较密集，长 5 ～ 23cm，直径 0.1 ～ 0.4cm；表面棕黑色；断面木部近圆形。味辛辣。

2. 饮片　本品呈不规则的段。表面黑褐色、棕褐色或棕黑色，有细纵纹，有的皮部脱落，露出黄白色木部。切面皮部较广，木部淡黄色，略呈方形或近圆形，皮部与木部间常有裂隙。见彩图 4-15。

【化学成分】含多种三萜类皂苷，为齐墩果酸或常春藤皂苷元的衍生物；尚含原白头翁素，遇热或放置易聚合为白头翁素。

【功能与主治】祛风湿，通经络。用于风湿痹痛，肢体麻木，筋脉拘挛，屈伸不利。用量 6 ～ 10g。

【伪品】

1. 同属植物柱果铁线莲 *Clematis uncinata* Champ.、铁皮威灵仙（山木通）*Clematis finetiana* Levl. et Vant. 等的根和根茎。前者根表面淡棕色，断面角质样，韧皮部有纤维束；后者根较粗，外皮黑褐色，断面木心较大，木质部多为四原或六原型，韧皮纤维束 8 ～ 12 个。

2. 百合科植物短梗菝葜 *Smilax scobinicaulis* C. H. Wright 或华东菝葜 *Smilax sieboldii* Miq. 的根和根茎，别名"铁丝威灵仙"。前者根茎呈不规则块状，表面具小针状刺，下侧着生多数细长的根，根表面灰褐色或灰棕色，具小钩状刺，质韧，不易折断，有弹性，断面无木心，有微细的导管小孔，气微，味淡；后者性状与上种相似，但表面黑褐色，刺较少。

技能赛点

中药传统技能大赛中，给出威灵仙的正品或伪品让选手进行鉴别。通过本次课的学习，如何区别威灵仙的正品和常见伪品？

川乌（ACONITI RADIX）

【来源】毛茛科植物乌头 *Aconitum carmichaelii* Debx. 的干燥母根。

【产地】主产于四川、陕西等地。

【采收加工】6 月下旬至 8 月上旬采挖，除去子根、须根及泥沙，晒干。

【性状鉴别】

1. 药材　本品呈不规则的圆锥形，稍弯曲，顶端常有残茎，中部多向一侧膨大，长 2 ～ 7.5cm，直径 1.2 ～ 2.5cm。表面棕褐色或灰棕色，皱缩，有小瘤状侧根及子根脱离后的痕迹。质坚实，断面类白色或浅灰黄色，形成层环纹呈多角形。气微，味辛辣、麻舌。见彩图 4-16。

2. 饮片　制川乌，川乌的炮制加工品。本品为不规则或长三角形的片。表面黑褐色或黄褐色，有灰棕色形成层环纹。体轻，质脆，断面有光泽。气微，微有麻舌感。见彩图 4-17。

【规格等级】见表 4-6。

表 4-6 川乌的规格等级

规格	等级	性状描述	
		共同点	区别点
选货	一等	干货。呈不规则的圆锥形,稍弯曲,中部多向一侧膨大,顶端残茎 < 1cm,大小均匀。表面棕褐色或灰棕色,皱缩,有小瘤状侧根及子根脱离后的痕迹。质坚实,断面浅黄白色或灰黄色,具粉性。气微,味辛辣、麻舌。	每千克 120 个以内,饱满、质坚实,无空心、破碎
	二等		每千克 121 ~ 200 个,含空心和破碎的总量 ≤ 10%
统货	/	干货。呈不规则的圆锥形,顶端常有残茎,不分大小	

注:当前药品流通中附子和川乌二者混用状况比较普通,经常将小附子晒干当做川乌销售、应用,值得注意,应予纠正;尚有一种伪品,疑似瓜叶乌头,需要注意。

【化学成分】生川乌含剧毒的双酯型生物碱乌头碱、中乌头碱和次乌头碱等。在炮制过程中双酯型生物碱易水解,生成毒性较小的单酯型生物碱苯甲酰乌头原碱、苯甲酰新乌头原碱和苯甲酰次乌头原碱。如继续水解,则生成毒性更小的不带酯键的胺醇类生物碱乌头胺、中乌头胺和次乌头胺。

【含量测定】按 HPLC 法测定,川乌含乌头碱($C_{34}H_{47}NO_{11}$)、次乌头碱($C_{33}H_{45}NO_{10}$)和新乌头碱($C_{33}H_{45}NO_{11}$)的总量应为 0.050% ~ 0.17%。制川乌含双酯型生物碱以乌头碱($C_{34}H_{47}NO_{11}$)、次乌头碱($C_{33}H_{45}NO_{10}$)及新乌头碱($C_{33}H_{45}NO_{11}$)的总量计,不得过 0.040%。含苯甲酰乌头原碱($C_{32}H_{45}NO_{10}$)、苯甲酰次乌头原碱($C_{31}H_{43}NO_9$)及苯甲酰新乌头原碱($C_{31}H_{43}NO_{10}$)的总量应为 0.070% ~ 0.15%。

【功能与主治】祛风除湿,温经止痛。用于风寒湿痹,关节疼痛,心腹冷痛,寒疝作痛及麻醉止痛。一般炮制后用。生品内服宜慎;孕妇禁用;不宜与半夏、瓜蒌、瓜蒌子、瓜蒌皮、天花粉、川贝母、浙贝母、平贝母、伊贝母、湖北贝母、白蔹、白及同用。

草乌(ACONITI KUSNEZOFFII RADIX)

【来源】毛茛科植物北乌头 *Aconitum kusnezoffii* Reichb. 的干燥块根。

【产地】主产于东北、华北各省。

【采收加工】秋季茎叶枯萎时采挖,除去须根和泥沙,干燥。

【性状鉴别】

1. 药材 本品呈不规则长圆锥形,略弯曲,长 2 ~ 7cm,直径 0.6 ~ 1.8cm。顶端常有残茎和少数不定根残基,有的顶端一侧有一枯萎的芽,一侧有一圆形或扁圆形不定根残基。表面灰褐色或黑棕褐色,皱缩,有纵皱纹、点状须根痕及数个瘤状侧根。质硬,断面灰白色或暗灰色,有裂隙,形成层环纹多角形或类圆形,髓部较大或中空。气微,味辛辣、麻舌。见彩图 4-18。

2. 饮片 制草乌,草乌的炮制加工品。本品呈不规则圆形或近三角形的片。表面黑褐色,有灰白色多角形形成层环和点状维管束，并有空隙，周边皱缩或弯曲。质脆。气微，味微辛辣，稍有麻舌感。

【化学成分】草乌含剧毒的双酯型生物碱乌头碱、中乌头碱、次乌头碱、杰斯乌头碱、异乌头碱及北草乌碱等。制草乌含乌头碱、次乌头碱、新乌头碱、苯甲酰乌头原碱、苯甲酰次乌头原碱及苯甲酰新乌头原碱等。

【功能与主治】祛风除湿，温经止痛。用于风寒湿痹，关节疼痛，心腹冷痛，寒疝作痛，以及麻醉止痛。一般炮制后用。生品内服宜慎；孕妇禁用；不宜与半夏、瓜蒌、瓜蒌子、瓜蒌皮、天花粉、川贝母、浙贝母、平贝母、伊贝母、湖北贝母、白蔹、白及同用。

课堂活动

如何区别制川乌和制草乌？

附子（ACONITI LATERALIS RADIX PRAEPARATA）

【来源】毛茛科植物乌头 *Aconitum carmichaelii* Debx. 的子根的加工品。

【产地】主产于四川、陕西等地。

【采收加工】6月下旬至8月上旬采挖，除去母根、须根及泥沙，习称"泥附子"，加工成下列规格。

1. 盐附子 选择个大、均匀的泥附子，洗净，浸入胆巴的水溶液中过夜，再加食盐，继续浸泡，每日取出晒晾，并逐渐延长晒晾时间，直至附子表面出现大量结晶盐粒（盐霜）、体质变硬为止，习称"盐附子"。

2. 黑顺片 取泥附子，按大小分别洗净，浸入胆巴的水溶液中数日，连同浸液煮至透心，捞出，水漂，纵切成厚约0.5cm的片，再用水浸漂，用调色液使附片染成浓茶色，取出，蒸至出现油面、光泽后，烘至半干，再晒干或继续烘干，习称"黑顺片"。

3. 白附片 选择大小均匀的泥附子，洗净，浸入胆巴的水溶液中数日，连同浸液煮至透心，捞出，剥去外皮，纵切成厚约0.3cm的片，用水浸漂，取出，蒸透，晒干，习称"白附片"。

【性状鉴别】

1. 盐附子 本品呈圆锥形，长4～7cm，直径3～5cm。表面灰黑色，被盐霜，顶端有凹陷的芽痕，周围有瘤状突起的支根或支根痕。体重，横切面灰褐色，可见充满盐霜的小空隙和多角形形成层环纹，环纹内侧导管束排列不整齐。气微，味咸而麻，刺舌。

2. 黑顺片 纵切片，上宽下窄，长1.7～5cm，宽0.9～3cm，厚0.2～0.5cm。外皮黑褐色，切面暗黄色，油润具光泽，半透明状，并有纵向导管束。质硬而脆，断面角质样。气微，味淡。见彩图4-19。

3. 白附片 无外皮，黄白色，半透明，厚约0.3cm。见彩图4-20。

【规格等级】见表4-7。

表 4-7　附子的规格等级

规格		等级	性状描述	
			共同点	区别点
泥附子 （鲜附子）	选货	一等	鲜品。呈圆锥形，大小均匀。表面黄褐色，顶端肥满有芽痕，周围有瘤状突起的支根或支根痕。体重。断面类白色。气微，味麻，刺舌	每千克 ≤ 16 个
		二等		每千克 17 ~ 24 个
		三等		每千克 25 ~ 40 个
	统货	/	鲜品。呈圆锥形，不分大小。表面黄褐色，顶端有芽痕，周围有瘤状突起的支根或支根痕。体重。断面类白色。气微，味麻，刺舌	
盐附子	选货	一等	呈圆锥形，大小均匀。表面灰黑色，被盐霜，顶端有凹陷的芽痕，周围有瘤状突起的支根或支根痕。体重。断面灰褐色，可见细小结晶盐粒。气微，味咸而麻，刺舌	每千克 ≤ 16 个
		二等		每千克 17 ~ 24 个
		三等		每千克 25 ~ 40 个
	统货	/	呈圆锥形，不分大小。表面灰黑色，被盐霜，顶端有凹陷的芽痕，周围有瘤状突起的支根或支根痕。体重。断面灰褐色，可见细小结晶盐粒。气微，味咸而麻，刺舌	

【化学成分】炮制降低毒性原理同川乌，含双酯型生物碱、单酯型生物碱。盐附子的毒性较蒸煮过的黑顺片、白附片大，需加工成"淡附片"方可内服。

【含量测定】按 HPLC 法测定，黑顺片、白附片含双酯型生物碱以新乌头碱（$C_{33}H_{45}NO_{11}$）、次乌头碱（$C_{33}H_{45}NO_{10}$）和乌头碱（$C_{34}H_{47}NO_{11}$）的总量计，不得过 0.020%。含单酯型生物碱以苯甲酰新乌头原碱（$C_{31}H_{43}NO_{10}$）、苯甲酰乌头原碱（$C_{32}H_{45}NO_{10}$）和苯甲酰次乌头原碱（$C_{31}H_{43}NO_9$）的总量，不得少于 0.010%。

【功能与主治】回阳救逆，补火助阳，散寒止痛。用于亡阳虚脱，肢冷脉微，心阳不足，胸痹心痛，虚寒吐泻，脘腹冷痛，肾阳虚衰，阳痿宫冷，阴寒水肿，阳虚外感，寒湿痹痛。用量 3 ~ 15g，先煎，久煎。孕妇慎用；不宜与半夏、瓜蒌、瓜蒌子、瓜蒌皮、天花粉、川贝母、浙贝母、平贝母、伊贝母、湖北贝母、白蔹、白及同用。

【伪品】旋花科植物红薯块根切片加工伪造成黑顺片。类圆形或不规则的切片，黑褐色，切面可见淡黄棕色的筋脉点或筋脉纹，断面显粉性，具红薯的清香气，味甘。红薯显微特征：粉末黄白色，淀粉粒众多，单粒球形或多粒；草酸钙簇晶众多；导管网纹及螺纹，亦有梯纹导管。

知识拓展

天雄

李时珍云："天雄有两种，一种是蜀人种附子而生出长者，或种附子而尽变成长者。生其形长而不出子，故曰天雄。"过去曾以形长而肥壮者为天雄，现凡大个的附子皆可加工为天雄。当今天雄之药，是有其名、无其实的品种。

白头翁（PULSATILLAE RADIX）

【来源】毛茛科植物白头翁 *Pulsatilla chinensis*（Bge.）Regel 的干燥根。

【产地】主产于东北、河北等地。

【采收加工】春、秋二季采挖，除去泥沙，干燥。

【性状鉴别】

1. 药材　本品呈类圆柱形或圆锥形，稍扭曲，长 6～20cm，直径 0.5～2cm。表面黄棕色或棕褐色，具不规则纵皱纹或纵沟，皮部易脱落，露出黄色的木部，有的有网状裂纹或裂隙，近根头处常有朽状凹洞。根头部稍膨大，有白色绒毛，有的可见鞘状叶柄残基。质硬而脆，断面皮部黄白色或淡黄棕色，木部淡黄色。气微，味微苦涩。

2. 饮片　呈类圆形的片。外表皮黄棕色或棕褐色，具不规则纵皱纹或纵沟，近根头部有白色绒毛。切面皮部黄白色或淡黄棕色，木部淡黄色。气微，味微苦涩。见彩图 4-21。

【化学成分】含白头翁皂苷 B_4、原白头翁素、胡萝卜苷等。

【功能与主治】清热解毒，凉血止痢。用于热毒血痢，阴痒带下。用量 9～15g。

知识拓展

白头翁的文献记载

白头翁始载于《神农本草经》，列为下品。《新修本草》云："其叶似芍药而大，抽一茎，茎头一花，紫色，似木槿花。实大者如鸡子，白毛寸余，皆披下，似纛头，正似白头老翁，故名焉。"

白芍（PAEONIAE RADIX ALBA）

【来源】毛茛科植物芍药 *Paeonia lactiflora* Pall. 的干燥根。

【产地】主产于浙江、安徽、四川等地。

【采收加工】夏、秋两季采挖，洗净，除去头尾和细根，置沸水中煮后除去外皮或去皮后再煮，晒干。

【性状鉴别】

1. 药材 本品呈圆柱形，平直或稍弯曲，两端平截，长 5～18cm，直径 1～2.5cm。表面类白色或淡棕红色，光洁或有纵皱纹及细根痕，偶有残存的棕褐色外皮。质坚实，不易折断，断面较平坦，类白色或微带棕红色，形成层环明显，射线放射状。气微，味微苦、酸。

2. 饮片 本品呈类圆形的薄片。表面淡棕红色或类白色，平滑。切面类白色或微带棕红色，形成层环明显，可见稍隆起的筋脉纹呈放射状排列。气微，味微苦、酸。见彩图 4-22。

【规格等级】见表 4-8。

表 4-8 白芍的规格等级

规格	等级		性状描述	
			共同点	区别点
杭白芍	选货	/	呈圆柱形，平直，两端平截，长 5～18cm。表面淡红棕色，光洁或有纵皱纹及细根痕，偶有残存的棕褐色外皮。质坚实，不易折断，断面较平坦，米黄色，形成层环明显，射线放射状。气微，味微苦、酸	1.5cm ≤中部直径≤ 2.5cm
	统货	/		直径不分大小
亳白芍	选货	一等	呈圆柱形，平直或稍弯曲，两端平截，长 5～18cm。表面类白色或淡棕红色，光洁或有纵皱纹及细根痕，偶有残存的棕褐色外皮。质坚实，不易折断，断面较平坦，类白色或灰白色，形成层环明显，射线放射状。气微，味微苦、酸	2.0cm ≤中部直径≤ 2.5cm
		二等		1.0cm ＜中部直径＜ 2.0cm
		三等		中部直径＜ 1.0cm
	统货	/		直径不分大小
川白芍	选货	/	呈圆柱形，平直或稍弯曲，两端平截，长 5～18cm。表面类白色或粉红色、棕褐色，光洁或有纵皱纹及细根痕。质坚实，不易折断，断面较平坦，类白色或粉红色，细腻光润、角质样，形成层环明显，射线放射状。气微，味微苦、酸	1.5cm ≤中部直径≤ 2.5cm
	统货	/		直径不分大小

【化学成分】含芍药苷、羟基芍药苷、芍药内酯苷、苯甲酰芍药苷、苯甲酸、鞣质、挥发油等。

【含量测定】按 HPLC 法测定，含芍药苷（$C_{23}H_{28}O_{11}$）不得少于 1.6%。

【功能与主治】养血调经，敛阴止汗，柔肝止痛，平抑肝阳。用于血虚萎黄，月经不调，自汗，盗汗，胁痛，腹痛，四肢挛痛，头痛眩晕。用量 6～15g。不宜与藜芦同用。

赤芍（PAEONIAE RADIX RUBRA）

【来源】毛茛科植物芍药 *Paeonia lactiflora* Pall. 或川赤芍 *Paeonia veitchii* Lynch 的干燥根。

【产地】芍药主产于内蒙古、东北等地；川赤芍主产于四川、甘肃等地。

【采收加工】春、秋二季采挖，除去根茎、须根及泥沙，晒干。

【性状鉴别】

1. 药材　本品呈圆柱形，稍弯曲，长 5 ～ 40cm，直径 0.5 ～ 3cm。表面棕褐色，粗糙，有纵沟和皱纹，并有须根痕和横长的皮孔样突起，有的外皮易脱落。质硬而脆，易折断，断面粉白色或粉红色，皮部窄，木部放射状纹理明显，有的有裂隙。气微香，味微苦、酸涩。

2. 饮片　本品为类圆形切片，外表皮棕褐色。切面粉白色或粉红色，皮部窄，木部放射状纹理明显，有的有裂隙。见彩图 4-23。

【化学成分】含芍药苷、羟基芍药苷、芍药内酯苷、苯甲酸、鞣质等。

【功能与主治】清热凉血，散瘀止痛。用于热入营血，温毒发斑，吐血衄血，目赤肿痛，肝郁胁痛，经闭痛经，癥瘕腹痛，跌扑损伤，痈肿疮疡。用量 6 ～ 12g。不宜与藜芦同用。

黄连（COPTIDIS RHIZOMA）

【来源】毛茛科植物黄连 *Coptis chinensis* Franch.、三角叶黄连 *Coptis deltoidea* C.Y.Cheng et Hsiao 或云连 *Coptis teeta* Wall. 的干燥根茎。以上三种分别习称"味连""雅连""云连"。

【产地】黄连主产于重庆、四川等地，习称"味连"或"鸡爪连"；三角叶黄连主产于四川洪雅，习称"雅连"或"贡连"；云连主产于云南、西藏等地。

【采收加工】秋季采挖，除去须根和泥沙，干燥，撞去残留须根。

【性状鉴别】

1. 药材

（1）味连　本品多集聚成簇，常弯曲，形如鸡爪，单枝根茎长 3 ～ 6cm，直径 0.3 ～ 0.8cm。表面灰黄色或黄褐色，粗糙，有不规则结节状隆起、须根及须根残基，有的节间表面平滑如茎秆，习称"过桥"。上部多残留褐色鳞叶，顶端常留有残余的茎或叶柄。质硬，断面不整齐，皮部橙红色或暗棕色，木部鲜黄色或橙黄色，呈放射状排列，髓部有的中空。气微，味极苦。见彩图 4-24。

（2）雅连　本品多为单枝，略呈圆柱形，微弯曲，长 4 ～ 8cm，直径 0.5 ～ 1cm。"过桥"较长。顶端有少许残茎。

（3）云连　本品弯曲呈钩状，多为单枝，较细小。

2. 饮片　本品呈不规则的薄片。外表皮灰黄色或黄褐色，粗糙，有细小的须根。切面或碎断面鲜黄色或红黄色，具放射状纹理。气微，味极苦。

【规格等级】见表 4-9。

表 4-9　黄连的规格等级

规格	等级	性状描述	
		共同点	区别点
单枝连	一等	呈干货。单支，质坚实，断面不整齐，皮部橙红色或暗棕色，木部鲜黄色或橙黄色，表面无毛须；味极苦。无碎渣、焦枯、残茎、骠质、霉变	长度 ≥ 5.0cm，肥壮；直径 ≥ 0.5cm；间有过桥，但过桥长度 ≤ 1.6cm；断面皮部和髓部较宽厚
	二等		较一等品瘦小，直径 ≤ 5.0cm；有过桥，过桥长度 ≤ 3.0cm；断面皮部和髓部较窄，少数髓部有裂隙；间有碎节
鸡爪连	一等	干货。多聚成簇，分枝多弯曲，形如鸡爪，质坚实，断面不整齐，皮部橙红色或暗棕色，木部鲜黄色或橙黄色；表面黄褐色，簇面无毛须。味极苦。无残茎、骠质、霉变	肥壮，鸡爪中部平均直径 ≥ 24mm，单支数量 ≥ 7 支，重量 ≥ 9.0g；间有长度不小于 1.5cm 的碎节和长度不超过 2.0cm 的过桥；断面髓部和皮部较宽厚；无焦枯
	二等		较一等品瘦小，单支数量 ≥ 5 支，重量 ≥ 5.0g；有过桥，间有碎节；断面髓部和皮部较窄，少数髓部有裂隙；间有焦枯
单枝连统货		干货。没有经过质量分级精选，单支，表面无毛须，质坚实，断面木质部黄色或金黄色，髓部和皮部红棕色或暗棕色。味极苦。有碎节，稍有残茎、焦枯、杂质，无霉变	
鸡爪连统货		干货。没有经过质量分级精选，多聚成簇，分枝多弯曲，形如鸡爪，有过桥，表面黄褐色，簇面无毛须，质坚实，断面木质部黄色或金黄色，髓部和皮部红棕色或暗棕色。味极苦。有碎节，单支，稍有残茎、焦枯，无霉变	

【化学成分】含小檗碱、表小檗碱、黄连碱、巴马汀、阿魏酸等。

【含量测定】

1. 味连　按 HPLC 法测定，以盐酸小檗碱（$C_{20}H_{18}ClNO_4$）计，含小檗碱（$C_{20}H_{17}NO_4$）不得少于 5.5%，表小檗碱（$C_{20}H_{17}NO_4$）不得少于 0.80%，黄连碱（$C_{19}H_{13}NO_4$）不得少于 1.6%，巴马汀（$C_{21}II_{21}NO_4$）不得少于 1.5%。饮片含小檗碱（$C_{20}H_{17}NO_4$）不得少于 5.0%，含表小檗碱（$C_{20}H_{17}NO_4$）、黄连碱（$C_{19}H_{13}NO_4$）和巴马汀（$C_{21}H_{21}NO_4$）的总量不得少于 3.3%。

2. 雅连　按 HPLC 法测定，以盐酸小檗碱（$C_{20}H_{18}ClNO_4$）计，含小檗碱（$C_{20}H_{17}NO_4$）不得少于 4.5%。

3. 云连　按 HPLC 法测定，以盐酸小檗碱（$C_{20}H_{18}ClNO_4$）计，含小檗碱（$C_{20}H_{17}NO_4$）不得少于 7.0%。

【功能与主治】清热燥湿，泻火解毒。用于湿热痞满，呕吐吞酸，泻痢，黄疸，高热神昏，心火亢盛，心烦不寐，心悸不宁，血热吐衄，目赤，牙痛，消渴，痈肿疔疮；外治湿疹，湿疮，耳道流脓。用量 2 ～ 5g。

知识拓展

黄连与小檗碱

黄连，其药材虽然有黄连、三角叶黄连、云连三个来源，药材商品分别称为"味连""雅连""云连"。但目前市场上以"味连"为主流商品，未见"雅连"商品，"云连"虽在云南福贡、腾冲等地有栽培，但商品仅在当地有售。黄连的生物碱以皮部、髓部含量高，木质部含量最低，根茎粗壮、无过桥的黄连皮部和髓部所占比例大，生物碱含量高，故质量好；而根茎细小或过桥长者，皮部和髓部所占比例小，生物碱含量低，质量较差。市场上曾见被提取过的黄连药材，主要区别为断面木质部色淡，呈灰白色，皮部和髓部呈灰黑色，苦味较淡。

小檗碱，又名黄连素，有抑制痢疾杆菌、大肠杆菌、金黄色葡萄球菌等多种致病菌的作用。含小檗碱的资源植物主要有黄连须根及茎叶，毛茛科唐松草属多种植物带根茎的根，小檗科植物小檗属多种植物的根及根皮，小檗科十大功劳属多种植物的根或茎，以及黄柏的叶、皮、根。

升麻（CIMICIFUGAE RHIZOMA）

【来源】毛茛科植物大三叶升麻 *Cimicifuga heracleifolia* Kom.、兴安升麻 *Cimicifuga dahurica*（Turcz.）Maxim. 或升麻 *Cimicifuga foetida* L. 的干燥根茎。

【产地】前两者主产于东北、河北等地；后者主产于四川、陕西等地。

【采收加工】秋季采挖，除去泥沙，晒至须根干时，燎去或除去须根，晒干。

【性状鉴别】

1. 药材 本品为不规则的长形块状，多分枝，呈结节状，长 10～20cm，直径 2～4cm。表面黑褐色或棕褐色，粗糙不平，有坚硬的细须根残留，上面有数个圆形空洞的茎基痕，洞内壁显网状沟纹；下面凹凸不平，具须根痕。体轻，质坚硬，不易折断，断面不平坦，有裂隙，纤维性，黄绿色或淡黄白色。气微，味微苦而涩。

2. 饮片 本品为不规则的厚片，厚 2～4mm。外表面黑褐色或棕褐色，粗糙不平，有的可见须根痕或坚硬的细须根残留，切面黄绿色或淡黄白色，具有网状或放射状纹理。体轻，质硬，纤维性。气微，味微苦而涩。见彩图 4-25。

【化学成分】含异阿魏酸、阿魏酸、升麻醇等。

【功能与主治】发表透疹，清热解毒，升举阳气。用于风热头痛，齿痛，口疮，咽喉肿痛，麻疹不透，阳毒发斑，脱肛，子宫脱垂。用量 3～10g。

【伪品】

1. 同属植物单穗升麻的根茎。根茎较小，表面棕黑色或棕黄色，下面有多数须根及根痕。

2. 菊科植物华麻花头的根。呈圆柱形，稍扭曲，表面灰黄色或浅灰色；质脆，易折断，断面浅棕色或灰白色。

3.虎耳草科植物落新妇的根茎，称"红升麻"。呈不规则长块状，有数个圆形茎痕，表面棕色或黑棕色，有多数须根痕及棕黄色绒毛；断面白色，微带红色；含矮茶素。

白附子（TYPHONII RHIZOMA）

【来源】天南星科植物独角莲 *Typhonium giganteum* Engl. 的干燥块茎。

【产地】主产于河南、甘肃、湖北等地。

【采收加工】秋季采挖，除去须根和外皮，晒干。

【性状鉴别】本品呈椭圆形或卵圆形，长 2～5cm，直径 1～3cm。表面白色至黄白色，略粗糙，有环纹及须根痕，顶端有茎痕或芽痕。质坚硬，断面白色，粉性。气微，味淡、麻辣刺舌。见彩图 4-26。

【化学成分】主含 β‑谷甾醇、β‑谷甾醇‑D‑葡萄糖苷、胆碱、有机酸等。

【功能与主治】祛风痰，定惊搐，解毒散结，止痛。用于中风痰壅，口眼㖞斜，语言謇涩，惊风癫痫，破伤风，痰厥头痛，偏正头痛，瘰疬痰核，毒蛇咬伤。用量 3～6g。

知识拓展

毒性药物种类

1988 年 12 月国务院颁布的《医疗用毒性药品管理办法》中规定的毒性中药品种有 28 种：砒石（红砒、白砒）、砒霜、水银、生马钱子、生川乌、生草乌、生附子、生白附子、生半夏、生天南星、生巴豆、斑蝥、青娘虫、红娘虫、生甘遂、生狼毒、生藤黄、生千金子、闹羊花、生天仙子、雪上一枝蒿、红升丹、白降丹、蟾酥、洋金花、红粉、轻粉、雄黄。按照管理权限，有的省、市、自治区又有补充规定，如四川增加了三分三，上海增加了吕宋果、六轴子、生硫黄等品种。

任务实施

表 4-10 《双子叶植物根及根茎类中药鉴定 2》学习任务单

班级 　　　　姓名　　　　　　学号　　　　　　成绩

序号	中药正名	科属	入药部位	主要鉴别特征
1				
2				
3				

续表

序号	中药正名	科属	入药部位	主要鉴别特征
4				
5				
6				
7				
8				
9				
10				
11				
12				

子任务：双子叶植物根及根茎类中药鉴定3

学习目标

① 知识目标

（1）掌握：延胡索、板蓝根、葛根的来源、性状。

（2）熟悉：延胡索、板蓝根、葛根的产地、成分；防己、乌药、北豆根、金果榄、红景天、地榆、苦参、山豆根的来源、性状。

（3）了解：防己、乌药、北豆根、金果榄、红景天、地榆、苦参、山豆根的产地。

② 能力目标

（1）能够正确识别本次课所学的药材，区分真伪。

（2）逐步提升阅读能力、观察能力、综合分析能力。

❸ 素质目标

（1）培养依法鉴定、资源保护、安全合理用药的意识。

（2）树立认真、严谨、实事求是、精益求精的工作态度。

（3）增强团队合作意识，锻炼与人沟通能力，培养创新精神。

知识基础

防己（STEPHANIAE TETRANDRAE RADIX）

【来源】防己科植物粉防己 *Stephania tetrandra* S. Moore 的干燥根。

【产地】主产于浙江、安徽等地。

【采收加工】秋季采挖，洗净，除去粗皮，晒至半干，切段，个大者再纵切，干燥。

【性状鉴别】

1. 药材 本品呈不规则圆柱形、半圆柱形或块状，多弯曲，长 5 ~ 10cm，直径 1 ~ 5cm。表面淡灰黄色至灰褐色，在弯曲处常有深陷横沟而成结节状的瘤块样。体重，质坚实，断面平坦，灰白色至灰黄色，富粉性，有排列较稀疏的放射状纹理，有的有裂隙。气微，味苦。

2. 饮片 本品呈类圆形或半圆形的厚片。外表皮淡灰黄色至灰褐色。切面灰白色至灰黄色，粉性，有稀疏的放射状纹理，有的有裂隙。气微，味苦。见彩图 4-27。

【化学成分】含生物碱、黄酮苷、酚类、有机酸、挥发油等。

【功能与主治】祛风止痛，利水消肿。用于风湿痹痛，水肿脚气，小便不利，湿疹疮毒。用量 5 ~ 10g。

【伪品】

1. 防己科植物木防己 *Cocculus trilobus*（Thunb.）DC. 的根。呈圆柱形，屈曲不直，表面黑褐色；质较坚硬，不易折断；断面黄白色，无粉质。含木防己碱、异木防己碱、木兰碱等。

2. 防己科植物秤钩风 *Diploclisia affinis*（Oliv.）Diels 的根及老茎，称"湘防己"。根横切面镜检，有 2 ~ 7 轮同心性异型维管束。

北豆根（MENISPERMI RHIZOMA）

【来源】防己科植物蝙蝠葛 *Menispermum dauricum* DC. 的干燥根茎。

【产地】主产于东北、河北、山东等地。

【采收加工】春、秋二季采挖，除去须根和泥沙，干燥。

【性状鉴别】

1. 药材 本品呈细长圆柱形，弯曲，有分枝，长可达 50cm，直径 0.3 ~ 0.8cm。表面黄棕色至暗棕色，多有弯曲的细根，并可见突起的根痕和纵皱纹，外皮易剥落。质韧，不易折断，断面不整齐，纤维细，木部淡黄色，呈放射状排列，中心有髓。气微，味苦。

2. 饮片 本品为不规则的圆形厚片。表面淡黄色至棕褐色，木部淡黄色，呈放射状排列，纤维性，中心有髓，白色。气微，味苦。见彩图 4-28。

【化学成分】含北豆根碱、去甲北豆根碱、异去甲北豆根碱、北豆根酚碱等。

【功能与主治】清热解毒，祛风止痛。用于咽喉肿痛，热毒泻痢，风湿痹痛。用量 3 ～ 9g。

金果榄（TINOSPORAE RADIX）

【来源】防己科植物青牛胆 *Tinospora sagittata*（Oliv.）Gagnep. 或金果榄 *Tinospora capillipes* Gagnep. 的干燥块根。

【产地】主产于广西、湖南、湖北、四川等地。

【采收加工】秋、冬二季采挖，除去须根，洗净，晒干。

【性状鉴别】

1. 药材 本品呈不规则圆块状，长 5 ～ 10cm，直径 3 ～ 6cm。表面棕黄色或淡褐色，粗糙不平，有深皱纹。质坚硬，不易击碎、破开，横断面淡黄白色，导管束略呈放射状排列，色较深。气微，味苦。

2. 饮片 本品呈类圆形或不规则形的厚片。外表皮棕黄色至暗褐色，皱缩，凹凸不平。切面淡黄白色，有时可见灰褐色排列稀疏的放射状纹理，有的具裂隙。气微，味苦。见彩图 4-29。

【化学成分】含掌叶防己碱、咖伦宾等。

【功能与主治】清热解毒，利咽，止痛。用于咽喉肿痛，痈疽疔毒，泄泻，痢疾，脘腹疼痛。用量 3 ～ 9g。

乌药（LINDERAE RADIX）

【来源】樟科植物乌药 *Lindera aggregata*（Sims）Kosterm. 的干燥块根。

【产地】主产于浙江、安徽、江苏、陕西等地。

【采收加工】全年均可采挖，除去细根，洗净，趁鲜切片，晒干，或直接晒干。

【性状鉴别】

1 药材 本品呈纺锤状，略弯曲，有的中部收缩成连珠状，长 6 ～ 15cm，直径 1 ～ 3cm。表面黄棕色或黄褐色，有纵皱纹及稀疏的细根痕。质坚硬。切片厚 0.2 ～ 2mm，切面黄白色或淡黄棕色，射线放射状，可见年轮环纹，中心颜色较深。气香，味微苦、辛，有清凉感。

2. 饮片 本品呈类圆形的薄片。外表皮黄棕色或黄褐色。切面黄白色或淡黄棕色，射线呈放射状，可见年轮环纹。质脆。气香，味微苦、辛，有清凉感。见彩图 4-30。

质老、不呈纺锤状的直根，不可供药用。

【化学成分】含乌药醚内酯、去甲异波尔定、乌药醇、乌药醚、乌药烯等。

【功能与主治】行气止痛，温肾散寒。用于寒凝气滞，胸腹胀痛，气逆喘急，膀胱虚冷，遗尿尿频，疝气疼痛，经寒腹痛。用量 6 ～ 10g。

【伪品】有以莎草科植物荆三棱根茎的切片充作乌药使用的情况。荆三棱类圆形薄片，厚

0.5～1.5mm，直径1～2cm。切面灰白色，有散在的灰褐色筋脉点。周边灰白色，偶有棕黑色至黑褐色栓皮残存。质轻略韧，较易掰断。断面略平坦，粉性。气微，味淡，嚼之微辛、涩。

延胡索（Corydalis yanhusuo W.T.Wang）

【来源】罂粟科植物延胡索 *Corydalis yanhusuo* W. T. Wang 的干燥块茎。

【产地】主产于浙江、湖北等地。

【采收加工】夏初茎叶枯萎时采挖，除去须根，洗净，置沸水中煮或蒸至恰无白心时，取出，晒干。

【性状鉴别】

1. 药材　本品呈不规则的扁球形，直径 0.5～1.5cm。表面黄色或黄褐色，有不规则网状皱纹。顶端有略凹陷的茎痕，底部常有疙瘩状突起。质硬而脆，断面黄色，角质样，有蜡样光泽。气微，味苦。

2. 饮片　本品呈不规则的圆形厚片。外表皮黄色或黄褐色，有不规则细皱纹。切面黄色，角质样，具蜡样光泽。气微，味苦。见彩图 4-31。

【规格等级】见表 4-11。

表 4-11　延胡索的规格等级

规格	等级	性状描述	
		共同点	区别点
选货	一等	干货。呈不规则的扁球形。表面黄色或黄褐色，有不规则网状皱纹。顶端有略凹陷的茎痕，底部常有疙瘩状突起。质硬而脆，断面黄色，角质样，有蜡样光泽。气微，味苦	每 50g ≤ 45 粒，或直径 ≥ 1.3cm
	二等		每 50g ≤ 100 粒，或直径 1.0～1.3cm
统货	/		不分大小

【化学成分】含多种生物碱，延胡索乙素为主要镇痛、镇静成分；去氢延胡索甲素对胃及十二指肠溃疡有效。

【含量测定】按 HPLC 法测定，含延胡索乙素（$C_{21}H_{25}NO_4$）药材不得少于 0.050%，饮片不得少于 0.040%。

【功能与主治】活血，行气，止痛。用于胸胁、脘腹疼痛，胸痹心痛，经闭痛经，产后瘀阻，跌仆肿痛。用量 3～10g，研末吞服，一次 1.5～3g。

【混伪品】

1. 混用品　有同属多种植物的块茎作元胡或土元胡药用，主要有：①齿瓣延胡索 *Corydalis turtschaninovii* Bess.，块茎呈不规则球形，表面黄棕色，皱缩。②东北延胡索 *Corydalis ambigua* Cham. et Schltd. var. *amurensis* Maxim.，块茎呈球形，内部白色。含多种生物碱。但不含延胡索乙素。以上均非正品。

2. 伪品　①罂粟科植物伏生紫堇（夏天无）*Corydalis decumbens*（Thunb.）Pers. 的干燥块茎。

外表有瘤状突起，切面在紫外光灯下中间显金黄色，外围显蓝紫色（延胡索外表具网状皱纹，切面在紫外光灯下显金黄色）。②薯蓣科植物薯蓣 *Dioscorea opposita* Thunb. 的珠芽（俗称"余零子"），经蒸或煮、染色而成。呈不规则球形，表面皱缩；放入水中搅拌后水被染成棕黄色，稍静置，可见棕黄色沉淀；断面灰白色至灰褐色，角质，无光泽；味淡，嚼之有粘牙感。粉末中的淀粉粒多为单粒，可见黏液细胞及草酸钙针晶。

技能赛点

中药传统技能大赛中，给出延胡索的正品或伪品让选手进行鉴别。通过本次课的学习，如何区别延胡索的正品和常见伪品？

课堂活动

某企业购进了一批延胡索个子货，在验收时发现该批货中有部分延胡索与以往有区别，经查阅资料、咨询专家后确定混淆品为余零子（薯蓣珠芽），该如何区别二者呢？

板蓝根（ISATIDIS RADIX）

【来源】十字花科植物菘蓝 *Isatis indigotica* Fort. 的干燥根。

【产地】主产于河北、江苏等地。

【采收加工】秋季采挖，除去泥沙，晒干。

【性状鉴别】

1. 药材 本品呈圆柱形，稍扭曲，长 10 ～ 20cm，直径 0.5 ～ 1cm。表面淡灰黄色或淡棕黄色，有纵皱纹、横长皮孔样突起及支根痕。根头略膨大，可见暗绿色或暗棕色轮状排列的叶柄残基和密集的疣状突起。体实，质略软，断面皮部黄白色，木部黄色。气微，味微甜后苦涩。

2. 饮片 本品呈圆形的厚片。外表皮淡灰黄色至淡棕黄色，有纵皱纹。切面皮部黄白色，木部黄色。气微，味微甜后苦涩。见彩图 4-32。

【规格等级】见表 4-12。

表 4-12 板蓝根的规格等级

规格	等级	性状描述	
		共同点	区别点
选货	/	本品呈圆柱形，稍扭曲，长 5 ～ 20cm，直径 0.5 ～ 1.5cm。表面淡灰黄色或淡棕黄色，有纵皱纹、横长皮孔样突起及支根痕。根头略膨大，可见暗绿色或暗棕色轮状排列的叶柄残基和密集的疣状突起。体实，质略软，断面皮部黄白色，木部黄色。气微，味微甜后苦涩。无虫蛀，无霉变	中部直径 0.8cm 以上，长度 10cm 以上。几乎不带根头
统货	/		中部直径 0.5 ～ 1.5cm，长度 5 ～ 20cm。多带有根头

【化学成分】含（R，S）– 告依春（为抗病毒有效成分）、芥子苷、靛蓝、靛玉红、腺苷及多种氨基酸。

【含量测定】按 HPLC 法测定，含（R，S）– 告依春（C_5H_7NOS）不得少于 0.020%。

【功能与主治】清热解毒，凉血利咽。用于温疫时毒，发热咽痛，温毒发斑，痄腮，烂喉丹痧，大头瘟疫，丹毒，痈肿。用量 9 ~ 15g。

知识拓展

板蓝根的临床应用

　　板蓝根具有清热解毒、凉血利咽的功效，善治温病发热、发斑、风热感冒、咽喉肿痛等。现代临床研究表明，板蓝根有抗菌、抗病毒的作用，可预防和治疗流行性感冒、流行性脑膜炎、乙型脑炎、肺炎、腮腺炎等。风热感冒颗粒、感冒退热颗粒、板蓝根颗粒、抗病毒颗粒、清热解毒口服液、利肝隆片、肝炎康复丸等 40 余种中成药中均含此药。

红景天（RHODIOLAE CRENULATAE RADIX ET RHIZOMA）

【来源】景天科植物大花红景天 *Rhodiola crenulata*（Hook. f. et Thoms.）H. Ohba 的干燥根和根茎。

【产地】主产于西藏、四川等地。

【采收加工】秋季花茎凋枯后采挖，除去粗皮，洗净，晒干。

【性状鉴别】本品根茎呈圆柱形，粗短，略弯曲，少数有分枝，长 5 ~ 20cm，直径 2.9 ~ 4.5cm。表面棕色或褐色，粗糙有褶皱，剥开外表皮有一层膜质黄色表皮且具粉红色花纹；宿存部分老花茎，花茎基部被三角形或卵形膜质鳞片；节间不规则，断面粉红色至紫红色，有一环纹，质轻，疏松。主根呈圆柱形，粗短，长约 20cm，上部直径约 1.5cm，侧根长 10 ~ 30cm；断面橙红色或紫红色，有时具裂隙。气芳香，味微苦涩、后甜。见彩图 4-33。

【化学成分】含红景天苷、酪醇、黄酮类、香豆素类、挥发油类、氨基酸类、维生素类及多种微量元素等。

【功能与主治】益气活血，通脉平喘。用于气虚血瘀，胸痹心痛，中风偏瘫，倦怠气喘。用量 3 ~ 6g。

知识拓展

红景天的临床应用

红景天有益气活血、通脉平喘的功效。现代药理研究表明，红景天具有抗氧化、抗衰老、抗辐射、抗缺氧、抗疲劳、抗病毒、抗肿瘤、增强机体免疫力、改善心血管系统功能等作用，临床上主要应用于气虚血瘀、胸痹心痛、中风偏瘫、倦怠气喘等方面。红景天在保健品应用方面开发较广，有100多种。

地榆（SANGUISORBAE RADIX）

【来源】蔷薇科植物地榆 *Sanguisorba officinalis* L. 或长叶地榆 *Sanguisorba officinalis* L. var. *longifolia*（Bert.）Yü et Li 的干燥根。

【产地】前者主产于东北、内蒙古等地；后者主产于安徽、浙江等地，习称"绵地榆"。

【采收加工】春季将发芽时或秋季植株枯萎后采挖，除去须根，洗净，干燥，或趁鲜切片，干燥。

【性状鉴别】

1. 药材

（1）地榆　本品呈不规则纺锤形或圆柱形，稍弯曲，长 5～25cm，直径 0.5～2cm。表面灰褐色至暗棕色，粗糙，有纵纹。质硬，断面较平坦，粉红色或淡黄色，木部略呈放射状排列。气微，味微苦涩。

（2）绵地榆　本品呈长圆柱形，稍弯曲，着生于短粗的根茎上；表面红棕色或棕紫色，有细纵纹。质坚韧，断面黄棕色或红棕色，皮部有多数黄白色或黄棕色绵状纤维。气微，味微苦涩。

2. 饮片　本品呈不规则的类圆形片或斜切片。外表皮灰褐色至深褐色。切面较平坦，粉红色、淡黄色或黄棕色，木部略呈放射状排列；或皮部有多数黄棕色绵状纤维。气微，味微苦涩。见彩图 4-34。

【化学成分】含鞣质及二萜苷类成分。

【功能与主治】凉血止血，解毒敛疮。用于便血，痔血，血痢，崩漏，水火烫伤，痈肿疮毒。用量 9～15g。

苦参（SOPHORAE FLAVESCENTIS RADIX）

【来源】豆科植物苦参 *Sophora flavescens* Ait. 的干燥根。

【产地】主产于山西、河南等地。

【采收加工】春、秋二季采挖，除去根头和小支根，洗净，干燥，或趁鲜切片，干燥。

【性状鉴别】

1. 药材　本品呈长圆柱形，下部常有分枝，长 10～30cm，直径 1～6.5cm。表面灰棕色或棕黄色，具纵皱纹和横长皮孔样突起，外皮薄，多破裂反卷，易剥落，剥落处显黄色，光滑。质硬，不易折断，断面纤维性；切片厚 3～6mm；切面黄白色，具放射状纹理和裂隙，有的具异型维管束呈同心性环列或不规则散在。气微，味极苦。

2. 饮片　本品呈类圆形或不规则形的厚片。外表皮灰棕色或棕黄色，有时可见横长皮孔样突起，外皮薄，常破裂反卷或脱落，剥落处显黄色或棕黄色，光滑。切面黄白色，纤维性，具放射状纹理和裂隙，有的可见同心性环列。气微，味极苦。见彩图 4-35。

【化学成分】含苦参碱、氧化苦参碱、槐定碱、黄酮类等。

【功能与主治】清热燥湿，杀虫，利尿。用于热痢，便血，黄疸尿闭，赤白带下，阴肿阴痒，湿疹，湿疮，皮肤瘙痒，疥癣麻风；外治滴虫性阴道炎。用量 4.5～9g。不宜与藜芦同用。

山豆根（SOPHORAE TONKINENSIS RADIX ET RHIZOMA）

【来源】豆科植物越南槐 *Sophora tonkinensis* Gagnep. 的干燥根和根茎。

【产地】主产于广西、广东，习称"广豆根"。

【采收加工】秋季采挖，除去杂质，洗净，干燥。

【性状鉴别】

1. 药材　本品根茎呈不规则的结节状，顶端常残存茎基，其下着生根数条。根呈长圆柱形，常有分枝，长短不等，直径 0.7～1.5cm。表面棕色至棕褐色，有不规则的纵皱纹及横长皮孔样突起。质坚硬，难折断，断面皮部浅棕色，木部淡黄色。有豆腥气，味极苦。

2. 饮片　本品呈不规则的类圆形厚片。外表皮棕色至棕褐色。切面皮部浅棕色，木部淡黄色。有豆腥气，味极苦。见彩图 4-36。

【化学成分】含苦参碱、氧化苦参碱、安那吉碱、槐果碱及黄酮类成分。

【功能与主治】清热解毒，消肿利咽。用于火毒蕴结，乳蛾喉痹，咽喉肿痛，齿龈肿痛，口舌生疮。用量 3～6g。

【伪品】山豆根与北豆根均有"豆根"之名和治疗咽喉肿痛的功效而易混淆应用，也曾有将滇豆根、土豆根作山豆根使用的情况，应注意鉴别。①滇豆根：毛茛科植物单叶升麻（铁破锣）*Beesia calthaefolia*（Maxim.）Ulbr. 的干燥根茎。切面黄棕色，呈蜡样光泽；气微，味苦辛。具有祛风、清热、解毒的功效。②土豆根：豆科植物华东木蓝 *Indigofera fortunei* Craib、花木蓝 *Indigofera kirilowii* Maxim.ex Palibin. 等同属多种植物根及根茎。切面皮部黄白色或浅黄棕色，黄色木部与浅黄色射线相间排列呈辐射状；气微，味微苦。具有清热利咽、解毒、通便的功效。

案例讨论

　　山豆根清热解毒，消肿利咽。用于火毒蕴结，乳蛾喉痹，咽喉肿痛，齿龈肿痛，口舌生疮；外治毒虫咬伤，热毒疮肿；还有一定的抗癌和抗真菌、抗病毒作用。但本品有毒，用时应根据《中国药典》规定的用量使用。20世纪70年代，北京市有一个幼儿园为了预防儿童腮腺炎，根据配方熬汤药给孩子们喝，由于配方中有山豆根而引起普遍中毒，因抢救及时未发生意外。请根据案例谈谈中药如何做到安全合理用药？

葛根（PUERARIAE LOBATAE RADIX）

【来源】豆科植物野葛 *Pueraria lobata*（Willd.）Ohwi 的干燥根。习称野葛。

【产地】主产于湖南、河南等地。

【采收加工】秋、冬二季采挖，趁鲜切成厚片或小块；干燥。

【性状鉴别】

1. 药材　本品呈纵切的长方形厚片或小方块，厚片长 5～35cm，厚 0.5～1cm。外皮淡棕色至棕色，有纵皱纹，粗糙。切面黄白色至淡黄棕色，有的纹理明显。质韧，纤维性强。气微，味微甜。

2. 饮片　本品呈不规则的厚片、粗丝或边长为 0.5～1.2cm 的方块。切面浅黄棕色至棕黄色。质韧，纤维性强。气微，味微甜。见彩图 4-37。

【规格等级】见表 4-13。

表 4-13　葛根的规格等级

规格	等级	性状描述	
		共同点	区别点
葛根丁	选货	干货。具有较多纤维；气微，味微甜，口尝无酸味	大部分呈规则的边长为 0.5～1.0cm 的方块。切面整齐，切面颜色浅灰棕色，外皮颜色灰棕色至棕褐色；微具粉性，质坚实
	统货		呈规则或不规则块状，切面平整或不平整，粉性较差。表面黄白色或棕褐色
葛根片	/	干货。呈不规则厚片状，切面不平整，可见同心性或纵向排列的纹理，粉性较差。表面黄白色或黄褐色，纤维较多。质坚实。间有破碎、小片。气微，味微甜，口尝无酸味	

【化学成分】含葛根素、黄豆苷、黄豆苷元、β-谷甾醇、6,7-二甲氧基香豆素、氨基酸等。

【含量测定】按 HPLC 法测定，含葛根素（$C_{12}H_{20}O_9$）不得少于 2.4%。

【功能与主治】解肌退热，生津止渴，透疹，升阳止泻，通经活络，解酒毒。用于外感发热头痛，项背强痛，口渴，消渴，麻疹不透，热痢，泄泻，眩晕头痛，中风偏瘫，胸痹心痛，酒毒伤中。用量 10 ～ 15g。

【伪品】尚有多种同属植物曾在部分地区作葛根使用，但总黄酮含量较低，一般在 1% 以下，质量较差，如峨眉葛藤、三裂叶葛藤等，前者产于四川、贵州，后者产于浙江。以上均非正品。

【附药】

粉葛　豆科植物甘葛藤 *Pueraria thomsonii* Benth. 的干燥根。主产于广西、广东等地。本品呈圆柱形、类纺锤形或半圆柱形，长 12 ～ 15cm，直径 4 ～ 8cm；有的为纵切或斜切的厚片，大小不一。表面黄白色或淡棕色，未去外皮的呈灰棕色。体重，质硬，富粉性，横切面可见由纤维形成的浅棕色同心性环纹，纵切面可见由纤维形成的数条纵纹。气微，味微甜。按 HPLC 法测定，含葛根素不得少于 0.30%。见彩图 4-38。

任务实施

表 4-14 《双子叶植物根及根茎类中药鉴定 3》学习任务单

班级　　　　姓名　　　　　学号　　　　　成绩

序号	中药正名	科属	入药部位	主要鉴别特征
1				
2				
3				
4				
5				
6				
7				
8				
9				
10				
11				

（四）子任务：双子叶植物根及根茎类中药鉴定4

学习目标

① 知识目标

（1）掌握：甘草、黄芪的来源、性状。

（2）熟悉：甘草、黄芪的产地、成分；远志的来源、性状。

（3）了解：远志的产地；甘遂、白蔹的来源、性状。

② 能力目标

（1）能够正确识别本次课所学的药材，区分真伪。

（2）逐步提升阅读能力、观察能力、综合分析能力。

③ 素质目标

（1）培养依法鉴定、资源保护、安全合理用药的意识。

（2）树立认真、严谨、实事求是、精益求精的工作态度。

（3）增强团队合作意识，锻炼与人沟通能力，培养创新精神。

知识基础

甘草（GLYCYRRHIZAE RADIX ET RHIZOMA）

【来源】豆科植物甘草 *Glycyrrhiza uralensis* Fisch.、胀果甘草 *Glycyrrhiza inflata* Bat. 或光果甘草 *Glycyrrhiza glabra* L. 的干燥根和根茎。

【产地】主产于内蒙古、新疆、甘肃等地。

【采收加工】春、秋二季采挖，除去须根，晒干。

【性状鉴别】

1. 药材

（1）甘草　根呈圆柱形，长 25 ～ 100cm，直径 0.6 ～ 3.5cm。外皮松紧不一。表面红棕色或灰棕色，具显著的纵皱纹、沟纹、皮孔及稀疏的细根痕。质坚实，断面略显纤维性，黄白色，粉性，形成层环明显，射线放射状，有的有裂隙。根茎呈圆柱形，表面有芽痕，断面中部有髓。气微，味甜而特殊。

（2）胀果甘草 根和根茎木质粗壮，有的分枝，外皮粗糙，多灰棕色或灰褐色。质坚硬，木质纤维多，粉性小。根茎不定芽多而粗大。

（3）光果甘草 根和根茎质地较坚实，有的分枝，外皮不粗糙，多灰棕色，皮孔细而不明显。

2. 饮片

（1）甘草片 本品呈类圆形或椭圆形的厚片。外表皮红棕色或灰棕色，具纵皱纹。切面略显纤维性，中心黄白色，有明显放射状纹理及形成层环。质坚实，具粉性。气微，味甜而特殊。见彩图 4-39。

（2）炙甘草 甘草的炮制加工品。呈类圆形或椭圆形切片。外表皮红棕色或灰棕色，微有光泽。切面黄色至深黄色，形成层环明显，射线呈放射状。略有黏性。具焦香气，味甜。见彩图 4-40。

【规格等级】见表 4-15。

表 4-15 甘草的规格等级

规格	项目	等级						
		条草				毛草	章节	疙瘩头
		一等草	二等草	三等草	统货	统货	统货	统货
野生甘草	甘草	性状	干货。呈圆柱形，单枝顺直。表面红棕色、淡红棕色、红褐色、棕褐色或灰棕色，皮细紧，有纵纹，斩去头尾，口面整齐。质坚实、体重。断面黄色至黄白色，粉性足或一般。味甜。间有黑心。无须根、杂质、虫蛀、霉变					系加工条草砍下之根头，呈疙瘩头状
		长度（cm）	25～100			/	/	6～25	/
		口径（cm）	＞1.7	1.1～1.7	0.6～1.1	/	＜0.6	≥0.6	/
		尾径（cm）	＞1.1	＞0.6	＞0.3	/	/	/	/
	胀果甘草	性状	干货。呈圆柱形，单枝顺直。表面灰棕色或灰褐色，外皮粗糙，斩去头尾，口面整齐。质坚硬、体重。断面黄白色，粉性小。味甜。间有黑心。无须根、杂质、虫蛀、霉变					
		长度（cm）	/	/	/	25～100	/	/	/
		口径（cm）				＞0.6	＜0.6		
		尾径（cm）				＞0.3			
	光果甘草	性状	干货。呈圆柱形，单枝顺直。表面灰棕色，皮孔细而不明显，斩去头尾，口面整齐。质地较坚实、体重。断面黄白色，粉性一般，味甜。间有黑心。无须根、杂质、虫蛀、霉变					
		长度（cm）	/	/	/	25～100	/	/	/
		口径（cm）	/	/	/	＞0.6	＜0.6	/	/
		尾径（cm）	/	/	/	＞0.3	/	/	/

续表

规格	项目	等级						
		条草				毛草	章节	疙瘩头
		一等草	二等草	三等草	统货	统货	统货	统货
栽培甘草	性状	干货。呈圆柱形，单枝顺直。表面红棕色、淡红棕色、红褐色、棕褐色或灰棕色，皮细紧，有纵纹，斩去头尾，口面整齐。质坚实、体重。断面黄色至黄白色，粉性足或一般。味甜。间有黑心。无须根、杂质、虫蛀、霉变						
	长度（cm）	25～100				/	/	/
	口径（cm）	＞1.7	1.1～1.7	0.6～1.1	＞0.6	＜0.6	≥0.6	/
	尾径（cm）	＞1.1	＞0.6	＞0.3	＞0.3	/	/	/

【化学成分】含甘草甜素（甘草酸的钾、钙盐，为甘草的甜味成分，甘草酸水解得二分子葡萄糖醛酸和一分子甘草次酸）、甘草苷、甘草苷元、异甘草苷元等。

【含量测定】按 HPLC 法测定，药材含甘草苷（$C_{21}H_{22}O_9$）不得少于 0.50%，甘草酸（$C_{42}H_{62}O_{16}$）不得少于 2.0%。饮片含甘草苷（$C_{21}H_{22}O_9$）不得少于 0.50%，甘草酸（$C_{42}H_{62}O_{16}$）不得少于 1.8%。

【功能与主治】补脾益气，清热解毒，祛痰止咳，缓急止痛，调和诸药。用于脾胃虚弱，倦怠乏力，心悸气短，咳嗽痰多，脘腹、四肢挛急疼痛，痈肿疮毒，以及缓解药物毒性、烈性。用量 2～10g。不宜与海藻、京大戟、红大戟、甘遂、芫花同用。

知识拓展

甘草的不同入药部位

北京地区的甘草用药加工品种有生甘草、炙甘草、甘草节和甘草梢四种，当今只加工生甘草、炙甘草，甘草节和甘草梢均不加工。甘草节和甘草梢在古代一些名方中专用此药。如清代《医宗金鉴》中的"保肺汤"中专用甘草节，用以解毒；宋代《小儿药证直诀》中的"导赤散"专用甘草梢，用以清热利尿，治疗茎中痛。根据药物炮制加工的来源，甘草节即用生甘草切成 6cm 短段，这与生甘草无区别；但甘草梢取材于生甘草最下端极细部位，切成 6cm 短段，取其下行利尿作用。

黄芪（ASTRAGALI RADIX）

【来源】豆科植物蒙古黄芪 *Astragalus membranaceus*（Fisch.）Bge.var.*mongholicus*（Bge.）

Hsiao 或膜荚黄芪 *Astragalus membranaceus*（Fisch.）Bge. 的干燥根。

【产地】主产于山西、内蒙古等地。

【采收加工】春、秋二季采挖，除去须根和根头，晒干。

【性状鉴别】

1.药材 本品呈圆柱形，有的有分枝，上端较粗，长 30～90cm，直径 1～3.5cm。表面淡棕黄色或淡棕褐色，有不整齐的纵皱纹或纵沟。质硬而韧，不易折断，断面纤维性强，并显粉性，皮部黄白色，木部淡黄色，有放射状纹理和裂隙，老根中心偶呈枯朽状，黑褐色或呈空洞。气微，味微甜，嚼之微有豆腥味。

2.饮片

（1）黄芪片 本品呈类圆形或椭圆形的厚片，外表皮黄白色至淡棕褐色，可见纵皱纹或纵沟。切面皮部黄白色，木部淡黄色，有放射状纹理及裂隙，有的中心偶有枯朽状，黑褐色或呈空洞。气微，味微甜，嚼之有豆腥味。见彩图 4-41。

（2）炙黄芪 黄芪的炮制加工品。本品呈圆形或椭圆形的厚片，直径 0.8～3.5cm，厚 0.1～0.4cm，外表皮淡棕黄色或淡棕褐色，略有光泽，可见纵皱纹或纵沟。切面皮部浅黄色，木部黄色，有放射状纹理和裂隙，有的中心偶有枯朽状，黑褐色或呈空洞。具蜜香气，味甜，略带黏性，嚼之微有豆腥味。

【规格等级】见表 4-16。

表 4-16　黄芪的规格等级

规格	等级	性状描述	
		共同点	区别点
仿野生黄芪	特等	干货，呈圆柱形，有的有分枝，上端较粗，表面淡棕黄色或棕褐色，有不整齐的纵皱纹或纵沟。质硬而韧，不易折断，断面纤维性强，并显粉性，皮部黄白色，木部淡黄色，有放射状纹理。气微，味微甜，嚼之微有豆腥味	表皮粗糙，根皮绵韧，断面皮部有裂隙，木心黄，质地松泡，老根中心有的呈枯朽状，黑褐色或呈空洞	长≥40cm，头部斩口卜3.5cm处直径≥1.8cm
	一等			长≥45cm，头部斩口下3.5cm处直径 1.4～1.7cm
	二等			长≥45cm，头部斩口下3.5cm处直径 1.2～1.4cm
	三等			长≥30cm，头部斩口下3.5cm处直径 1.0～1.2cm
移栽黄芪	大选		表皮平滑，根皮较柔韧，断面致密，木心中央黄白色，质地坚实	长≥30cm，头部斩口下3.5cm处直径≥1.4cm
	小选			长≥30cm，头部斩口下3.5cm处直径≥1.1cm
	统货			长短不分，粗细不均匀，头部斩口下3.5cm处直径≥1.0cm

【化学成分】含黄芪甲苷、毛蕊异黄酮葡萄糖苷、黄芪多糖、槲皮素、微量元素等。

【含量测定】按 HPLC 法测定，含黄芪甲苷（$C_{41}H_{68}O_{14}$）不得少于 0.080%。含毛蕊异黄酮葡萄糖苷（$C_{22}H_{22}O_{10}$）不得少于 0.020%。

【功能与主治】补气升阳，固表止汗，利水消肿，生津养血，行滞通痹，托毒排脓，敛疮生肌。用于气虚乏力，食少便溏，中气下陷，久泻脱肛，便血崩漏，表虚自汗，气虚水肿，内热消渴，血虚萎黄，半身不遂，痹痛麻木，痈疽难溃，久溃不敛。用量 9 ~ 30g。

【习用品与伪品】

1. 习用品　下列同属多种植物的根，部分地区习作黄芪药用。①金翼黄芪 *Astragalus Chrysopterus* Bge，产河北、青海等地，称为"小黄芪"或"小白芪"。根细小，直径 0.5 ~ 1cm，上部有细密环纹。②多花黄芪 *Astragalus floridus* Benth. ex Bunge，产于四川、西藏等地。表面灰棕色；断面皮部淡黄色，木部淡棕黄色，有棕色形成层环；味淡，微涩。③梭果黄芪 *Astragalus ernestii* Comb.，产四川。根表面淡棕色或灰棕色；断面皮部乳白色或淡黄白色，木部淡棕黄色；质硬而稍韧，味淡。④塘谷耳黄芪 *Astragalus tongolensis* Ulbr.，产甘肃、青海，称为"白大芪"或"马芪"。根圆柱形，表面灰棕色至灰褐色，有纵皱纹，栓皮剥落处有棕褐色疤痕；断面粗纤维状，淡棕色，有棕色形成层环；味甜。

2. 伪品　①豆科植物锦鸡儿 *Caragana sinica*（Buchoz）Rehd. 的根。根圆柱形，表面有棕色的残存皮孔；断面皮部淡黄色，木部淡黄棕色；质脆，断面纤维状；气微，味淡。②锦葵科植物圆叶锦葵 *Malva rotundifolia* L.、欧蜀葵 *Althaea officinalis* L.、蜀葵 *Althaea rosea* Cav. 等的根，嚼之味淡，有黏滑感，无豆腥味，可与正品区别。

知识拓展

黄芪的产区

《药物出产辨》载："正芪产区分三处：一关东，二宁古塔，三卜奎，产东三省，现时山西大同、忻州地区，内蒙古及东北所产者为优。"《山西通志》记载山西大同产黄芪，距今已有 500 多年的历史。当今商品中山西浑源、应县产的膜荚黄芪，内蒙古产的蒙古黄芪，以根条粗直，粉质好，味甜，具有浓郁豆香气等优良性状而驰名中外，称为"地道药材"。近年来，山东文登、莒县，甘肃定西、渭源、通渭、陇西、岷县等地大量栽培，供应市场。

技能赛点

中药传统技能大赛中，给出绵马贯众的正品或伪品让选手进行鉴别。通过本次课的学习，如何区别绵马贯众的正品和常见伪品呢？

【附药】

红芪　豆科植物多序岩黄芪 *Hedysarum polybotrys* Hand. –Mazz. 的干燥根。呈圆柱形，少有分枝，上端略粗，长 10～50cm，直径 0.6～2cm。表面灰红棕色，有纵皱纹、横长皮孔样突起及少数支根痕，外皮易脱落，剥落处淡黄色。质硬而韧，不易折断，断面纤维性，并显粉性，皮部黄白色，木部淡黄棕色，射线放射状，形成层环浅棕色。气微，味微甜，嚼之有豆腥味。

远志（POLYGALAE RADIX）

【来源】远志科植物远志 *Polygala tenuifolia* Willd. 或卵叶远志 *Polygala sibirica* L. 的干燥根。

【产地】主产于山西、陕西等地。

【采收加工】春、秋二季采挖，除去须根和泥沙，晒干或抽取木心晒干。

【性状鉴别】

1.药材　本品呈圆柱形，略弯曲，长 2～30cm，直径 0.2～1cm。表面灰黄色至灰棕色，有较密并深陷的横皱纹、纵皱纹及裂纹，老根的横皱纹较密更深陷，略呈结节状。质硬而脆，易折断，断面皮部棕黄色，木部黄白色，皮部易与木部剥离，抽取木心者中空。气微，味苦、微辛，嚼之有刺喉感。

2.饮片　本品呈圆柱形的段。外表皮灰黄色至灰棕色，有横皱纹。切面棕黄色，中空。气微，味苦、微辛，嚼之有刺喉感。见彩图 4-42。

【化学成分】含多种三萜类皂苷，主要包括远志皂苷 A、B、C、D、E、F、G。

【功能与主治】安神益智，交通心肾，祛痰，消肿。用于心肾不交引起的失眠多梦、健忘惊悸、神志恍惚，咳痰不爽，疮疡肿毒，乳房肿痛。用量 3～10g。

知识拓展

远志的植物特征

远志的地上部分，名"小草"，也是一种中药，但用量极少。其功效与远志基本相同。茎细弱，圆柱形，长 30cm 左右，直径 1mm。茎基土黄色，茎下端淡紫色或黄绿色，上部灰绿色，叶线形，互生，多脱落，体轻，质脆，易折断。气微，味微苦。

甘遂（KANSUI RADIX）

【来源】大戟科植物甘遂 *Euphorbia kansui* T. N. Liou ex T. P. Wang 的干燥块根。

【产地】主产于陕西、河南等地。

【采收加工】春季开花前或秋末茎叶枯萎后采挖，撞去外皮，晒干。

【性状鉴别】本品呈椭圆形、长圆柱形或连珠形，长 1～5cm，直径 0.5～2.5cm。表面类白色或黄白色，凹陷处有棕色外皮残留。质脆，易折断，断面粉性，白色，木部微显放射状纹理；长圆柱状者纤维性较强。气微，味微甘而辣。

【化学成分】含大戟二烯醇、γ-大戟甾醇、甘遂甾醇、α-大戟甾醇等。

【功能与主治】泻水逐饮，消肿散结。用于水肿胀满，胸腹积水，痰饮积聚，气逆咳喘，二便不利，风痰癫痫，痈肿疮毒。用量 0.5～1.5g，炮制后多入丸散用。孕妇禁用；不宜与甘草同用。

白蔹（AMPELOPSIS RADIX）

【来源】葡萄科植物白蔹 *Ampelopsis japonica*（Thunb.）Makino 的干燥块根。

【产地】主产于河南、安徽等地。

【采收加工】春、秋二季采挖，除去泥沙和细根，切成纵瓣或斜片，晒干。

【性状鉴别】本品纵瓣呈长圆形或近纺锤形，长 4～10cm，直径 1～2cm。切面周边常向内卷曲，中部有一突起的棱线。外皮红棕色或红褐色，有纵皱纹、细横纹及横长皮孔，易层层脱落，脱落处呈淡红棕色。斜片呈卵圆形，长 2.5～5cm，宽 2～3cm。切面类白色或浅红棕色，可见放射状纹理，周边较厚，微翘起或略弯曲。体轻，质硬脆，易折断，折断时有粉尘飞出。气微，味甘。见彩图 4-43。

【化学成分】含黏液质、淀粉等。

【功能与主治】清热解毒，消痈散结，敛疮生肌。用于痈疽发背，疔疮，瘰疬，烧烫伤。用量 5～10g。不宜与川乌、制川乌、草乌、制草乌、附子同用。

任务实施

表 4-17 《双子叶植物根及根茎类中药鉴定 4》学习任务单

班级　　　　姓名　　　　　　学号　　　　　　成绩

序号	中药正名	科属	入药部位	主要鉴别特征
1				
2				
3				
4				
5				

五　子任务：双子叶植物根及根茎类中药鉴定5

学习目标

❶ 知识目标

（1）掌握：人参、三七、白芷、当归、川芎、防风、柴胡、北沙参的来源、性状。

（2）熟悉：人参、三七、白芷、当归、川芎、防风、柴胡、北沙参的产地、成分；西洋参、独活、羌活、前胡、藁本的来源、性状。

（3）了解：西洋参、独活、羌活、前胡、藁本的产地。

❷ 能力目标

（1）能够正确识别本次课所学的药材，区分真伪。

（2）逐步提升阅读能力、观察能力、综合分析能力。

❸ 素质目标

（1）培养依法鉴定、资源保护、安全合理用药的意识。

（2）树立认真、严谨、实事求是、精益求精的工作态度。

（3）增强团队合作意识，锻炼与人沟通能力，培养创新精神。

知识基础

人参（GINSENG RADIX ET RHIZOMA）

【来源】五加科植物人参 *Panax ginseng* C. A. Mey. 的干燥根和根茎。

【产地】主产于我国吉林、辽宁、黑龙江等地；朝鲜、日本、韩国亦有分布。

【采收加工】多于秋季采挖，洗净，晒干或烘干。栽培的俗称"园参"；播种在山林野生状态下自然生长的称"林下山参"，习称"籽海"。

【性状鉴别】

1. 药材

（1）园参（生晒参）　主根呈纺锤形或圆柱形，长 3～15cm，直径 1～2cm。表面灰黄色，上部或全体有疏浅断续的粗横纹及明显的纵皱，下部有支根 2～3 条，并着生多数细长的须根（全须生晒参），须根上常有不明显的细小疣状突出（珍珠点）。根茎（芦头）长 1～4cm，直径 0.3～1.5cm，多拘挛而弯曲，具不定根（芋）和稀疏的凹窝状茎痕（芦碗）。质较硬，断面淡黄白色，显粉性，形成层环纹棕黄色，皮部有黄棕色的点状树脂道及放射状裂隙。香气特异，味微苦、甘。

（2）林下山参　主根多与根茎近等长或较短，呈圆柱形、菱角形或人字形，长 1～6cm。表面灰黄色，具纵皱纹，上部或中下部有环纹。支根多为 2～3 条，须根少而细长，清晰不乱，有较明显的疣状突起（珍珠点）。根茎细长，少数粗短，中上部具稀疏或密集而深陷的茎痕。不定根较细，多下垂。

2. 饮片　本品呈圆形或类圆形薄片。外表皮灰黄色。切面淡黄白色或类白色，显粉性，形成层环纹棕黄色，皮部有黄棕色的点状树脂道及放射性裂隙。体轻，质脆。香气特异，味微苦、甘。见彩图 4-44。

【规格等级】见表 4-18。

表 4-18　人参的规格等级

规格		单支重量（g）	规格	单支重量（g）
普通生晒参	10 支	≥ 50.0	一级	$m \geq 25$
	15 支	≥ 33.3	二级	$20 \leq m < 25$
	20 支	≥ 25.0	三级	$15 \leq m < 20$
	25 支	≥ 20.0	四级	$10 \leq m < 15$
	30 支	≥ 16.7	五级	$5 \leq m < 10$
	40 支	≥ 12.5	六级	$2.5 \leq m < 5$
	50 支	≥ 10.0	七级	$m < 2.5$
	60 支	≥ 8.3	/	/

（生晒移山参列于"规格"栏）

【化学成分】含皂苷类、多糖类、挥发油类、氨基酸类、维生素类及多种无机元素等。

【含量测定】按 HPLC 法测定，药材按干燥品计算，含人参皂苷 Rg$_1$（$C_{42}H_{72}O_{14}$）和人参皂苷 Re（$C_{48}H_{82}O_{18}$）的总量不得少于 0.30%，人参皂苷 Rb$_1$（$C_{54}H_{92}O_{23}$）不得少于 0.20%。饮片含人参皂苷 Rg$_1$（$C_{42}H_{72}O_{14}$）和人参皂苷 Re（$C_{48}H_{82}O_{18}$）的总量不得少于 0.27%，人参皂苷 Rb$_1$（$C_{54}H_{92}O_{23}$）不得少于 0.18%。

【功能与主治】大补元气，复脉固脱，补脾益肺，生津养血，安神益智。用于体虚欲脱，肢冷脉微，脾虚食少，肺虚喘咳，津伤口渴，内热消渴，气血亏虚，久病虚羸，惊悸失眠，阳痿宫冷。用量 3～9g，另煎兑服；也可研粉吞服，一次 2g，一日 2 次。不宜与藜芦、五灵脂同用。

【伪品】

1. 华山参 本品为茄科植物漏斗泡囊草 *Physochlaina infundibularis* Kuang 的根。呈长圆锥形或圆柱形，略弯曲，有的有分枝，长 10～20cm，直径 1～2.5cm。表面棕褐色，有黄白色横长皮孔样突起、须根痕及纵皱纹，上部有环纹。顶端常有 1 至数个根茎，其上有茎痕和疣状突起。质硬，断面类白色或黄白色，皮部狭窄，木部宽广，可见细密的放射状纹理。具烟草气，味微苦，稍麻舌。

2. 商陆 本品为商陆科植物商陆 *Phytolacca acinosa* Roxb. 或垂序商陆 *Phytolacca americana* L. 的干燥根。横切或纵切的不规则块片，厚薄不等。外皮灰黄色或灰棕色。横切片弯曲不平，边缘皱缩，直径 2～8cm；切面浅黄棕色或黄白色，木部隆起，形成数个突起的同心性环轮（罗盘纹，异型维管束）。纵切片弯曲或卷曲，长 5～8cm，宽 1～2cm，木部呈平行条状突起。质硬。气微，味稍甜，久嚼麻舌。

3. 野豇豆 本品为豆科植物野豇豆 *Vigna vexillate*（Linn.）Rich. 的根。无芦头和芦碗，表面黄棕色，有纵皱纹，上部无横纹。断面可见数轮同心环纹。气微，味淡，有豆腥味。

【附药】

1. 红参 本品为五加科植物人参的栽培品经蒸制后的干燥根和根茎。主根呈纺锤形、圆柱形或扁方柱形，长 3～10cm，直径 1～2cm。表面半透明，红棕色，偶有不透明的暗黄褐色斑块，具纵沟、皱纹及细根痕；上部有时具断续的不明显环纹；下部有 2～3 条扭曲交叉的支根，并带弯曲的须根或仅具须根残迹。根茎（芦头）长 1～2cm，上有数个凹窝状茎痕（芦碗），有的带有 1～2 条完整或折断的不定根（芋）。质硬而脆，断面平坦，角质样。气微香而特异，味甘、微苦。见彩图 4-45。

2. 人参叶 本品为五加科植物人参的干燥叶。秋季采收，晒干或烘干。常扎成小把，呈束状或扇状，长 12～35cm。掌状复叶带有长柄，暗绿色，3～6 枚轮生。小叶通常 5 枚，偶有 7 或 9 枚，呈卵形或倒卵形。基部的小叶长 2～8cm，宽 1～4cm；上部的小叶大小相近，长 4～16cm，宽 2～7cm。基部楔形，先端渐尖，边缘具细锯齿及刚毛，上表面叶脉生刚毛，下表面叶脉隆起。纸质，易碎。气清香，味微苦而甘。

3. 高丽参 本品为产于朝鲜的人参，其原植物与国产人参相同，以高丽红参为主。高丽红参的参体经加工压制成方柱形。中部常呈暗黄色（俗称"黄马褂"），下部常呈红棕色（俗称"红裤腿"）。断面红棕色，角质光亮，有菊花状花纹（俗称"菊花心"）。气香特异，味微苦后甘甜。

西洋参（PANACIS QUINQUEFOLII RADIX）

【来源】五加科植物西洋参 *Panax quinquefolium* L. 的干燥根。

【产地】主产于美国、加拿大；我国吉林、山东、黑龙江等地均有栽培。

【采收加工】均系栽培品，秋季采挖，洗净，晒干或低温干燥。

【性状鉴别】

1. 药材　本品呈纺锤形、圆柱形或圆锥形，长 3 ～ 12cm，直径 0.8 ～ 2cm。表面浅黄褐色或黄白色，可见横向环纹和线形皮孔状突起，并有细密浅纵皱纹和须根痕。主根中下部有一至数条侧根，多已折断。有的上端有根茎（芦头），环节明显，茎痕（芦碗）圆形或半圆形，具不定根（芋）或已折断。体重，质坚实，不易折断，断面平坦，浅黄白色，略显粉性，皮部可见黄棕色点状树脂道，形成层环纹棕黄色，木部略呈放射状纹理。气微而特异，味微苦、甘。

2. 饮片　本品俗称"花片"。呈长圆形或类圆形薄片。外表皮浅黄褐色。切面淡黄白至黄白色，形成层环棕黄色，皮部有黄棕色点状树脂道，近形成层环处较多而明显，木部略呈放射状纹理。气微而特异，味微苦、甘。见彩图 4-46。

【化学成分】主含皂苷类、挥发油类、氨基酸类、多糖类、微量元素等成分。

【功能与主治】补气养阴，清热生津。用于气虚阴亏，虚热烦倦，咳喘痰血，内热消渴，口燥咽干。用量 3 ～ 6g，另煎兑服。不宜与藜芦同用。

【伪品】人参，与正品相比，外皮粗糙，纵皱纹粗大而明显，质地较为松泡，断面放射状纹理不明显，皮部与木部中心多具有裂隙。西洋参味甘，苦味浓；人参味甘，苦味淡。

课堂活动

仔细观察人参与西洋参的表面及横断面特征，归纳二者性状鉴别要点。

三七（NOTOGINSENG RADIX ET RHIZOMA）

【来源】五加科植物三七 *Panax notoginseng*（Burk.）F. H. Chen 的干燥根和根茎。

【产地】主产于云南、广西，多栽培。

【采收加工】秋、冬二季采挖，洗净，分开主根、支根及根茎，干燥。支根习称"筋条"，根茎习称"剪口"。

【性状鉴别】

1. 药材

（1）主根　呈类圆锥形或圆柱形，长 1 ～ 6cm，直径 1 ～ 4cm。表面灰褐色或灰黄色，有断续的纵皱纹和支根痕。顶端有茎痕，周围有瘤状突起。体重，质坚实，断面灰绿色、黄绿色或灰白色，木部微呈放射状排列。气微，味苦回甜。见彩图 4-47。

（2）筋条　呈圆柱形或圆锥形，长 2 ～ 6cm，上端直径约 0.8cm，下端直径约 0.3cm。

（3）剪口　呈不规则的皱缩块状或条状，表面有数个明显的茎痕及环纹，断面中心灰绿色或白色，边缘深绿色或灰色。

2. 饮片　为灰黄色的粉末。气微，味苦回甜。

【规格等级】见表 4-19。

表4-19 三七的规格等级

主根							
规格	等级	性状描述		规格	等级	性状描述	
		共同点	区别点			共同点	区别点
春七	20头	铜皮铁骨狮子头、菊花心	≤20头/斤，长≤6cm	冬七	20头	干货。种植3年以上。表皮灰黄色，有皱纹或抽沟。不饱满，体稍轻。断面黄绿色，菊花心不明显。无杂质、虫蛀、霉变	≤20头/斤，长≤6cm
	30头		≤30头/斤，长≤6cm		30头		≤30头/斤，长≤6cm
	40头		≤40头/斤，长≤5cm		40头		≤40头/斤，长≤5cm
	60头		≤60头/斤，长≤4cm		60头		≤60头/斤，长≤4cm
	80头		≤80头/斤，长≤3cm		80头		≤80头/斤，长≤3cm
	120头		≤120头/斤，长≤2.5cm		120头		≤120头/斤，长≤2.5cm
	无数头		120～300头/斤，长≤1.5cm		无数头		120～300头/斤，长≤1.5cm
	等外		>300头/斤		等外		>300头/斤

【化学成分】主含多种皂苷类成分，如人参皂苷 Rb_1、Rb_2、Rc、Rd、Re、Rg_1、Rg_2、Rh_1 及三七皂苷 R_1、R_2、R_3、R_4、R_6 等。尚含有挥发油、氨基酸、无机元素等成分。

【含量测定】按 HPLC 法测定，含人参皂苷 Rg_1（$C_{42}H_{72}O_{14}$）、人参皂苷 Rb_1（$C_{54}H_{92}O_{23}$）及三七皂苷 R_1（$C_{47}H_{80}O_{18}$）的总量不得少于 6.0%。

【功能与主治】散瘀止血，消肿定痛。用于咯血，吐血，衄血，便血，崩漏，外伤出血，胸腹刺痛，跌仆肿痛。用量 3～9g；研粉吞服，一次 1～3g。外用适量。孕妇慎用。

白芷（ANGELICAE DAHURICAE RADIX）

【来源】伞形科植物白芷 *Angelica dahurica*（Fisch. ex Hoffm.）Benth. et Hook. f. 或杭白芷 *Angelica dahurica*（Fisch. ex Hoffm.）Benth. et Hook. f. var. *formosana*（Boiss.）Shan et Yuan 的干燥根。

【产地】白芷主产于河南（禹白芷）、河北（祁白芷）；杭白芷主产于浙江（杭白芷）、四川（川白芷）。

【采收加工】夏、秋间叶黄时采挖，除去须根和泥沙，晒干或低温干燥。

【性状鉴别】

1. 药材 本品呈长圆锥形，长 10 ～ 25cm，直径 1.5 ～ 2.5cm。表面灰棕色或黄棕色，根头部钝四棱形或近圆形，具纵皱纹、支根痕及皮孔样的横向突起（疙瘩丁），有的排列成四纵行。顶端有凹陷的茎痕。质坚实，断面白色或灰白色，粉性，形成层环棕色，近方形（杭白芷）或近圆形（白芷），皮部散有多数棕色油点。气芳香，味辛、微苦。

2. 饮片 本品呈类圆形的厚片。外表皮灰棕色或黄棕色。切面白色或灰白色，具粉性，形成层环棕色，近方形或近圆形，皮部散有多数棕色油点。气芳香，味辛、微苦。见彩图 4-48。

【规格等级】见表 4-20。

表 4-20 白芷的规格等级

规格	等级	性状描述	
		共同点	区别点
选货	一等	干货。呈圆锥形。根表皮呈淡棕色或黄棕色。断面黄白色，显肉质，有香气，味辛、微苦。无虫蛀、霉变	每千克 ≤ 36 支，无空心、黑心、残茎、油条
	二等		每千克 ≤ 60 支，无空心、黑心、芦头、油条
	三等		每千克 ≥ 60 支，顶端直径不得小于 1.5cm，无黑心、油条。间有白芷尾、异状，但总数不得超过 20%
统货	/	不分长短大小。无黑心、油条。无虫蛀、霉变	

【化学成分】主要含欧前胡素、异欧前胡素、珊瑚菜素、花椒毒素等成分。

【含量测定】按 HPLC 法测定，含欧前胡素（$C_{16}H_{14}O_4$）不得少于 0.080%。

【功能与主治】解表散寒，祛风止痛，宣通鼻窍，燥湿止带，消肿排脓。用于感冒头痛，眉棱骨痛，鼻塞流涕，鼻鼽，鼻渊，牙痛，带下，疮疡肿痛。用量 3 ～ 10g。

当归（ANGELICAE SINENSIS RADIX）

【来源】伞形科植物当归 *Angelica sinensis*（Oliv.）Diels 的干燥根。

【产地】主产于甘肃。

【采收加工】秋末采挖，除去须根和泥沙，待水分稍蒸发后，捆成小把，上棚，用烟火慢慢熏干；或晾晒，或低温烘干。

【性状鉴别】

1. 药材 本品略呈圆柱形，下部有支根 3 ～ 5 条或更多，长 15 ～ 25cm。表面浅棕色至棕褐色，具纵皱纹和横长皮孔样突起。根头（归头）直径 1.5 ～ 4cm，具环纹，上端圆钝，或具数个明显突出的根茎痕，有紫色或黄绿色的茎和叶鞘的残基；主根（归身）表面凹凸不平；支根（归尾）直径 0.3 ～ 1cm，上粗下细，多扭曲，有少数须根痕。质柔韧，断面黄白色或淡黄棕色，皮部厚，有裂隙和多数棕色点状分泌腔，木部色较淡，形成层环黄棕色。有浓郁的香气，味甘、辛、微苦。柴性大、干枯无油或断面呈绿褐色者不可供药用。

2. 饮片 本品呈类圆形、椭圆形或不规则薄片。外表皮浅棕色至棕褐色。切面浅棕黄色或黄白色，平坦，有裂隙，中间有浅棕色的形成层环，并有多数棕色的油点，香气浓郁，味甘、辛、微苦。见彩图 4-49。

【规格等级】见表 4-21。

表 4-21　当归的规格等级

品名	等级	规格要求	
全当归	一等	≤ 15 支 / 千克；≥ 60 克 / 支	根头上端圆钝或有明显突出的根茎痕
	二等	15 ～ 40 支 / 千克；25 ～ 60 克 / 支	
	三等	40 ～ 70 支 / 千克；15 ～ 25 克 / 支	
	四等	70 ～ 110 支 / 千克；10 ～ 15 克 / 支	
	五等	> 110 支 / 千克；< 10 克 / 支	根茎痕有或无；主根或有部分腿渣，但主根数量占 30% 以上，腿渣占 70% 以下
	统货	10 ～ 120 支 / 千克；5 ～ 70 克 / 支	根头上端圆钝或有明显突出的根茎痕

【化学成分】主要含挥发油类、阿魏酸等水溶性成分、氨基酸类、维生素类、糖类等成分。

【含量测定】

1. 挥发油　按挥发油测定法（乙法）测定，含挥发油不得少于 0.4%（mL/g）。

2. 阿魏酸　按 HPLC 法测定，含阿魏酸（$C_{10}H_{10}O_4$）不得少于 0.050%。

【功能与主治】补血活血，调经止痛，润肠通便。用于血虚萎黄，眩晕心悸，月经不调，经闭痛经，虚寒腹痛，风湿痹痛，跌仆损伤，痈疽疮疡，肠燥便秘。酒当归活血通经。用于经闭痛经，风湿痹痛，跌仆损伤。用量 6 ～ 12g。

【伪品】

1. 欧当归　本品为伞形科植物欧当归 *Levisticum officinale* Koch. 的根。呈不规则圆锥形，根头部由两个以上芦头组成。全形较当归粗长，干燥后气味淡薄。

2. 东当归　本品为伞形科植物东当归 *Angelica acutiloba*（Sieb. et Zucc.）Kitagawa 的根。主根略呈圆柱形，顶端平截，中央为凹陷的茎痕，表面有横纹。质干而硬，易折断。气芳香，味甜而后稍苦。

独活（ANGELICAE PUBESCENTIS RADIX）

【来源】伞形科植物重齿毛当归 *Angelica pubescens* Maxim. f. *biserrata* Shan et Yuan 的干燥根。

【产地】主产于湖北、四川等地。

【采收加工】春初苗刚发芽或秋末茎叶枯萎时采挖，除去须根和泥沙，烘至半干，堆置 2 ～ 3 天，发软后再烘至全干。

【性状鉴别】

1. 药材　本品根略呈圆柱形，下部 2 ～ 3 分枝或更多，长 10 ～ 30cm。根头部膨大，圆锥状，多横皱纹，直径 1.5 ～ 3cm，顶端有茎、叶的残基或凹陷。表面灰褐色或棕褐色，具纵皱纹，有横长皮孔样突起及稍突起的细根痕。质较硬，受潮则变软，断面皮部灰白色，有多数散在的棕色油室，木部灰黄色至黄棕色，形成层环棕色。有特异香气，味苦、辛、微麻舌。

2. 饮片　本品呈类圆形薄片。外表皮灰褐色或棕褐色，具皱纹。切面皮部灰白色至灰褐色，有多数散在棕色油点，木部灰黄色至黄棕色，形成层环棕色。有特异香气。味苦、辛、微麻舌。见彩图 4-50。

【化学成分】含蛇床子素、二氢欧山芹醇当归酸酯等成分。

【功能与主治】祛风除湿，通痹止痛。用于风寒湿痹，腰膝疼痛，少阴伏风头痛，风寒夹湿头痛。用量 3 ～ 10g。

羌活（NOTOPTERYGII RHIZOMA ET RADIX）

【来源】伞形科植物羌活 *Notopterygium incisum* Ting ex H. T. Chang 或宽叶羌活 *Notopterygium franchetii* H. de Boiss. 的干燥根茎和根。

【产地】主产于四川、青海等地。

【采收加工】春、秋二季采挖，除去须根及泥沙，晒干。

【性状鉴别】

1. 药材

（1）羌活　本品为圆柱状略弯曲的根茎，长 4 ～ 13cm，直径 0.6 ～ 2.5cm，顶端具茎痕。表面棕褐色至黑褐色，外皮脱落处呈黄色。节间缩短，呈紧密隆起的环状，形似蚕，习称"蚕羌"；节间延长，形如竹节状，习称"竹节羌"。节上有多数点状或瘤状突起的根痕及棕色破碎鳞片。体轻，质脆，易折断，断面不平整，有多数裂隙，皮部黄棕色至暗棕色，油润，有棕色油点，木部黄白色，射线明显，髓部黄色至黄棕色。气香，味微苦而辛。

（2）宽叶羌活　本品为根茎和根。根茎类圆柱形，顶端具茎和叶鞘残基，根类圆锥形，有纵皱纹和皮孔；表面棕褐色，近根茎处有较密的环纹，长 8 ～ 15cm，直径 1 ～ 3cm，习称"条羌"。有的根茎粗大，不规则结节状，顶部具数个茎基，根较细，习称"大头羌"。质松脆，易折断，断面略平坦，皮部浅棕色，木部黄白色。气味较淡。

2. 饮片　本品呈类圆形、不规则形横切或斜切片，表皮棕褐色至黑褐色，切面外侧棕褐色，木部黄白色，有的可见放射状纹理。体轻，质脆。气香，味微苦而辛。见彩图 4-51。

【化学成分】含挥发油、糖类、羌活醇、异欧前胡素、紫花前胡苷、氨基酸、有机酸等成分。

【功能与主治】解表散寒，祛风除湿，止痛。用于风寒感冒，头痛项强，风湿痹痛，肩背酸痛。用量 3 ～ 10g。

【伪品】牛尾独活，伞形科植物短毛独活 *Heracleum moellendorffii* Hance 或独活 *Heracleum hemsleyanum* Diels 的根。表面浅灰色至灰棕色，切面黄白色，多裂隙，散在深黄色油点，木部黄白色，其外侧有一棕色环纹。气微香，味稍甘而微苦。染色后冒充羌活，表面灰棕色至棕褐色，断面皮部棕褐色，木部棕黄色。

前胡（PEUCEDANI RADIX）

【来源】伞形科植物白花前胡 *Peucedanum praeruptorum* Dunn 的干燥根。

【产地】主产于浙江、江西等地。

【采收加工】冬季至次春茎叶枯萎时采挖未抽花茎植株的根，除去须根，洗净，晒干或低温干燥。

【性状鉴别】

1.药材 本品呈不规则的圆柱形、圆锥形或纺锤形，稍扭曲，下部常有分枝，长 3～15cm，直径 1～2cm。表面黑褐色或灰黄色，根头部多有茎痕和纤维状叶鞘残基，上端有密集的细环纹，下部有纵沟、纵皱纹及横向皮孔样突起。质硬，可折断，断面不整齐，淡黄白色，皮部散有多数棕黄色油点，形成层环纹棕色，射线放射状。气芳香，味微苦、辛。

2.饮片 本品呈类圆形或不规则形的薄片。外表皮黑褐色或灰黄色，有时可见残留的纤维状叶鞘残基。切面黄白色至淡黄色，皮部散有多数棕黄色油点，可见一棕色环纹及放射状纹理。气芳香，味微苦、辛。见彩图 4–52。

【化学成分】含挥发油及香豆素类成分，如白花前胡甲素、白花前胡乙素等。

【功能与主治】降气化痰，散风清热。用于痰热喘满，咳痰黄稠，风热咳嗽痰多。用量 3～10g。

川芎（CHUANXIONG RHIZOMA）

【来源】伞形科植物川芎 *Ligusticum chuanxiong* Hort. 的干燥根茎。

【产地】主产于四川等地。

【采收加工】夏季当茎上的节盘显著突出，并略带紫色时采挖，除去泥沙，晒后烘干，再去须根。

【性状鉴别】

1.药材 本品呈不规则结节状拳形团块，直径 2～7cm。表面灰褐色或褐色，粗糙皱缩，有多数平行隆起的轮节，顶端有凹陷的类圆形茎痕，下侧及轮节上有多数小瘤状根痕。质坚实，不易折断，断面黄白色或灰黄色，散有黄棕色的油室，形成层环呈波状。气浓香，味苦、辛，稍有麻舌感，微回甜。

2.饮片 本品呈不规则厚片，外表皮灰褐色或褐色，有皱缩纹。切面黄白色或灰黄色，具有明显波状环纹或多角形纹理，散生黄棕色油点。质坚实。气浓香，味苦、辛，微甜。见彩图 4–53。

【规格等级】见表 4–22。

表4-22　川芎的规格等级

规格	等级	性状描述	
		共同点	区别点
选货	一等	干品。不规则结节状拳形团块，表面灰褐色或褐色，粗糙皱缩，有多数平行隆起的轮节，顶端有凹陷的类圆形茎痕，下侧及轮节上有多数小瘤状的根茎。质坚实，不易折断，断面黄白色或灰黄色，散有黄棕色的油室，形成层呈波状环纹。气浓香，味苦辛，稍有麻舌感，微回甜。无山川芎、无空心、焦枯	每公斤40个以内，单个重量不低于20g
	二等		每公斤70个以内，单个重量不低于12g
	三等		每公斤70个以外
统货	/	干品。不分大小，不规则结节状拳形团块，表面灰褐色或褐色，粗糙皱缩，有多数平行隆起的轮节，顶端有凹陷的类圆形茎痕，下侧及轮节上有多数小瘤状的根茎。质坚实，不易折断，断面黄白色或灰黄色，散有黄棕色的油室，形成层呈波状环纹。气浓香，味苦辛，稍有麻舌感，微回甜	

【化学成分】含挥发油、生物碱类、酚类及阿魏酸等成分。

【含量测定】按HPLC法测定，含阿魏酸（$C_{10}H_{10}O_4$）不得少于0.10%，含藁本内酯（$C_{12}H_{14}O_2$）不得少于0.80%。

【功能与主治】活血行气，祛风止痛。用于胸痹心痛，胸胁刺痛，跌仆肿痛，月经不调，经闭痛经，癥瘕腹痛，头痛，风湿痹痛。用量3～10g。

藁本（LIGUSTICI RHIZOMA ET RADIX）

【来源】伞形科植物藁本 *Ligusticum sinense* Oliv. 或辽藁本 *Ligusticum jeholense* Nakai et Kitag. 的干燥根茎和根。

【产地】藁本主产于陕西、甘肃等地；辽藁本主产于辽宁、吉林等地。

【采收加工】秋季茎叶枯萎或次春出苗时采挖，除去泥沙，晒干或烘干。

【性状鉴别】

1. 药材

（1）藁本　本品根茎呈不规则结节状圆柱形，稍扭曲，有分枝，长3～10cm，直径1～2cm。表面棕褐色或暗棕色，粗糙，有纵皱纹，上侧残留数个凹陷的圆形茎基，下侧有多数点状突起的根痕和残根。体轻，质较硬，易折断，断面黄色或黄白色，纤维状。气浓香，味辛、苦、微麻。

（2）辽藁本　本品较小，根茎呈不规则的团块状或柱状，长1～3cm，直径0.6～2cm。有多数细长弯曲的根。

2. 饮片

（1）藁本片　本品呈不规则的厚片。外表皮棕褐色至黑褐色，粗糙。切面黄白色至浅黄褐色，具裂隙或孔洞，纤维性。气浓香，味辛、苦、微麻。见彩图4-54。

（2）辽藁本片　本品外表皮可见根痕和残根突起呈毛刺状，或有呈枯朽空洞的老茎残基。

切面木部有放射状纹理和裂隙。

【化学成分】含挥发油等成分。

【功能与主治】祛风，散寒，除湿，止痛。用于风寒感冒，颠顶疼痛，风湿痹痛。用量3～10g。

防风（SAPOSHNIKOVIAE RADIX）

【来源】伞形科植物防风 *Saposhnikovia divaricata*（Turcz.）Schischk. 的干燥根。

【产地】主产于东北地区，习称"关防风"。

【采收加工】春、秋二季采挖未抽花茎植株的根，除去须根和泥沙，晒干。

【性状鉴别】

1. 药材　本品呈长圆锥形或长圆柱形，下部渐细，有的略弯曲，长6～30cm，直径0.5～2cm。表面淡黄色或棕褐色，粗糙，有纵皱纹、多数横长皮孔样突起及点状的细根痕。根头部有环纹（"蚯蚓头"），有的环纹上残存棕褐色毛状叶基（"扫帚头"）。体轻，质松，易折断，断面不平坦，皮部淡黄色至棕色，有裂隙，木部黄色。气特异，味微甘。

2. 饮片　本品为圆形或椭圆形的厚片。外表皮淡黄色或棕褐色，有纵皱纹，有的可见横长皮孔样突起、密集的环纹或残存的毛状叶基。切面皮部淡黄色至棕色，有裂隙，木部黄色，具放射状纹理（俗称"凤眼圈"）。气特异，味微甘。见彩图4-55。

【规格等级】见表4-23。

表4-23　防风的规格等级

规格	等级	性状描述		
		共同点	区别点	
			芦头下直径（cm）	长度（cm）
野生防风	一等	主根粗大，长圆柱形至圆锥形，单枝，略弯曲。有的具"扫帚头"，体轻，松泡，易折断，断面不平坦，气略香，味微甘	0.6～2.0	15.0～30.0
	二等		0.3～0.6	8.0～15.0
	统货／		不区分	
栽培防风	一等	主根较粗大，长圆柱形，单枝或多分枝，略弯曲。有的具"扫帚头"。体坚实，质硬脆，易折断，气略香，味微甘	0.8～2.0	20.0～30.0
	二等		0.5～0.8	15.0～20.0
	统货／		不区分	

【化学成分】含挥发油、升麻素苷、升麻素等成分。

【含量测定】按HPLC法测定，含升麻素苷（$C_{22}H_{28}O_{11}$）和5-O-甲基维斯阿米醇苷（$C_{22}H_{28}O_{10}$）的总量不得少于0.24%。

【功能与主治】祛风解表，胜湿止痛，止痉。用于感冒头痛，风湿痹痛，风疹瘙痒，破伤风。用量5～10g。

【伪品】

1. 川防风　本品为伞形科植物短片藁本 *Ligusticopsis brachyloba*（Franch.）Leute 的干燥根。圆柱形或长圆锥形，稍弯曲，有时分枝，表面粗糙，棕灰色或棕黄色，顶端常带干枯的茎及叶痕。根头部有一段具竹节样叶痕，根部有纵皱纹及成堆的疣状突起和突起的支根痕，体轻，质硬脆，不易折断，断面纤维状，皮部棕色，木质部淡黄色。气微，味淡。

2. 松叶防风　本品为伞形科植物松叶西风芹 *Seseli yunnanense* Franch. 的干燥根（云南地方习用）。长条根，间有分枝及有芦头者。表面黄色或灰棕色，有纵向皱纹，部分有隆起的小疣及侧根的断痕。根头部有许多环节，顶端四周具纤维状叶柄残基，其末端往往较细。质坚易折断，皮部疏松，淡黄色，其黄棕色与黄白色相间之纹理，呈放射状排列，并有裂隙，皮部外侧及木质部内侧有时可见棕色油点。气微芳香，味淡而后甜。

3. 竹叶防风　本品为伞形科竹叶西风芹 *Seseli mairei* Wolff 的干燥根（云南、四川地方习用）。圆柱形或圆锥形，稍弯曲，有时分枝，表面灰棕色或黄棕色，有致密的纵皱纹及横长的皮孔样突起，顶端中央有下凹的茎基痕。四周有叶鞘腐烂后残存的维管束，上部有细环纹，质软，易折断，断面平坦，中央木质部黄白色，皮部浅棕色，疏松有裂隙。气微弱，味淡，略甜、涩。

4. 宽萼岩风　本品为伞形科植物宽萼岩风 *Libanotis laticalycina* Shan et Sheh 的干燥根及根茎。长圆柱形或圆锥形，细长，略弯曲，下部有时分枝，表面浅黄棕色至灰褐色，粗糙，具纵皱纹、疣状皮孔及横长的皮孔，根头部少数有分枝，顶端残留根茎处稍膨大。体轻，质脆，易折断，断面平坦，皮部有棕色油点，木质部浅黄色，其外侧有一棕色环。气微，味淡。

柴胡（BUPLEURI RADIX）

【来源】伞形科植物柴胡 *Bupleurum chinense* DC. 或狭叶柴胡 *Bupleurum scorzonerifolium* Willd. 的干燥根。前者习称"北柴胡"；后者习称"南柴胡"。

【产地】北柴胡主产于河北、辽宁等地；南柴胡主产于江苏、安徽等地。

【采收加工】春、秋二季采挖，除去茎叶和泥沙，干燥。

【性状鉴别】

1. 药材

（1）北柴胡　本品呈圆柱形或长圆锥形，长 6～15cm，直径 0.3～0.8cm。根头膨大，顶端残留 3～15 个茎基或短纤维状叶基，下部分枝。表面黑褐色或浅棕色，具纵皱纹、支根痕及皮孔。质硬而韧，不易折断，断面显纤维性，皮部浅棕色，木部黄白色。气微香，味微苦。

（2）南柴胡　本品根较细，圆锥形，顶端有多数细毛状枯叶纤维，下部多不分枝或稍分枝。表面红棕色或黑棕色，靠近根头处多具细密环纹。质稍软，易折断，断面略平坦，不显纤维性。具败油气。

2. 饮片

（1）北柴胡　本品呈不规则厚片。外表皮黑褐色或浅棕色，具纵皱纹和支根痕。切面淡黄白色，纤维性。质硬。气微香，味微苦。见彩图 4-56。

（2）南柴胡　本品呈类圆形或不规则片。外表皮红棕色或黑褐色。有时可见根头处具细密环纹或有细毛状枯叶纤维。切面黄白色，平坦。具败油气。

【规格等级】见表4-24。

表4-24　柴胡的规格等级

规格	等级	性状描述	
		共同点	区别点
北柴胡（家种）	选货 /	干货。呈圆柱形或长圆锥形。上粗下细，顺直或弯曲，多分枝。头部膨大，呈疙瘩状，下部多分枝。表面黑褐色至浅棕色，有纵皱纹。质硬而韧，断面黄白色。显纤维性。微有香气，味微苦辛。无须毛、杂质、虫蛀、霉变	中部直径＞0.4cm，无残茎
	统货 /		中部直径＞0.3cm，偶见残茎
北柴胡（野生）	统货 /	干货。呈圆柱形或长圆锥形，上粗下细，顺直或弯曲，多分枝。头部膨大，呈疙瘩状，无残留茎苗，下部多分枝。表面黑褐色，有纵皱纹、支根痕及皮孔。质硬而韧，不易折断，断面显纤维性较强，皮部浅棕色，木部黄白色。气微香，味微苦辛。无须毛、杂质、虫蛀、霉变	
南柴胡	统货 /	干货。呈类圆锥形，少有分枝，略弯曲。顶端有多数细毛状枯叶纤维。表面浅棕色或红褐色，有纵皱纹及须根痕。断面淡棕色。微有香气。味微苦辛。大小不分。残留苗茎不超过0.5cm。无须根、杂质、虫蛀、霉变。具败油气、不显纤维性、质稍软、易折断等明显特征	

【化学成分】主含挥发油、柴胡皂苷、香豆素等成分。

【含量测定】按 HPLC 法测定，含柴胡皂苷 a（$C_{42}H_{68}O_{13}$）和柴胡皂苷 d（$C_{42}H_{68}O_{13}$）的总量不得少于 0.30%。

【功能与主治】疏散退热，疏肝解郁，升举阳气。用于感冒发热，寒热往来，胸胁胀痛，月经不调，子宫脱垂，脱肛。用量 3 ～ 10g。

【伪品】

1. 大叶柴胡　本品为伞形科植物大叶柴胡 *Bupleurum longiradiatum* Turcz. 的根。根表面密生环节，多中空，尤其上部较为明显。质地轻，略硬。具芹菜样香气，有麻舌感。有毒。

2. 锥叶柴胡　本品为伞形科植物锥叶柴胡 *Bupleurum bicaule* Helm 的根。多分枝，残留众多粗细不一的茎基。质地松脆，易折断，断面平坦。具有败油气。

3. 竹叶柴胡　本品为伞形科植物竹叶柴胡 *Bupleurum marginatum* Wall. ex DC. 的根。茎基部有密集的节，质地坚韧，不易折断，断面显片状纤维性。味淡。

知识拓展

八路军发明的药——柴胡注射液

近日，国家药品监督管理局发布公告，修订柴胡注射液说明书，增加了"儿童禁用"条款。

柴胡注射液源于战争年代。1940年，第一支中药注射液——柴胡注射液诞生在八路军简陋的制药厂里。1941年被正式命名为"柴胡注射液"，当时用来"主治流感、回归热、产褥热、肺结核发展期发热，并能对付顽固疟疾"。

多种中药注射液的"不良反应""禁忌""注意事项"多标注为"尚未明确"。随着药品不良反应监测的加强，国家对多种中药注射液的说明书进行修订。柴胡注射液修订后的说明书提示其"不良反应包括过敏性休克"，并明确了"儿童禁用"。

此次修订柴胡注射液说明书，既给其他中药注射液做了表率，也是对中医药很好的保护和传承。

——《文摘报》（2018年6月9日4版）

北沙参（GLEHNIAE RADIX）

【来源】伞形科植物珊瑚菜 *Glehnia littoralis* Fr. Schmidt ex Miq. 的干燥根。

【产地】主产于辽宁、河北、山东等地。

【采收加工】夏、秋两季采挖，除去须根，洗净，稍晾，置沸水中烫后，除去外皮，干燥。或洗净后直接干燥。

【性状鉴别】

1. 药材 本品呈细长圆柱形，偶有分枝，长12～45cm，直径0.4～1.8cm。表面淡黄白色，略粗糙，偶有残存外皮，未去外皮的表面黄棕色。全体有细纵皱纹和纵沟，并有棕黄色至棕色点状突起的细根痕及皮孔样突起；顶端常留有黄棕色根茎残基；上端稍细，中部略粗，下部渐细。质坚脆，易折断，断面皮部浅黄白色，形成层环棕黄色至深褐色，木部黄色。气特异，味微甘。

2. 饮片 本品为类圆形或圆柱形的段。外表面淡黄白色，略粗糙，偶有残存外皮，未去外皮的表面黄棕色。有纵皱纹及棕黄色点状突起的细根痕。切面皮部浅黄白色，形成层环棕黄色至深褐色，木部黄色，部分中间有裂隙或空洞。质坚脆。气特异，味微甘。见彩图4-57。

【规格等级】见表4-25。

表 4-25　北沙参的规格等级

规格	等级	性状描述	
		共同点	区别点
河北北沙参	选货	干货。呈细长圆柱形，偶有分枝，表面淡黄白色至黄棕色，略粗糙。全体有细纵皱纹和纵沟，并有棕黄色点状细根痕；顶端常留有黄棕色根茎残基；上端稍细，中部略粗，下部渐细。质脆，易折断，断面皮部浅黄白色，木部黄色。气特异，味微甘	条长 ≥ 15cm，上中部直径 ≥ 1cm；偶有残存外皮
	统货		大小不分；残存外皮较多，表面黄棕色
内蒙古北沙参	选货	干货。呈细长圆柱形，偶有分枝，表面淡黄白色，略粗糙，偶有残存外皮。全体有细纵皱纹和纵沟，并有棕黄色点状细根痕；顶端常留有黄棕色根茎残基；上端稍细，中部略粗，下部渐细。质脆，易折断，断面皮部浅黄白色，木部黄色。气特异，味微甘	条长 ≥ 20cm，上中部直径 ≥ 0.5cm
	统货		大小不分

【化学成分】主含香豆素类、有机酸类、多糖等成分。

【功能与主治】养阴清肺，益胃生津。用于肺热燥咳，劳嗽痰血，胃阴不足，热病津伤，咽干口渴。用量 5 ～ 12g。不宜与藜芦同用。

任务实施

表 4-26　《双子叶植物根及根茎类中药鉴定 5》学习任务单

班级　　　　姓名　　　　　　学号　　　　　成绩

序号	中药正名	科属	入药部位	主要鉴别特征
1				
2				
3				
4				
5				
6				

续表

序号	中药正名	科属	入药部位	主要鉴别特征
7				
8				
9				
10				
11				
12				
13				

六 子任务：双子叶植物根及根茎类中药鉴定6

学习目标

❶ 知识目标

（1）掌握：龙胆、紫草、丹参、黄芩、地黄的来源、性状。

（2）熟悉：龙胆、紫草、丹参、黄芩、地黄的产地、成分；秦艽、白薇、玄参、巴戟天的来源、性状。

（3）了解：秦艽、白薇、玄参、巴戟天的产地；白前、徐长卿、胡黄连的来源、性状。

❷ 能力目标

（1）能够正确识别本次课所学的药材，区分真伪。

（2）逐步提升阅读能力、观察能力、综合分析能力。

❸ 素质目标

（1）培养依法鉴定、资源保护、安全合理用药的意识。

（2）树立认真、严谨、实事求是、精益求精的工作态度。

（3）增强团队合作意识，锻炼与人沟通能力，培养创新精神。

知识基础

龙胆（GENTIANAE RADIX ET RHIZOMA）

【来源】龙胆科植物条叶龙胆 *Gentiana manshurica* Kitag.、龙胆 *Gentiana scabra* Bge.、三花龙胆 *Gentiana triflora* Pall. 或坚龙胆 *Gentiana rigescens* Franch. 的干燥根和根茎。前三种习称"龙胆"或"关龙胆"，后一种习称"坚龙胆"或"云龙胆"。

【产地】龙胆主产于东北或内蒙古等地区；坚龙胆主产于云南等地。

【采收加工】春、秋二季采挖，洗净，干燥。

【性状鉴别】

1. 药材

（1）龙胆　根茎呈不规则的块状，长 1～3cm，直径 0.3～1cm；表面暗灰棕色或深棕色，上端有茎痕或残留茎基，周围和下端着生多数细长的根。根圆柱形，略扭曲，长 10～20cm，直径 0.2～0.5cm；表面淡黄色或黄棕色，上部多有显著的横皱纹，下部较细，有纵皱纹及支根痕。质脆，易折断，断面略平坦，皮部黄白色或淡黄棕色，木部色较浅，呈点状环列。气微，味甚苦。

（2）坚龙胆　表面无横皱纹，外皮膜质，易脱落，木部黄白色，易与皮部分离。

2. 饮片

（1）龙胆　本品呈不规则形的段。根茎呈不规则块片，表面暗灰棕色或深棕色。根圆柱形，表面淡黄色至黄棕色，有的有横皱纹，具纵皱纹。切面皮部黄白色至棕黄色，木部色较浅。气微，味甚苦。见彩图 4-58。

（2）坚龙胆　本品呈不规则形的段。根表面无横皱纹，膜质外皮已脱落，表面黄棕色至深棕色。切面皮部黄棕色，木部色较浅。

【规格等级】见表 4-27。

表 4-27 龙胆的规格等级

规格	等级	性状描述	
		共同点	区别点
坚龙胆	选货	干货。根茎呈不规则结节状，1 至数个。根略呈角质状，无横皱纹，外皮膜质，易脱落。质坚脆易折断，断面皮部黄棕色或棕色，木部黄白色，气微，味极苦	长短粗细均匀，完整，根条较多，根茎表面黄棕色，根表面红棕色或黄棕色，中部直径 ≥0.2cm。含杂率（残茎）≤ 1.5%
	统货		长短粗细欠均匀，不完整，根条较少，根茎表面黄棕色，根表面深红棕色或深棕色
关龙胆	选货	干货。根茎呈不规则块状，顶端有突起的茎痕或残留茎基，周围和下端着生多数细长的根。根圆柱形，略扭曲，上部多有显著横皱纹，下部较细，有纵皱纹和支根痕。质脆易断，断面略平坦，皮部黄白色或淡黄棕色，木部色较浅，成点状环列。气微，味甚苦	长短粗细均匀，完整，根条较多，根茎表面灰棕色，根表面淡黄色或黄棕色，中部直径 ≥0.2cm。含杂率（残茎）≤ 1.5%
	统货		长短粗细欠均匀，不完整，根条较少，根茎表面灰棕色，根表面淡黄色或黄棕色

【化学成分】主含环烯醚萜苷类成分。

【含量测定】按 HPLC 法测定法，龙胆含龙胆苦苷（$C_{16}H_{20}O_9$），药材不得少于 3.0%；饮片不得少于 2.0%；坚龙胆含龙胆苦苷（$C_{16}H_{20}O_9$），药材不得少于 1.5%，饮片不得少于 1.0%。

【功能与主治】清热燥湿，泻肝胆火。用于湿热黄疸，阴肿阴痒，带下，湿疹瘙痒，肝火目赤，耳鸣耳聋，胁痛口苦，强中，惊风抽搐。用量 3～6g。

【伪品】

1. 甜龙胆　本品为石竹科植物剪秋罗（俗称"大花剪秋罗"）*Silene fulgens*（Fisch.）E. H. L. Krause 的根和根茎。根茎呈不规则结节状，表面暗褐色，上端有残留的茎痕或茎基。根簇生于根茎上，表面灰褐色或土棕色，有细纵皱纹及侧根痕。质硬，易折断。断面灰白色，有淡黄色木心，气微，味微苦。

2. 桃儿七　本品为小檗科植物桃儿七 *Sinopodophyllum hexandrum*（Royle）Ying 的干燥根及根茎。有毒。根茎横走，呈结节状，表面暗灰棕色，上端有茎痕或残存的茎基。着生多数细长的根，呈细长圆柱形，表面棕褐色至棕黄色，较龙胆深。断面略平坦，皮部淡黄白色，木部细小，色较皮部深。气微，味苦，微辛。

3. 兔儿伞　本品为菊科植物兔儿伞 *Syneilesis aconitifolia*（Bunge）Maxim. 的根及根茎。根茎呈圆柱形，簇生多数细长的根。根圆柱形，略扭曲，表面灰黄色，密被毛茸。质脆，易折断，断面黄白色，中央有棕色小点。气特异，味辛微苦。

秦艽（GENTIANAE MACROPHYLLAE RADIX）

【来源】龙胆科植物秦艽 *Gentiana macrophylla* Pall.、麻花秦艽 *Gentiana straminea* Maxim.、粗茎秦艽 *Gentiana crassicaulis* Duthie ex Burk. 或小秦艽 *Gentiana dahurica* Fisch. 的干燥根。前三种按性状不同分别习称"秦艽"和"麻花艽"，后一种习称"小秦艽"。

【产地】秦艽、麻花秦艽、粗茎秦艽主产于西北、西南等地；小秦艽主产于华北。

【采收加工】春、秋二季采挖，除去泥沙；秦艽和麻花艽晒软，堆置"发汗"至表面呈红黄色或灰黄色时，摊开晒干，或不经发汗直接晒干；小秦艽趁鲜时搓去黑皮，晒干。

【性状鉴别】

1.药材

（1）秦艽　本品呈类圆柱形，上粗下细，扭曲不直，长 10～30cm，直径 1～3cm。表面黄棕色或灰黄色，有纵向或扭曲的纵皱纹，顶端有残存茎基及纤维状叶鞘。质硬而脆，易折断，断面略显油性，皮部黄色或棕黄色，木部黄色。气特异，味苦、微涩。

（2）麻花艽　本品呈类圆锥形，多由数个小根纠聚而膨大，直径可达 7cm。表面棕褐色，粗糙，有裂隙呈网状孔纹。质松脆，易折断，断面多呈枯朽状。

（3）小秦艽　本品呈类圆锥形或类圆柱形，长 8～15cm，直径 0.2～1cm。表面棕黄色。主根通常 1 个，残存的茎基有纤维状叶鞘，下部多分枝。断面黄白色。

2.饮片　本品呈类圆形的厚片。外表皮黄棕色、灰黄色或棕褐色，粗糙，有扭曲纵纹或网状孔纹。切面皮部黄色或棕黄色，木部黄色，有的中心呈枯朽状。气特异，味苦、微涩。见彩图 4-59。

【化学成分】主要含有环烯醚萜苷类（龙胆苦苷等）、木脂素类、黄酮类及三萜类等化学成分。

【功能与主治】祛风湿，清湿热，止痹痛，退虚热。用于风湿痹痛，中风半身不遂，筋脉拘挛，骨节酸痛，湿热黄疸，骨蒸潮热，小儿疳积发热。用量 3～10g。

课堂活动

仔细观察龙胆和秦艽标本性状特征，试述如何区别二味药材？

白前（CYNANCHI STAUNTONII RHIZOMA ET RADIX）

【来源】萝藦科植物柳叶白前 *Cynanchum stauntonii*（Decne.）Schltr. ex Lévl. 或芫花叶白前 *Cynanchum glaucescens*（Decne.）Hand. –Mazz. 的干燥根茎和根。

【产地】分布于我国江苏、浙江、福建、江西、湖南、广东、广西和四川等省区。

【采收加工】秋季采挖，洗净，晒干。

【性状鉴别】

1. 药材

（1）柳叶白前　根茎呈细长圆柱形，有分枝，稍弯曲，长 4 ～ 15cm，直径 1.5 ～ 4mm。表面黄白色或黄棕色，节明显，节间长 1.5 ～ 4.5cm，顶端有残茎。质脆，断面中空。节处簇生纤细弯曲的根，长可达 10cm，直径不及 1mm，有多次分枝呈毛须状，常盘曲成团。气微，味微甜。

（2）芫花叶白前　根茎较短小或略呈块状；表面灰绿色或灰黄色，节间长 1 ～ 2cm。质较硬。根稍弯曲，直径约 1mm，分枝少。

2. 饮片

（1）柳叶白前　根茎呈细圆柱形的段，直径 1.5 ～ 4mm。表面黄白色或黄棕色，节明显。质脆，断面中空。有时节处簇生纤细的根或根痕，根直径不及 1mm。气微，味微甜。见彩图 4-60。

（2）芫花叶白前　根茎呈细圆柱形的段，表面灰绿色或灰黄色。质较硬。根直径约 1mm。

【化学成分】主含三萜皂苷等成分，如芫花叶白前苷元 A、芫花叶白前苷元 B 和芫花叶白前苷元 C- 单黄夹竹桃糖苷等。

【功能与主治】降气，消痰，止咳。用于肺气壅实，咳嗽痰多，胸满喘急。用量 3 ～ 10g。

白薇（CYNANCHI ATRATI RADIX ET RHIZOMA）

【来源】萝藦科植物白薇 *Cynanchum atratum* Bge. 或蔓生白薇 *Cynanchum versicolor* Bge. 的干燥根和根茎。

【产地】全国大部分地区均有分布。

【采收加工】春、秋二季采挖，洗净，干燥。

【性状鉴别】

1. 药材　根茎粗短，有结节，多弯曲。上面有圆形的茎痕，下面及两侧簇生多数细长的根，根长 10 ～ 25cm，直径 0.1 ～ 0.2cm。表面棕黄色。质脆，易折断，断面皮部黄白色，木部黄色。气微，味微苦。

2. 饮片　呈不规则的段。根茎不规则形，可见圆形凹陷的茎痕，结节处残存多数簇生的根。根细，直径小于 0.2cm，表面棕黄色。切面皮部类白色或黄白色，木部较皮部窄小，黄色。质脆。气微，味微苦。见彩图 4-61。

【化学成分】主含白薇素、挥发油、强心苷等成分。

【功能与主治】清热凉血，利尿通淋，解毒疗疮。用于温邪伤营发热，阴虚发热，骨蒸劳热，产后血虚发热，热淋，血淋，痈疽肿毒。用量 5 ～ 10g。

徐长卿（CYNANCHI PANICULATI RADIX ET RHIZOMA）

【来源】萝藦科植物徐长卿 *Cynanchum paniculatum*（Bge.）Kitag. 的干燥根和根茎。

【产地】全国大部分地区均有分布。

【采收加工】秋季采挖，除去杂质，阴干。

【性状鉴别】

1.药材 根茎呈不规则柱状，有盘节，长 0.5～3.5cm，直径 2～4mm。有的顶端带有残茎，细圆柱形，长约 2cm，直径 1～2mm，断面中空；根茎节处周围着生多数根。根呈细长圆柱形，弯曲，长 10～16cm，直径 1～1.5mm。表面淡黄白色至淡棕黄色或棕色，具微细的纵皱纹，并有纤细的须根。质脆，易折断，断面粉性，皮部类白色或黄白色，形成层环淡棕色，木部细小。气香，味微辛凉。

2.饮片 本品呈不规则的段。根茎有节，四周着生多数根。根圆柱形，表面淡黄白色至淡棕黄色或棕色，有细纵皱纹。切面粉性，皮部类白色或黄白色，形成层环淡棕色，木部细小。气香，味微辛凉。见彩图 4-62。

【化学成分】主含牡丹酚、黄酮苷、氨基酸、糖类等成分。

【功能与主治】祛风，化湿，止痛，止痒。用于风湿痹痛，胃痛胀满，牙痛，腰痛，跌仆伤痛，风疹、湿疹。用量 3～12g，后下。

紫草（ARNEBIAE RADIX）

【来源】紫草科植物新疆紫草 *Arnebia euchroma*（Royle）Johnst. 或内蒙紫草 *Arnebia guttata* Bunge 的干燥根。

【产地】分布于新疆、西藏、内蒙古。

【采收加工】春、秋二季采挖，除去泥沙，干燥。

【性状鉴别】

1.药材

（1）新疆紫草（软紫草） 本品呈不规则的长圆柱形，多扭曲，长 7～20cm，直径 1～2.5cm。表面紫红色或紫褐色，皮部疏松，呈条形片状，常 10 余层重叠，易剥落。顶端有的可见分歧的茎残基。体轻，质松软，易折断，断面不整齐，木部较小，黄白色或黄色。气特异，味微苦、涩。

（2）内蒙紫草 本品呈圆锥形或圆柱形，扭曲，长 6～20cm，直径 0.5～4cm。根头部略粗大，顶端有残茎 1 或多个，被短硬毛。表面紫红色或暗紫色，皮部略薄，常数层相叠，易剥离。质硬而脆，易折断，断面较整齐，皮部紫红色，木部较小，黄白色。气特异，味涩。

2.饮片

（1）新疆紫草切片 本品呈不规则的圆柱形切片或条形片状。圆柱形切片直径 1～2.5cm，表面紫红色或紫褐色；皮部深紫色，疏松易剥落；木部较小，黄白色或黄色。气特异，味微苦、涩。见彩图 4-63。

（2）内蒙紫草切片 本品直径 0.5～4cm，有的可见短硬毛。皮部略薄。质硬而脆。气特异，味涩。

【规格等级】见表 4-28。

表 4-28　紫草的规格等级

规格	等级		性状描述	
			共同点	区别点
新疆紫草	选货	一等	干货。除去杂质。呈不规则的长圆柱形，多扭曲，长 7 ~ 20cm，直径 1 ~ 2.5cm。表面紫红色或紫褐色，皮部疏松，呈条形片状，常 10 余层重叠，易剥落。体轻，质松软，易折断，断面不整齐，木部较小，黄白色或黄色。气特异，味微苦、涩	条粗大，色紫红，皮厚，无毛头
		二等		条较细小，皮薄，偶见毛头，残留泥沙
	统货			条粗细大小不一，皮薄，有毛头

【化学成分】含紫草素、乙酰紫草素、β,β'– 二甲基丙烯酰阿卡宁等成分。

【含量测定】

1. 羟基萘醌总色素　按 UV–VIS 法测定，含羟基萘醌总色素以左旋紫草素（$C_{16}H_{16}O_5$）计，不得少于 0.80%。

2. β,β'– 二甲基丙烯酰阿卡宁　按 HPLC 法测定法，含 β,β'– 二甲基丙烯酰阿卡宁（$C_{21}H_{22}O_6$）不得少于 0.30%。

【功能与主治】清热凉血，活血解毒，透疹消斑。用于血热毒盛，斑疹紫黑，麻疹不透，疮疡，湿疹，水火烫伤。用量 5 ~ 10g。

【附药】

硬紫草　紫草科植物紫草 *Lithospermum erythrorhizon* Sieb. et Zucc. 的干燥根。呈圆锥形或纺锤形，扭曲，有分枝；表面紫红色或紫黑色，粗糙，有纵纹，皮部薄，易呈鳞片状剥落；质硬而脆，易折断，断面皮部薄，深紫色，木部较大，灰黄色，具放射状纹理；气微，味微甜、酸。

丹参（SALVIAE MILTIORRHIZAE RADIX ET RHIZOMA）

【来源】唇形科植物丹参 *Salvia miltiorrhiza* Bge. 的干燥根和根茎。

【产地】分布于甘肃、四川、贵州等地。

【采收加工】春、秋二季采挖，除去泥沙，干燥。

【性状鉴别】

1. 药材

（1）野生品　根茎短粗，顶端有时残留茎基。根数条，长圆柱形，略弯曲，有的分枝并具须状细根，长 10 ~ 20cm，直径 0.3 ~ 1cm。表面棕红色或暗棕红色，粗糙，具纵皱纹。老根外皮疏松，多显紫棕色，常呈鳞片状剥落。质硬而脆，断面疏松，有裂隙或略平整而致密，皮部棕红色，木部灰黄色或紫褐色，导管束黄白色，呈放射状排列。气微，味微苦涩。

（2）栽培品　较粗壮，直径 0.5 ~ 1.5cm。表面红棕色，具纵皱纹，外皮紧贴不易剥落。质坚实，断面较平整，略呈角质样。

2. 饮片　本品呈类圆形或椭圆形的厚片。外表皮棕红色或暗棕红色，粗糙，具纵皱纹。切面有裂隙或略平整而致密，有的呈角质样，皮部棕红色，木部灰黄色或紫褐色，有黄白色放射状纹理。气微，味微苦涩。见彩图 4-64。

【规格等级】见表 4-29。

表 4-29　丹参的规格等级

规格	等级		性状描述	
			共同点	区别点
川丹参	选货	特级	干货。呈圆柱形或长条状，略弯曲，偶有分支。表面紫红色或红棕色。具纵皱纹，外皮紧贴不易剥落。质坚实，不易掰断。断面灰黑色或黄棕色，无纤维。气微，味甜微苦	长 ≥ 15cm，主根中部直径 ≥ 1.2cm
		一级		长 ≥ 13cm，主根中部直径 ≥ 1.0cm
		二级		长 ≥ 12cm，主根中部直径 ≥ 0.8cm
		三级		长 ≥ 8cm，主根中部直径 ≥ 0.5cm
	统货	/		长度不限，不分大小
山东丹参	选货	一级	干货。呈长圆柱形。表面红棕色。有纵皱纹。质硬而脆，易折断。断面纤维性。气微，味甜微苦	长 ≥ 15cm，主根中部直径 ≥ 0.8cm
		二级		长 ≥ 12cm，主根中部直径 ≥ 0.6cm
	统货	/		长度不限，不分大小
其他地区丹参	选货	/	干货。呈长圆柱形。表面红棕色，具纵皱纹，外皮紧贴不易剥落。质坚实，断面较平整，略呈角质样	长 ≥ 12cm，主根中部直径 ≥ 0.8cm
	统货	/		长度不限，不分大小

【化学成分】主含丹参酮 I、丹参酮 II$_A$、丹参酮 II$_B$、隐丹参酮等菲醌类成分。

【含量测定】按 HPLC 法测定，含丹参酮 II$_A$（$C_{19}H_{18}O_3$）、隐丹参酮（$C_{19}H_{20}O_3$）和丹参酮 I（$C_{18}H_{12}O_3$）的总量不得少于 0.25%，含丹酚酸 B（$C_{36}H_{30}O_{16}$）不得少于 3.0%。

【功能与主治】活血祛瘀，通经止痛，清心除烦，凉血消痈。用于胸痹心痛，脘腹胁痛，癥瘕积聚，热痹疼痛，心烦不眠，月经不调，痛经经闭，疮疡肿痛。用量 10 ～ 15g。不宜与藜芦同用。

【伪品】

1. 云南鼠尾　亦称"滇丹参"。唇形科植物云南鼠尾草 *Salvia yunnanensis* C. H. Wright 的干燥根和根茎。根茎短，具密集的茎残基或叶痕，根呈圆锥状，有分枝，支根略呈纺锤状。表面紫褐色，具纵皱纹和细根痕。质地较硬脆，易折断，断面不平整。气微，味微甘、苦涩。

2. 甘西鼠尾　唇形科植物甘西鼠尾草 *Salvia przewalskii* Maxim. 的根和根茎。根头部常见残留的叶柄痕。根圆锥形，表面呈棕褐色或暗棕色，外皮剥落处呈红褐色，质地疏松而脆。易折断，断面不整齐，木部呈黄白色，皮部呈浅棕色或棕褐色。气微弱，味微苦。

案例讨论

　　某药厂购进一批丹参药材，质检人员依据 2020 年版《中国药典》规定对该批药材进行检测，其中丹参中主要指标成分丹参酮 II_A、丹酚酸 B 均符合规定要求。存储中，出现发霉现象，工作人员用清水浸泡 30 分钟后进行淘洗，并放于强日光下暴晒至干。质检人员重新检测，结果显示以上指标均低于药典规定。试分析原因。

黄芩（SCUTELLARIAE RADIX）

【来源】唇形科植物黄芩 *Scutellaria baicalensis* Georgi 的干燥根。

【产地】分布于云南、四川、贵州等地。

【采收加工】春、秋二季采挖，除去须根和泥沙，晒后撞去粗皮，晒干。

【性状鉴别】

1. 药材

（1）野生品　本品呈圆锥形，扭曲，长 8～25cm，直径 1～3cm。表面棕黄色或深黄色，有稀疏的疣状细根痕，上部较粗糙，有扭曲的纵皱纹或不规则的网纹，下部有顺纹和细皱纹。质硬而脆，易折断，断面黄色，中心红棕色，称"子芩"或"条芩"；老根中心呈枯朽状或中空，暗棕色或棕黑色，称"枯芩"。气微，味苦。

（2）栽培品　本品较细长，多有分枝。表面浅黄棕色，外皮紧贴，纵皱纹较细腻。断面黄色或浅黄色，略呈角质样。味微苦。

2. 饮片　黄芩片呈类圆形或不规则形薄片。外表皮黄棕色或棕褐色。切面黄棕色或黄绿色，具放射状纹理。见彩图 4-65。

【规格等级】见表 4-30。

表 4-30　黄芩的规格等级

规格		等级	性状描述		
			共同点	区别点	
				直径	长度
栽培品	选货	一等	呈圆锥形，上部皮较粗糙，有明显的网纹及扭曲的纵皱。下部皮细，有顺纹或皱纹。表面棕黄色或深黄色，断面黄色或浅黄色。质坚脆。气微、味苦。去净粗皮	≥ 1.5cm	≥ 10cm
		二等		1.0～1.5cm	≥ 10cm
		三等		0.7～1.0cm	5～10cm
	统货	/	性状同选货。不分大小		
野生品	统货	/	多为枯芩。表面较粗糙，棕黄色或深黄色。中心多呈暗棕色或棕黑色，枯朽状或已成空洞。气微、味苦。去净粗皮		

【化学成分】主含黄酮类化合物，是黄芩的有效成分，还含少量甾醇和氨基酸等成分。

【含量测定】按 HPLC 法测定，含黄芩苷（$C_{21}H_{18}O_{11}$）不得少于 9.0%。

【功能与主治】清热燥湿，泻火解毒，止血，安胎。用于湿温、暑湿，胸闷呕恶，湿热痞满，泻痢，黄疸，肺热咳嗽，高热烦渴，血热吐衄，痈肿疮毒，胎动不安。用量 3～10g。

玄参（SCROPHULARIAE RADIX）

【来源】玄参科植物玄参 *Scrophularia ningpoensis* Hemsl. 的干燥根。

【产地】主产于浙江。

【采收加工】冬季茎叶枯萎时采挖，除去根茎、幼芽、须根及泥沙，晒或烘至半干，堆放3～6天，反复数次至干燥。

【性状鉴别】

1. 药材　本品呈类圆柱形，中间略粗或上粗下细，有的微弯曲，长6～20cm，直径1～3cm。表面灰黄色或灰褐色，有不规则的纵沟、横长皮孔样突起和稀疏的横裂纹和须根痕。质坚实，不易折断，断面黑色，微有光泽。气特异似焦糖，味甘、微苦。

2. 饮片　本品呈类圆形或椭圆形的薄片。外表皮灰黄色或灰褐色。切面黑色，微有光泽，有的具裂隙。气特异似焦糖，味甘、微苦。见彩图 4-66。

【化学成分】主含哈巴苷、哈巴俄苷等环烯醚萜苷类成分。

【功能与主治】清热凉血，滋阴降火，解毒散结。用于热入营血，温毒发斑，热病伤阴，舌绛烦渴，津伤便秘，骨蒸劳嗽，目赤，咽痛，白喉，瘰疬，痈肿疮毒。用量9～15g。不宜与藜芦同用。

地黄（REHMANNIAE RADIX）

【来源】玄参科植物地黄 *Rehmannia glutinosa* Libosch. 的新鲜或干燥块根。

【产地】主产于河南、陕西、河北等地。

【采收加工】秋季采挖，除去芦头、须根及泥沙，鲜用，习称"鲜地黄"；或将地黄缓缓烘焙至约八成干，习称"生地黄"。

【性状鉴别】

1. 药材

（1）鲜地黄　本品呈纺锤形或条状，长8～24cm，直径2～9cm。外皮薄，表面浅红黄色，具弯曲的纵皱纹、芽痕、横长皮孔样突起及不规则疤痕。肉质，易断，断面皮部淡黄白色，可见橘红色油点，木部黄白色，导管呈放射状排列。气微，味微甜、微苦。

（2）生地黄　本品多呈不规则的团块状或长圆形，中间膨大，两端稍细，有的细小，长条状，稍扁而扭曲，长6～12cm，直径2～6cm。表面棕黑色或棕灰色，极皱缩，具不规则的横曲纹。体重，质较软而韧，不易折断，断面棕黄色至黑色或乌黑色，有光泽，具黏性。气微，味微甜。

2. 饮片　生地黄呈类圆形或不规则的厚片。外表皮棕黑色或棕灰色，极皱缩，具不规则的横曲纹。切面棕黄色至黑色或乌黑色，有光泽，具黏性。气微，味微甜。见彩图 4-67。

【规格等级】见表 4-31。

表 4-31 地黄的规格等级

规格	等级	性状描述	
		共同点	区别点
选货	16 支	呈肥厚肉质的结节块状，表面淡黄色至黄棕色，具环节，有皱纹及须根痕，结节上侧茎痕呈圆盘状，圆周凹入，中部突出。质硬而韧，不易折断，断面角质，淡黄色至黄棕色，有多数淡黄色筋脉小点。气微，味甜，嚼之有黏性	每千克支数 ≤ 16 支
	32 支		每千克支数 ≤ 32 支
	60 支		每千克支数 ≤ 60 支
	100 支		每千克支数 ≤ 100 支
	无数支		每千克支数 > 100 支，断面有时见有干枯无油性者
统货	/	呈不规则的团块状或长圆形，中间膨大，两端稍细，有的细小，长条状，稍扁而扭曲。表面棕黑色或棕灰色，断面黄褐色、黑褐色或棕黑色，致密油润，气微。味微甜。	

【化学成分】含苷类、糖类及氨基酸类等成分。

【含量测定】

1. 梓醇 按 HPLC 法测定，生地黄含梓醇（$C_{15}H_{22}O_{10}$）不得少于 0.20%。

2. 地黄苷 D 按 HPLC 法测定，生地黄含地黄苷 D（$C_{27}H_{42}O_{20}$）不得少于 0.10%。

【功能与主治】

1. 鲜地黄 清热生津，凉血，止血。用于热病伤阴，舌绛烦渴，温毒发斑，吐血，衄血，咽喉肿痛。用量 12 ～ 30g。

2. 生地黄 清热凉血，养阴生津。用于热入营血，温毒发斑，吐血，衄血，热病伤阴，舌绛烦渴，津伤便秘，阴虚发热，骨蒸劳热，内热消渴。用量 10 ～ 15g。

【附药】

熟地黄 生地黄的炮制加工品。呈不规则的块片、碎块，大小、厚薄不一。表面乌黑色，有光泽，黏性大。质柔软而带韧性，不易折断，断面乌黑色，有光泽。气微，味甜。

胡黄连（PICRORHIZAE RHIZOMA）

【来源】玄参科植物胡黄连 *Picrorhiza scrophulariiflora* Pennell 的干燥根茎。

【产地】分布于四川、云南等地。

【采收加工】秋季采挖，除去须根和泥沙，晒干。

【性状鉴别】

1. 药材 本品呈圆柱形，略弯曲，偶有分枝，长 3 ～ 12cm，直径 0.3 ～ 1cm。表面灰棕色至暗棕色，粗糙，有较密的环状节，具稍隆起的芽痕或根痕，上端密被暗棕色鳞片状的叶柄残基。体轻，质硬而脆，易折断，断面略平坦，淡棕色至暗棕色，木部有 4 ～ 10 个类白色点状维管束排列成环。气微，味极苦。见彩图 4-68。

2. 饮片　本品呈不规则的圆形薄片。外表皮灰棕色至暗棕色。切面灰黑色或棕黑色，木部有 4 ～ 10 个类白色点状维管束排列成环，气微，味极苦。见彩图 4-69。

【化学成分】主要含胡黄连苷Ⅰ、胡黄连苷Ⅱ等环烯醚萜苷类成分。

【功能与主治】退虚热，除疳热，清湿热。用于骨蒸潮热，小儿疳热，湿热泻痢，黄疸尿赤，痔疮肿痛。用量 3 ～ 10g。

巴戟天（MORINDAE OFFICINALIS RADIX）

【来源】茜草科植物巴戟天 *Morinda officinalis* How 的干燥根。

【产地】主产于广东、广西等地。

【采收加工】全年均可采挖，洗净，除去须根，晒至六七成干，轻轻捶扁，晒干。

【性状鉴别】

1. 药材　本品为扁圆柱形，略弯曲，长短不等，直径 0.5 ～ 2cm。表面灰黄色或暗灰色，具纵纹和横裂纹，有的皮部横向断离露出木部；质韧，断面皮部厚，紫色或淡紫色，易与木部剥离；木部坚硬，黄棕色或黄白色，直径 1 ～ 5mm。气微，味甘而微涩。

2. 饮片　巴戟肉呈扁圆柱形短段或不规则块。表面灰黄色或暗灰色，具纵纹和横裂纹。切面皮部厚，紫色或淡紫色，中空。气微，味甘而微涩。见彩图 4-70。

【化学成分】主含蒽醌类、环烯醚萜苷类、糖类、氨基酸类等成分。

【功能与主治】补肾阳，强筋骨，祛风湿。用于阳痿遗精，宫冷不孕，月经不调，少腹冷痛，风湿痹痛，筋骨痿软。用量 3 ～ 10g。

任务实施

表 4-32　《双子叶植物根及根茎类中药鉴定 6》学习任务单

班级		姓名		学号		成绩	

序号	中药正名	科属	入药部位	主要鉴别特征
1				
2				
3				
4				
5				

续表

序号	中药正名	科属	入药部位	主要鉴别特征
6				
7				
8				
9				
10				
11				
12				

七 子任务：双子叶植物根及根茎类中药鉴定7

学习目标

❶ 知识目标

（1）掌握：天花粉、党参、桔梗、木香、白术、苍术的来源、性状。

（2）熟悉：天花粉、党参、桔梗、木香、白术、苍术的产地、成分；茜草、续断、南沙参、紫菀、漏芦的来源、性状。

（3）了解：茜草、续断、南沙参、紫菀、漏芦的产地；麻黄根的来源、性状。

❷ 能力目标

（1）能够正确识别本次课所学的药材，区分真伪。

（2）逐步提升阅读能力、观察能力、综合分析能力。

❸ 素质目标

（1）培养依法鉴定、资源保护、安全合理用药的意识。

（2）树立认真、严谨、实事求是、精益求精的工作态度。

（3）增强团队合作意识，锻炼与人沟通能力，培养创新精神。

知识基础

茜草（RUBIAE RADIX ET RHIZOMA）

【来源】茜草科植物茜草 *Rubia cordifolia* L. 的干燥根和根茎。

【产地】全国大部分地区均有分布。

【采收加工】春、秋二季采挖，除去泥沙，干燥。

【性状鉴别】

1. 药材　根茎呈结节状，丛生粗细不等的根。根呈圆柱形，略弯曲，长 10～25cm，直径 0.2～1cm；表面红棕色或暗棕色，具细纵皱纹和少数细根痕；皮部脱落处呈黄红色。质脆，易折断，断面平坦皮部狭窄，紫红色，木部宽广，浅黄红色，导管孔多数。气微，味微苦，久嚼刺舌。

2. 饮片　本品呈不规则的厚片或段。根呈圆柱形，外表皮红棕色或暗棕色，具细纵纹；皮部脱落处呈黄红色。切面皮部狭，紫红色，木部宽广，浅黄红色，导管孔多数。气微，味微苦，久嚼刺舌。见彩图 4-71。

【化学成分】主含茜草素、羟基茜草素、大叶茜草素等蒽醌类成分。

【功能与主治】凉血，祛瘀，止血，通经。用于吐血，衄血，崩漏，外伤出血，瘀阻经闭，关节痹痛，跌仆肿痛。用量 6～10g。

【伪品】

1. 大叶茜草　茜草科植物大叶茜草 *Rubia schumanniana* Pritzel 的干燥根茎。根茎细长弯曲，具明显节。表面红褐色，具纵沟，有时皮部皱缩。皮部和木部易分离，皮部剥落后呈棕红色。质脆，易折断。断面平坦，红色，木部色较浅，中空。气微，味淡。

2. 蓬子菜　茜草科植物蓬子菜 *Galium verum* L. 的干燥根。呈不规则的块状根，外表灰褐色或浅棕褐色，栓皮不易剥落；质硬不易折断，断面类白色或灰黄色，有棕黄色的同心环纹。热水浸泡后水呈淡黄色，正品热水浸泡后水变成淡红色。

续断（DIPSACI RADIX）

【来源】川续断科植物川续断 *Dipsacus asper* Wall. ex Henry 的干燥根。

【产地】分布于全国各地。

【采收加工】秋季采挖，除去根头和须根，用微火烘至半干，堆置"发汗"至内部变绿色时，再烘干。

【性状鉴别】

1. 药材 本品呈圆柱形，略扁，有的微弯曲，长 5 ～ 15cm，直径 0.5 ～ 2cm。表面灰褐色或黄褐色，有稍扭曲或明显扭曲的纵皱及沟纹，可见横列的皮孔样斑痕和少数须根痕。质软，久置后变硬，易折断，断面不平坦，皮部墨绿色或棕色，外缘褐色或淡褐色，木部黄褐色，导管束呈放射状排列。气微香，味苦、微甜而后涩。

2. 饮片 本品呈类圆形或椭圆形的厚片。外表皮灰褐色至黄褐色，有纵皱。切面皮部墨绿色或棕褐色，木部灰黄色或黄褐色，可见放射状排列的导管束纹，形成层部位多有深色环。气微，味苦、微甜而涩。见彩图 4–72。

【化学成分】含续断碱及挥发油等成分。

【功能与主治】补肝肾，强筋骨，续折伤，止崩漏。用于肝肾不足，腰膝酸软，风湿痹痛，跌仆损伤，筋伤骨折，崩漏，胎漏。酒续断多用于风湿痹痛，跌仆损伤，筋伤骨折。盐续断多用于腰膝酸软。用量 9 ～ 15g。

天花粉（TRICHOSANTHIS RADIX）

【来源】葫芦科植物栝楼 *Trichosanthes kirilowii* Maxim. 或双边栝楼 *Trichosanthes rosthornii* Harms 的干燥根。

【产地】栝楼主产于河南、山东等地；双边栝楼主产于湖南、四川等地。

【采收加工】秋、冬二季采挖，洗净，除去外皮，切段或纵剖成瓣，干燥。

【性状鉴别】

1. 药材 本品呈不规则圆柱形、纺锤形或瓣块状，长 8 ～ 16cm，直径 1.5 ～ 5.5cm。表面黄白色或淡棕黄色，有纵皱纹、细根痕及略凹陷的横长皮孔，有的有黄棕色外皮残留。质坚实，断面白色或淡黄色，富粉性，横切面可见黄色木质部，略呈放射状排列，纵切面可见黄色条纹状木质部。气微，味微苦。

2. 饮片 本品呈类圆形、半圆形或不规则形的厚片。外表皮黄白色或淡棕黄色。切面可见黄色木质部小孔，略呈放射状排列。气微，味微苦。见彩图 4–73。

【规格等级】见表 4–33。

表 4–33 天花粉的规格等级

规格	等级	性状描述	
		共同点	区别点
选货	一等	呈不规则圆柱形、纺锤形或瓣块状，表面黄白色或淡棕黄色，有纵皱纹、细根痕及略凹陷的横长皮孔，有的有黄棕色外皮残留。质坚实，断面白色或淡黄色，富粉性，横切面可见黄色木质部，略呈放射状排列，纵切面可见黄色条纹状木质部。气微，味微苦	长 ≥ 15cm，直径 3.0 ～ 5.5cm。粗细比较均匀，富粉性
	二等		长 10 ～ 15cm，直径 2.0 ～ 3.0cm。粗细较均匀，长短不同，颜色黄白不一
	三等		长 ≤ 10cm，直径 1.5 ～ 2.0cm。大小较均匀，表面颜色偏棕色
统货	/	呈不规则圆柱形、纺锤形或瓣块状，表面黄白色或淡棕黄色，大小不分	

【化学成分】主含淀粉、天花粉蛋白、皂苷及多种氨基酸等成分。

【功能主治】清热泻火，生津止渴，消肿排脓。用于热病烦渴，肺热燥咳，内热消渴，疮疡肿毒。用量 10 ～ 15g。不宜与川乌、制川乌、草乌、制草乌、附子同用。

【伪品】

1. 葫芦科植物长萼栝楼 *Trichosanthes laceribractea* Hayata 的根。表面灰黄色，断面灰白色，粉性，可见稀疏的棕黄色小孔，中心有极为明显的异型维管束。有土腥气，味苦涩。

2. 葫芦科植物湖北栝楼 *Trichosanthes hupehensis* C. Y. Cheng et C. H.Yueh 的根。切面可见棕黄色的导管小孔呈放射状排列，似菊花纹，粉性差，纤维状筋脉较多，味极苦，又名"苦花粉"。

党参（CODONOPSIS RADIX）

【来源】桔梗科植物党参 *Codonopsis pilosula*（Franch.）Nannf.、素花党参 *Codonopsis pilosula* Nannf. var. modesta（Nannf.）L. T. Shen 或川党参 *Codonopsis tangshen* Oliv. 的干燥根。前一种习称"潞党参"，后两种分别习称"西党参"和"条党参"。

【产地】主产于山西、甘肃、四川等地。

【采收加工】秋季采挖，洗净，晒干。

【性状鉴别】

1. 药材

（1）党参（潞党参）　本品呈长圆柱形，稍弯曲，长 10 ～ 35cm，直径 0.4 ～ 2cm。表面灰黄色、黄棕色至灰棕色，根头部有多数疣状突起的茎痕及芽（狮子盘头），每个茎痕的顶端呈凹下的圆点状；根头下有致密的环状横纹，向下渐稀疏，有的达全长的一半，栽培品环状横纹少或无；全体有纵皱纹和散在的横长皮孔样突起，支根断落处常有黑褐色胶状物。质稍柔软或稍硬而略带韧性，断面稍平坦，有裂隙或放射状纹理，皮部淡棕黄色至黄棕色，木部淡黄色至黄色。有特殊香气，味微甜。

（2）素花党参（西党参）　本品长 10 ～ 35cm，直径 0.5 ～ 2.5cm。表面黄白色至灰黄色，根头下致密的环状横纹常达全长的一半以上。断面裂隙较多，皮部灰白色至淡棕色。

（3）川党参（条党参）　本品长 10 ～ 45cm，直径 0.5 ～ 2cm。表面灰黄色至黄棕色，有明显不规则的纵沟。质较软而结实，断面裂隙较少，皮部黄白色。

2. 饮片　本品呈类圆形的厚片。外表皮灰黄色、黄棕色至灰棕色，有时可见根头部有多数疣状突起的茎痕和芽。切面皮部淡棕黄色至黄棕色，木部淡黄色至黄色，有裂隙或放射状纹理。有特殊香气，味微甜。见彩图 4-74。

【规格等级】见表 4-34。

表4-34 党参的规格等级

规格	等级		性状	
			共同点	区别点
潞党参	选货	一等	呈圆柱形。表面灰黄色、黄棕色至灰棕色。质稍柔软或稍硬而略带韧性，断面稍平坦，有裂隙或放射状纹理，皮部淡棕黄色至黄棕色，木部淡黄色至黄色。有特殊香气，味甜	直径≥0.9cm
		二等		直径0.6～0.9cm
		三等		直径0.4～0.6cm
	统货	/	呈圆柱形，不分大小	
纹党参（西党参）	选货	一等	呈圆锥形。表面黄白色至灰黄色。质稍柔软或稍硬而略带韧性，断面稍平坦，裂隙较多，有放射状纹理，断面稍平坦，皮部黄白色。有特殊香气，味甜	直径≥1.3cm
		二等		直径1.0～1.3cm
		三等		直径0.5～1.0cm
	统货	/	呈圆锥形，不分大小	
板桥党参（川党参）	选货	一等	呈圆锥形。表面灰黄色至黄棕色。质稍柔软或稍硬而略带韧性，断面稍平坦，裂隙较少，有放射状纹理，皮部黄白色。有特殊香气，味甜	直径≥1.0cm
		二等		直径0.7～1.0cm
		三等		直径0.5～0.7cm
	统货	/	呈圆锥形，不分大小	

【化学成分】主含皂苷、多糖、氨基酸、微量生物碱等成分。

【功能与主治】健脾益肺，养血生津。用于脾肺气虚，食少倦怠，咳嗽虚喘，气血不足，面色萎黄，心悸气短，津伤口渴，内热消渴。用量9～30g。不宜与藜芦同用。

知识拓展

党参常见习用品

党参，除党参、素花党参和川党参3种外，还有一些地方习用品当作党参使用，例如：管花党参（*Codonopsis tubulosa* Komar）又称"白党""叙党"，主产于贵州、云南、四川等地；新疆党参[*Codonopsis clematida*（Schrenk）Clarke.]又称"新疆党"，主产于新疆；球花党参（*Codonopsis subglobosa* W. W. Smith）又称"南路蛇头党"，主产于四川；灰毛党参（*Codonopsis canescens* Nannf）又称"北路蛇头党"，主产于四川、青海、西藏等地。

【附药】

明党参 伞形科植物明党参 *Changium smyrnioides* Wolff 的干燥根。呈细长圆柱形、长纺锤形或不规则条块，长6～20cm，直径0.5～2cm。表面黄白色或淡棕色，光滑或有纵沟纹和须根痕，有的具红棕色斑点。质硬而脆，断面呈角质样，皮部较薄，黄白色，有的易与木部剥离，木部类白色。气微，味淡。见彩图4-75。

桔梗（PLATYCODONIS RADIX）

【来源】桔梗科植物桔梗 *Platycodon grandiflorum*（Jacq.）A.DC. 的干燥根。

【产地】全国各地均有分布。

【采收加工】春、秋二季采挖，洗净，除去须根，趁鲜剥去外皮或不去外皮，干燥。

【性状鉴别】

1. **药材** 本品呈圆柱形或略呈纺锤形，下部渐细，有的有分枝，略扭曲，长7～20cm，直径0.7～2cm。表面淡黄白色至黄色，不去外皮者表面黄棕色至灰棕色，具纵扭皱沟，并有横长的皮孔样斑痕及支根痕，上部有横纹。有的顶端有较短的根茎或不明显，其上有数个半月形茎痕。质脆，断面不平坦，形成层环棕色，皮部黄白色，有裂隙，木部淡黄色。气微，味微甜后苦。

2. **饮片** 本品呈椭圆形或不规则厚片。外皮多已除去或偶有残留。切面皮部黄白色，较窄；形成层环纹明显，棕色；木部宽，有较多裂隙。气微，味微甜后苦。见彩图4-76。

【规格等级】见表4-35。

表4-35 桔梗的规格等级

规格	性状描述	
	共同点	区别点
选货（去皮）	干货。呈圆柱形或略呈纺锤形。除去须根，趁鲜剥去外皮。表面淡黄白色至黄色，具纵扭皱沟，并有横长的皮孔样斑痕及支根痕，上部有横纹。质脆，断面不平坦，形成层棕色，皮部黄白色，木部淡黄色。气微，味微甜后苦	芦下直径1.0～2.0cm，长12～20cm。质充实，少有断节
统货（去皮）		芦下直径≥0.7cm，长度≥7cm

【化学成分】主含皂苷类（如桔梗皂苷A、桔梗皂苷C等）、菊糖、氨基酸类等成分。

【含量测定】按HPLC法测定，含桔梗皂苷D（$C_{57}H_{92}O_{28}$）不得少于0.10%。

【功能与主治】宣肺，利咽，祛痰，排脓。用于咳嗽痰多，胸闷不畅，咽痛音哑，肺痈吐脓。用量3～10g。

【伪品】

1. **羊乳根** 本品为桔梗科植物羊乳 *Codonopsis lanceolata*（Sieb. et Zucc.）Trautv. 的干燥根。呈纺锤形或类圆柱形，短而粗。表面淡黄褐色，芦头上常见密集的芽痕和茎痕。横环纹稍密且不规则，全体有纵皱沟纹，粗糙不平，常有小瘤状突起。质轻，易折断，断面白色，多裂隙。味甜微苦。

2. **丝石竹** 本品为石竹科植物丝石竹 *Gypsophila acutifolia* Fisch. 的干燥根。呈圆柱形或圆锥形，长短不一。表面棕黄色或灰棕黄色（去栓皮者呈黄白色），有扭曲的纵沟纹，体轻，质坚实，断面不平坦，有黄白色相间纹理。气微弱，味苦而辣。

南沙参（ADENOPHORAE RADIX）

【来源】桔梗科植物轮叶沙参 *Adenophora tetraphylla*（Thunb.）Fisch. 或沙参 *Adenophora stricta* Miq. 的干燥根。

【产地】主产于安徽、浙江等地。

【采收加工】春、秋二季采挖，除去须根，洗后趁鲜刮去粗皮，洗净，干燥。

【性状鉴别】

1. 药材　本品呈圆锥形或圆柱形，略弯曲，长 7～27cm，直径 0.8～3cm。表面黄白色或淡棕黄色，凹陷处常有残留粗皮，上部多有深陷横纹，呈断续的环状，下部有纵纹和纵沟。顶端具 1 或 2 个根茎。体轻，质松泡，易折断，断面不平坦，黄白色，多裂隙。气微，味微甘。

2. 饮片　本品呈圆形、类圆形或不规则形厚片。外表皮黄白色或淡棕黄色，切面黄白色，有不规则裂隙。气微，味微甘。见彩图 4-77。

【化学成分】主含三萜皂苷类等成分。

【功能与主治】养阴清肺，益胃生津，化痰，益气。用于肺热燥咳，阴虚劳嗽，干咳痰黏，胃阴不足，食少呕吐，气阴不足，烦热口干。用量 9～15g。不宜与藜芦同用。

木香（AUCKLANDIAE RADIX）

【来源】菊科植物木香 *Aucklandia lappa* Decne. 的干燥根。

【产地】主产于四川、云南等地。

【采收加工】秋、冬二季采挖，除去泥沙和须根，切段，大的再纵剖成瓣，干燥后撞去粗皮。

【性状鉴别】

1. 药材　本品呈圆柱形或半圆柱形，长 5～10cm，直径 0.5～5cm。表面黄棕色至灰褐色，有明显的皱纹、纵沟及侧根痕。质坚，不易折断，断面灰褐色至暗褐色，周边灰黄色或浅棕黄色，形成层环棕色，有放射状纹理及散在的褐色点状油室。气香特异，味微苦。

2. 饮片　本品呈类圆形或不规则的厚片。外表皮黄棕色至灰褐色，有纵皱纹。切面棕黄色至棕褐色，中部有明显的菊花心状的放射纹理，形成层环棕色，褐色油点（油室）散在。气香特异，味微苦。见彩图 4-78。

【规格等级】见表 4-36。

表 4-36　木香的规格等级

规格	性状描述	
	共同点	区别点
选货	干货。根呈圆柱形或半圆柱形，表面黄棕色至灰褐色，有明显的皱纹、纵沟及侧根痕。质坚，不易折断，断面灰褐色至暗褐色，周边灰黄色或浅棕黄色，形成层环棕色，有放射状纹理及散在的褐色点状油室。气香特异，味微苦	直径≥3.0cm，长度≥7cm
统货		间有不规则条状或块状木香，直径≥0.5cm，长度 5～10cm

【化学成分】主含挥发油、氨基酸等成分。

【含量测定】按 HPLC 法测定，含木香烃内酯（$C_{15}H_{20}O_2$）和去氢木香内酯（$C_{15}H_{18}O_2$）的总量，药材不得少于 1.8%，饮片不得少于 1.5%。

【功能与主治】行气止痛，健脾消食。用于胸胁、脘腹胀痛，泻痢后重，食积不消，不思饮食。煨木香涩肠止泻。用于泄泻腹痛。用量 3～6g。

【伪品】

1. 川木香　菊科植物川木香 *Vladimiria souliei*（Franch.）Ling 或灰毛川木香 *Vladimiria souliei*（Franch.）Ling var. *cinerea* Ling 的干燥根。呈圆柱形或有纵槽的半圆柱形，稍弯曲，长 10～30cm，直径 1～3cm。表面黄褐色或棕褐色，具纵皱纹，外皮脱落处可见丝瓜络状细筋脉；根头偶有黑色发黏的胶状物，习称"油头"。体较轻，质硬脆，易折断，断面黄白色或黄色，有深黄色稀疏油点及裂隙，木部宽广，有放射状纹理；有的中心呈枯朽状。气微香，味苦，嚼之粘牙。见彩图 4-79。

2. 青木香　马兜铃科植物马兜铃 *Aristolochia debilis* Sieb. et Zucc. 或北马兜铃 *Aristolochia contorta* Bunge 的干燥根。呈圆柱或扁圆柱形，稍弯曲，有粗细两种。粗者多折断，长 3～15cm，直径 0.5～1.5cm；细的长 5～20cm，直径 2～3mm。表面土黄色，有皱纹及须根痕。质脆，易折断，断面不平坦，外围淡黄色，其内有一层明显的环纹，中心为白色与黄棕色相间排列的放射状纹理。黄棕色木质部可见细孔状的导管。气香浓，味苦微辛。此药中含马兜铃酸，有肾毒作用，已不做药材使用。

【附药】

土木香　菊科植物土木香 *Inula helenium* L. 的干燥根。呈圆锥形，略弯曲，长 5～20cm。表面黄棕色或暗棕色，有纵皱纹及须根痕。根头粗大，顶端有凹陷的茎痕及叶鞘残基，周围有圆柱形支根。质坚硬，不易折断，断面略平坦，黄白色至浅灰黄色，有凹点状油室。气微香，味苦、辛。

白术（ATRACTYLODIS MACROCEPHALAE RHIZOMA）

【来源】菊科植物白术 *Atractylodes macrocephala* Koidz. 的干燥根茎。

【产地】主产于浙江、安徽等地。

【采收加工】冬季下部叶片枯黄、上部叶片变脆时采挖，除去泥沙，烘干（习称"烘术"）或晒干（习称"生晒术"），再除去须根。

【性状鉴别】

1. 药材　本品呈不规则的肥厚团块，长 3～13cm，直径 1.5～7cm。表面灰黄色或灰棕色，有瘤状突起及断续的纵皱和沟纹，并有须根痕，顶端有残留茎基和芽痕。质坚硬不易折断，断面不平坦，生晒术黄白色至淡棕色，有棕黄色点状油室散在；烘术断面角质样，色较深或有裂隙。气清香，味甘、微辛，嚼之略带黏性。以个大、质坚实、气味浓者为佳。

2. 饮片　本品呈不规则的厚片。外表皮灰黄色或灰棕色。切面黄白色至淡棕色，散生棕黄色的点状油室，木部具放射状纹理；烘干者切面角质样，色较深或有裂隙。气清香，味甘、微辛，嚼之略带黏性。见彩图 4-80。

【规格等级】见表 4-37。

表 4-37　白术的规格等级

规格	等级	性状描述	
		共同点	区别点
浙白术	统货	呈不规则团块状，根茎下部两侧膨大似如意，俗称"云头"；断面不平坦，有裂隙，菊花纹明显，棕色点状油室众多；气清香，浓郁，味甘，微辛，嚼之带黏性	
白术 （其他产地）	一等	呈不规则团块状，体形完整，表面灰棕色或黄褐色，质坚硬，不易折断，味甘而微辛苦。无焦枯、油个、炕泡、杂质、虫蛀、霉变	表皮光滑，紧致；断面棕黄色至淡棕黄色，菊花纹明显，油点多，有蜂窝状孔隙
	二等		表面有皱缩，断面黄白色至淡黄色，有菊花纹，油点较多
	三等		表皮粗糙，断面黄白色至淡黄色，有菊花纹，油点较多

【化学成分】主要含挥发油，油中主要成分为苍术酮、苍术醇、白术内酯等。

【功能与主治】健脾益气，燥湿利水，止汗，安胎。用于脾虚食少，腹胀泄泻，痰饮眩悸，水肿，自汗，胎动不安。用量 6 ～ 12g。

【伪品】

1. 菊三七　菊科植物菊三七 *Gynura japonica*（Thunb.）Juel. 的干燥根茎。根茎呈现不规则的圆形团块，长度 2.5 ～ 8.0cm，直径 4.0 ～ 7.0cm。其表面呈现棕色或灰黄色，存在瘤状突起，顶部残存茎基。质地较为坚硬，不易折断，断面存在不规则纤维。烘干后断面呈棕色，角质状，并无裂痕、油点。气特异，味淡伴苦。

2. 关苍术　菊科植物关苍术 *Atractylodes japonica* Koidz.ex Kitam. 的干燥根茎。根茎呈现结节状圆柱形。其表面呈现深棕色，具有横纹，断面较为平坦，纤维性较强。伴有棕红色油点。气特异，味辛且苦。

苍术（ATRACTYLODIS RHIZOMA）

【来源】菊科植物茅苍术 *Atractylodes lancea*（Thunb.）DC. 或北苍术 *Atractylodes chinensis*（DC.）Koidz. 的干燥根茎。

【产地】主产于江苏、湖北等地。

【采收加工】春、秋二季采挖，除去泥沙，晒干，撞去须根。

【性状鉴别】

1. 药材

（1）茅苍术　本品呈不规则连珠状或结节状圆柱形，或疙瘩块状，略弯曲，偶有分枝，长 3 ～ 10cm，直径 1 ～ 2cm。表面灰棕色，有皱纹、横曲纹及残留须根，顶端具茎痕或残留茎基。

质坚实，断面黄白色、灰白色或淡红棕色至红棕色，散有多数橙黄色或棕红色油室（朱砂点），暴露稍久，可析出白色细针状结晶（起霜）。气香特异，味微甘、辛、苦。

（2）北苍术 本品呈疙瘩块状或结节状圆柱形，长 4～9cm，直径 1～4cm。表面黑棕色，除去外皮者黄棕色。质较疏松，断面散有黄棕色油室。香气较淡，味辛、苦。

2. 饮片

（1）茅苍术 本品呈不规则类圆形或条形厚片。外表皮灰棕色至黄棕色，有皱纹，有时可见根痕。切面较平坦，黄白色或淡红棕色至棕红色，散有多数橙黄色或棕红色油室，有的可析出白色细针状结晶。气香特异，味微甘、辛、苦。见彩图 4-81。

（2）北苍术 本品切面黄白色至灰白色，散有黄棕色油室。香气较淡，味辛、苦。

【规格等级】 见表 4-38。

表 4-38 苍术的规格等级

规格		性状描述	
		共同点	区别点
茅苍术	选货	干货。野生品呈不规则连珠状或结节状圆柱形，略弯曲，偶有分枝；栽培品呈不规则团块状或疙瘩状，有瘤状突起。表面灰黑色或灰棕色。质坚实。断面黄白色或灰白色，散有橙黄色或棕红色朱砂点，露出稍久，可析出白色细针状结晶，气浓香，味微甘、辛、苦。中部直径 1cm 以上。无须根	无残留茎基及碎屑，每 500g ≤ 70 头
	统货		偶见残留茎基及碎屑，不分大小
北苍术	选货	干货。呈不规则的疙瘩状或结节状。表面黑棕色或黄棕色。质较疏松。断面黄白色或灰白色，散有黄棕色朱砂点。气香，味辛、苦。中部直径 1cm 以上。无须根	无残留茎基及碎屑，每 500g ≤ 40 头
	统货		偶见残留茎基及碎屑，不分大小

【化学成分】 主含挥发油类等成分。

【含量测定】

1. 挥发油 按挥发油测定法（乙法）测定，茅苍术含挥发油不得少于 1.4%（mL/g）；北苍术含挥发油不得少于 0.60%（mL/g）。

2. 苍术素 按 HPLC 法测定，茅苍术含苍术素（$C_{13}H_{10}O$）不得少于 0.15%；北苍术含苍术素（$C_{13}H_{10}O$）不得少于 0.30%。

【功能与主治】 燥湿健脾，祛风散寒，明目。用于湿阻中焦，脘腹胀满，泄泻，水肿，脚气痿躄，风湿痹痛，风寒感冒，夜盲，眼目昏涩。用量 3～9g。

【伪品】 朝鲜苍术，菊科植物朝鲜苍术 Atractylodes coreana（Nakai）Kitam. 的根茎。外形与关苍术相似，根茎粗壮，呈结节状。断面具网状裂隙或小空洞，棕红色油室极少或无。气特异，味辛、微苦。

课堂活动

比较观察白术与苍术样品标本的主要性状鉴别特征，归纳总结二者性状辨识要点。

【附药】

关苍术 菊科植物关苍术 *Atractylodes japonica* Koidz.ex Kitam. 的根茎。呈结节状圆柱形，表面深棕色；质地较轻，纤维性强，皮层纤维较多。气特异，味辛、微苦。

紫菀（ASTERIS RADIX ET RHIZOMA）

【来源】菊科植物紫菀 *Aster tataricus* L. f. 的干燥根和根茎。

【产地】主产于河北、山西、安徽等地。

【采收加工】春、秋二季采挖，除去有节的根茎（习称"母根"）和泥沙，编成辫状晒干，或直接晒干。

【性状鉴别】

1. 药材 根茎呈不规则块状，大小不一，顶端有茎、叶的残基；质稍硬。根茎簇生多数细根，长 3～15cm，直径 0.1～0.3cm，多编成辫状；表面紫红色或灰红色，有纵皱纹；质较柔韧。气微香，味甜、微苦。

2. 饮片 本品呈不规则的厚片或段。根外表皮紫红色或灰红色，有纵皱纹。切面淡棕色，中心具棕黄色的木心。气微香，味甜，微苦。见彩图 4-82。

【化学成分】主含紫菀酮、紫菀皂苷等成分。

【功能与主治】润肺下气，消痰止咳。用于痰多喘咳，新久咳嗽，劳嗽咳血。用量 5 ～ 10g。

漏芦（RHAPONTICI RADIX）

【来源】菊科植物祁州漏芦 *Rhaponticum uniflorum*（L.）DC. 的干燥根。

【产地】主产于河北、辽宁、吉林等地。

【采收加工】春、秋二季采挖，除去须根和泥沙，晒干。

【性状鉴别】

1. 药材 本品呈圆锥形或扁片块状，多扭曲，长短不一，直径 1 ～ 2.5cm。表面暗棕色、灰褐色或黑褐色，粗糙，具纵沟及菱形的网状裂隙，外层易剥落。根头部膨大，有残茎和鳞片状叶基，顶端有灰白色绒毛。体轻，质脆，易折断，断面不整齐，灰黄色，有裂隙，中心有的呈星状裂隙，灰黑色或棕黑色。气特异，味微苦。

2. 饮片 本品呈类圆形或不规则的厚片。外表皮暗棕色至黑褐色，粗糙，有网状裂纹。切面黄白色至灰黄色，有放射状裂隙。气特异，味微苦。见彩图 4-83。

【化学成分】主含挥发油类等成分。

【功能与主治】清热解毒，消痈，下乳，舒筋通脉。用于乳痈肿痛，痈疽发背，瘰疬疮毒，乳汁不通，湿痹拘挛。用量 5 ～ 9g。孕妇慎用。

【附药】

禹州漏芦 菊科植物驴欺口 *Echinops latifolius* Tausch. 或华东蓝刺头 *Echinops grijsii* Hance 的干燥根。春、秋二季采挖，除去须根和泥沙，晒干。呈类圆柱形，稍扭曲，长 10 ～ 25cm，直径 0.5 ～ 1.5cm。表面灰黄色或灰褐色，具纵皱纹，顶端有纤维状棕色硬毛。质硬，不易折断，断面皮部褐色，木部呈黄黑相间的放射状纹理。气微，味微涩。

麻黄根（EPHEDRAE RADIX ET RHIZOMA）

【来源】麻黄科植物草麻黄 *Ephedra sinica* Stapf 或中麻黄 *Ephedra intermedia* Schrenk et C. A. Mey. 的干燥根和根茎。

【产地】主产于东北、华北、西北等地区。

【采收加工】秋末采挖，除去残茎、须根和泥沙，干燥。

【性状鉴别】

1. 药材 本品呈圆柱形，略弯曲，长 8 ～ 25cm，直径 0.5 ～ 1.5cm。表面红棕色或灰棕色，有纵皱纹和支根痕。外皮粗糙，易成片状剥落。根茎具节，节间长 0.7 ～ 2cm，表面有横长突起的皮孔。体轻，质硬而脆，断面皮部黄白色，木部淡黄色或黄色，射线放射状，中心有髓。气微，味微苦。

2. 饮片 本品呈类圆形的厚片。外表面红棕色或灰棕色，有纵皱纹及支根痕。切面皮部黄白色，木部淡黄色或黄色，纤维性，具放射状纹，有的中心有髓。气微，味微苦。见彩图 4-84。

【化学成分】主含麻黄根碱、麻黄宁等成分。

【功能与主治】固表止汗。用于自汗，盗汗。用量 3 ～ 9g。

任务实施

表4-39 《双子叶植物根及根茎类中药鉴定7》学习任务单

班级　　　　姓名　　　　　学号　　　　　成绩

序号	中药正名	科属	入药部位	主要鉴别特征
1				
2				
3				

序号	中药正名	科属	入药部位	主要鉴别特征
4				
5				
6				
7				
8				
9				
10				
11				
12				

任务三 单子叶植物根及根茎类中药鉴定

● 子任务：单子叶植物根及根茎类中药鉴定1

学习目标

❶ 知识目标

（1）掌握：泽泻、半夏、石菖蒲、百部的来源、性状。

（2）熟悉：泽泻、半夏、石菖蒲、百部的产地、成分；三棱、香附、天南星、芦根的来源、性状。

（3）了解：三棱、香附、天南星、芦根的产地；千年健、白茅根的来源、性状。

❷ 能力目标

（1）能够正确识别本次课所学的药材，区分真伪。

（2）提升阅读能力、观察能力、综合分析能力。

❸ 素质目标

（1）培养依法鉴定、资源保护、安全合理用药的意识。

（2）树立认真、严谨、实事求是、精益求精的工作态度。

（3）增强团队合作意识，锻炼与人沟通能力，培养创新精神。

知识基础

三棱（SPARGANII RHIZOMA）

【来源】黑三棱科植物黑三棱 *Sparganium stoloniferum* Buch. –Ham. 的干燥块茎。

【产地】主产于我国东北、黄河流域、长江中下游及西藏。

【采收加工】冬季至次年春采挖，洗净，削去外皮，晒干。

【性状鉴别】

1. 药材　本品呈圆锥形，略扁，长 2 ～ 6cm，直径 2 ～ 4cm。表面黄白色或灰黄色，有刀削痕，须根痕小点状，略呈横向环状排列。体重，质坚实。气微，味淡，嚼之微有麻辣感。以体重、质坚实、去净外皮、表面黄白者为佳。

2. 饮片　本品呈类圆形的薄片。外表皮灰棕色。切面灰白色或黄白色，粗糙，有多数明显的细筋脉点。气微，味淡，嚼之微有麻辣感。见彩图 4-85。

【化学成分】块茎含挥发油，其中主要成分为苯乙醇、对苯二酚、十六酸等。

【功能与主治】破血行气，消积止痛。用于癥瘕痞块，痛经，瘀血经闭，胸痹心痛，食积胀痛。用量 5 ～ 10g。孕妇禁用；不宜与芒硝、玄明粉同用。

泽泻（ALISMATIS RHIZOMA）

【来源】泽泻科植物东方泽泻 *Alisma orientale*（Sam.）Juzep. 或泽泻 *Alisma plantago-aquatica* Linn. 的干燥块茎。

【产地】东方泽泻生于海拔几十米至 2500 米左右的湖泊、水塘、沟渠、沼泽中。主产于黑龙江、吉林、辽宁、内蒙古、河北、山西、陕西、宁夏、甘肃、青海、新疆、山东、江苏、安徽、浙江、江西、福建、河南、湖北、湖南、广东、广西、四川、贵州、云南等省区。泽泻主产于黑龙江、吉林、辽宁、内蒙古、河北、山西、陕西、新疆、云南等省区。

【采收加工】冬季茎叶开始枯萎时采挖，洗净，干燥，除去须根和粗皮。

【性状鉴别】

1. 药材　本品呈类球形、椭圆形或卵圆形，长 2 ～ 7cm，直径 2 ～ 6cm。表面淡黄色至淡黄棕色，有不规则的横向环状浅沟纹和多数细小突起的须根痕，底部有的有瘤状芽痕。质坚实，断面黄白色，粉性，有多数细孔。气微，味微苦。以体重、质坚实、去净外皮、表面黄白色者为佳。

2. 饮片　本品呈圆形或椭圆形厚片。外表皮淡黄色至淡黄棕色，可见细小突起的须根痕。切面黄白色至淡黄色，粉性，有多数细孔。气微，味微苦。见彩图 4-86。

【规格等级】见表 4-40。

表4-40 泽泻的规格等级

规格	等级	性状描述	
		共同点	区别点
选货	特等	干货。表面黄白色或灰白色，有不规则横向环状浅沟纹和细小突起的须根痕。质坚实，相互碰撞有清脆的声响。断面黄白色或淡黄色，粉性。气微，嚼之味微苦	多呈椭圆状。每千克25个以内（即单个≥40g）。无双花，无焦枯
	一等		多呈椭圆状或类球状。每千克33个以内（即单个≥30g）。无双花，无焦枯
	二等		多呈不规则球状或椭圆状，间有双花。每千克100个以内（即单个≥10g）。偶有轻微焦枯，不超过5%
统货	一等	干货。呈椭圆状或类球状或含双花。表面黄白色或黄灰色，有不规则横向环状浅沟纹和细小突起的须根痕和瘤状芽痕。每千克100个以内（即单个≥10g）。质坚实，相互碰撞有清脆的声响。断面黄白色或淡黄色，粉性。气微，嚼之味微苦。有轻微焦枯，但不超过5%	

【化学成分】主要化学成分是三萜及倍半萜类成分，还含有二萜、挥发油、生物碱、黄酮、蛋白质及淀粉等。

【含量测定】按 HPLC 法测定，含 23- 乙酰泽泻醇 B（$C_{32}H_{50}O_5$）和 23- 乙酰泽泻醇 C（$C_{32}H_{48}O_6$）的总量不得少于 0.10%。

【功能与主治】利水渗湿，泄热，化浊降脂。用于小便不利，水肿胀满，泄泻尿少，痰饮眩晕，热淋涩痛，高脂血症。用量 6 ～ 10g。

课堂活动

如何区分药材泽泻与三棱？

芦根（PHRAGMITIS RHIZOMA）

【来源】禾本科植物芦苇 *Phragmites communis* Trin. 的新鲜或干燥根茎。

【采收加工】全年均可采挖，除去芽、须根及膜状叶，鲜用或晒干。

【性状鉴别】

1. 药材

（1）鲜芦根　本品呈长圆柱形，有的略扁，长短不一，直径 1 ～ 2cm。表面黄白色，有光泽，外皮疏松可剥离，节呈环状，有残根和芽痕。体轻，质韧，不易折断。切断面黄白色，中空，壁厚 1 ～ 2mm，有小孔排列成环。气微，味甘。

（2）芦根　本品呈扁圆柱形。节处较硬，节间有纵皱纹。

二者均以条粗壮、色黄白、无须根、质嫩者为佳。

2. 饮片　本品呈圆柱形段。表面黄白色，有光泽，节呈环状。切面黄白色，中空，有小孔排列成环。气微，味甘。见彩图 4-87。

【化学成分】主要含有黄酮类化合物、阿魏酸、苯丙素苷等化学成分。

【功能与主治】清热泻火，生津止渴，除烦，止呕，利尿。用于热病烦渴，肺热咳嗽，肺痈吐脓，胃热呕哕，热淋涩痛。用量 15 ～ 30g；鲜品用量加倍，或捣汁用。

白茅根（IMPERATAE RHIZOMA）

【来源】禾本科植物白茅 *Imperata cylindrica* Beauv. var. *major*(Nees)C. E. Hubb. 的干燥根茎。

【产地】产于我国河南、辽宁、河北、山西、山东、陕西、新疆等北方地区；生于低山带平原河岸草地、沙质草甸、荒漠与海滨。

【采收加工】春、秋二季采挖，洗净，晒干，除去须根和膜质叶鞘，捆成小把。

【性状鉴别】

1. 药材 本品呈长圆柱形，长 30 ～ 60cm，直径 0.2 ～ 0.4cm。表面黄白色或淡黄色，微有光泽，具纵皱纹，节明显，稍突起，节间长短不等，通常长 1.5 ～ 3cm。体轻，质略脆，断面皮部白色，多有裂隙，放射状排列，中柱淡黄色，易与皮部剥离。气微，味微甜。以条粗白、色白、无须根、味甜者为佳。

2. 饮片 本品呈圆柱形的段。外表皮黄白色或淡黄色，微有光泽，具纵皱纹，有的可见稍隆起的节。切面皮部白色，多有裂隙，放射状排列，中柱淡黄色或中空，易与皮部剥离。气微，味微甜。见彩图 4-88。

【化学成分】主要含有三萜类、黄酮类、木脂素类、内酯类、糖类、甾体类及有机酸类等多种化学成分。

【功能与主治】凉血止血，清热利尿。用于血热吐血，衄血，尿血，热病烦渴，湿热黄疸，水肿尿少，热淋涩痛。用量 9 ～ 30g。

香附（CYPERI RHIZOMA）

【来源】莎草科植物莎草 *Cyperus rotundus* L. 的干燥根茎。

【产地】主产于山东、浙江、湖南、河南等地。

【采收加工】秋季采挖，燎去毛须，置沸水中略煮或蒸透后晒干，或燎后直接晒干。

【性状鉴别】

1. 药材 本品多呈纺锤形，有的略弯曲，长 2 ～ 3.5cm，直径 0.5 ～ 1cm。表面棕褐色或黑褐色，有纵皱纹，并有 6 ～ 10 个略隆起的环节，节上有未除净的棕色毛须和须根断痕；去净毛须者较光滑，环节不明显。质硬，经蒸煮者断面黄棕色或红棕色，角质样；生晒者断面色白而显粉性，内皮层环纹明显，中柱色较深，点状维管束散在。气香，味微苦。以个大、去净毛须、质坚实、香气浓者为佳。

2. 饮片 本品呈不规则厚片或颗粒状。外表皮棕褐色或黑褐色，有时可见环节。切面色白或黄棕色，质硬，内皮层环纹明显。切面色白或黄棕色，质硬，内皮层环明显。气香，味微苦。见彩图 4-89。

【化学成分】主要含有挥发油、生物碱、强心苷、黄酮类等。

【功能与主治】疏肝解郁，理气宽中，调经止痛。用于肝郁气滞，胸胁胀痛，疝气疼痛，乳房胀痛，脾胃气滞，脘腹痞闷，胀满疼痛，月经不调，经闭痛经。用量 6 ～ 10g。

【附药】

两头尖　毛茛科植物多被银莲花 *Anemone raddeana* Regel 的干燥根茎。夏季采挖，除去须根，洗净，干燥。呈类长纺锤形，两端尖细，微弯曲，其中近一端处较膨大，长 1 ～ 3cm，直径 2 ～ 7mm。表面棕褐色至棕黑色，具微细纵皱纹，膨大部位常有 1 ～ 3 个支根痕，呈鱼鳍状突起，偶见不明显的 3 ～ 5 个环节。质硬而脆，易折断，断面略平坦，类白色或灰褐色，略角质样。气微，味先淡后微苦而麻辣。

天南星（ARISAEMATIS RHIZOMA）

【来源】天南星科植物天南星 *Arisaema erubescens*（Wall.）Schott、异叶天南星 *Arisaema heterophyllum* Bl. 或东北天南星 *Arisaema amurense* Maxim. 的干燥块茎。

【产地】主产于四川、河南、河北、云南、辽宁等地。原植物生于山谷、河岸、灌丛、草地、林下。喜冷凉湿润气候和阴湿环境，怕强光，以湿润疏松、肥沃、富含腐殖质的壤土或砂质壤土最宜生长。

【采收加工】秋、冬两季茎叶枯萎时采挖，除去须根及外皮，干燥。

【性状鉴别】本品呈扁球形，高 1 ～ 2cm，直径 1.5 ～ 6.5cm。表面类白色或淡棕色，较光滑，顶端有凹陷的茎痕，周围有麻点状根痕，有的块茎周边有小扁球状侧芽。质坚硬，不易破碎，断面不平坦，白色，粉性。气微辛，味麻辣。以个大、色白、粉性足者为佳。见彩图 4-90。

【化学成分】主要含黄酮类成分，包括夏佛托苷、异夏佛托苷、芹菜素 -6-C- 阿拉伯糖 -8-C- 半乳糖苷、芹菜素 -6-C- 半乳糖 -8-C- 阿拉伯糖苷、芹菜素 -6,8- 二 -C- 吡喃葡萄糖苷、芹菜素 -6,8- 二 -C- 半乳糖苷等。还含没食子酸、没食子酸乙酯及氨基酸和微量元素。

【功能与主治】散结消肿。外用治痈肿，蛇虫咬伤。外用生品适量，研末以醋或酒调敷患处。生品内服宜慎。

【附药】

虎掌天南星　天南星科植物虎掌 *Pinellia pedatisecta* Schott 的块茎。块茎扁球形，上下两面均较平坦，大小不一，主块茎直径约至 5cm，厚 1.2 ～ 1.8cm，通常周边生有数个侧块茎或有侧芽；侧生块茎呈半球形，直径 1 ～ 2.5cm。表面黄白色或淡黄棕色，上端中央凹陷，凹陷周围密布细小凹点。质坚实而重。味有麻舌感。

半夏（PINELLIAE RHIZOMA）

【来源】天南星科植物半夏 *Pinellia ternata*（Thunb.）Breit. 的干燥块茎。

【产地】主产于湖北、河南、安徽、山东、四川等地。

【采收加工】夏、秋两季采挖，洗净，除去外皮和须根，晒干。

【性状鉴别】

1. 药材　本品呈类球形，有的稍偏斜，直径 0.7 ～ 1.6cm。表面白色或浅黄色，顶端有凹陷的茎痕，周围密布麻点状根痕；下面钝圆，较光滑。质坚实，断面洁白，富粉性。气微，味辛辣、麻舌而刺喉。以色白、质坚实、粉性足者为佳。

2.饮片 同药材。见彩图4-91。

【规格等级】见表4-41。

表4-41 半夏的规格等级

规格	等级	性状描述	
		共同点	区别点
选货	一等	干货。呈类球形，有的稍偏斜，直径1.2～1.5cm，大小均匀。表面白色或浅黄色，顶端有凹陷的茎痕，周围密布麻点状根痕；下面钝圆，较平滑。质坚实，断面洁白或白色，富粉性。气微，味辛辣、麻舌而刺喉	每500g块茎数＜500粒
	二等		每500g块茎数500～1000粒
统货	一等	干货。呈类球形，有的稍偏斜，直径1～1.5cm。表面白色或浅黄色，顶端有凹陷的茎痕，周围密布麻点状根痕；下面钝圆，较平滑。质坚实，断面洁白或白色，富粉性。气微，味辛辣、麻舌而刺喉	

【化学成分】主要成分包括有机酸、茴香脑、挥发油、柠檬醛等。

【功能与主治】燥湿化痰，降逆止呕，消痞散结。用于湿痰寒痰，咳喘痰多，痰饮眩悸，风痰眩晕，痰厥头痛，呕吐反胃，胸脘痞闷，梅核气；外治痈肿痰核。内服一般炮制后使用，用量3～9g。外用适量，磨汁涂或研末以酒调敷患处。不宜与川乌、制川乌、草乌、制草乌、附子同用；生品内服宜慎。

【附药】

水半夏 天南星科植物鞭檐犁头尖 *Typhoniumflagelliforme*（Lodd.）Blume 的块茎。秋冬采挖块茎，除去外皮及须根，洗净，晒干。块茎略呈椭圆形、圆锥形或半圆形，直径0.5～1.5cm，高0.8～3cm。表面类白色或淡黄色，不平滑，有多数隐约可见的点状根痕。上端类圆形，有常呈偏斜而凸起的叶痕或芽痕，呈黄棕色。有的下端略尖。质坚实，断面白色，粉性。气微，味辛辣，麻舌而刺喉。以质坚实、粉性足者为佳。清水半夏，为白色类圆形厚片，味微辣而酸涩。姜水半夏，为淡黄色棕色薄片，角质样，味辛辣。法水半夏，形同法半夏，粉性，口尝微有麻舌感。贮干燥容器内，置通风干燥处，防虫蛀。

课堂活动

如何区分半夏与水半夏？

石菖蒲（ACORI TATARINOWII RHIZOMA）

【来源】天南星科植物石菖蒲 *Acorus tatarinowii* Schott 的干燥根茎。

【产地】主产于四川、浙江、江苏、湖南等地。

【采收加工】秋、冬二季采挖，除去须根和泥沙，晒干。

【性状鉴别】

1. 药材　本品呈扁圆柱形，多弯曲，常有分枝，长 3～20cm，直径 0.3～1cm。表面棕褐色或灰棕色，粗糙，有疏密不匀的环节，节间长 0.2～0.8cm，具细纵纹，一面残留须根或圆点状根痕；叶痕呈三角形，左右交互排列，有的其上有毛鳞状的叶基残余。质硬，断面纤维性，类白色或微红色，内皮层环明显，可见多数维管束小点及棕色油细胞。气芳香，味苦、微辛。以条粗壮、断面色白、香气浓者为佳。

2. 饮片　本品呈扁圆形或长条形的厚片。外表皮棕褐色或灰棕色，有的可见环节及根痕。切面纤维性，类白色或微红色，有明显环纹及油点。气芳香，味苦、微辛。见彩图 4-92。

【规格等级】见表 4-42。

表 4-42　石菖蒲的规格等级

规格	等级	性状描述	
		共同点	区别点
选货	一等	呈扁圆柱形，多弯曲，常有分枝，长 3～20cm，直径 0.3～1cm。表面棕褐色或灰棕色，粗糙，有疏密不匀的环节，节间长 0.2～0.8cm，具细纵纹，一面残留须根或圆点状根痕；叶痕呈三角形，左右交互排列，有的其上有毛鳞状的叶基残余。质硬，断面纤维性，类白色或微红色，内皮层环明显，可见多数维管束小点及棕色油细胞。气芳香，味苦、微辛。无须根	直径 ≥ 0.7cm
统货	一等		直径 ≥ 0.3cm

【化学成分】主要成分为挥发油，另含有机酸、萜类、黄酮、氨基酸等成分。挥发油中 β-细辛醚含量最高，其次为 α-细辛醚。

【含量测定】药材含挥发油不得少于 1.0%（mL/g），饮片不得少于 0.7%（mL/g）。

【功能与主治】开窍豁痰，醒神益智，化湿开胃。用于神昏癫痫，健忘失眠，耳鸣耳聋，脘痞不饥，噤口下痢。用量 3～10g。

知识拓展

端午节挂菖蒲，石菖蒲还是水菖蒲？

《道藏经》中称菖蒲是"水草之精英，神仙之灵药"。菖蒲是中国传统文化中可防疫驱邪的灵草，《神农本草经》中记载："菖蒲，味辛温。主风寒湿痹，咳逆上气，开心孔，补五脏，通九窍，明耳目，出音声。久服轻身，不忘不迷，或延年。"苏轼有诗云："万岁菖蒲酒，千金琥珀杯。"

端午节在我国流传最广的习俗就是包粽子、悬挂艾草和菖蒲了。正如民谚所言"五月五日午，天师骑艾虎，手执菖蒲剑，蛇虫归地府""手执艾旗招百福，门悬蒲剑斩千邪"。谚语中所说的"蒲剑"即菖蒲。

菖蒲，取其生长茂盛之意，乃蒲类之昌盛者。端午节时用来驱虫、避邪，与艾叶一起挂在门上的菖蒲叶是挺拔似剑的水菖蒲。水菖蒲的根茎也可以入药，《中国药典》以"藏菖蒲"之名收载，系藏族习用药材，其含有挥发油及黄酮等活性化学成分，具有驱虫、降血脂、抗癌、抗糖尿病等作用，可用于慢性支气管炎、疟疾、精神错乱等呼吸系统、消化系统和神经系统病症。

端午节还有佩戴香囊的习俗。香囊内装有芳香开窍的中草药，外包以丝布，清香四溢，再以五色丝线弦扣成索，做成各种不同形状，结成一串，形形色色，玲珑夺目。香囊有清香、驱虫、避瘟、防病的功能，因此民间有"戴个香草袋，不怕五虫害"之说。

【附药】

1. 九节菖蒲　毛茛科多年生草本植物阿尔泰银莲花 *Anemone altaica* Fisch. 的根茎，因为有一定毒性，故不可与石菖蒲相混淆。性状鉴别：根茎长纺锤形，稍弯曲，长 1～4cm，直径 3～5mm。表面棕黄色至暗棕色，具多数半环状突起的节，其上有鳞叶痕，斜向交互排列，节上有 1～3 个突起的根痕。质硬脆，易折断，断面平坦，色白，有粉性，可见淡黄色小点（维管束）6～12 个，排列成环。气微，味微酸。以色棕黄、断面色白者为佳。

2. 藏菖蒲　藏族习用药材。为天南星科植物藏菖蒲 *Acorus calamus* L. 的干燥根茎。秋、冬二季采挖，除去须根和泥沙，晒干。①药材：呈扁圆柱形，略弯曲，长 4～20cm，直径 0.8～2cm。表面灰棕色至棕褐色，节明显，节间长 0.5～1.5cm，具纵皱纹，一面具密集圆点状根痕；叶痕呈斜三角形，左右交互排列，侧面茎基痕周围常残留有鳞片状叶基和毛发状须根。质硬，断面淡棕色，内皮层环明显，可见众多棕色油细胞小点。气浓烈而特异，味辛。②饮片：为扁圆形、长条形或不规则的厚片。外表皮灰棕色至棕褐色，具纵皱纹，有些具螺纹，有的可见圆点状根痕；侧面茎基痕周围残留有鳞片状叶基和毛发状须根。质硬且脆，易折断。切面纤维性，类白色、淡黄色或黄棕色，内皮层环明显，可见众多维管束小点。气浓烈而特异，味辛。

课堂活动

如何区分石菖蒲与藏菖蒲？

千年健（HOMALOMENAE RHIZOMA）

【来源】天南星科植物千年健 *Homalomena occulta*（Lour.）Schott 的干燥根茎。

【产地】主产于广西、云南、广东、海南等地。

【采收加工】春、秋二季采挖，洗净，除去皮，晒干。

【性状鉴别】

1. 药材　本品呈圆柱形，稍弯曲，有的略扁，长 15～40cm，直径 0.8～1.5cm。表面黄棕色或红棕色，粗糙，可见多数扭曲的纵沟纹、圆形根痕及黄色针状纤维束。质硬而脆，断面红褐色，黄色针状纤维束多而明显，相对另一断面呈多数针眼状小孔及有少数黄色针状纤维束，可见深褐色具光泽的油点。气香，味辛、微苦。以条粗壮、色棕红、质硬、香气浓者为佳。

2. 饮片　本品呈类圆形或不规则形的片。外表皮黄棕色至红棕色，粗糙，有的可见圆形根痕。切面红褐色，具有众多黄色纤维束，有的呈针刺状。气香，味辛、微苦。见彩图 4-93。

【化学成分】主含挥发油，油中主要组分为 α-蒎烯、β-蒎烯、香芹酚、伞花烃、樟脑、赤鲜醇、葡萄糖和芳樟醇等。

【功能与主治】祛风湿，壮筋骨。用于风寒湿痹，腰膝冷痛，拘挛麻木，筋骨痿软。用量 5～10g。

百部（STEMONAE RADIX）

【来源】百部科植物直立百部 *Stemona sessilifolia*（Miq.）Miq.、蔓生百部 *Stemona japonica*（Bl.）Miq. 或对叶百部 *Stemona tuberosa* Lour. 的干燥块根。

【产地】直立百部、蔓生百部主要分布于浙江、安徽、江苏、湖北、山东等省区；对叶百部主要分布于华南和西南地区，主产于广东韶关、乐昌、连州、南雄；湖南郴州、宜章、临武；广西梧州、金城江、贺州；安徽滁州、六安、岳西；江苏镇江、南京；浙江临安、淳安、浦江、龙游；山东临沂、昌潍等地。

【采收加工】春、秋二季采挖，除去须根，洗净，置沸水中略烫或蒸至无白心，取出，晒干。

【性状鉴别】

1. 药材

（1）直立百部 本品呈纺锤形，上端较细长，皱缩弯曲，长 5～12cm，直径 0.5～1cm。表面黄白色或淡棕黄色，有不规则深纵沟，间或有横皱纹。质脆，易折断，断面平坦，角质样，淡黄棕色或黄白色，皮部较宽，中柱扁缩。气微，味甘、苦。

（2）蔓生百部 本品两端稍狭细，表面多不规则皱褶和横皱纹。

（3）对叶百部 本品呈长纺锤形或长条形，长 8～24cm，直径 0.8～2cm。表面浅黄棕色至灰棕色，具浅纵皱纹或不规则纵槽。质坚实，断面黄白色至暗棕色，中柱较大，髓部类白色。

三者均以根条粗壮、质地坚实、色黄白者为佳。

2. 饮片 本品呈不规则厚片或不规则条形斜片；表面灰白色、棕黄色，有深纵皱纹；切面灰白色、淡黄棕色或黄白色，角质样；皮部较厚，中柱扁缩。质韧软。气微，味甘、苦。见彩图4-94。

【规格等级】见表4-43。

表4-43 百部的规格等级

规格	等级	性状描述	
		共同点	区别点
大百部	一等	呈长纺锤形或长条形，长 8～24cm。表面浅黄棕色至灰棕色，具浅纵皱纹或不规则纵槽。质坚实，断面黄白色至暗棕色，中柱较大，髓部类白色。气微，味甘、苦	直径 1.0～2.0cm
	二等		直径 0.8～1.0cm
小百部	一等	直立百部：呈纺锤形，上端较细长，皱缩弯曲，长 5～12cm，直径 0.5～1cm。表面黄白色或淡棕黄色，有不规则深纵沟，间或有横皱纹。质脆，易折断，断面平坦，角质样，淡黄棕色或黄白色，皮部较宽，中柱扁缩。气微，味甘、苦。蔓生百部：两端稍狭细，表面多不规则皱褶和横皱纹	

【化学成分】主含百部碱、原百部碱、百部定碱、异百部定碱、对叶百部碱、直立百部碱、二氢百部碱、原二氢百部碱、蔓生百部碱、异蔓生百部碱等生物碱类成分。

【功能与主治】润肺下气止咳，杀虫灭虱。用于新久咳嗽，肺痨咳嗽，顿咳；外用于头虱、体虱、蛲虫病及阴痒。蜜百部润肺止咳，用于阴虚劳嗽。用量 3 ～ 9g。

知识拓展

百部的名称由来及应用

百部为临床常用中药，内服能止咳，外用可杀虫，且疗效确切。《中国药典》记载其气微，味甘、苦，归肺经。具有润肺止咳、杀虫灭虱的功效，内服用于治疗咳嗽、肺痨、老年咳喘、百日咳等病证；外用杀虫，治疗头虱、体虱、皮肤疥癣、湿疹、阴痒等。蜜炙后的蜜百部润肺止咳，用治阴虚劳嗽。

百部的名字是如何得来的呢？百部之名源于其形貌，李时珍记载百部之时曾言，此物根茎有百十个之多，形似不同的部落相连，故称之为百部。历代医家医著对百部的功效皆有很多的评价。如《药性论》中明确记载，百部善"治肺家热，上气，咳嗽，主润益肺"；《本草经疏》中记载，百部"苦而下泄，故善降，肺气升则咳喘，故善解咳嗽上气"。《本草纲目》记载："百部，亦天门冬之类，故皆治肺病、杀虫。"

任务实施

表 4-44 《单子叶植物根及根茎类中药鉴定 1》学习任务单

班级　　　　姓名　　　　　学号　　　　　成绩

序号	中药正名	科属	入药部位	主要鉴别特征
1				
2				
3				
4				
5				
6				
7				
8				
9				
10				

二 子任务：单子叶植物根及根茎类中药鉴定2

学习目标

❶ 知识目标

（1）掌握：川贝母、浙贝母、土茯苓、麦冬的来源、性状。

（2）熟悉：川贝母、浙贝母、土茯苓、麦冬的产地、成分；黄精、玉竹、天冬、知母的来源、性状。

（3）了解：黄精、玉竹、天冬、知母的产地；重楼、百合的来源、性状。

❷ 能力目标

（1）能够正确识别本次课所学的药材，区分真伪。

（2）提升阅读能力、观察能力、综合分析能力。

❸ 素质目标

（1）培养依法鉴定、资源保护、安全合理用药的意识。

（2）树立认真、严谨、实事求是、精益求精的工作态度。

（3）增强团队合作意识，锻炼与人沟通能力，培养创新精神。

知识基础

川贝母（FRITILLARIAE CIRRHOSAE BULBUS）

【来源】百合科植物川贝母 *Fritillaria cirrhosa* D. Don、暗紫贝母 *Fritillaria unibracteata* Hsiao et K. C. Hsia、甘肃贝母 *Fritillaria przewalskii* Maxim.、梭砂贝母 *Fritillaria delavayi* Franch.、太白贝母 *Fritillaria taipaiensis* P. Y. Li 或瓦布贝母 *Fritillaria unibracteata* Hsiao et K. C. Hsiavar. *wabuensis*（S. Y. Tanget S. C. Yue）Z. D. Liu，S. Wang et S. C. Chen 的干燥鳞茎。按性状不同分别习称"松贝""青贝""炉贝"和"栽培品"。

【产地】川贝母主产于四川、西藏、云南等省区；暗紫贝母主产于四川阿坝藏族羌族自治州；甘肃贝母主产于甘肃、青海、四川等省；梭砂贝母主产于云南、四川、青海、西藏等省区。

【采收加工】夏、秋两季或积雪融化后采挖，除去须根、粗皮及泥沙，晒干或低温干燥。

【性状鉴别】

1. 松贝 本品呈类圆锥形或近球形，高 0.3～0.8cm，直径 0.3～0.9cm。表面类白色。外层鳞叶 2 瓣，大小悬殊，大瓣紧抱小瓣，未抱部分呈新月形，习称"怀中抱月"；顶部闭合，内有类圆柱形、顶端稍尖的心芽和小鳞叶 1～2 枚；先端钝圆或稍尖，底部平，微凹入，中心有 1 个灰褐色的鳞茎盘，偶有残存须根。质硬而脆，断面白色，富粉性。气微，味微苦。见彩图 4-95。

2. 青贝 本品呈类扁球形，高 0.4～1.4cm，直径 0.4～1.6cm。外层鳞叶 2 瓣，大小相近，相对抱合，顶部开裂，内有心芽和小鳞叶 2～3 枚及细圆柱形的残茎。见彩图 4-96。

3. 炉贝 本品呈长圆锥形，高 0.7～2.5cm，直径 0.5～2.5cm。表面类白色或浅棕黄色，有的具棕色斑点。外层鳞叶 2 瓣，大小相近，顶部开裂而略尖，基部稍尖或较钝。见彩图 4-97。

4. 栽培品 本品呈类扁球形或短圆柱形，高 0.5～2cm，直径 1～2.5cm。表面类白色或浅棕黄色，稍粗糙，有的具浅黄色斑点。外层鳞叶 2 瓣，大小相近，顶部多开裂而较平。

以上均以个小、完整、洁白、质地坚实、粉性足者为佳。松贝最佳，青贝次之，炉贝更次之。

【规格等级】 见表 4-45。

表 4-45　川贝母的规格等级

规格	等级	性状描述		
		共同点		区别点
松贝	选货 一等	呈类圆锥形或近球形，高 0.3～0.8cm，直径 0.3～0.9cm，表面类白色。外层鳞叶两瓣、大小悬殊，大瓣紧抱小瓣，未抱部分呈新月形，习称"怀中抱月"，顶端闭合，内有类圆柱形、顶端稍尖的心芽和小鳞叶 1～2 枚；先端钝圆或稍尖，底部平，微凹入，中心有 1 个灰褐色鳞茎盘，偶有残存须根。表面白色，体结实，质细腻，断面白色，富粉性。干货，无杂质、虫蛀、霉变，气微，味微苦	直径 0.3～0.45cm	油粒＋碎瓣≤5%
	二等		直径 0.45～0.65cm	油粒＋开花粒＋碎瓣≤5%
	三等		直径 0.65～0.9cm	油粒＋开花粒＋碎瓣≤10%
	四等		直径 0.45～0.65cm	开花率≤20% 油粒＋碎瓣≤10%
	五等		直径 0.65～0.9cm	开花率≤20% 油粒＋碎瓣≤10%
	统货 一等		大小不分	开花率≤20% 油粒＋碎瓣≤10%
青贝	选货 一等	类扁球形，高 0.4～1.4cm，直径 0.4～1.6cm，外层鳞叶两瓣，大小相近，相对抱合，顶部开裂、内有芯芽和小鳞叶及细圆柱形的残茎。表面白色、细腻、体结。断面粉白色。气微，味微苦，干货、无杂质、虫蛀、霉变。	直径≤1.0cm	油粒＋碎瓣≤20% 芯籽重量占比≤2%
	二等		直径＞1.0cm	油粒＋碎瓣≤20% 芯籽重量占比≤2%
	统货 一等		大小不分	油粒＋碎瓣≤20% 芯籽重量占比≤5%

续表

规格	等级	性状描述		
		共同点	共同点	区别点
炉贝	选货 一等	长圆锥形，高 0.7 ~ 2.5cm，底部直径 0.5 ~ 2.5cm，表面类白色或浅棕黄色，有的具棕色斑点，外层鳞叶 2 瓣，大小相近，顶部开裂而略尖，基部稍尖或较钝，气微，味微苦，干货、无杂质、虫蛀、霉变。	表面类白色	油粒＋碎瓣 ≤ 20%
	选货 二等		表面浅棕黄色，有的具棕色斑点	油粒＋碎瓣 ≤ 20%
	统货 一等		表面类白色或浅棕黄色，有的具棕色斑点	油粒＋碎瓣 ≤ 20%

【化学成分】主要含西贝母碱、川贝碱、松贝碱、西贝素、川贝酮碱等多种生物碱。还含蔗糖、硬脂酸、软脂酸、咖啡酸、阿魏酸、贝母乙素、贝母辛、白炉贝素、β－谷固醇、β－谷甾醇等。

【含量测定】含总生物碱以西贝母碱（$C_{27}H_{43}NO_3$）计，不得少于 0.050%。

【功能与主治】清热润肺，化痰止咳，散结消痈。用于肺热燥咳，干咳少痰，阴虚劳嗽，痰中带血，瘰疬，乳痈，肺痈。用量 3 ~ 10g；研粉冲服，一次 1 ~ 2g。不宜与川乌、制川乌、草乌、制草乌、附子同用。

技能赛点

中药传统技能比赛给出松贝的正品或伪品，如何进行鉴别？

【附药】

1. 伊贝母　百合科植物新疆贝母 *Fritillaria walujewii* Regel 或伊犁贝母 *Fritillaria pallidiflora* Schrenk 的干燥鳞茎。5 ~ 7 月间采挖，除去泥沙，晒干，再去须根和外皮。见彩图 4-98。

（1）新疆贝母　本品呈扁球形，高 0.5 ~ 1.5cm。表面类白色，光滑。外层鳞叶 2 瓣，月牙形，肥厚，大小相近而紧靠。顶端平展而开裂，基部圆钝，内有较大的鳞片和残茎、芯芽各 1 枚。质硬而脆，断面白色，富粉性。气微，味微苦。

（2）伊犁贝母　本品呈圆锥形，较大。表面稍粗糙，淡黄白色。外层鳞叶两瓣，心脏形，肥大，一片较大或近等大，抱合。顶端稍尖，少有开裂，基部微凹陷。

2. 平贝母　百合科植物平贝母 *Fritillaria ussuriensis* Maxim. 的干燥鳞茎。春季采挖，除去外皮、须根及泥沙，晒干或低温干燥。呈扁球形，高 0.5 ~ 1cm，直径 0.6 ~ 2cm。表面黄白色至浅棕色，外层鳞叶 2 瓣，肥厚，大小相近或一片稍大抱合，顶端略平或微凹入，常稍开裂；中央鳞片小。质坚实而脆，断面粉性。气微，味苦。见彩图 4-99。

3. 湖北贝母　百合科植物湖北贝母 *Fritillaria hupehensis* Hsiao et K. C. Hsia 的干燥鳞茎。夏初植株枯萎后采挖，用石灰水或清水浸泡，干燥。呈扁圆球形，高 0.8 ~ 2.2cm，直径

0.8～3.5cm。表面类白色至淡棕色。外层鳞叶2瓣，肥厚，略呈肾形，或大小悬殊，大瓣紧抱小瓣，顶端闭合或开裂。内有鳞叶2～6枚及干缩的残茎。内表面淡黄色至类白色，基部凹陷呈窝状，残留有淡棕色表皮及少数须根。单瓣鳞叶呈元宝状，长2.5～3.2cm，直径1.8～2cm。质脆，断面类白色，富粉性。气微，味苦。见彩图4-100。

4. 土贝母 葫芦科植物土贝母 *Bolbostemma paniculatum*（Maxim.）Franquet 的干燥块茎。秋季采挖，洗净，掰开，煮至无白心，取出，晒干。本品为不规则的块，大小不等。表面淡红棕色或暗棕色，凹凸不平。质坚硬，不易折断，断面角质样，气微，味微苦。

浙贝母（FRITILLARIAE THUNBERGII BULBUS）

【来源】百合科植物浙贝母 *Fritillaria thunbergii* Miq. 的干燥鳞茎。

【产地】主产于浙江，江苏、安徽、湖南亦产。

【采收加工】初夏植株枯萎时采挖，洗净。大小分开，大者除去芯芽，习称"大贝"；小者不去芯芽，习称"珠贝"。分别撞擦，除去外皮，拌以煅过的贝壳粉，吸去擦出的浆汁，干燥；或取鳞茎，大小分开，洗净，除去芯芽，趁鲜切成厚片，洗净，干燥，习称"浙贝片"。

【性状鉴别】

1. 药材

（1）大贝 本品为鳞茎外层的单瓣鳞叶，略呈新月形，高1～2cm，直径2～3.5cm。外表面类白色至淡黄色，内表面白色或淡棕色，被有白色粉末。质硬而脆，易折断，断面白色至黄白色，富粉性。气微，味微苦。

（2）珠贝 本品为完整的鳞茎，呈扁圆形，高1～1.5cm，直径1～2.5cm。表面黄棕色至黄褐色，有不规则的皱纹；或表面类白色至淡黄色，较光滑或被有白色粉末。质硬，不易折断，断面淡黄色或类白色，略带角质状或粉性；外层鳞叶2瓣，肥厚，略似肾形，互相抱合，内有小鳞叶2～3枚和干缩的残茎。

（3）浙贝片 本品呈椭圆形或类圆形片，大小不一，长1.5～3.5cm，宽1～2cm，厚0.2～0.4cm。外皮黄褐色或灰褐色，略皱缩；或淡黄色，较光滑。切面微鼓起，灰白色；或平坦，粉白色。质脆，易折断，断面粉白色，富粉性。

以上均以质地坚实、色白、粉性足者为佳。大贝质量好。

2. 饮片 本品呈类圆形的厚片或碎块，有的具芯芽。外皮黄褐色或灰褐色，略皱缩；或淡黄白色，较光滑或被有白色粉末。切面微鼓起或平坦，灰白色或粉白色，略角质状或富粉性。多质坚硬，易折断；或质硬，断面灰白色或白色，有的浅黄棕色。气微，味苦。见彩图4-101。

【规格等级】见表4-46。

表 4-46　浙贝母的规格等级

规格	等级	性状描述	
		共同点	区别点
浙贝片	特等	干货，鳞茎外层的单瓣鳞叶切成的片，椭圆形或类圆形。边缘表面淡黄色或淡黄白色。质脆，易折断，断面粉白色或类白色，富粉性。无僵个、虫蛀、霉变。气微，味微苦	直径 ≥ 3.0cm；均匀度 ≥ 90%；边缘表面淡黄白色，断面粉白色
	一等		直径在 2.5 ～ 3.0cm；均匀度 75% ～ 90%；边缘表面淡黄白色至淡黄色，断面粉白色至类白色
	二等		直径在 2.0 ～ 2.5cm；均匀度 60% ～ 75%；边缘表面淡黄白色至淡黄色，断面粉白色至类白色
	统货		直径 ≤ 2.0cm；均匀度 ≤ 60%；边缘表面淡黄色，断面类白色
完整珠贝	特等	完整的鳞茎，扁圆形。表面类白色、淡黄白色，外层鳞叶 2 瓣，肥厚，略似肾形，互相抱合，内有小鳞叶 2 ～ 3 枚和干缩的残茎。无僵个、虫蛀、霉变。气微，味微苦	直径 ≥ 3.0cm；均匀度 ≥ 90%；表面类白色
	一等		直径在 2.5 ～ 3.0cm；均匀度 75% ～ 90%；表面类白色至淡黄白色
	二等		直径在 2.0 ～ 2.5cm；均匀度 60% ～ 75%；表面类白色至淡黄白色
	统货		直径 ≤ 2.0cm；均匀度 ≤ 60%；表面淡黄白色

【化学成分】主要含生物碱类成分，包括贝母素甲（浙贝甲素）、贝母素乙（浙贝乙素）、浙贝母酮、贝母辛、异浙贝母碱、浙贝母碱苷、浙贝母丙素等。

【含量测定】按 HPLC 法测定，含贝母素甲（$C_{27}H_{45}NO_3$）和贝母素乙（$C_{27}H_{43}NO_3$）的总量不得少于 0.080%。

【功能与主治】清热化痰止咳，解毒散结消痈。用于风热咳嗽，痰火咳嗽，肺痈，乳痈，瘰疬，疮毒。用量 5 ～ 10g。不宜与川乌、制川乌、草乌、制草乌、附子同用。

课堂活动

如何区分浙贝母与湖北贝母？

黄精（POLYGONATI RHIZOMA）

【来源】百合科植物滇黄精 *Polygonatum kingianum* Coll. et Hemsl.、黄精 *Polygonatum sibiricum* Red. 或多花黄精 *Polygonatum cyrtonema* Hua 的干燥根茎。按形状不同，习称"大黄精""鸡头黄精""姜形黄精"。

【产地】主产于东北、华北及陕西、宁夏、甘肃、河南、山东、江苏、安徽、浙江、福建、广东、广西、湖南、江西、贵州等地。

【采收加工】春、秋二季采挖，除去须根，洗净，置沸水中略烫或蒸至透心，干燥。

【性状鉴别】

1. 药材

（1）大黄精　本品呈肥厚肉质的结节块状，结节长可达 10cm 以上，宽 3 ～ 6cm，厚 2 ～ 3cm。表面淡黄色至黄棕色，具环节，有皱纹及须根痕，结节上侧茎痕呈圆盘状，圆周凹入，中部突出。质硬而韧，不易折断，断面角质，淡黄色至黄棕色。气微，味甜，嚼之有黏性。

（2）鸡头黄精　本品呈结节状弯柱形，长 3 ～ 10cm，直径 0.5 ～ 1.5cm。结节长 2 ～ 4cm，略呈圆锥形，常有分枝。表面黄白色或灰黄色，半透明，有纵皱纹，茎痕圆形，直径 5 ～ 8mm。

（3）姜形黄精　本品呈长条结节块状，长短不等，常数个块状结节相连。表面灰黄色或黄褐色，粗糙，结节上侧有突出的圆盘状茎痕，直径 0.8 ～ 1.5cm。

黄精味苦者不可药用；以块大、色黄、断面透明、味甜者为佳。

2. 饮片　本品呈不规则的厚片，外表皮淡黄色至黄棕色。切面略呈角质样，淡黄色至黄棕色，可见多数淡黄色筋脉小点。质稍硬而韧。气微，味甜，嚼之有黏性。见彩图 4-102。

【化学成分】主要含有黄精多糖、天门冬氨酸、高丝氨酸、强心苷、氨基酸、黄酮类、维生素、微量元素等成分。

【功能与主治】补气养阴，健脾，润肺，益肾。用于脾胃气虚，体倦乏力，胃阴不足，口干食少，肺虚燥咳，劳嗽咳血，精血不足，腰膝酸软，须发早白，内热消渴。用量 9 ～ 15g。

知识拓展

药食两用话黄精

　　黄精为药食两用之佳品。《抱朴子》记载："昔人以本品得坤土之气，获天地之精，故名。"黄精首载于《名医别录》，曰："黄精，味甘，平，无毒。主补中益气，除风湿，安五脏。久服轻身、延年、不饥。"黄精经过加工又可作为食物以饱腹，故《滇南本草》云："洗净，九蒸，九晒，服之甘美。俗亦能救荒，故名救穷草。"《本草蒙筌》又云："洗净九蒸九曝代粮，可过凶年。因味甘甜，又名米餔。"《本草纲目》曾提到"九蒸九曝，可以代粮，又名米餔"。《本草从新》也提到"似玉竹而稍大，黄白多须，故俗呼为玉竹黄精"。

　　药用：根状茎为常用中药"黄精"。《食疗本草》记载："饵黄精，能老不饥……凡生时有一硕，熟有三、四斗。蒸之若生，则刺人咽喉。曝使干，不尔朽坏。""根、叶、花、实，皆可食之。"黄精可用于脾胃虚弱、体倦乏力、口干食少、肺虚燥咳、精血不足、内热消渴等证，以及治疗肺结核、癣菌病等。

　　食用：肉质根茎可以糖生食，脆嫩甘甜，食用爽口，还可以炒食、煲汤、蒸食、熬粥、泡酒、做药膳。嫩叶也可以焯水后拌成凉菜食用。黄精在太行山区多有分布，当地老百姓称其为"鸡头参"。

【附药】

苦黄精　百合科植物湖北黄精 *Polygonatum zanlanscianense* Pamp. 的干燥根茎。主产于四川。本品呈类球形或团块状，略扁，表面灰褐色；茎痕及芽痕明显，有明显的不规则皱纹及点状突起的须根痕；断面类白色，筋脉较多。味苦，嚼之微具黏性。横切面维管束多为周木型，周围有数列壁稍厚的细胞，无针晶束。

玉竹（POLYGONATI ODORATI RHIZOMA）

【来源】百合科植物玉竹 *Polygonatum odoratum*（Mill.）Druce 的干燥根茎。

【产地】主要产于我国黑龙江、吉林、辽宁、河北、山西、内蒙古、甘肃、青海、山东、河南、湖北、湖南、安徽、江西、江苏、台湾等地。

【采收加工】秋季采挖，除去须根，洗净，晒至柔软后，反复揉搓、晾晒至无硬心，晒干；或蒸透后，揉至半透明，晒干。

【性状鉴别】

1. 药材　本品呈长圆柱形，略扁，少有分枝，长 4～18cm，直径 0.3～1.6cm。表面黄白色或淡黄棕色，半透明，具纵皱纹和微隆起的环节，有白色圆点状的须根痕和圆盘状茎痕。质硬而脆或稍软，易折断，断面角质样或显颗粒性。气微，味甘，嚼之发黏。以条长、肥壮、色黄白者为佳。

2. 饮片　本品呈不规则厚片或段。外表皮黄白色至淡黄棕色，半透明，有时可见环节。切面角质样或显颗粒性。气微，味甘，嚼之发黏。见彩图 4-103。

【化学成分】主要成分是多糖、甾体皂苷、黄酮、苷类等。

【功能与主治】养阴润燥，生津止渴。用于肺胃阴伤，燥热咳嗽，咽干口渴，内热消渴。用量 6～12g。

重楼（PARIDIS RHIZOMA）

【来源】百合科植物云南重楼 *Paris polyphylla* Smith var. *yunnanensis*（Franch.）Hand. –Mazz. 或七叶一枝花 *Paris polyphylla* Smith var. *chinensis*（Franch.）Hara 的干燥根茎。

【产地】云南重楼主要产于云南、贵州、四川等地；七叶一枝花主要产于广东、广西、江西、福建、陕西、四川等地。

【采收加工】秋季采挖，除去须根，洗净，晒干。

【性状鉴别】

1. 药材　本品呈结节状扁圆柱形，略弯曲，长 5～12cm，直径 1.0～4.5cm。表面黄棕色或灰棕色，外皮脱落处呈白色；密具层状突起的粗环纹，一面结节明显，结节上具椭圆形凹陷茎痕，另一面有疏生的须根或疣状须根痕。顶端具鳞叶和茎的残基。质坚实，断面平坦，白色至浅棕色，粉性或角质。气微，味微苦、麻。以粗壮、质地坚实、断面色白、粉性足者为佳。

2. 饮片　本品呈近圆形、椭圆形或不规则片状。表面白色、黄白色或浅棕色，周边表皮黄棕色或棕褐色，粉性或角质。气微，味微苦、麻。见彩图 4-104。

【化学成分】主要含有甾体皂苷类成分重楼皂苷Ⅰ、Ⅱ、Ⅲ、Ⅳ等，还含有甾醇、蜕皮激素、黄酮类等。

【功能与主治】清热解毒，消肿止痛，凉肝定惊。用于疔疮痈肿，咽喉肿痛，蛇虫咬伤，跌仆伤痛，惊风抽搐。用量3～9g。外用适量，研末调敷。

土茯苓（SMILACIS GLABRAE RHIZOMA）

【来源】百合科植物光叶菝葜 *Smilax glabra* Roxb. 的干燥根茎。

【产地】主产于四川、贵州、湖南、云南等地。

【采收加工】夏、秋两季采挖，除去须根，洗净，干燥；或趁鲜切成薄片，干燥。

【性状鉴别】

1. 药材　本品略呈圆柱形，稍扁或呈不规则条块，有结节状隆起，具短分枝，长5～22cm，直径2～5cm。表面黄棕色或灰褐色，凹凸不平，有坚硬的须根残基，分枝顶端有圆形芽痕，有的外皮现不规则裂纹，并有残留的鳞叶。质坚硬。切片呈长圆形或不规则，厚1～5mm，边缘不整齐；切面类白色至淡红棕色，粉性，可见点状维管束及多数小亮点；质略韧，折断时有粉尘飞扬，以水湿润后有黏滑感。气微，味微甘、涩。以粉性大、筋脉少、断面淡棕色为佳。

2. 饮片　本品呈长圆形或不规则的薄片，边缘不整齐。切面黄白色或红棕色，粉性，可见点状维管束及多数小亮点；以水湿润后有黏滑感。气微，味微甘、涩。见彩图4-105。

【规格等级】见表4-47。

表4-47　土茯苓的规格等级

规格	性状描述	
	共同点	区别点
选货	干货。呈不规则的片，边缘不整齐。切面黄白色或红棕色，粉性，可见点状维管束及多数小亮点，水湿润后有黏滑感。气微，味微甘、涩。无杂质、虫蛀、霉变	根据要求大小分档，或筛去＜1cm左右的药屑、小片
统货		大小不一，未去除药屑、碎片

【化学成分】主要含有菝葜皂苷类（smilax saponins）与提果皂苷元（tigogenin）、鞣质、糖类、有机酸类、苯丙素类、黄酮和黄酮苷类、甾醇类及挥发油等。

【含量测定】按HPLC法测定，含落新妇苷（$C_{21}H_{22}O_{11}$）不得少于0.45%。

【功能与主治】解毒，除湿，通利关节。用于梅毒及汞中毒所致的肢体拘挛，筋骨疼痛；湿热淋浊，带下，痈肿，瘰疬，疥癣。用量15～60g。

知识拓展

土茯苓的功效及临床应用

1. 清热：用于治疗因体内有湿热而引起的多种症状，如小便短赤、尿急、尿痛、大便秘结等。

2. 祛风：临床主要用于辅助改善因外感风湿所导致的关节疼痛、屈伸不利等。

3. 除湿：因脾虚不能运化水液或湿邪内盛所致水肿满溢时，可与猪苓、白术、山药等同用；若兼有湿热下注之象者，则合龙胆泻肝汤加减以清利湿热。

4. 解毒：土茯苓具有一定的解毒作用，常用于疮痈肿痛、淋浊带下、皮肤瘙痒等病证。

5. 美容养颜：土茯苓中含有丰富的蛋白质、脂肪、碳水化合物等多种营养物质，患者适当服用后能够补充身体所需要的营养成分，其中含有的活性成分还有利于清除自由基，从而达到延缓衰老的效果，因此有一定的美容养颜作用。

6. 提高免疫力：增强机体细胞免疫并能够促进淋巴细胞转化率。

此外，土茯苓还具有一定的抗肿瘤作用，可用于预防癌症的发生或抑制癌细胞扩散。但土茯苓属于寒凉性中药，不建议长期过量食用。

天冬（ASPARAGI RADIX）

【来源】百合科植物天冬 *Asparagus cochinchinensis*（Lour.）Merr. 的干燥块根。

【产地】主产于贵州、四川、广西等地。

【采收加工】秋、冬二季采挖，洗净，除去茎基和须根，置沸水中煮或蒸至透心，趁热除去外皮，洗净，干燥。

【性状鉴别】

1. 药材　本品呈长纺锤形，略弯曲，长 5 ～ 18cm，直径 0.5 ～ 2cm。表面黄白色至淡黄棕色，半透明，光滑或具深浅不等的纵皱纹，偶有残存的灰棕色外皮。质硬或柔润，有黏性，断面角质样，中柱黄白色。气微，味甜、微苦。以条粗壮、色黄白、半透明者为佳。

2. 饮片　本品呈类圆形或不规则形的片。外表面黄白色至淡黄棕色，半透明，光滑或具深浅不等的纵皱纹，偶有残存的灰棕色外皮。质硬或柔润，有黏性。切面角质样，中柱黄白色。气微，味甜、微苦。见彩图 4-106。

【化学成分】主要成分为糖、皂苷、氨基酸等。

【功能与主治】养阴润燥，清肺生津。用于肺燥干咳，顿咳痰黏，腰膝酸痛，骨蒸潮热，内热消渴，热病津伤，咽干口渴，肠燥便秘。用量 6 ～ 12g。

麦冬（OPHIOPOGONIS RADIX）

【来源】百合科植物麦冬 *Ophiopogon japonicus*（L. f）Ker –Gawl. 的干燥块根。

【产地】主产于江苏、安徽、浙江、福建、广西、四川等地。

【采收加工】夏季采挖，洗净，反复暴晒、堆置，至七八成干，除去须根，干燥。

【性状鉴别】

1. 药材　本品呈纺锤形，两端略尖，长 1.5 ～ 3cm，直径 0.3 ～ 0.6cm。表面淡黄色或灰黄色，有细纵纹。质柔韧，断面黄白色，半透明，中柱细小。气微香，味甘、微苦。以表面淡黄白色、肥大、质软、气香、味甜者为佳。见彩图 4-107。

2. 饮片　本品形如麦冬，或为轧扁的纺锤形块片。表面淡黄色或灰黄色，有细纵纹。质柔韧，断面黄白色，半透明，中柱细小。气微香，味甘、微苦。

【规格等级】见表 4-48。

表 4-48　麦冬的规格等级

规格	等级	性状描述
		区别点
浙麦冬	一等	干货，呈纺锤形半透明体。表面黄白色。质柔韧。断面牙白色，有木质心。味微甜，嚼之有黏性。每 50g150 只以内。无须根、油粒、烂头、枯子、杂质、霉变。
	二等	干货，呈纺锤形半透明体。表面黄白色，质柔韧，断面牙白色，有木心。味微甜。嚼之有黏性。每 50g280 只以内。无须根、油粒、枯子、烂头、杂质、霉变
	三等	干货，呈纺锤形半透明体。表面黄白色。质柔韧。断面牙白色，有木质心。味微甜，嚼之有黏性。每 50g280 只以外，最小不低于麦粒大。油粒、烂头不超过 10%。无须根、杂质、霉变
川麦冬	一等	干货。呈纺锤形半透明体。表面淡白色，木质心细软。味微甜，嚼之少黏性。每 50g190 粒以内。无须根、乌花、油粒、杂质、霉变
	二等	干货。呈纺锤形半透明体。表面淡白色。断面淡白色。木质心细软。味微甜，嚼之少黏性。每 50g300 粒以内。无须根、乌花、油粒、杂质、霉变
	三等	干货。呈纺锤形半透明体。表面淡白色。断面淡白色。木质心细软。味微甜，嚼之少黏性。每 50g300 粒以外，最小不低于麦粒大。间有乌花、油粒不超过 10%，无须根、杂质、霉变

【化学成分】主要含沿阶草苷、甾体皂苷、生物碱、谷甾醇、葡萄糖、氨基酸、维生素等化学成分。

【含量测定】按 UV-VIS 法测定，含麦冬总皂苷以鲁斯可皂苷元（$C_{27}H_{42}O_4$）计，不得少于 0.12%。

【功能与主治】养阴生津，润肺清心。用于肺燥干咳，阴虚痨嗽，喉痹咽痛，津伤口渴，内热消渴，心烦失眠，肠燥便秘。用量 6 ～ 12g。

【附药】

1. 山麦冬　百合科植物湖北麦冬 *Liriope spicata*（Thunb.）Lour. var. *prolifera* Y. T. Ma 或短葶

山麦冬 *Liriope muscari*（Decne.）Baily 的干燥块根。夏初采挖，洗净，反复暴晒、堆置，至近干，除去须根，干燥。

2. 湖北麦冬　本品呈纺锤形，两端略尖，长 1.2 ～ 3cm，直径 0.4 ～ 0.7cm，表面淡黄色至棕黄色，具不规则纵皱纹。质柔韧，干后质硬脆，易折断，断面淡黄色至棕黄色，角质样，中柱细小。气微，味甜，嚼之发黏。

3. 短葶山麦冬　本品稍扁，长 2 ～ 5cm，直径 0.3 ～ 0.8cm，具粗纵纹。味甘、微苦。

课堂活动

如何区分麦冬与山麦冬？

知母（ANEMARRHENAE RHIZOMA）

【来源】百合科植物知母 *Anemarrhena asphodeloides* Bge. 的干燥根茎。

【产地】主产于河北、山西、山东、陕西、甘肃、内蒙古、辽宁、吉林、黑龙江等地。

【采收加工】春、秋二季采挖，除去须根和泥沙，晒干，习称"毛知母"；或除去外皮，晒干。

【性状鉴别】

1. 药材

（1）毛知母　本品呈长条状，微弯曲，略扁，偶有分枝，长 3 ～ 15cm，直径 0.8 ～ 1.5cm，一端有浅黄色的茎叶残痕。表面黄棕色至棕色，上面有一凹沟，具紧密排列的环状节，节上密生黄棕色的残存叶基，由两侧向根茎上方生长；下面隆起而略皱缩，并有凹陷或突起的点状根痕。质硬，易折断，断面黄白色。气微，味微甜、略苦，嚼之带黏性。以条粗、质地坚实、断面黄白、嚼之味苦发黏者为佳。

（2）知母肉　表面黄白色或黄棕色，有扭曲的沟纹，断面黄白色至黄色。

2. 饮片

（1）毛知母　本品呈不规则类圆形的厚片。外表皮黄棕色或棕色，可见少量残存的黄棕色叶基纤维和凹陷或突起的点状根痕。切面黄白色至黄色。气微，味微甜、略苦，嚼之带黏性。见彩图 4–108。

（2）知母肉　表面黄白色至黄棕色。

【化学成分】主要含皂苷，其主要成分为知母皂苷 A– I、A– II 等；尚含知母多糖、芒果苷、异芒果苷、生物碱及有机酸等。

【功能与主治】清热泻火，滋阴润燥。用于外感热病，高热烦渴，肺热燥咳，骨蒸潮热，内热消渴，肠燥便秘。用量 6 ～ 12g。

百合（LILII BULBUS）

【来源】百合科植物卷丹 *Lilium lancifolium* Thunb.、百合 *Lilium brownii* F. E. Brown var.

viridulum Baker 或细叶百合 *Lilium pumilum* DC. 的干燥肉质鳞叶。

【产地】主产于湖南、四川、河南、江苏、浙江等地。

【采收加工】秋季采挖，洗净，剥取鳞叶，置沸水中略烫，干燥。

【性状鉴别】

1. 药材 本品呈长椭圆形，长 2～5cm，宽 1～2cm，中部厚 1.3～4mm。表面黄白色至淡棕黄色，有的微带紫色，有数条纵直平行的白色维管束。顶端稍尖，基部较宽，边缘薄，微波状，略向内弯曲。质硬而脆，断面较平坦，角质样。气微，味微苦。以肉厚、色白、味苦者为佳。见彩图 4-109。

2. 饮片 蜜百合：取净百合，照蜜炙法炒至不粘手。每 100kg 百合，用炼蜜 5kg。本品形如百合，表面棕黄色，偶见焦斑，略带黏性。味甜。

【化学成分】主要含淀粉、蛋白质、脂肪及钙、磷、铁、镁、锌、硒、维生素 B_1、维生素 B_2、维生素 C、泛酸等营养成分，还含有秋水仙碱、百合苷 A、百合苷 B 等多种生物碱。

【功能与主治】养阴润肺，清心安神。用于阴虚燥咳，劳嗽咳血，虚烦惊悸，失眠多梦，精神恍惚。用量 6～12g。

任务实施

表 4-49 《单子叶植物根及根茎类中药鉴定 2》学习任务单

班级　　　　姓名　　　　　学号　　　　　成绩

序号	中药正名	科属	入药部位	主要鉴别特征
1				
2				
3				
4				
5				
6				
7				
8				
9				
10				

三 子任务：单子叶植物根及根茎类中药鉴定3

学习目标

❶ 知识目标

（1）掌握：山药、射干、莪术、郁金、天麻的来源、性状。

（2）熟悉：山药、射干、莪术、郁金、天麻的产地、成分；薤白、干姜、白及的来源、性状。

（3）了解：薤白、干姜、白及的产地；仙茅、姜黄、高良姜、山慈菇的来源、性状。

❷ 能力目标

（1）能够正确识别本次课所学的药材，区分真伪。

（2）提升阅读能力、观察能力、综合分析能力。

❸ 素质目标

（1）培养依法鉴定、资源保护、安全合理用药的意识。

（2）树立认真、严谨、实事求是、精益求精的工作态度。

（3）增强团队合作意识，锻炼与人沟通能力，培养创新精神。

知识基础

薤白（ALLII MACROSTEMONIS BULBUS）

【来源】百合科植物小根蒜 *Allium macrostemon* Bge. 或薤 *Allium chinense* G. Don 的干燥鳞茎。

【产地】主产于江西、福建、浙江等地。

【采收加工】夏、秋两季采挖，洗净，除去须根，蒸透或置沸水中烫透，晒干。

【性状鉴别】

1. 小根蒜 本品呈不规则卵圆形，高 0.5～1.5cm，直径 0.5～1.8cm。表面黄白色或淡黄棕色，皱缩，半透明，有类白色膜质鳞片包被，底部有突起的鳞茎盘。质硬，角质样。有蒜臭，味微辣。见彩图 4-110。

2. 薤 本品呈略扁的长卵形，高 1～3cm，直径 0.3～1.2cm。表面淡黄棕色或棕褐色，具浅纵皱纹。质较软，断面可见鳞叶 2～3 层。嚼之粘牙。

以上均以个大、质地坚实、饱满、色黄白、半透明者为佳。

【化学成分】主要含薤白苷 A、薤白苷 D、薤白苷 E、薤白苷 F、甲基烯丙基二硫化物、二甲基二硫化物、2,4- 二甲基噻吩、5- 甲基 –1,2,3,4- 四噻烷等成分。

【功能与主治】通阳散结，行气导滞。用于胸痹心痛，脘腹痞满胀痛，泻痢后重。用量 5 ～ 10g。

仙茅（CURCULIGINIS RHIZOMA）

【来源】石蒜科植物仙茅 *Curculigo orchioides* Gaertn. 的干燥根茎。

【产地】主产于浙江、江西、福建、台湾、湖南、广东、广西、四川南部、云南和贵州等地。

【采收加工】秋、冬二季采挖，除去根头和须根，洗净，干燥。

【性状鉴别】

1. 药材　本品呈圆柱形，略弯曲，长 3 ～ 10cm，直径 0.4 ～ 1.2cm。表面棕色至褐色，粗糙，有细孔状的须根痕和横皱纹。质硬而脆，易折断，断面不平坦，灰白色至棕褐色，近中心处色较深。气微香，味微苦、辛。以条长、色深、质地脆者为佳。

2. 饮片　本品呈类圆形或不规则形的厚片或段，外表皮棕色至褐色，粗糙，有的可见纵横皱纹和细孔状的须根痕。切面灰白色至棕褐色，有多数棕色小点，中间有深色环纹。气微香，味微苦、辛。见彩图 4–111。

【化学成分】主要含多种环木菠萝烷型三萜及其糖苷、甲基苯酚及氯代甲基苯酚等多糖苷类，尚含有含氮类化合物、甾醇、脂肪类化合物及黄酮醇苷等成分。

【功能与主治】补肾阳，强筋骨，祛寒湿。用于阳痿精冷，筋骨痿软，腰膝冷痛，阳虚冷泻。用量 3 ～ 10g。

【附药】

铁棒槌　毛茛科植物铁棒锤 *Aconitum pendulum* Busch 或伏毛铁棒锤 *Aconitum flavum* hand. –mazz. 的干燥块根。铁棒锤块根圆锥状或圆柱形，长 2 ～ 5cm，直径 0.5 ～ 1.5cm。表面灰棕色或黑棕色。母根有时有纵皱纹；子根表面近于光滑，少数有侧根痕。断面白色粗糙。气微，味辛苦麻，有毒。

山药（DIOSCOREAE RHIZOMA）

【来源】薯蓣科植物薯蓣 *Dioscorea opposita* Thunb. 的干燥根茎。

【产地】主产于于河南博爱、武陟、温县等地，山西、陕西、山东、河北、浙江、湖南、四川、云南、贵州、广西等地也有栽培。

【采收加工】冬季茎叶枯萎后采挖，切去根头，洗净，除去外皮和须根，干燥，习称"毛山药"；或除去外皮，趁鲜切厚片，干燥，称为"山药片"；也有选择肥大顺直的干燥山药，置清水中，浸至无干心，闷透，切齐两端，用木板搓成圆柱状，晒干，打光，习称"光山药"。

【性状鉴别】

1. 药材

（1）毛山药　本品略呈圆柱形，弯曲而稍扁，长 15 ～ 30cm，直径 1.5 ～ 6cm。表面黄白色或淡黄色，有纵沟、纵皱纹及须根痕，偶有浅棕色外皮残留。体重，质坚实，不易折断，断面白色，粉性。气微，味淡、微酸，嚼之发黏。

（2）光山药　本品略呈圆柱形，两端平齐，长 9 ～ 18cm，直径 1.5 ～ 3cm。表面光滑，白色或黄白色。

以上均以条粗、质地坚实、粉性足、色洁白者为佳。

2. 饮片

（1）山药片　本品呈略不规则的厚片，皱缩不平，切面白色或黄白色，质坚脆，粉性。气微，味淡、微酸。见彩图 4-112。

（2）麸炒山药　取毛山药片或光山药片，照麸炒法炒至黄色。本品形如毛山药片或光山药片，切面黄白色或微黄色，偶见焦斑，略有焦香气。

【规格等级】见表 4-50。

表 4-50　山药的规格等级

规格		等级	性状描述	
			共同点	区别点
光山药		一等	干货。呈圆柱形，条均挺直，光滑圆润，两端平齐，可见明显颗粒状。切面白色或黄白色。质坚脆，粉性足。无裂痕、空心、炸头。气微，味淡，微酸	长≥15cm，直径≥2.5cm
		二等		长≥13cm，直径 2.0 ～ 2.5cm
		三等		长≥10cm，直径 1.7 ～ 2.0cm
		四等		长短不分，直径 1.5 ～ 1.7cm，间有碎块
毛山药		一等	干货。略呈圆柱形，弯曲稍扁，表面黄白色或淡黄色。有纵沟、纵皱纹及须根痕，偶有浅棕色外皮残留。体重，质坚实，不易折断，断面白色，粉性。气微，味淡、微酸，嚼之发黏	长≥15cm，中部围粗≥10cm，无破裂、空心、黄筋
		二等		长≥10cm，中部围粗 6 ～ 10cm，无破裂、空心、黄筋
		三等		长≥7cm，中部围粗 3 ～ 6cm，间有碎块。无破裂、空心、黄筋
		四等		长短不分，直径≥1.0cm，间有碎块。少量破裂、空心、黄筋
山药片	鲜切片	一等	不规则的厚片，皱缩不平，切面白色或黄白色，质坚脆，粉性。气微，味淡	直径≥2.5cm，均匀，碎片≤2%
		二等		直径≥1.0cm，均匀，碎片≤5%
	干切片	一等	斜切或圆切厚片，切面白色或黄白色，光滑，质坚脆，粉性。气微，味淡、微酸	直径≥1.5cm，均匀，碎片≤2%
		二等		直径≥1.2cm，均匀，碎片≤5%
毛山药片统货		一等	不规则的带皮厚片，切面白色或黄白色，质坚脆，粉性。气微，味淡、微酸。直径大于 1.0cm 的片重占比≥60%，碎片、灰末重量占比≤4%	

【化学成分】主要含蛋白质、碳水化合物、维生素、矿物质、膳食纤维等。

【功能与主治】补脾养胃，生津益肺，补肾涩精。用于脾虚食少，久泻不止，肺虚喘咳，肾虚遗精，带下，尿频，虚热消渴。麸炒山药补脾健胃。用于脾虚食少，泄泻便溏，白带过多。用量 15 ～ 30g。

【附药】

1. 参薯　薯蓣科植物参薯 *Dioscorea alata* L. 的根茎。药材呈不规则圆柱形、扁圆柱形、纺锤形或扁块状；表面黄白色或淡黄棕色；断面白色至黄白色，富粉性。气微，味淡，嚼之发黏。横切面中柱鞘部位可见石细胞环带，石细胞腔内含草酸钙方晶。

2. 木薯　大戟科植物木薯 *Manihot esculenta* Crantz. 的块根。多切成段或片，外皮多已除去，表面类白色，残留外皮为棕褐色或黑褐色；断面类白色，靠外侧有一明显黄白色或淡黄棕色的形成层环纹；向内可见淡黄色筋脉点呈放射状稀疏散在，中央有一细小黄色木心，有的具裂隙。气微，味淡。横切面近木栓层处有石细胞群，薄壁细胞含草酸钙簇晶。本品因含氢氟酸而具毒性。

课堂活动

如何区分山药与木薯？

射干（BELAMCANDAE RHIZOMA）

【来源】鸢尾科植物射干 *Belamcanda chinensis*（L.）DC. 的干燥根茎。

【产地】主产于湖北、河南、四川、贵州；全国其他地区亦有分布。

【采收加工】春初刚发芽或秋末茎叶枯萎时采挖，除去须根和泥沙，干燥。

【性状鉴别】

1. 药材　本品呈不规则结节状，长 3 ～ 10cm，直径 1 ～ 2cm。表面黄褐色、棕褐色或黑褐色，皱缩，有较密的环纹。上面有数个圆盘状凹陷的茎痕，偶有茎基残存；下面有残留细根及根痕。质硬，断面黄色，颗粒性。气微，味苦、微辛。以粗壮、坚硬、断面色黄者为佳。

2. 饮片　本品呈不规则形或长条形的薄片。外表皮黄褐色、棕褐色或黑褐色，皱缩，可见残留的须根和须根痕，有的可见环纹。切面淡黄色或鲜黄色，具散在筋脉小点或筋脉纹，有的可见环纹。见彩图 4-113。

【规格等级】见表 4-51。

表 4-51　射干的规格等级

规格	性状描述	
	共同点	区别点
选货	干货。呈不规则条状或圆锥形，略扁，有分枝，长 3 ～ 10cm，直径 1 ～ 2.5cm。表面灰黄褐色或棕色，有环纹和纵沟。有凹陷或圆点状突起的须根痕。质松脆，易折断，断面黄白色或黄棕色。气微，味苦、甘	无须根，杂质不得过 1%
统货		有残存的须根，杂质不得过 3%

【化学成分】主要含黄酮类化合物及其糖苷、异黄酮类化合物及其糖苷、酚类化合物、苯醌类化合物、萜类化合物、类固醇和有机酸等成分。

【含量测定】按 HPLC 法测定，含次野鸢尾黄素（$C_{20}H_{18}O_8$）不得少于 0.10%。

【功能与主治】清热解毒，消痰，利咽。用于热毒痰火郁结，咽喉肿痛，痰涎壅盛，咳嗽气喘。用量 3～10g。

【附药】

川射干 鸢尾科植物鸢尾 *Iris tectorum* Maxim. 的干燥根茎。全年均可采挖，除去须根及泥沙，干燥。本品呈不规则条状或圆锥形，略扁，有分枝，长 3～10cm，直径 1～2.5cm。表面灰黄褐色或棕色，有环纹和纵沟。常有残存的须根及凹陷或圆点状突起的须根痕。质松脆，易折断，断面黄白色或黄棕色。气微，味甘、苦。饮片为不规则薄片。外表皮灰黄褐色或棕色，有时可见环纹，或凹陷或圆点状突起的须根痕。切面黄白色或黄棕色。气微，味甘、苦。

莪术（CURCUMAE RHIZOMA）

【来源】姜科植物蓬莪术 *Curcuma phaeocaulis* VaL.、广西莪术 *Curcuma kwangsiensis* S. G. Lee et C. F. Liang 或温郁金 *Curcuma wenyujin* Y. H. Chen et C. Ling 的干燥根茎。后者习称"温莪术"。

【产地】蓬莪术主产于四川；广西莪术主产于广西、广东、云南；温莪术主产于浙江、福建等地。

【采收加工】冬季茎叶枯萎后采挖，洗净，蒸或煮至透心，晒干或低温干燥后除去须根和杂质。

【性状鉴别】

1. 药材

（1）蓬莪术 本品呈卵圆形、长卵形、圆锥形或长纺锤形，顶端多钝尖，基部钝圆，长 2～8cm，直径 1.5～4cm。表面灰黄色至灰棕色，上部环节突起，有圆形微凹的须根痕或残留的须根，有的两侧各有 1 列下陷的芽痕和类圆形的侧生根茎痕，有的可见刀削痕。体重，质坚实，断面灰褐色至蓝褐色，蜡样，常附有灰棕色粉末，皮层与中柱易分离，内皮层环纹棕褐色。气微香，味微苦而辛。

（2）广西莪术 环节稍突起，断面黄棕色至棕色，常附有淡黄色粉末，内皮层环纹黄白色。

（3）温莪术 断面黄棕色至棕褐色，常附有淡黄色至黄棕色粉末。气香或微香。

以上均以个均匀、质地坚实、光滑、香气浓者为佳。

2. 饮片 本品呈类圆形或椭圆形的厚片。外表皮灰黄色或灰棕色，有时可见环节或须根痕。切面黄绿色、黄棕色或棕褐色，内皮层环纹明显，散在"筋脉"小点。气微香，味微苦而辛。见彩图 4-114。

【化学成分】主要有莪术呋喃烯酮、莪术醇、龙脑、大牻牛儿酮、樟脑、姜黄烯、姜黄酮、莪术二酮、桂莪术内酯、胡萝卜苷、β-谷固醇、棕榈酸等成分。

【含量测定】药材含挥发油不得少于 1.5%（mL/g），饮片不得少于 1.0%（mL/g）。

【功能与主治】行气破血，消积止痛。用于癥瘕痞块，瘀血经闭，胸痹心痛，食积胀痛。用量 6～9g。

【附药】

莪术油 本品为浅棕色或深棕色的澄清液体；气特异，味微苦而辛。在甲醇、乙醇、丙酮、乙酸乙酯、三氯甲烷、乙醚、甲苯或石油醚中易溶，几乎不溶于水。相对密度应为 0.970～0.990。比旋度取本品，加乙醇制成每毫升中含 50mg 的溶液，比旋度应为 +20°～+25°。折光率应为 1.500～1.510。

姜黄（CURCUMAE LONGAE RHIZOMA）

【来源】姜科植物姜黄 *Curcuma Longa* L. 的干燥根茎。

【产地】主产于四川、福建、广东、江西等省。

【采收加工】冬季茎叶枯萎时采挖，洗净，煮或蒸至透心，晒干，除去须根。

【性状鉴别】

1. 药材 本品呈不规则卵圆形、圆柱形或纺锤形，常弯曲，有的具短叉状分枝，长 2～5cm，直径 1～3cm。表面深黄色，粗糙，有皱缩纹理和明显环节，并有圆形分枝痕及须根痕。质坚实，不易折断，断面棕黄色至金黄色，角质样，有蜡样光泽，内皮层环纹明显，维管束呈点状散在。气香特异，味苦、辛。以条块肥壮、外色鲜黄、内色橙黄、香辣味浓者为佳。

2. 饮片 本品呈不规则或类圆形的厚片。外表皮深黄色，有时可见环节。切面棕黄色至金黄色，角质样，内皮层环纹明显，维管束呈点状散在。气香特异，味苦、辛。见彩图 4–115。

【化学成分】主要含姜黄酮、莪术酮、莪术醇、丁香烯龙脑、樟脑等挥发油及姜黄素等。

【含量测定】药材含挥发油不得少于 7.0%（mL/g），含姜黄素（$C_{21}H_{20}O_6$）不得少于 1.0%；饮片含挥发油不得少于 5.0%（mL/g），含姜黄素（$C_{21}H_{20}O_6$）不得少于 0.90%。

【功能与主治】破血行气，通经止痛。用于胸胁刺痛，胸痹心痛，痛经经闭，癥瘕，风湿肩臂疼痛，跌仆肿痛。用量 3～10g。

知识拓展

咖喱粉是用什么材料做成的？

你知道咖喱粉的主颜色是什么吗？答案是姜黄粉的黄色。咖喱其实不是一种香料的名称，而是由数种甚至数十种香料组成。其名来自英文"Cury"，在印度当地，咖喱指的是"各种香料混合烹煮"的意思，因此咖喱也被人们称为"香料总汇"，各种口味的香料之间彼此冲突而又相互和谐的感觉，正是咖喱的迷人所在。

咖喱粉的常规做法：姜黄 300g，白胡椒 65g，小茴香 35g，桂皮 40g，姜片 10g，大料 20g，花椒 10g，辣椒 20g，用以上 8 种原料磨粉拌匀即成。

【附药】

片姜黄　姜科植物温郁金 *Curcuma wenyujin* Y. H. Chen et C. Ling 的干燥根茎。冬季茎叶枯萎后采挖，洗净，除去须根，趁鲜纵切厚片，晒干。本品呈长圆形或不规则的片状，大小不一，长 3～6cm，宽 1～3cm，厚 0.1～0.4cm。外皮灰黄色，粗糙皱缩，有时可见环节及须根痕。切面黄白色至棕黄色，有一圈环纹及多数筋脉小点。质脆而坚实。断面灰白色至棕黄色，略粉质。气香特异，味微苦而辛凉。见彩图 4-116。

郁金（CURCUMAE RADIX）

【来源】姜科植物温郁金 *Curcuma wenyujin* Y. H. Chen et C. Ling、姜黄 *Curcuma Longa* L.、广西莪术 *Curcuma kwangsiensis* S. G. Lee et C. F. Liang 或蓬莪术 *Curcuma phaeocaulis* Val. 的干燥块根。前两者分别习称"温郁金"和"黄丝郁金"，其余按性状不同习称"桂郁金"或"绿丝郁金"。

【产地】蓬莪术主产于四川、福建、广东等地；温郁金主产于浙江、四川、江西等省；广西莪术主产于广西壮族自治区。

【采收加工】冬季茎叶枯萎后采挖，除去泥沙和细根，蒸或煮至透心，干燥。

【性状鉴别】

1. 药材

（1）温郁金　本品呈长圆形或卵圆形，稍扁，有的微弯曲，两端渐尖，长 2.5～8.5cm，直径 1.2～2.5cm。表面灰褐色或灰棕色，具不规则的纵皱纹，纵纹隆起处色较浅。质坚实，断面灰棕色，角质样；内皮层环明显。气微香，味微苦。

（2）黄丝郁金　本品呈纺锤形，有的一端细长，长 2～5.5cm，直径 0.5～1.5cm。表面棕灰色或灰黄色，具细皱纹。断面橙黄色，外周棕黄色至棕红色。气芳香，味辛辣。

（3）桂郁金　本品呈长圆锥形或长圆形，长 2～6.5cm，直径 1～1.8cm。表面具疏浅纵纹或较粗糙网状皱纹。气微，味微辛苦。

（4）绿丝郁金　本品呈长椭圆形，较粗壮，长 1.5～4cm，直径 1～1.5cm。气微，味淡。

2. 饮片　本品呈椭圆形或长条形薄片。外表皮灰黄色、灰褐色至灰棕色，具不规则的纵皱纹。切面灰棕色、橙黄色至灰黑色。角质样，内皮层环明显。见彩图 4-117。

【规格等级】见表 4-52。

表 4-52　郁金的规格等级

规格	等级	性状描述	
		共同点	区别点
桂郁金	一等	呈长圆锥形或长圆形，长 2～6.5cm，直径 1～1.8cm，表面淡棕色或红棕色，具疏浅纵纹或较粗糙网状皱纹。质坚实，断面灰棕色或棕色，角质样；内皮层环明显。气微，味微辛苦	每千克≤280 粒
	二等		每千克＞280 粒
温郁金	一等	呈长圆形或卵圆形，稍扁，有的微弯曲，两端渐尖，长 3.5～7cm，直径 1.2～2.5cm。表面灰褐色或灰棕色，具不规则的纵皱纹，纵纹隆起处色较浅。质坚实，断面灰棕色，角质样；内皮层环明显。气微香，味微苦	每千克≤200 粒
	二等		每千克＞200 粒

续表

规格	等级	性状描述	
		共同点	区别点
黄丝郁金	一等	呈纺锤形，有的一端细长，长 2.5～4.5cm，直径 1～1.5cm，表面棕灰色或灰黄色，具细皱纹，断面橙黄色，外周棕黄色至棕红色，内皮层环黄色。气芳香，味辛辣	每千克≤500 粒
	二等		每千克＞500 粒
绿丝郁金	一等	呈长椭圆形，较粗壮。长 1.5～3.5cm，直径 1～1.2cm。表面灰色或灰黑色，具皱纹。质坚实，断面棕色或灰黑色，半角质样；内皮层环明显。气微，味淡	每千克≤400 粒
	二等		每千克＞400 粒

【化学成分】主含挥发油、姜黄素、脱甲氧基姜黄素、双脱甲氧基姜黄素等，还含生物碱、多糖、木脂素、淀粉、脂肪酸等。

【功能与主治】活血止痛，行气解郁，清心凉血，利胆退黄。用于胸胁刺痛，胸痹心痛，经闭痛经，乳房胀痛，热病神昏，癫痫发狂，血热吐衄，黄疸尿赤。用量 3～10g。不宜与丁香、母丁香同用。

知识拓展

郁金、莪术、姜黄、片姜黄有什么关系？

郁金为温郁金 Curcuma wenyujin Y. H. Chen et C. Ling、姜黄 Curcuma Longa L.、广西莪术 Curcuma kwangsiensis S. G. Lee et C. F. Liang 或蓬莪术 Curcuma phaeocaulis Val. 的干燥块根。

莪术为姜科植物蓬莪术 Curcuma phaeocaulis VaL.、广西莪术 Curcuma kwangsiensis S. G. Lee et C. F. Liang 或温郁金 Curcuma wenyujin Y. H. Chen et C. Ling 的干燥根茎。

姜黄为姜科植物姜黄 Curcuma Longa L. 的干燥根茎。

片姜黄为姜科植物温郁金 Curcuma wenyujin Y. H. Chen et C. Ling 的干燥根茎。

高良姜（ALPINIAE OFFICINARUM RHIZOMA）

【来源】姜科植物高良姜 Alpinia officinarum Hance 的干燥根茎。

【产地】主产于广东湛江，海南地区，以及广西北海、玉林等地。

【采收加工】夏末秋初采挖，除去须根和残留的鳞片，洗净，切段，晒干。

【性状鉴别】

1. 药材 本品呈圆柱形，多弯曲，有分枝，长 5～9cm，直径 1～1.5cm。表面棕红色至暗褐色，有细密的纵皱纹和灰棕色的波状环节，节间长 0.2～1cm，一面有圆形的根痕。质坚韧，不易折断，断面灰棕色或红棕色，纤维性，中柱约占 1/3。气香，味辛辣。

2. 饮片　本品呈类圆形或不规则形的薄片。外表皮棕红色至暗棕色，有的可见环节和须根痕。切面灰棕色至红棕色，外周色较淡，具多数散在的筋脉小点，中心圆形，约占 1/3。气香，味辛辣。见彩图 4-118。

【化学成分】含挥发油，其中主要为 1,8- 桉叶素，又含黄酮类，其中主要为高良姜素。

【功能与主治】温胃止呕，散寒止痛。用于脘腹冷痛，胃寒呕吐，嗳气吞酸。用量 3 ～ 6g。

干姜（ZINGIBERIS RHIZOMA）

【来源】姜科植物姜 *Zingiber officinale* Rosc. 的干燥根茎。

【产地】主产于四川、贵州等省。

【采收加工】冬季采挖，除去须根和泥沙，晒干或低温干燥。趁鲜切片晒干或低温干燥者称为"干姜片"。

【性状鉴别】

1. 药材

（1）干姜　本品呈扁平块状，具指状分枝，长 3 ～ 7cm，厚 1 ～ 2cm。表面灰黄色或浅灰棕色，粗糙，具纵皱纹和明显的环节。分枝处常有鳞叶残存，分枝顶端有茎痕或芽。质坚实，断面黄白色或灰白色，粉性或颗粒性，内皮层环纹明显，维管束及黄色油点散在。气香、特异，味辛辣。以质地坚实、断面黄白、粉性足、气味浓郁者为佳。

（2）干姜片　本品呈不规则纵切片或斜切片，具指状分枝，长 1 ～ 6cm，宽 1 ～ 2cm，厚 0.2 ～ 0.4cm。外皮灰黄色或浅黄棕色，粗糙，具纵皱纹及明显的环节。切面灰黄色或灰白色，略显粉性，可见较多的纵向纤维，有的呈毛状。质坚实，断面纤维性。气香、特异，味辛辣。

2. 饮片

（1）干姜　除去杂质，略泡，洗净，润透，切厚片或块，干燥。本品呈不规则片块状，厚 0.2 ～ 0.4cm。见彩图 4-119。

（2）姜炭　取干姜块，照炒炭法，炒至表面黑色、内部棕褐色。形如干姜片块，表面焦黑色，内部棕褐色，体轻，质松脆。味微苦，微辣。

【化学成分】含挥发油，含有辛辣成分姜辣素及分解产物姜酮，还含有多种氨基酸等。

【功能与主治】温中散寒，回阳通脉，温肺化饮。用于脘腹冷痛，呕吐泄泻，肢冷脉微，寒饮喘咳。用量 3 ～ 10g。

天麻（GASTRODIAE RHIZOMA）

【来源】兰科植物天麻 *Gastrodia elata* Bl. 的干燥块茎。

【产地】主要产于四川、云南、陕西、湖北、贵州等省。

【采收加工】立冬后至次年清明前采挖，立即洗净，蒸透，敞开低温干燥。

【性状鉴别】

1. 药材　本品呈椭圆形或长条形，略扁，皱缩而稍弯曲，长 3 ～ 15cm，宽 1.5 ～ 6cm，厚 0.5 ～ 2cm。表面黄白色至黄棕色，有纵皱纹及由潜伏芽排列而成的横环纹多轮，有时可见棕褐色菌索。顶端有红棕色至深棕色鹦嘴状的芽或残留茎基；另端有圆脐形疤痕。质坚硬，不易折断，断面较平坦，黄白色至淡棕色，角质样。气微，味甘。以质地坚实、有"鹦哥嘴"、断面明亮、无空心者质量为佳。

2. 饮片 本品呈不规则的薄片。外表皮淡黄色至黄棕色，有时可见点状排成的横环纹。切面黄白色至淡棕色。角质样，半透明。气微，味甘。见彩图 4-120。

【规格等级】见表 4-53。

表 4-53　天麻的规格等级

规格	等级	性状描述	
		共同点	区别点
乌天麻	冬麻 一等	椭圆形、卵形或宽卵形，略扁，且短、粗、肩宽、肥厚，俗称"酱瓜"形；长 5～12cm，宽 2.5～6cm，厚 0.8～4cm。表面灰黄色或黄白色，纵皱纹细小。"芝麻点"多且大；环节纹深且粗，且环节较密，一般为 9～13 节。"鹦哥嘴"呈红棕色或深棕色，较小。"肚脐眼"小巧，下凹明显。体重，质坚实，难折断，断面平坦，黄白色，无白心，无空心，角质样。气微，味回甜，久嚼有黏性	每千克 16 支以内，无空心、枯炕
	冬麻 二等		每千克 25 支以内，无空心、枯炕
	冬麻 三等		每千克 50 支以内，大小均匀，无枯炕
	冬麻 四等		每千克 50 支以外，以及凡不合一、二、三等的碎块、空心、破损天麻均属此等
	春麻 统货	宽卵形、卵形、扁，且短、肩宽；长 5～12cm，宽 2.5～6cm，厚 0.8～4cm。多留有花茎残留基，表皮纵皱纹粗大，外皮多未去净，色灰褐，体轻，质松泡，易折断，断面常中空	
红天麻	冬麻 一等	长圆柱形或长条形，略扁，稍弯曲，肩部窄，不厚实。长 6～15cm，宽 1.5～6cm，厚 0.5～2cm。表面灰黄色或浅棕色，纵皱纹细小。"芝麻点"小且少，环节纹浅且较细，且环节较稀而多，一般为 15～25 节。"鹦哥嘴"呈红棕色，较肥大。"肚脐眼"较粗大，下凹不明显。质坚硬，不易折断，断面较平坦，黄白色至淡棕色，角质样，一般无空心。气微苦，略甜	每千克 16 支以内，无空心、枯炕
	冬麻 二等		每千克 25 支以内，无空心、枯炕
	冬麻 三等		每千克 50 支以内，大小均匀，无枯炕
	冬麻 四等		每千克 50 支以外，以及凡不合一、二、三等的碎块、空心、破损天麻均属此等
	春麻 统货	长圆柱形或长条形，扁，弯曲皱缩，肩部窄，不厚实。长 6～15cm，宽 1.5～6cm，厚 0.5～2cm。多留有花茎残留基，表皮纵皱纹粗大，外皮多未去净，色黄褐色或灰褐色，体轻，质地松泡，易折断，断面常中空	

【化学成分】含天麻苷、天麻苷元、β-谷甾醇、胡萝卜苷、枸橼酸、单甲酯、棕榈酸、琥珀酸和蔗糖等；尚含天麻多糖、维生素 A、多种氨基酸、微量生物碱，以及多种微量元素，如

铬、锰、铁、钴、镍、铜、锌等。

【含量测定】按 HPLC 法测定，含天麻素（$C_{13}H_{18}O_7$）和对羟基苯甲醇（$C_7H_8O_2$）的总量不得少于 0.25%。

【功能与主治】息风止痉，平抑肝阳，祛风通络。用于小儿惊风，癫痫抽搐，破伤风，头痛眩晕，手足不遂，肢体麻木，风湿痹痛。用量 3 ～ 10g。

【伪品】

1. 芭蕉芋　美人蕉科植物芭蕉芋 *Canna edulis* Ker 的块茎。本品呈长圆锥形或扁椭圆形；表面有 5 ～ 8 个节状环纹及细纵纹；外表因残留叶鞘而纤维外露；断面可见多数筋脉点。有焦糖气，味微甜。细胞内含草酸钙簇晶及糊化的淀粉粒。

2. 大丽菊根　菊科植物大丽菊 *Dahlia pinnata* Cav 的块根。本品呈长纺锤形，微弯曲；表面灰白色，无横环纹，顶端及尾部呈纤维状；断面类白色，角质样，维管束放射状排列，中央有木心或中空。气微，味淡。有石细胞、菊糖及分泌腔。加硝酸汞试液有黄色沉淀生成。

3. 紫茉莉　紫茉莉科植物紫茉莉 *Mirabilis jalapa* L. 的根。本品呈长圆锥形，稍弯曲；表面有纵皱纹及凹陷的细根痕，无横环纹；断面角质样，有数个同心环状排列的异型维管束。味淡，嚼之刺喉。细胞内含淀粉团块及草酸钙针晶束。加硝酸汞试液有淡黄色沉淀产生。

技能赛点

中药传统技能比赛中给出天麻的正品或伪品，如何进行鉴别？

山慈菇（CREMASTRAE PSEUDOBULBUS PLEIONES PSEUDOBULBUS）

【来源】兰科植物杜鹃兰 *Cremastra appendiculata*（D. Don）Makino、独蒜兰 *Pleione bulbocodioides*（Franch.）Rolfe 或云南独蒜兰 *Pleione yunnanensis* Rolfe 的干燥假鳞茎。前者习称"毛慈菇"，后二者习称"冰球子"。

【产地】主产于贵州、四川、云南等省。

【采收加工】夏、秋两季采挖，除去地上部分、体轻干瘪者及泥沙，分开大小置沸水锅中蒸煮至透心，干燥。

【性状鉴别】

1. 药材

（1）毛慈菇　本品呈不规则扁球形或圆锥形，高 1.5 ～ 4cm，膨大部直径 1 ～ 3cm。上部渐突起，顶端残留 1 ～ 2 个叶柄或花葶残基；中部有 2 ～ 3 条微突起的环节，节上有鳞片叶干枯腐烂后留下的丝状纤维，节间多有明显凹陷，有的中下部侧面有连接其他假鳞茎的痕迹；底部有须根痕。质坚硬，难折断，断面灰白色或黄白色至浅黄褐色，略呈角质或细颗粒状。气微，味淡，带黏性。

（2）冰球子　本品呈圆锥形，卵状圆锥形或不规则团块，高 1.5 ～ 4.5cm，膨大部直径 0.8 ～ 2.5cm。上部多呈瓶颈状，顶端断头处呈盘状，有的侧面可见残留芽痕；基部多膨大，有的圆平，底部中央微凹入，有的下部有 1～2 条环节，多偏向一侧。表面黄白色、浅紫红色、或淡棕色至棕褐色，有的瓶颈部呈墨绿色。光滑，或有不规则纵皱纹。断面浅绿色或浅棕褐色，角质半透明。见彩图 4-121。

以上均以大小均匀、饱满、质地坚实者为佳。

2. 饮片 除去杂质，水浸约 1 小时，润透，切薄片，干燥或洗净干燥，用时捣碎。

（1）毛慈菇 形如毛慈菇或呈不规则的片状。外表皮灰白色、黄白色或棕褐色。切面类白色或黄白色至浅黄褐色，略呈角质或细颗粒状。气微，味淡，带黏性。

（2）冰球子 形如冰球子或呈圆锥形、不规则的片状。外表皮浅黄棕色或浅紫色，部分呈浅绿或墨绿色，光滑或略有纵皱纹。切面多呈浅黄色或浅棕褐色，角质半透明。气微，味淡，带黏性。

【化学成分】主要含多糖、甾醇、生物碱、山慈菇碱、多种甾醇样化学物质、有机酸等。

【功能与主治】清热解毒，化痰散结。用于痈肿疔毒，瘰疬痰核，蛇虫咬伤，癥瘕痞块。用量 3～9g。外用适量。

案例讨论

> 某企业购进了一批山慈菇，验收员在验收时发现该批山慈菇与以往有细微区别，遂查阅资料并请教专家，后确定该批为山慈菇易混淆品山兰，请查阅资料讨论山慈菇与山兰如何鉴别？

【附药】

光慈菇 球茎呈不规则短圆锥形，直径 0.7～2cm，高 1～1.5cm；顶端渐尖，基部常呈脐状凹入或平截。表面黄白色或灰黄棕色，光滑，一侧有自基部伸至顶端的纵沟。质坚硬，碎断面角质样或略带粉质，类白色或黄白色。味苦而微麻。呈卵圆形或类圆锥形。表面类白色、黄白色或浅棕色，光滑，顶端尖，基部圆平而凹陷，一侧有纵沟，自基部伸向顶端。质硬而脆，断面白色，粉性。气微，味淡。

白及（BLETILLAE RHIZOMA）

【来源】兰科植物白及 *Bletilla striata*（Thunb.）Reichb. f. 的干燥块茎。

【产地】主产于贵州、四川、湖南、湖北、云南等地。

【采收加工】夏、秋两季采挖，除去须根，洗净，置沸水中煮或蒸至无白心，晒至半干，除去外皮，晒干。

【性状鉴别】

1. 药材 本品呈不规则扁圆形，多有 2～3 个爪状分枝，少数具 4～5 个爪状分枝，长 1.5～6cm，厚 0.5～3cm。表面灰白色至灰棕色或黄白色，有数圈同心环节和棕色点状须根痕，上面有突起的茎痕，下面有连接另一块茎的痕迹。质坚硬，不易折断，断面类白色，角质样。气微，味苦，嚼之有黏性。

2. 饮片 本品呈不规则的薄片。外表皮灰白色至灰棕色，或黄白色。切面类白色至黄白色，角质样，半透明，维管束小点状，散生。质脆。气微，味苦，嚼之有黏性。见彩图 4-122。

【化学成分】新鲜块茎含水分 14.6%，淀粉 30.48%，葡萄糖 1.5%；又含挥发油、黏液质。根含白及甘露聚糖，是由 4 份甘露糖和 1 份葡萄糖组成的葡配甘露聚糖。

【功能与主治】收敛止血，消肿生肌。用于咯血，吐血，外伤出血，疮疡肿毒，皮肤皲裂。用量 6 ～ 15g。不宜与川乌、制川乌、草乌、制草乌、附子同用。

知识拓展

白及的美白作用

李时珍在《本草纲目》中说：白及"其根白色，连及而生，故名白及"。白及是一种常见的中药材，同样也是美白的良药。自制美白面膜中就可以加入白及。白及中含有丰富的淀粉、葡萄糖，是肌肤保养不可缺少的物质。用白及自制美白面膜，能让肌肤滋润，美白肌肤，令肌肤光滑如玉。下面介绍两款白及美白面膜的制作方法。

白及美白面膜 1：

材料：白芷粉 1 茶匙，白茯苓粉 2 茶匙，白及粉 1 茶匙，芦荟鲜汁、牛奶适量。

制作：将白芷粉、白茯苓粉、白及粉混合在一起，然后加几滴牛奶，也可以用蜂蜜代替。搅拌均匀后敷在脸上，20 ～ 30 分钟后洗净即可。

功效：可柔嫩、美白肌肤。

白及美白面膜 2：

材料：白芷粉 1 茶匙，绿豆粉 2 茶匙，白茯苓 2 茶匙，白及粉 1 茶匙，蜂蜜或牛奶适量。

制作：把白芷粉、绿豆粉、白茯苓、白及粉混合，冬天的时候可以加蜂蜜适量调和，感觉黏就可加几滴牛奶，若是超油皮肤只加牛奶适量调和。调好后用它敷面，每次 20 ～ 30 分钟，每周可做 2 ～ 3 次。

功效：可有效祛痘及祛痘印。因为个人肤质不同及气候不同，注意蜂蜜和牛奶的用法。

【附药】

水白及 兰科植物黄花白及 *Bletilla ochracea* Schltr. 的干燥块茎。本品呈不规则扁圆形，爪状分叉，尖端钝圆，长 1.5 ～ 3.5cm，厚 3 ～ 6mm。表面黄白色或淡黄棕色，具 1 ～ 4 个同心环节，环节处具棕色点状须根痕。断面类白色，切面有点状或短线状突起的维管束。顶端有突起的茎痕，有皱纹，质地较松泡，断面黄白色，断面角质样不明显或角质样。气无，味淡，微酸，嚼之带黏性。

任务实施

表4-54 《单子叶植物根及根茎类中药鉴定3》学习任务单

班级　　　　姓名　　　　　学号　　　　　成绩

序号	中药正名	科属	入药部位	主要鉴别特征
1				
2				
3				
4				
5				
6				
7				
8				
9				
10				
11				
12				

项目五　茎木类中药鉴定

扫一扫，
查阅本项目数字资源

　　茎木类中药是茎类中药和木类中药的总称，是指以木本植物的茎或茎的某部分入药的中药。茎类中药主要采用木本植物的茎，以及少数草本植物的茎，包括：①茎藤：如鸡血藤；②茎枝：如桂枝；③茎刺：如皂角刺；④茎的翅状附属物：如鬼箭羽；⑤茎的髓部：如通草。大部分草本植物的茎，如石斛、麻黄等，则被列为全草类中药。木类中药主要指木本植物茎形成层以内的部分，通称木材。木材又分为心材和边材。边材（亦称为液材）形成较晚，含水分较多，颜色稍浅；心材形成较早，位于木质部内方，蓄积了较多的物质，如树脂、树胶、鞣质（丹宁）及挥发油等，颜色较深，质地较致密。木类中药多采用心材部分入药，如降香、苏木等，木材常因生长时间长而出现年轮。茎木类中药的性状鉴别内容包括形状、大小、粗细、颜色、表面特征、质地、断面、气味等，重点是表面纹理、颜色、气味。

01

任务一　茎木类中药鉴定1

学习目标

① 知识目标

（1）掌握：桑寄生、首乌藤的来源、性状。

（2）熟悉：桑寄生、首乌藤的产地、成分。

（3）了解：大血藤、忍冬藤的产地；海风藤、络石藤、槲寄生、青风藤、木通、川木通的来源、性状。

② 能力目标

（1）能够正确识别本次课所学的药材，区分真伪。

（2）逐步提升阅读能力、观察能力、综合分析能力。

③ 素质目标

（1）培养依法鉴定、资源保护、安全合理用药的意识。

（2）树立认真、严谨、实事求是、精益求精的工作态度。

（3）增强团队合作意识，锻炼与人沟通能力，培养创新精神。

知识基础

桑寄生（TAXILLI HERBA）

【来源】桑寄生科植物桑寄生 *Taxillus chinensis*（DC.）Danser 的干燥带叶茎枝。

【产地】主产于福建、广东、广西等省区。

【采收加工】冬季至次春采割，除去粗茎，切段，干燥，或蒸后干燥。

【性状鉴别】

1. 药材　本品茎枝呈圆柱形，长 3～4cm，直径 0.2～1cm；表面红褐色或灰褐色，具细纵纹，并有多数细小突起的棕色皮孔，嫩枝有的可见棕褐色茸毛；质坚硬，断面不整齐，皮部红棕色，木部色较浅。叶多卷曲，具短柄；叶片展平后呈卵形或椭圆形，长 3～8cm，宽 2～5cm；表面黄褐色，幼叶被细茸毛，先端钝圆，基部圆形或宽楔形，全缘；革质。气微，味涩。以枝细质嫩、色红褐、叶多者为佳。

2. 饮片　本品呈厚片或不规则短段。外表皮红褐色或灰褐色，具细纵纹，并有多数细小突起的棕色皮孔，嫩枝有的可见棕褐色茸毛。切面皮部红棕色，木部色较浅。叶多卷曲或破碎，完整者展平后呈卵形或椭圆形，表面黄褐色，幼叶被细茸毛，先端钝圆，基部圆形或宽楔形，全缘；革质。气微，味涩。见彩图 5-1。

【规格等级】见表 5-1。

表 5-1　桑寄生的规格等级

规格	等级	性状描述
选货	/	干货。茎枝呈圆柱形，表面红褐色或灰褐色，具细纵纹，并有多数细小突起的棕色皮孔，嫩枝有的可见棕褐色茸毛；质坚硬，断面不整齐，皮部红棕色，木部色较浅。叶多卷曲，具短柄；叶片展平后呈卵形或椭圆形；表面黄褐色，幼叶被细茸毛，先端钝圆，基部圆形或宽楔形，全缘；革质。气微，味涩。叶片较多未脱落，茎枝较小且大小较均匀
统货	/	干货。茎枝呈圆柱形，表面红褐色或灰褐色，具细纵纹，并有多数细小突起的棕色皮孔，嫩枝有的可见棕褐色茸毛；质坚硬，断面不整齐，皮部红棕色，木部色较浅。叶多卷曲，具短柄；叶片展平后呈卵形或椭圆形，表面黄褐色，幼叶被细茸毛，先端钝圆，基部圆形或宽楔形，全缘；革质。气微，味涩。叶片较少脱落较多，茎枝不分大小

【化学成分】主要含槲皮素、广寄生苷、d-儿茶素、金丝桃苷等。

【功能与主治】祛风湿，补肝肾，强筋骨，安胎元。用于风湿痹痛，腰膝酸软，筋骨无力，崩漏经多，妊娠漏血，胎动不安，头晕目眩。用量 9～15g。

槲寄生（VISCI HERBA）

【来源】桑寄生科植物槲寄生 *Viscum coloratum*（Komar.）Nakai 的干燥带叶茎枝。

【产地】主产于东北、华北各地。

【采收加工】冬季至次春采割，除去粗茎，切段，干燥，或蒸后干燥。

【性状鉴别】

1. 药材　本品茎枝呈圆柱形，2～5 叉状分枝，长约 30cm，直径 0.3～1cm；表面黄绿色、金黄色或黄棕色，有纵皱纹；节膨大，节上有分枝或枝痕；体轻，质脆，易折断，断面不平坦，皮部黄色，木部色较浅，射线呈放射状，髓部常偏向一边。叶对生于枝梢，易脱落，无柄；叶片呈长椭圆状披针形，长 2～7cm，宽 0.5～1.5cm；先端钝圆，基部楔形，全缘；表面黄绿色，有细皱纹，主脉 5 出，中间 3 条明显；革质。气微，味微苦，嚼之有黏性。以枝嫩、色黄绿、叶多、杂质少、嚼之发黏者为佳。

2. 饮片　本品呈不规则的厚片。茎外皮黄绿色、黄棕色或棕褐色。切面皮部黄色，木部浅黄色，有放射状纹理，髓部常偏向一边。叶片黄绿色或黄棕色，全缘，有细皱纹；革质。气微，味微苦，嚼之有黏性。见彩图 5-2。

【化学成分】主要含黄酮类化合物、三萜类化合物及其他苷类，此外还含内消旋肌醇、棕榈酸、琥珀酸、阿魏酸、咖啡酸、原儿茶酸等有机酸。

【功能与主治】祛风湿，补肝肾，强筋骨，安胎元。用于风湿痹痛，腰膝酸软，筋骨无力，崩漏经多，妊娠漏血，胎动不安，头晕目眩。用量 9～15g。

【伪品】同属植物扁枝槲寄生的带叶茎枝混作槲寄生入药，习称"扁寄生""枫香寄生"等。其主要特点：茎枝扁平，2～3 叉状分支，长 15～30cm；表面黄绿色或黄棕色，有明显的纵条纹或皱纹；节膨大而略扁，每节上部宽，下部渐窄，叶于枝梢节上呈鳞片状突起；质软不易折断。气微，味微苦。

课堂活动

从茎枝及叶的性状两方面，如何区分桑寄生和槲寄生？

海风藤（PIPERIS KADSURAE CAULIS）

【来源】胡椒科植物风藤 *Piper kadsura*（Choisy）Ohwi 的干燥藤茎。

【产地】主产于我国福建、浙江、广东、台湾等省。

【采收加工】夏、秋两季采割，除去根、叶，晒干。

【性状鉴别】

1. 药材　本品呈扁圆柱形，微弯曲，长 15～60cm，直径 0.3～2cm。表面灰褐色或褐色，粗糙，有纵向棱状纹理及明显的节，节间长 3～12cm，节部膨大，上生不定根。体轻，质脆，易折断，断面不整齐，皮部窄，木部宽广，灰黄色，导管孔多数，射线灰白色，放射状排列，皮部与木部交界处常有裂隙，中心有灰褐色髓。气香，味微苦、辛。以条粗壮、均匀、不脱皮、香气浓者为佳。

2. 饮片　本品呈不规则的扁圆柱形厚片，直径 0.3～2.0cm。表面灰褐色或褐色，有纵向棱状纹理。切面皮部窄，木部宽广呈灰黄色，导管孔多束，有灰黄色与灰白色相间排列的放射状纹理，皮部与木部交界处有裂隙，中心有灰褐色髓。体轻，质脆。气香，味微苦、辛。见彩图 5-3。

【化学成分】主要含挥发油、甾醇、细叶青蒌藤素等。

【功能与主治】祛风湿，通经络，止痹痛。用于风寒湿痹，肢节疼痛，筋脉拘挛，屈伸不利。用量 6 ～ 12g。

【伪品】

1.同属植物石楠藤的藤茎。本品呈圆柱形，长可达数米，多缠绕成团，直径 0.1 ～ 0.3cm；表面灰棕色，节部明显，稍膨大，节间长 5 ～ 10cm；质硬而脆，折断面中心有灰褐色的髓。气清香，味辛辣。

2.木兰科植物异型南五味子的藤茎。本品为木质藤本，栓皮松而厚，除去外皮显红色，横断面射线不明显，髓部无小点。气香似樟木，味淡微涩。

3.松萝科植物节松萝或长松萝的干燥地衣体。本品呈丝状或须发状，缠绕成团；浅黄绿色；质韧。气微，味淡。

【附药】

青风藤　防己科植物青藤及毛青藤的干燥藤茎。本品呈长圆柱形，常微弯曲；表面绿褐色至棕褐色，有的灰褐色，有细纵纹及皮孔；节部稍膨大，有分枝；体轻，质硬而脆，易折断，断面不平坦，灰黄色或淡灰棕色，皮部窄，木部射线呈放射状排列；髓部淡黄白色或黄棕色。气微，味苦。含青藤碱不得少于 0.50%。功能：祛风湿，通经络，利小便。见彩图 5-4。

忍冬藤（LONICERAE JAPONICAE CAULIS）

【来源】忍冬科植物忍冬 *Lonicera japonica* Thunb. 的干燥茎枝。

【产地】主产于山东、河南，全国大部地区均产。

【采收加工】秋、冬二季采割，晒干。

【性状鉴别】

1.药材　本品呈长圆柱形，多分枝，常缠绕成束，直径 1.5 ～ 6mm。表面棕红色至暗棕色，有的灰绿色，光滑或被茸毛；外皮易剥落。枝上多节，节间长 6 ～ 9cm，有残叶和叶痕。质脆，易折断，断面黄白色，中空。气微，老枝味微苦，嫩枝味淡。以枝条均匀、带红色外皮、嫩枝稍有毛、质嫩带叶者为佳。

2.饮片　本品呈不规则的段。表面棕红色（嫩枝），有的灰绿色，光滑或被茸毛；外皮易脱落。切面黄白色，中空。偶有残叶，暗绿色，略有茸毛。气微，老枝味微苦，嫩枝味淡。

【化学成分】含绿原酸不得少于 0.10%，含马钱苷不得少于 0.10%。

【功能与主治】清热解毒，疏风通络。用于温病发热，热毒血痢，痈肿疮疡，风湿热痹，关节红肿热痛。用量 9 ～ 30g。

首乌藤（POLYGONI MULTIFLORI CAULIS）

【来源】蓼科植物何首乌 *Polygonum multiflorum* Thunb. 的干燥藤茎。

【产地】主产于河南、湖北、广西、广东等省区。

【采收加工】秋、冬二季采割，除去残叶，捆成把或趁鲜切段，干燥。

【性状鉴别】

1.药材　本品呈长圆柱形，稍扭曲，具分枝，长短不一，直径 4 ～ 7mm。表面紫红色或紫褐色，粗糙，具扭曲的纵皱纹，节部略膨大，有侧枝痕，外皮菲薄，可剥离。质脆，易折断，断面皮部紫红色，木部黄白色或淡棕色，导管孔明显，髓部疏松，类白色。切段者呈圆柱形的段。外表面紫红色或紫褐色，切面皮部紫红色，木部黄白色或淡棕色，导管孔明显，髓部疏松，类白色。气微，味微苦涩。

2. 饮片　本品呈圆柱形的段。外表面紫红色或紫褐色。切面皮部紫红色，木部黄白色或淡棕色，导管孔明显，髓部疏松，类白色。气微，味微苦涩。见彩图 5-5。

【化学成分】主要含卵磷脂、蒽醌衍生物。

【含量测定】避光操作。照 HPLC 法测定，本品含 2,3,5,4′- 四羟基二苯乙烯 -2-O-β-D- 葡萄糖苷（$C_{20}H_{22}O_9$）不得少于 0.20%。

【功能与主治】养血安神，祛风通络。用于失眠多梦，血虚身痛，风湿痹痛，皮肤瘙痒。用量 9 ～ 15g。外用适量，煎水洗患处。

络石藤（TRACHELOSPERMI CAULIS ET FOLIUM）

【来源】夹竹桃科植物络石 *Trachelospermum jasminoides*（Lindl.）Lem. 的干燥带叶藤茎。

【产地】主产于华东、华北、华南等地区。

【采收加工】冬季至次春采割，除去杂质，晒干。

【性状鉴别】

1. 药材　本品茎呈圆柱形，弯曲，多分枝，长短不一，直径 1 ～ 5mm；表面红褐色，有点状皮孔和不定根；质硬，断面淡黄白色，常中空。叶对生，有短柄；展平后叶片呈椭圆形或卵状披针形，长 1 ～ 8cm，宽 0.7 ～ 3.5cm；全缘，略反卷，上表面暗绿色或棕绿色，下表面色较淡；革质。气微，味微苦。以叶多而色绿者为佳。

2. 饮片　本品呈不规则的段。茎圆柱形，表面红褐色，可见点状皮孔。切面黄白色，中空。叶全缘，略反卷；革质。气微，味微苦。见彩图 5-6。

【化学成分】主要含牛蒡苷、络石苷、去甲基络石苷、穗罗汉松树脂酚苷。

【功能与主治】祛风通络，凉血消肿。用于风湿热痹，筋脉拘挛，腰膝酸痛，喉痹，痈肿，跌仆损伤。用量 6 ～ 12g。

木通（AKEBIAE CAULIS）

【来源】木通科植物木通 *Akebia quinata*（Thunb.）Decne.、三叶木通 *Akebia trifoliata*（Thunb.）Koidz. 或白木通 *Akebia trifoliata*（Thunb.）Koidz. var. *australis*（Diels）Rehd. 的干燥藤茎。

【产地】主产于江苏、浙江、江西、四川、湖北、湖南、广西等地。

【采收加工】秋季采收，截取茎部，除去细枝，阴干。

【性状鉴别】

1. 药材　本品呈圆柱形，常稍扭曲，长 30 ～ 70cm，直径 0.5 ～ 2cm。表面灰棕色至灰褐色，外皮粗糙而有许多不规则的裂纹或纵沟纹，具突起的皮孔。节部膨大或不明显，具侧枝断痕。体轻，质坚实，不易折断，断面不整齐，皮部较厚，黄棕色，可见淡黄色颗粒状小点，木部黄白色，射线呈放射状排列，髓小或有时中空，黄白色或黄棕色。气微，味微苦而涩。以条匀、断面黄白色、无黑心者为佳。

2. 饮片 本品呈圆形、椭圆形或不规则形片。外表皮灰棕色或灰褐色。切面射线呈放射状排列，髓小或有时中空。气微，味微苦而涩。

【化学成分】含苯乙醇苷 B、常春藤皂苷元、木通皂苷等化学成分。

【功能与主治】利尿通淋，清心除烦，通经下乳。用于淋证，水肿，心烦尿赤，口舌生疮，经闭乳少，湿热痹痛。用量 3 ～ 6g。

【附药】

川木通 毛茛科植物小木通 *Clematis armandii* Franch. 或绣球藤 *Clematis montana* Buch. –Ham. 的干燥藤茎。本品呈长圆柱形，略扭曲；表面黄棕色或黄褐色，有纵向凹沟及棱线，节处多膨大，残余皮部易撕裂；质坚硬，不易折断，残存皮部黄棕色；木部浅黄棕色或浅黄色，具黄白色放射状纹理及裂隙，髓部较小，类白色或黄棕色，偶有空腔。气微，味淡。见彩图 5–7。

知识拓展

国家药监局取消关木通药用标准

关于取消关木通药用标准的通知

国药监注〔2003〕121 号

各省、自治区、直辖市药品监督管理局：

为保证人体用药安全，解决历史上木通品种的混用问题，我局根据对关木通及其制剂毒副作用的研究情况和结果分析以及相关本草考证，决定取消关木通（马兜铃科）的药用标准。现将有关事宜通知如下：

一、凡生产龙胆泻肝丸（含浓缩丸、水丸）、龙胆泻肝胶囊（含软胶囊）、龙胆泻肝颗粒、龙胆泻肝片的企业务必于 2003 年 4 月 30 日前将处方中的关木通替换为《中国药典》2000 年版 2002 年增补本中收载的木通（木通科），其他国家标准处方中含有关木通的中成药品种务必于 2003 年 6 月 30 日前替换完毕。

二、替换后的品种涉及原标准需要修改的，须将修订后的标准报国家药品监督管理局药品注册司。

三、加强对含有关木通的中药制剂的监督管理，并通知辖区内药品使用单位，含关木通的中药制剂必须凭医师处方购买，并在医师指导下使用。明确肾脏病患者、孕妇、新生儿禁用；儿童及老人一般不宜使用；本品不宜长期使用，并定期复查肾功能。

以上请及时通知辖区内有关药品生产、经营企业和医疗机构，认真遵照执行。

国家药品监督管理局

二〇〇三年四月一日

课堂活动

如何从性状上区别木通和川木通？你认为如何做到中药安全用药？

大血藤（SARGENTODOXAE CAULIS）

【来源】木通科植物大血藤 *Sargentodoxa cuneata*（Oliv.）Rehd. et Wils. 的干燥藤茎。

【产地】主产于江西、湖北、河南、江苏等省。

【采收加工】秋、冬二季采收，除去侧枝，截段，干燥。

【性状鉴别】

1. 药材　本品呈圆柱形，略弯曲，长 30 ～ 60cm，直径 1 ～ 3cm。表面灰棕色，粗糙，外皮常呈鳞片状剥落，剥落处显暗红棕色，有的可见膨大的节和略凹陷的枝痕或叶痕。质硬，断面皮部红棕色，有数处向内嵌入木部，木部黄白色，有多数细孔状导管，射线呈放射状排列。气微，味微涩。以条匀、茎粗、皮部红棕色者为佳。

2. 饮片　本品呈类椭圆形的厚片。外表皮灰棕色，粗糙。切面皮部红棕色，有数处向内嵌入木部，木部黄白色，有多数导管孔，射线呈放射状排列。气微，味微涩。见彩图 5-8。

【化学成分】含蒽醌类、糖苷类和酚酸类成分。

【功能与主治】清热解毒，活血，祛风止痛。用于肠痈腹痛，热毒疮疡，经闭，痛经，跌仆肿痛，风湿痹痛。用量 9 ～ 15g。

任务实施

表 5-2 《茎木类中药鉴定 1》学习任务单

班级　　　　姓名　　　　　学号　　　　　成绩

序号	中药正名	科属	入药部位	主要鉴别特征
1				
2				
3				
4				
5				
6				
7				
8				

02

任务二 茎木类中药鉴定2

学习目标

① 知识目标

（1）掌握：鸡血藤、沉香、钩藤的来源、性状。

（2）熟悉：鸡血藤、沉香、钩藤的产地、成分；苏木、降香、皂角刺、通草的来源、性状。

（3）了解：苏木、降香、皂角刺、通草的产地；小通草、灯心草、猪牙皂、竹茹的来源、性状。

② 能力目标

（1）能够正确识别本次课所学的药材，区分真伪。

（2）逐步提升阅读能力、观察能力、综合分析能力。

③ 素质目标

（1）培养依法鉴定、资源保护、安全合理用药的意识。

（2）树立认真、严谨、实事求是、精益求精的工作态度。

（3）增强团队合作意识，锻炼与人沟通能力，培养创新精神。

知识基础

苏木（SAPP AN LIGNUM）

【来源】豆科植物苏木 *Caesalpinia sappan* L. 的干燥心材。

【产地】产于我国台湾、广西、广东、贵州等地。

【采收加工】多于秋季采伐，除去白色边材，干燥。

【性状鉴别】

1. 药材 本品呈长圆柱形或对剖半圆柱形，长 10 ~ 100cm，直径 3 ~ 12cm。表面黄红色至棕红色，具刀削痕，常见纵向裂缝。质坚硬。断面略具光泽，年轮明显，有的可见暗棕色、质松、带亮星的髓部。气微，味微涩。以粗大、质坚、色黄红、无白边者为佳。

2. 饮片 本品呈细条状、不规则片状，或为粗粉。片、条表面黄红色至棕红色，常见纵向纹理。质坚硬。有的可见暗棕色、质松、带亮星的髓部。气微，味微涩。见彩图 5–9。

【化学成分】 主要含巴西苏木素、原苏木素 B、挥发油及鞣质等化学成分。

【功能与主治】 活血祛瘀，消肿止痛。用于跌打损伤，骨折筋伤，瘀滞肿痛，经闭痛经，产后瘀阻，胸腹刺痛，痈疽肿痛。用量 3 ~ 9g。孕妇慎用。

鸡血藤（SPATHOLOBI CAULIS）

【来源】 豆科植物密花豆 *Spatholobus suberectus* Dunn 的干燥藤茎。

【产地】 主产于广东、广西、云南等省区。

【采收加工】 秋、冬二季采收，除去枝叶，切片，晒干。

【性状鉴别】 本品呈椭圆形、长矩圆形或不规则的斜切片，厚 0.3 ~ 1cm。栓皮灰棕色，有的可见灰白色斑，栓皮脱落处显红棕色。质坚硬。切面木部红棕色或棕色，导管孔多数；韧皮部有树脂状分泌物呈红棕色至黑棕色，与木部相间排列呈数个同心性椭圆形环或偏心性半圆形环；髓部偏向一侧。气微，味涩。以树脂状分泌物多者为佳。见彩图 5–10。

【规格等级】 见表 5–3。

表 5–3 鸡血藤的规格等级

规格	等级	性状描述	
		共同点	区别点
进口野生	统货	干货。椭圆形、长矩圆形或不规则片状：厚 0.3 ~ 1.0cm。质坚实。切面木部红棕色或棕色，导管孔多数：韧皮部有树脂状分泌物呈红棕色至黑棕色，与木部相间排列呈数个同心性椭圆形环或偏心性半圆形环，髓部偏向一侧。干货，气微，味涩	片型大小不一，片直径多在 4 ~ 15cm，同心环或偏心环在 3 ~ 13 圈
	大片		片型大小均匀，片长轴直径平均在 10cm 以上，片短轴直径平均在 5cm 以上。同心环或偏心环在 8 圈以上
	中片		片型大小均匀，片长轴直径平均在 6 ~ 10cm，片短轴直径平均在 3.5 ~ 5cm。同心环或偏心环在 5 ~ 8 圈
	小片		片型大小均匀，片长轴直径平均在 6cm 以下，片短轴直径平均在 3.5cm 以下。同心环或偏心环在 5 圈以下
国产野生	统货	干货。椭圆形片状；质坚实。切面木部红棕色或棕色，导管孔多数；韧皮部有树脂状分泌物呈红棕色至黑棕色，与木部相间排列呈数个同心性椭圆形环或偏心性半圆形环。气微，味涩	

续表

规格	等级	性状描述	
		共同点	区别点
国产栽培	统货	人工栽培。干货。椭圆形片状；质坚实。切面木部红棕色或棕色，导管孔多数；韧皮部有树脂状分泌物呈红棕色至黑棕色，与木部相间排列呈数个同心性椭圆形环或偏心性半圆形环。同心环或偏心环较规则，环数多在 5 圈以下。片直径多在 4 ～ 8cm。气微，味涩	

【化学成分】含大豆黄素、芒柄花素、四羟基查耳酮等多种黄酮类成分。

【功能与主治】活血补血，调经止痛，舒筋活络。用于月经不调，痛经，经闭，风湿痹痛，麻木瘫痪，血虚萎黄。用量 9 ～ 15g。

【伪品】

1. 大血藤 木通科植物大血藤的藤茎。本品呈圆柱形，略弯曲，长 30 ～ 60cm，直径 1 ～ 3cm。表面灰棕色，粗糙，有浅纵沟、横裂纹及疣状突起，栓皮常呈鳞片状剥落而露出暗红棕色内皮，有的可见膨大的节及略凹陷的枝痕或叶痕。质坚硬，折断面裂片状，皮部呈红棕色环状，有数处向内嵌入木部，木部黄白色，导管细孔被红棕色射线隔开，呈放射状花纹，中央髓部红棕色。气微，味微涩。以条匀、粗大者为佳。在一些地区作为鸡血藤使用，应予纠正。

2. 山鸡血藤 又称红血藤、丰城鸡血藤，豆科植物香花崖豆藤的干燥藤茎。其断面皮部狭，密布红棕色物，木部淡黄色，有多数放射状排列的小孔；质坚实。气微，味苦、涩。

3. 过岗龙 豆科植物榼藤子的干燥藤茎。本品呈不规则块、片状；外皮灰褐色，具灰白色斑块；栓皮粗糙，易剥落，脱落处显紫棕色；切面皮部较薄，紫棕色，疏松呈颗粒状；木部导管众多，类圆形，有紫红与类白色相间排列的数层环；质坚硬。气微，味微苦、涩。

4. 常春油麻藤 豆科植物常春油麻藤的干燥藤茎。其茎呈圆柱形，有的扭曲；表面灰褐色，粗糙，具有纵向的陷沟、横环纹和疣状凸起的皮孔；横切面皮部薄，韧皮部具树脂状分泌物呈棕褐色，木质部灰黄色，导管呈孔洞状，多放射性整齐排列；韧皮部与木质部相间排列呈数层同心性环，髓部细小，射线致密呈放射状；质坚硬，难折断，折断面呈纤维性。气微弱，味涩而微甜。

【附药】

滇鸡血藤 木兰科植物南五味子的干燥藤茎。秋季采收，除去枝叶，切片，晒干。本品呈圆形、椭圆形或不规则的斜切片，直径 1.8 ～ 6.5cm。表面灰棕色，栓皮剥落处呈暗红紫色，栓皮较厚。粗者具多数裂隙，呈龟裂状；细者具纵沟，常附有苔类和地衣。质坚硬，不易折断。横切面皮部窄，红棕色，纤维性强。木部宽，浅棕色，有多数细孔状导管。髓部小，黑褐色，呈空洞状。具特异香气，味苦而涩。

课堂活动

如何从性状上区分大血藤和鸡血藤？

降香（DALBERGIAE ODORIFERAE LIGNUM）

【来源】豆科植物降香檀 *Dalbergia odorifera* T. Chen 树干和根的干燥心材。

【产地】主产于广东、海南等地。

【采收加工】全年均可采收，除去边材，阴干。

【性状鉴别】本品呈类圆柱形或不规则块状。表面紫红色或红褐色，切面有致密的纹理。质硬，有油性。气微香，味微苦。火烧有黑烟及油冒出，残留白色灰烬。以色紫红、质坚硬、富油性、无白色边材、入水下沉、香气浓者为佳。见彩图 5-11。

【化学成分】含挥发油及黄酮类成分。

【功能与主治】化瘀止血，理气止痛。用于吐血，衄血，外伤出血，肝郁胁痛，胸痹刺痛，跌仆伤痛，呕吐腹痛。用量 9～15g，后下。外用适量，研细末敷患处。

【附药】

檀香　檀香科植物檀香 *Santalum album* L. 树干的干燥心材。本品为长短不一的圆柱形木段，有的略弯曲，一般长约 1m，直径 10～30cm。外表面灰黄色或黄褐色，光滑细腻，有的具疤节或纵裂，横截面呈棕黄色，显油迹；棕色年轮明显或不明显，纵向劈开纹理顺直。质坚实，不易折断。气清香，燃烧时香气更浓；味淡，嚼之微有辛辣感。见彩图 5-12。

课堂活动

如何从性状上区分苏木和降香？

皂角刺（GLEDITSIAE SPINA）

【来源】豆科植物皂荚 *Gleditsia sinensis* Lam. 的干燥棘刺。

【产地】主产于四川、贵州等地。

【采收加工】全年均可采收，干燥，或趁鲜切片，干燥。

【性状鉴别】本品为主刺和 1～2 次分枝的棘刺。主刺长圆锥形，长 3～15cm 或更长，直径 0.3～1cm；分枝刺长 1～6cm，刺端锐尖。表面紫棕色或棕褐色。体轻，质坚硬，不易折断。切片厚 0.1～0.3cm，常带有尖细的刺端；木部黄白色，髓部疏松，淡红棕色；质脆，易折断。气微，味淡。以刺粗壮、外皮色红棕、中心沙粉状者为佳。见彩图 5-13。

【化学成分】含黄酮、皂荚皂苷、棕榈酸、硬脂酸、油酸、氨基酸等。

【功能与主治】消肿托毒，排脓，杀虫。用于痈疽初起或脓成不溃；外治疥癣麻风。用量 3～10g。外用适量，醋蒸取汁涂患处。

【伪品】豆科植物野皂荚及日本皂角刺的棘刺。前者主刺具一对或一个短分枝，枝条表面具纵纹；后者棘刺常呈扁圆柱形。

【附药】

猪牙皂　豆科植物皂荚的干燥不育果实。秋季采收，除去杂质，干燥。本品呈圆柱形，略扁而弯曲，长 5 ～ 11cm，宽 0.7 ～ 1.5cm。表面紫棕色或紫褐色，被灰白色蜡质粉霜，擦去后有光泽，并有细小的疣状突起和线状或网状的裂纹。顶端有鸟喙状花柱残基，基部具果梗残痕。质硬而脆，易折断，断面棕黄色，中间疏松，有淡绿色或淡棕黄色的丝状物，偶有发育不全的种子。气微，有刺激性，味先甜而后辣。见彩图 5-14。

沉香（AQUILARIAE LIGNUM RESINATUM）

【来源】瑞香科植物白木香 *Aquilaria sinensis*（Lour.）Gilg 含有树脂的木材。

【产地】主产于海南、广东等地。

【采收加工】全年均可采收，割取含树脂的木材，除去不含树脂的部分，阴干。

【性状鉴别】

1. 药材　本品呈不规则块、片状或盔帽状，有的为小碎块。表面凹凸不平，有刀痕，偶有孔洞，可见黑褐色树脂与黄白色木部相间的斑纹，孔洞及凹窝表面多呈朽木状。质较坚实，断面刺状。气芳香，味苦。以色黑、质坚硬、油性足、含树脂多、香气浓而持久、能沉水者为佳。

2. 饮片　本品呈不规则片状、长条形或类方形小碎块状，长 0.3 ～ 7.0cm，宽 0.2 ～ 5.5cm。表面凹凸不平，有的有刀痕，偶有孔洞，可见黑褐色树脂与黄白色木部相间的斑纹。质较坚实，刀切面平整，折断面刺状。气芳香，味苦。见彩图 5-15。

【规格等级】见表 5-4。

表 5-4　沉香的规格等级

规格	等级	性状描述	
		共同点	区别点
栽培	一等	干货。呈不规则块、片状、梭状或盔帽状，有的为小碎块。表面凹凸不平，有明显刀痕，可见红褐色或黑褐色树脂与黄白色木部相间的斑纹，凹窝表面多呈朽木状。质较坚实，断面刺状。一侧有腐木质。气芳香，微苦。燃烧冒油	结香面颜色红褐色、褐色或黑褐色，黄白色木低于 50%。燃烧有浓厚黑色烟雾，无木质味
	二等		结香面颜色浅褐色、浅红褐色、褐色或浅色，黄白色木超过 50%。燃烧有黑色烟雾或青色烟雾，有木质味
	统货	干货。呈不规则块、片状、梭状或盔帽状，有的为小碎块。表面凹凸不平，有明显刀痕，可见红褐色或黑褐色树脂与黄白色木部相间的斑纹，凹窝或一侧表面呈朽木状。质较坚实，断面刺状。气芳香，微苦。燃烧冒油	
野生		干货。呈不规则块、片状或盔帽状，有的为小碎块。表面凹凸不平，有刀痕，结香面可见黑褐色树脂与黄白色木部相间的斑纹，偶有孔洞，孔洞或凹窝或一侧表面呈朽木状或朽木痕迹。质较坚实，断面不平整。气芳香，微苦。燃烧冒油	

【化学成分】含挥发油及树脂。

【含量测定】照 HPLC 法测定，本品含沉香四醇（$C_{17}H_{18}O_6$）不得少于 0.10%。

【功能与主治】行气止痛，温中止呕，纳气平喘。用于胸腹胀闷疼痛，胃寒呕吐呃逆，肾虚气逆喘急。用量 1 ～ 5g，后下。

【附药】

进口沉香　瑞香科植物沉香含有树脂的心材。主产于印度尼西亚、马来西亚、越南、印度等国。全年可采，自树干中割取心材，剔除不含树脂的黄白色木质部及朽木部分，阴干。本品呈圆柱状、棒状或条块状；表面黄棕色或灰黑色，有刀痕，密布断续棕黑色的树脂纵纹及斑块；质坚硬而重，能沉水或半沉水。气味较浓；燃之发浓烟，香气强烈。木射线宽多为 1 列细胞，高 5 个细胞；韧型纤维较细，壁不具单纹孔；具缘孔纹导管，直径至 150μm；草酸钙柱晶极少。沉香挥发油主要为苄基丙酮、对甲氧基苄基丙酮、倍半萜烯醇、沉香螺萜醇、沉香萜醇等。

知识拓展

沉香进口药材抽样规定

沉香是中药中的特殊贵细品种。在《国家食品药品监督管理局关于印发〈进口药材抽样规定〉等文件的通知》（国食药监注〔2006〕242 号）中，关于沉香进口药材抽样规定如下：

全部倒箱检查。按沉香的颜色、质地、大小分别抽取代表性份样，然后自份样上劈取代表性样品作为检验样品（约 500g）。每 20 箱（不足 20 箱以 20 箱计）作为 1 份检验样品。

通草（TETRAPANACIS MEDULLA）

【来源】五加科植物通脱木 *Tetrapanax papyrifer*（Hook.）K. Koch 的干燥茎髓。

【产地】主产于我国贵州、云南、四川、湖北、湖南、广西、台湾等省区。

【采收加工】秋季割取茎，截成段，趁鲜取出髓部，理直，晒干。

【性状鉴别】

1. 药材　本品呈圆柱形，长 20 ～ 40cm，直径 1 ～ 2.5cm。表面白色或淡黄色，有浅纵沟纹。体轻，质松软，稍有弹性，易折断，断面平坦，显银白色光泽，中部有直径 0.3 ～ 1.5cm 的空心或半透明的薄膜，纵剖面呈梯状排列，实心者少见。气微，味淡。以条粗、色洁白、有弹性、空心者为佳。

2. 饮片　本品呈圆形或类圆形厚片。表面白色或淡黄色，有浅纵沟纹。体轻，质松软，稍有弹性，切面平坦，呈银白色光泽，中部空心或有半透明的薄膜，实心者少见。气微，味淡。见彩图 5-16。

【化学成分】主要含肌醇、多聚戊糖、多聚甲基戊糖、阿拉伯糖、乳糖、半乳糖醛酸等化学成分。

【功能与主治】清热利尿，通气下乳。用于湿热淋证，水肿尿少，乳汁不下。用量 3 ～ 5g。孕妇慎用。

【伪品】四川、云南等地习用"实心大通草"，为同科植物盘叶掌叶树的茎髓。其与通草的不同点：表面黄白色，粗糙，质地坚硬，断面实心。

【附药】

1. 小通草　旌节花科植物喜马山旌节花、中国旌节花或山茱萸科植物青荚叶的干燥茎髓。秋季割取茎，截成段，趁鲜取出髓部，理直，晒干。旌节花呈圆柱形，长 30 ～ 50cm，直径 0.5 ～ 1cm。表面白色或淡黄色，无纹理。体轻，质松软，捏之能变形，有弹性，易折断，断面平坦，无空心，显银白色光泽。水浸后有黏滑感。气微，味淡。青荚叶表面有浅纵条纹。质较硬，捏之不易变形。水浸后无黏滑感。见彩图 5-17。

2. 灯心草　灯心草科植物灯心草的干燥茎髓。夏末至秋季割取茎，晒干，取出茎髓，理直，扎成小把。药材呈细圆柱形，长达 90cm，直径 0.1 ～ 0.3cm。表面白色或淡黄白色，有细纵纹。体轻，质软，略有弹性，易拉断，断面白色。气微，味淡。饮片：形如药材，呈段状，长 2 ～ 5cm。体轻，质软，断面白色。气微，味淡。见彩图 5-18。灯心炭：取净灯心草，照煅炭法制炭。呈细圆柱形的段。表面黑色。体轻，质松脆，易碎。气微，味微涩。

钩藤（UNGARIAE RAMULUS CUM UNCIS）

【来源】茜草科植物钩藤 *Uncaria rhynchophylla*（Miq.）Miq. ex Havil.、大叶钩藤 *Uncaria macrophylla* Wall.、毛钩藤 *Uncaria hirsuta* Havil.、华钩藤 *Uncaria sinensis*（Oliv.）Havil. 或无柄果钩藤 *Uncaria sessilifructus* Roxb. 的干燥带钩茎枝。

【产地】钩藤分布于广西、广东、云南、福建、湖南、江西、浙江、贵州、四川、湖北、安徽、陕西。大叶钩藤分布于广西、广东、云南、海南。毛钩藤分布于广东、广西、福建及台湾。华钩藤分布于广西、湖南、广东、贵州、四川、湖北及甘肃。无柄果钩藤分布于广东、广西及云南。

【采收加工】秋、冬二季采收，去叶，切段，晒干。

【性状鉴别】本品茎枝呈圆柱形或类方柱形，长 2 ～ 3cm，直径 0.2 ～ 0.5cm。表面红棕色至紫红色者具细纵纹，光滑无毛；黄绿色至灰褐色者有的可见白色点状皮孔，被黄褐色柔毛。多数枝节上对生两个向下弯曲的钩（不育花序梗），或仅一侧有钩，另一侧为突起的疤痕；钩略扁或稍圆，先端细尖，基部较阔；钩基部的枝上可见叶柄脱落后的窝点状痕迹和环状的托叶痕。质坚韧，断面黄棕色，皮部纤维性，髓部黄白色或中空。气微，味淡。一般以双钩、茎细、钩结实、光滑、色紫红者为佳。见彩图 5-19。

【规格等级】见表 5-5。

表5-5 钩藤的规格等级

规格	等级	性状描述	
		共同点	区别点
双钩藤	统货	净钩，无光梗及单钩梗，无枯枝、虫蛀、霉变	
单钩藤	统货	净钩，无光梗，无枯枝、虫蛀、霉变	
混钩藤	一等	双钩藤和单钩藤的混合品，无光梗，无枯枝、虫蛀、霉变	单钩不超过 1/3
	二等		单钩不超过 1/2
钩藤枝	统货	干货。无钩茎枝，无杂质、虫蛀、霉变	

【化学成分】主要含多种吲哚衍生物类生物碱，如钩藤碱、异钩藤碱、柯诺辛碱等化学成分。

【功能与主治】息风定惊，清热平肝。用于肝风内动，惊痫抽搐，高热惊厥，感冒夹惊，小儿惊啼，妊娠子痫，头痛眩晕。用量 3 ～ 12g，后下。

竹茹（BAMBUSAE CAULIS IN TAENIAS）

【来源】禾本科植物青秆竹 *Bambusa tuldoides* Munro、大头典竹 *Sinocalamus beecheyanus*（Munro）McClure var. *pubescens* P. F. Li 或 淡 竹 *Phyllostachys nigra*（Lodd.）Munro var. *henonis*（Mitf.）Stapf ex Rendle 的茎秆的干燥中间层。

【产地】主产于长江流域和南方各省。

【采收加工】全年均可采制，取新鲜茎，除去外皮，将稍带绿色的中间层刮成丝条，或削成薄片，捆扎成束，阴干，前者称"散竹茹"，后者称"齐竹茹"。

【性状鉴别】本品呈卷曲成团的不规则丝条或呈长条形薄片状。宽窄厚薄不等，浅绿色、黄绿色或黄白色。纤维性，体轻松，质柔韧，有弹性。气微，味淡。以身干、色黄绿、丝均匀、质柔韧者为佳。见彩图5-20。

【化学成分】含 2,5- 二甲氧基 - 对 - 羟基苯甲醛、丁香醛、松柏醛等。

【功能与主治】清热化痰，除烦，止呕。用于痰热咳嗽，胆火夹痰，惊悸不宁，心烦失眠，中风痰迷，舌强不语，胃热呕吐，妊娠恶阻，胎动不安。用量 5 ～ 10g。

任务实施

表 5-6　《茎木类中药鉴定 2》学习任务单

| 班级 | | 姓名 | | 学号 | 成绩 |

序号	中药正名	科属	入药部位	主要鉴别特征
1				
2				
3				
4				
5				
6				
7				
8				

项目六　皮类中药鉴定

扫一扫，
查阅本项目数字资源

　　皮类中药是指来源于裸子植物或被子植物（多为木本双子叶植物）的茎干、枝或根的形成层以外部分入药的药材。由外向内包括周皮、皮层和初生和次生韧皮部等部分。以干皮、枝皮为多，如黄柏、肉桂、杜仲等；根皮较少，如牡丹皮、香加皮等；也有的干皮、枝皮和根皮同时入药，如厚朴。皮类中药性状鉴别主要应注意观察其形状、内表面、外表面、质地、断面、气味等，其中表面和断面特征、气味等对于鉴别药材较为重要。

学习目标

❶ 知识目标

（1）掌握：牡丹皮、厚朴、肉桂、杜仲、黄柏、关黄柏、秦皮的来源、性状。

（2）熟悉：牡丹皮、厚朴、肉桂、杜仲、黄柏、关黄柏、秦皮的产地、成分；桑白皮、白鲜皮、香加皮、苦楝皮、地骨皮的来源、性状。

（3）了解：桑白皮、白鲜皮、香加皮、苦楝皮、地骨皮的产地；桑枝、五加皮的来源、性状。

❷ 能力目标

（1）能够正确识别本次课所学的药材，区分真伪。

（2）逐步提升阅读能力、观察能力、综合分析能力。

❸ 素质目标

（1）培养依法鉴定、资源保护、安全合理用药的意识。

（2）树立认真、严谨、实事求是、精益求精的工作态度。

（3）增强团队合作意识，锻炼与人沟通能力，培养创新精神。

知识基础

桑白皮（MORI CORTEX）

【来源】桑科植物桑 *Marus alba* L. 的干燥根皮。

【产地】主产于河南、安徽、浙江、江苏、四川等地。

【采收加工】秋末叶落时至次春发芽前采挖根部，刮去黄棕色粗皮，纵向剖开，剥取根皮，晒干。

【性状鉴别】

1.药材　本品呈扭曲的卷筒状、槽状或板片状，长短宽窄不一，厚1～4mm。外表面白色或淡黄白色，较平坦，有的残留橙黄色或棕黄色鳞片状粗皮；内表面黄白色或灰黄色，有细纵纹。体轻，质韧，纤维性强，难折断，易纵向撕裂，撕裂时有粉尘飞扬。气微，味微甘。以皮厚、色白、粉性足者为佳。

2.饮片　本品呈丝条状，外表面白色或淡黄白色，有的残留橙黄色或棕黄色鳞片状粗皮；内表面黄白色或灰黄色，有细纵纹。体轻，质韧，纤维性强。气微，味微甘。

【化学成分】含桑皮素、桦皮酸、挥发油等。见彩图6-1。

【功能与主治】泻肺平喘，利水消肿。用于肺热喘咳，水肿胀满尿少，面目肌肤浮肿。用量6～12g。

【附药】

1.桑叶　桑科植物桑的干燥叶。初霜后采收，除去杂质，晒干。药材多皱缩、破碎。完整者有柄，叶片展平后呈卵形或宽卵形，长8～15cm，宽7～13cm。先端渐尖，基部截形、圆形或心形，边缘有锯齿或钝锯齿，有的不规则分裂。上表面黄绿色或浅黄棕色，有的有小疣状突起；下表面颜色稍浅，叶脉突出，小脉网状，脉上被疏毛，脉基具簇毛。质脆。气微，味淡、微苦涩。饮片：呈不规则的破碎叶片。叶片边缘可见锯齿或钝锯齿，有的有不规则分裂。上表面黄绿色或浅黄棕色；下表面颜色稍浅，叶脉突出，小脉网状，脉上被疏毛，脉基具簇毛。质脆。气微，味淡、微苦涩。见彩图6-2。

2.桑枝　桑科植物桑的干燥嫩枝。春末夏初采收，去叶，晒干，或趁鲜切片，晒干。药材呈长圆柱形，少有分枝，长短不一，直径0.5～1.5cm。表面灰黄色或黄褐色，有多数黄褐色点状皮孔及细纵纹，并有灰白色略呈半圆形的叶痕和黄棕色的腋芽。质坚韧，不易折断，断面纤维性。切片厚0.2～0.5cm，皮部较薄，木部黄白色，射线呈放射状，髓部白色或黄白色。气微，味淡。饮片：呈类圆形或椭圆形的厚片。外表皮灰黄色或黄褐色，有点状皮孔。切面皮部较薄，木部黄白色，射线呈放射状，髓部白色或黄白色。气微，味淡。见彩图6-3。

3.桑椹　桑科植物桑的干燥果穗。4～6月果实变红时采收，晒干，或略蒸后晒干。药材为聚花果，由多数小瘦果集合而成，呈长圆形，长 1 ～ 2cm，直径 0.5 ～ 0.8cm。黄棕色、棕红色或暗紫色，有短果序梗。小瘦果卵圆形，稍扁，长约 2mm，宽约 1mm，外具肉质花被片 4 枚。气微，味微酸而甜。

牡丹皮（MOUTAN CORTEX）

【来源】毛茛科植物牡丹 *Paeonia suffruticosa* Andr. 的干燥根皮。

【产地】主产于安徽、四川、甘肃、陕西、湖北、湖南、山东、贵州等地。安徽铜陵凤凰山所产的质量最佳，称为"凤丹皮"，为道地药材。此外，云南、浙江亦产。以四川、安徽产量最大。

【采收加工】秋季采挖根部，除去细根和泥沙，剥取根皮，晒干；或刮去粗皮，除去木心，晒干。前者习称"连丹皮"，后者习称"刮丹皮"。

【性状鉴别】

1. 药材 连丹皮呈筒状或半筒状，有纵剖开的裂缝，略向内卷曲或张开，长 5 ～ 20cm，直径 0.5 ～ 1.2cm，厚 0.1 ～ 0.4cm。外表面灰褐色或黄褐色，有多数横长皮孔样突起和细根痕，栓皮脱落处粉红色；内表面淡灰黄色或浅棕色，有明显的细纵纹，常见发亮的结晶。质硬而脆，易折断，断面较平坦，淡粉红色，粉性。气芳香，味微苦而涩。刮丹皮外表面有刮刀削痕，外表面红棕色或淡灰黄色，有时可见灰褐色斑点状残存外皮。以条粗长、皮厚、无木心、断面白色、粉性足、香气浓、结晶多者为佳。

2. 饮片 本品呈圆形或卷曲形的薄片。连丹皮外表面灰褐色或黄褐色，栓皮脱落处粉红色；刮丹皮外表面红棕色或淡灰黄色。内表面有时可见发亮的结晶。切面淡粉红色，粉性。气芳香，味微苦而涩。见彩图 6-4。

【规格等级】见表 6-1。

表 6-1 牡丹皮的规格等级

规格		等级	性状描述	
			共同点	区别点
凤丹皮		一级	多呈圆筒状，条均匀微弯，两端剪平，纵形隙口紧闭，肉厚。表面褐色，与其他产地丹皮相比质硬，较坚实，断面粉白色或淡粉红色，粉质足，内表面淡灰黄色或淡棕色，有明显的细纵纹，常见发亮的结晶。香气浓，味微苦而涩	条均匀，长度 ≥ 11cm，中部直径 ≥ 1.1cm
		二级		条均匀，长度 ≥ 9cm，中部直径 ≥ 0.9cm
其他产地丹皮	连丹皮	三级	多呈圆筒状或半筒状，略内卷曲，稍弯曲，表面灰褐色或棕褐色，栓皮脱落处呈粉棕色。厚 0.1 ～ 0.4cm。质硬而脆，断面粉白或淡褐色，有粉性、有香气，味微苦涩	条均匀，长度 ≥ 7cm，中部直径 ≥ 0.5cm
	刮丹皮	统货	多呈圆筒状或半筒状，略内卷曲，稍弯曲，表面淡棕色或粉红色，有刮刀削痕，皮孔根痕处，偶有未去净的栓皮，形成棕褐色的花斑。厚 0.1 ～ 0.4cm。断面粉白色，有粉性，有香气，味微苦涩	大小混杂，间有碎末

【化学成分】含丹皮酚、芍药苷、挥发油等。

【含量测定】照 HPLC 法测定，本品含丹皮酚（$C_9H_{10}O_3$）不得少于 1.2%。

【功能与主治】清热凉血，活血化瘀。用于热入营血，温毒发斑，吐血衄血，夜热早凉，无汗骨蒸，经闭痛经，跌仆伤痛，痈肿疮毒。用量 6～12g。孕妇慎用。

白鲜皮（DICTAMNI CORTEX）

【来源】芸香科植物白鲜 *Dictamnus dasycarpus* Turcz. 的干燥根皮。

【产地】主产于辽宁、河北、山东等省。

【采收加工】春、秋二季采挖根部，除去泥沙和粗皮，剥取根皮，干燥。

【性状鉴别】

1. 药材　本品呈卷筒状，长 5～15cm，直径 1～2cm，厚 0.2～0.5cm。外表面灰白色或淡灰黄色，具细纵皱纹和细根痕，常有突起的颗粒状小点；内表面类白色，有细纵纹。质脆，折断时有粉尘飞扬，断面不平坦，略呈层片状，剥去外层，迎光可见闪烁的小亮点。有羊膻气，味微苦。以条大、皮厚、色灰白、断面分层、羊膻气浓、无木心者为佳。

2. 饮片　本品呈不规则的厚片。外表皮灰白色或淡灰黄色，具细纵皱纹及细根痕，常有突起的颗粒状小点；内表面类白色，有细纵纹。切面类白色，略呈层片状。有羊膻气，味微苦。见彩图 6-5。

【化学成分】主含白鲜碱、茵芋碱、崖椒碱等生物碱，以及黄柏酮、梣酮、谷甾醇、酸性物质和皂苷等化学成分。

【功能与主治】清热燥湿，祛风解毒。用于湿热疮毒，黄水淋漓，湿疹，风疹，疥癣疮癞，风湿热痹，黄疸尿赤。用量 5～10g。外用适量，煎汤洗或研粉敷。

厚朴（MAGNOLIAE OFFICINALIS CORTEX）

【来源】木兰科植物厚朴 *Magnolia officinalis* Rehd. et Wils. 或凹叶厚朴 *Magnolia officinalis* Rehd. et Wils. var. *biloba* Rehd. et Wils. 的干燥干皮、根皮及枝皮。

【产地】主产于四川、湖北、浙江、江西等省。

【采收加工】4～6 月剥取，根皮和枝皮直接阴干；干皮置沸水中微煮后，堆置阴湿处，"发汗"至内表面变紫褐色或棕褐色时，蒸软，取出，卷成筒状，干燥。

【性状鉴别】

1. 药材

（1）干皮　呈卷筒状或双卷筒状，长 30～35cm，厚 0.2～0.7cm，习称"筒朴"；近根部的干皮一端展开如喇叭口，长 13～25cm，厚 0.3～0.8cm，习称"靴筒朴"。外表面灰棕色或灰褐色，粗糙，有时呈鳞片状，较易剥落，有明显椭圆形皮孔和纵皱纹，刮去粗皮者显黄棕色。内表面紫棕色或深紫褐色，较平滑，具细密纵纹，划之显油痕。质坚硬，不易折断，断面颗粒性，外层灰棕色，内层紫褐色或棕色，有油性，有的可见多数小亮星。气香，味辛辣、微苦。

（2）根皮（根朴）　呈单筒状或不规则块片；有的弯曲似鸡肠，习称"鸡肠朴"。质硬，较易折断，断面纤维性。

（3）枝皮（枝朴）　呈单筒状，长 10～20cm，厚 0.1～0.2cm。质脆，易折断，断面纤维性。

厚朴以皮厚、肉细、油性足、内表面紫棕而有发亮结晶物、香气浓者为佳。

2. 饮片　本品呈弯曲的丝条状或单、双卷筒状。外表面黄棕色、灰棕色或灰褐色，有时可见椭圆形皮孔或纵皱纹。内表面紫棕色或深紫褐色，较平滑，具细密纵纹，划之显油痕。切面颗粒性，有油性，有的可见小亮星。气香，味辛辣、微苦。见彩图 6-6。

【规格等级】见表 6-2。

表 6-2　厚朴的规格等级

规格		等级	性状描述	
			共同点	区别点
温朴	筒朴	一等	干货。卷成单筒或双筒，两端平齐。表面灰棕色或灰褐色，有纵皱纹，内面深紫色或紫棕色，平滑，质坚硬。断面外侧灰棕色，内侧紫棕色，颗粒状。气香，味苦辛。无青苔、杂质、霉变	筒长 40cm，重 800g 以上
		二等		筒长 40cm，重 500g 以上
		三等	干货。卷成单筒或双筒，两端平齐。表面灰棕色或灰色，有纵皱纹，内面紫棕色，平滑，质坚硬。断面紫棕色。气香，味苦辛。筒长 40cm，重 200g 以上。无青苔、杂质、霉变	
		四等	干货。凡不合以上规格者，以及有碎片、枝朴，不分长短大小，均属此等。无青苔、杂质、霉变	
川朴	筒朴	一等	干货。卷成单筒或双筒状，两端平齐。表面黄棕色，有细密纵纹，内面紫棕色，平滑，划之显油痕。气香，味苦辛。无青苔、杂质、霉变	断面外侧黄棕色，内面紫棕色，显油润，纤维少。筒长 40cm，不超过 43cm，重 500g 以上
		二等		断面外侧黄棕色，内面紫棕色，显油润，具纤维性。筒长 40cm，不超过 43cm，重 200g 以上
		三等	干货。卷成筒状或不规则的块片。表面黄棕色，有细密的纵皱纹，内面紫棕色，平滑，划之略显油痕。断面显油润，具纤维性。气香，味苦辛。筒长 40cm，重不小于 100g。无青苔、杂质、霉变	
		四等	干货。凡不符合以上规格者，以及有碎片、枝朴，不分长短大小，均属此等。无青苔、杂质、霉变	

续表

规格	等级	性状描述	
		共同点	区别点
筒朴	一等	干货。为靠近根部的干皮和根皮，似靴形，表面粗糙，灰棕色或灰褐色，内面深紫色。下端呈喇叭口状，显油润。气香，味苦辛。无青苔、杂质、霉变	上端呈筒状。断面紫棕色颗粒状，纤维性不明显。块长70cm以上，重2000g以上
	二等		上端呈单卷筒状。断面紫棕色，纤维性不明显。块长70cm以上，重2000g以下
	三等		上端呈筒状。断面紫棕色，纤维很少。块长70cm以上，重500g以下
耳朴	统货	干货。为靠根部的干皮，呈块片状或半卷形，多似耳状。表面灰棕色或灰褐色，内面淡紫色。断面紫棕色，显油润，纤维性少。气香，味苦辛。大小不一。无青苔、泥土、杂质	
根朴	一等	干货。呈卷筒状长条。表面土黄色或灰褐色，内面深紫色。质韧。断面显油润。气香，味苦辛。条长70cm，重400g以上。无木心、须根、杂质、霉变	
	二等	干货。呈卷筒状或长条状，形弯曲似盘肠。表面土黄色或灰褐色，内面紫色。质韧。断面略显油润。气香，味苦辛。长短不分，每枝400g以下。无木心、须根、泥土	

【化学成分】含厚朴酚、和厚朴酚、生物碱、皂苷、鞣质、烟酸、挥发油等。

【含量测定】照 HPLC 法测定，本品含厚朴酚（$C_{18}H_{18}O_2$）与和厚朴酚（$C_{18}H_{18}O_2$）的总量不得少于 2.0%。

【功能与主治】燥湿消痰，下气除满。用于湿滞伤中，脘痞吐泻，食积气滞，腹胀便秘，痰饮喘咳。用量 3 ～ 10g。

【伪品】

1. 木兰科植物威氏木兰的干燥树皮。表面灰白色，粗糙，内表面棕褐色；质坚韧，折断面纤维性甚强。气微香，味辛、微苦，微有麻舌感。

2. 木兰科植物滇康木兰的干燥树皮。表面灰棕色或暗褐色，较光滑，内表面灰褐色；质坚韧，折断面外 1/10 平整，内 9/10 纤维性甚强。气微，味苦涩。

3. 木兰科植物山玉兰的干燥树皮。表面灰棕色至灰褐色，栓皮大都刮尽，内表面棕褐色；质坚韧，折断面平整，内 1/2 为纤维性。气弱，味淡。

4. 木兰科植物湖北木兰的干燥树皮。皮较厚，0.15 ～ 0.5cm；外表面灰褐色或暗棕色，粗糙，栓皮厚，呈片块状脱落，并常残留棕色至黄棕色斑痕；质硬，断面外侧呈颗粒状，内侧呈纤维状。气芳香，味辛辣、微苦。

5.木兰科植物秦氏木莲（平南厚朴）的干燥树皮。树皮表面黑棕色至灰棕色，具横裂纹，圆形皮孔，栓皮剥落处显棕红色，内表面黄棕色；质坚韧，折断面内 3/4 为纤维性。气微香，味苦，微具辛辣感。

6.五加科植物白背鹅掌柴（大泡通）的干燥树皮。树皮呈卷筒状，表面灰棕色，有纵皱纹及灰白色栓皮和棕色点状皮孔；内表面棕黑色，平滑，有细纵纹理，划之不显油性；质硬，不易折断，折撕面呈纤维状，中间有一列白色点状纤维束。味微苦。

【附药】

厚朴花　木兰科植物厚朴或凹叶厚朴的干燥花蕾。春季花未开放时采摘，稍蒸后，晒干或低温干燥。本品呈长圆锥形，长 4～7cm，基部直径 1.5～2.5cm。外表面红棕色至棕褐色。花被多为 12 片，肉质，外层的呈长方倒卵形，内层的呈匙形。雄蕊多数，花药条形，淡黄棕色，花丝宽而短。心皮多数，分离，螺旋状排列于圆锥形的花托上。花梗长 0.5～2cm，具稀疏的灰黄色绒毛或无毛。质脆，易破碎。气香，味淡。见彩图 6-7。

肉桂（CINNAMOMI CORTEX）

【来源】樟科植物肉桂 *Cinnamomum cassia* Presl 的干燥树皮。

【产地】主产于广东、广西，云南、福建等省亦产。

【采收加工】多秋季剥取，阴干。

【性状鉴别】本品呈槽状或卷筒状，长 30～40cm，宽或直径 3～10cm，厚 0.2～0.8cm。外表面灰棕色，稍粗糙，有不规则的细皱纹和横向突起的皮孔，有的可见灰白色的斑纹；内表面红棕色，略平坦，有细纵纹，划之显油痕。质硬而脆，易折断，断面不平坦，外层棕色而较粗糙，内层红棕色而油润，两层间有 1 条黄棕色的线纹。气香浓烈，味甜、辣。以不破碎、体重、外皮细致、肉厚、断面色紫、油性大、香气浓厚、味甜辣、嚼之渣少者为佳。见彩图 6-8。

【规格等级】见表 6-3。

表 6-3　肉桂的规格等级

规格	性状描述	
	共同点	区别点
企边桂	长 30～40cm，宽或直径 10～15cm。外表面灰棕色，稍粗糙，具不规则细皱纹和横向突起的皮孔，有的可见灰白色斑纹；内表面红棕色，划之有油痕。质硬、脆，断面不平坦，外层棕色较粗糙，内层红棕色而油润，两层间有 1 条黄棕色线纹。气香浓烈，味甜、辣	槽状，板边平整有卷起，厚度 0.3～0.8cm
桂通		卷筒状，单筒或双筒，厚度 0.2～0.8cm

【化学成分】含挥发油、苯甲醛、肉桂酸、水杨酸等。

【含量测定】

1.挥发油　照挥发油测定法测定，本品含挥发油不得少于 1.2%（mL/g）。

2.桂皮醛　照 HPLC 法测定，本品含桂皮醛（C_9H_8O）不得少于 1.5%。

【功能与主治】补火助阳，引火归原，散寒止痛，温通经脉。用于阳痿宫冷，腰膝冷痛，肾虚作喘，虚阳上浮，眩晕目赤，心腹冷痛，虚寒吐泻，寒疝腹痛，痛经经闭。用量 1 ～ 5g。有出血倾向者及孕妇慎用；不宜与赤石脂同用。

【伪品】

1. 樟科植物柴桂 *Cinnamomum wilsonii* Gamble 的树皮，称"柴桂皮"。本品呈槽状、半筒状、不规则块状；外表面灰棕色，粗糙，有时可见灰白色斑纹；内表面红棕色，划之油痕明显；质坚硬，断面不平坦，内外层分层明显，外层较厚，切面有众多略具光泽的黄白色斑点，内层较薄，深棕色，油性强。具肉桂气并夹樟气，味辣，微甜。水浸出液中黏液质甚多，呈团块状。

2. 木兰科植物大花八角 *Illicium macranthum* A. C. Smith. 的干燥树皮。广东、云南等地误作肉桂使用。本品有毒，应注意鉴别。

3. 樟科植物三桠乌药 *Lindera* obtusiloba Bl. 的干燥树皮。本品呈槽状或半卷筒状；外表面灰褐色，粗糙，有不规则的细皱纹和斑块状纹理，有突起的类圆形小皮孔；内表面暗红棕色或红棕色，略光滑而平坦，有不明显的细纵纹，划之油痕不甚明显；质硬而脆，易折断，断面不平坦，内外分层明显，外层浅黄棕色或黄棕色，内层红棕色而油润，或略带油质。气微香，味淡、微辛，嚼之渣多，略带黏滑性。

【附药】

1. 官桂　同属植物银叶樟、三条筋树等多种植物的树皮。药材折断面微显颗粒状。味辛凉，嚼之有滑腻感。

2. 桂皮　同属植物阴香、天竺桂及细叶香桂的树皮。呈槽板片状或不规则块状，厚 0.1 ～ 0.6cm；外表面灰棕或灰褐色，内表面红棕色，划之油痕不明显；质硬而脆，易折断，断面红棕色，粗糙，无黄棕色线纹（石细胞环带）。具丁香气，味辛辣而不甜。主要用作香料或调味品。

3. 肉桂油　樟科植物肉桂的干燥枝、叶经水蒸气蒸馏提取的挥发油。本品为黄色或黄棕色的澄清液体；有肉桂的特异香气，味甜、辛。露置空气中或存放日久，色渐变深，质渐浓稠。本品在乙醇或冰醋酸中易溶。

4. 桂枝　樟科植物肉桂的干燥嫩枝。春、夏二季采收，除去叶，晒干，或切片晒干。本品呈长圆柱形，多分枝，长 30 ～ 75cm，粗端直径 0.3 ～ 1cm。表面红棕色至棕色，有纵棱线、细皱纹及小疙瘩状的叶痕、枝痕和芽痕，皮孔点状。质硬而脆，易折断。切片厚 2 ～ 4mm，切面皮部红棕色，木部黄白色至浅黄棕色，髓部略呈方形。有特异香气，味甜、微辛，皮部味较浓。以枝嫩、色红棕、香气浓者为佳。见彩图 6-9。

课堂活动

生活中的饮食调料桂皮和中药肉桂是同物种吗？如何区分？

杜仲（EUCOMMIAE CORTEX）

【来源】杜仲科植物杜仲 *Eucommia ulmoides* Oliv. 的干燥树皮。

【产地】主产于湖北、四川、贵州、云南、陕西等省。

【采收加工】4～6月剥取，刮去粗皮，堆置"发汗"至内皮呈紫褐色，晒干。

【性状鉴别】

1. 药材 本品呈板片状或两边稍向内卷，大小不一，厚3～7mm。外表面淡棕色或灰褐色，有明显的皱纹或纵裂槽纹，有的树皮较薄，未去粗皮，可见明显的皮孔。内表面暗紫色，光滑。质脆，易折断，断面有细密、银白色、富弹性的橡胶丝相连。气微，味稍苦。以皮厚、块大、去净粗皮、断面丝多、内表面暗紫色者为佳。

2. 饮片 本品呈小方块或丝状。外表面淡棕色或灰褐色，有明显的皱纹。内表面暗紫色，光滑。断面有细密、银白色、富弹性的橡胶丝相连。气微，味稍苦。见彩图6-10。

【规格等级】见表6-4。

表6-4 杜仲的规格等级

规格	等级	性状描述				
		共同点	区别点			
			形状	厚度	宽度	碎块
选货	一等	去粗皮。外表面灰褐色，有明显的皱纹或纵裂槽纹，内表面暗紫色，光滑。质脆，易折断，断面有细密、银白色、富弹性的橡胶丝相连。气微，味稍苦	板片状	≥ 0.4cm	≥ 30cm	≤ 5%
	二等		板片状	0.3～0.4cm	不限	≤ 5%
统货	/		板片或卷形	≥ 0.3cm	不限	≤ 10%

【化学成分】主要含杜仲胶、杜仲苷、黄酮类、鞣质、木脂素及其苷类物质等化学成分。

【含量测定】照HPLC法测定，本品含松脂醇二葡萄糖苷（$C_{32}H_{42}O_{16}$）不得少于0.10%。

【功能与主治】补肝肾，强筋骨，安胎。用于肝肾不足，腰膝酸痛，筋骨无力，头晕目眩，妊娠漏血，胎动不安。用量6～10g。

黄柏（PHELLODENDRI CHINENSIS CORTEX）

【来源】芸香科植物黄皮树 *Phellodendron chinense* Schneid. 的干燥树皮。习称"川黄柏"。

【产地】主产于四川、贵州等省。

【采收加工】剥取树皮后，除去粗皮，晒干。

【性状鉴别】

1. 药材 本品呈板片状或浅槽状，长宽不一，厚1～6mm。外表面黄褐色或黄棕色，平坦或具纵沟纹，有的可见皮孔痕及残存的灰褐色粗皮；内表面暗黄色或淡棕色，具细密的纵棱纹。体轻，质硬，断面纤维性，呈裂片状分层，深黄色。气微，味极苦，嚼之有黏性。以皮厚、色黄、无栓皮者为佳。

2. 饮片　本品呈丝条状或卷曲。外表面黄褐色或黄棕色。内表面暗黄色或淡棕色，具纵棱纹。切面纤维性，呈裂片状分层，深黄色。气微，味极苦，嚼之有黏性。

【规格等级】见表6-5。

表6-5　黄柏的规格等级

规格	等级	性状描述			
		共同点	区别点		
			形状	厚度	宽度
选货	一等	去粗皮。外表面黄褐色或黄棕色，平坦或具纵沟纹，有的可见皮孔痕及残存的灰褐色粗皮；内表面暗黄色或淡棕色，具细密的纵棱纹。体轻，质硬，断面纤维性，呈裂片状分层，深黄色。气微，味极苦，嚼之有黏性	板片状	≥ 0.3cm	≥ 30cm
	二等		板片状	0.1 ～ 0.3cm	不限
统货	/		板片状或浅槽状	≥ 0.1cm	不限

【化学成分】主要含小檗碱、药根碱、木兰花碱、黄柏碱等生物碱。

【含量测定】

1. 小檗碱　照HPLC法测定，本品含小檗碱以盐酸小檗碱（$C_{20}H_{17}NO_4 \cdot HCl$）计，不得少于3.0%。

2. 黄柏碱　照高效液色谱法测定。含黄柏碱以盐酸黄柏碱（$C_{20}H_{23}NO_4 \cdot HCl$）计，不得少于0.34%。

【功能与主治】清热燥湿，泻火除蒸，解毒疗疮。用于湿热泻痢，黄疸尿赤，带下阴痒，热淋涩痛，脚气痿躄，骨蒸劳热，盗汗，遗精，疮疡肿毒，湿疹湿疮。盐黄柏滋阴降火。用于阴虚火旺，盗汗骨蒸。用量3 ～ 12g。外用适量。

【伪品】

1. 杨柳科植物山杨的树皮经染色加工而成。本品呈微卷曲的丝状；全体被染成鲜黄色；外表面粗糙，内表面细密，切面纤维性，裂片状分层；体轻，质硬。气微、味淡，嚼之稍有麻舌感。

2. 芸香科吴茱萸属植物臭辣树的树皮。本品呈卷筒或板片状；外表面黄白色或土黄色；体轻，质硬，断面纤维性，呈裂片分层，浅黄色。气微，味苦涩，嚼之稍有黏性。

3. 紫葳科植物木蝴蝶的干燥树皮。本品呈卷筒状或不规则片状；外表面灰黄白色或灰棕黄色，栓皮甚厚，粗糙，有的呈鳞片状；内表面淡黄或红棕色；断面淡黄或暗棕黄色。气微，味微苦涩，嚼之渣甚多。

【附药】

关黄柏　芸香科植物黄柏的干燥树皮。剥取树皮，除去粗皮，晒干。药材呈板片状或浅槽状，长宽不一，厚2 ～ 4mm。外表面黄绿色或淡棕黄色，较平坦，有不规则的纵裂纹，皮孔痕小而少见，偶有灰白色的粗皮残留；内表面黄色或黄棕色。体轻，质较硬，断面纤维性，有的呈裂片状分层，鲜黄色或黄绿色。气微，味极苦，嚼之有黏性。饮片：呈丝状。外表面黄绿色或淡棕黄色，较平坦。内表面黄色或黄棕色。切面鲜黄色或黄绿色，有的呈片状分层。气微，味极苦。见彩图 6-11。

苦楝皮（MELIAE CORTEX）

【来源】楝科植物川楝 *Melia toosendan* Sieb. et Zucc. 或楝 *Melia azedarach* L. 的干燥树皮和根皮。

【产地】川楝主产于四川、云南、贵州、甘肃等省；楝产于山西、甘肃、山东、江苏等省。

【采收加工】春秋二季剥取，晒干，或除去粗皮，晒干。

【性状鉴别】

1. 药材 本品呈不规则板片状、槽状或半卷筒状，长宽不一，厚 2～6mm。外表面灰棕色或灰褐色，粗糙，有交织的纵皱纹和点状灰棕色皮孔，除去粗皮者淡黄色；内表面类白色或淡黄色。质韧，不易折断，断面纤维性，呈层片状，易剥离。气微，味苦。以除净粗皮及幼嫩树皮为佳。

2. 饮片 本品呈不规则的丝状。外表面灰棕色或灰褐色，除去粗皮者呈淡黄色。内表面类白色或淡黄色。切面纤维性，略呈层片状，易剥离。气微，味苦。见彩图 6-12。

【化学成分】主含川楝素，苦楝萜酮内酯、苦楝萜醇内酯、苦楝皮萜酮、苦楝子三醇及正三十烷、β-谷甾醇等。

【功能与主治】杀虫，疗癣。用于蛔虫病，蛲虫病，虫积腹痛；外治疥癣瘙痒。用量 3～6g。外用适量，研末，用猪脂调敷患处。孕妇及肝肾功能不全者慎用。

秦皮（FRAXINI CORTEX）

【来源】木犀科植物苦枥白蜡树 *Fraxinus rhynchophylla* Hance、白蜡树 *Fraxinus chinensis* Roxb.、尖叶白蜡树 *Fraxinus szaboana* Lingelsh. 或宿柱白蜡树 *Fraxinus stylosa* Lingelsh. 的干燥枝皮或干皮。

【产地】苦枥白蜡树主产于东北三省；白蜡树主产于四川；尖叶白蜡树主产于陕西；宿柱白蜡树主产于陕西。

【采收加工】春、秋二季剥取，晒干。

【性状鉴别】

1. 药材 枝皮呈卷筒状或槽状，长 10～60cm，厚 1.5～3mm。外表面灰白色、灰棕色至黑棕色或相间呈斑状，平坦或稍粗糙，并有灰白色圆点状皮孔及细斜皱纹，有的具分枝痕。内表面黄白色或棕色，平滑。质硬而脆，断面纤维性，黄白色。气微，味苦。干皮为长条状块片，厚 3～6mm。外表面灰棕色，具龟裂状沟纹及红棕色圆形或横长的皮孔。质坚硬，断面纤维性较强。气微，味苦。以整齐、长条呈筒状、外皮光滑者为佳。

2. 饮片 本品呈长短不一的丝条状。外表面灰白色、灰棕色或黑棕色。内表面黄白色或棕色，平滑。切面纤维性。质硬。气微，味苦。见彩图 6-13。

【规格等级】见表 6-6。

表6-6 秦皮的规格等级

规格	等级	性状描述	
		共同点	区别点
选货	一等	外表面灰白色、灰棕色或黑棕色，内表面黄白色或棕色，平滑，质坚硬，不易折断，断面纤维性较强。气微，味苦	主要为枝皮，呈筒状或槽状，厚1.5～3mm。外表面光滑、灰白色、灰棕色至黑棕色或相间呈斑状，平坦或稍粗糙，并有灰白色圆点状皮孔及细斜皱纹，有的具分枝痕
	二等		主要是干皮，为长条状块片或半筒状，厚3～6mm。外表面灰棕色，具龟裂状沟纹及红棕色圆形或横长的皮孔
统货	/		不规则的条或块状，厚薄均有

【化学成分】苦枥白蜡树树皮含秦皮乙素（七叶树素）及秦皮甲素（七叶树苷）等香豆精类成分，还含有鞣质、甘露醇及生物碱。宿柱白蜡树尚含有丁香苷、宿柱白蜡苷。

【鉴别】取本品，加热水浸泡，浸出液在日光下可见碧蓝色荧光。

【功能与主治】清热燥湿，收涩止痢，止带，明目。用于湿热泻痢，赤白带下，目赤肿痛，目生翳膜。用量6～12g。外用适量，煎洗患处。

合欢皮（ALBIZIAE CORTEX）

【来源】豆科植物合欢 *Albizia julibrissin* Durazz. 的干燥树皮。

【产地】主产于湖北、江苏、安徽、浙江等省。

【采收加工】夏、秋两季剥取，晒干。

【性状鉴别】

1. 药材 本品呈卷曲筒状或半筒状，长40～80cm，厚0.1～0.3cm。外表面灰棕色至灰褐色，稍有纵皱纹，有的成浅裂纹，密生明显的椭圆形横向皮孔，棕色或棕红色，偶有突起的横棱或较大的圆形枝痕，常附有地衣斑；内表面淡黄棕色或黄白色，平滑，有细密纵纹。质硬而脆，易折断，断面呈纤维性片状，淡黄棕色或黄白色。气微香，味淡、微涩、稍刺舌，而后喉头有不适感。以皮细嫩、皮孔明显者为佳。

2. 饮片 本品呈弯曲的丝或块片状。外表面灰棕色至灰褐色，稍有纵皱纹，密生明显的椭圆形横向皮孔，棕色或棕红色。内表面淡黄棕色或黄白色，平滑，具细密纵纹。切面呈纤维性片状，淡黄棕色或黄白色。气微香，味淡、微涩、稍刺舌，而后喉头有不适感。见彩图6-14。

【化学成分】主含皂苷，如金合欢皂苷元B、美基豆酸内酯、美基豆酸等及鞣质。

【功能与主治】解郁安神，活血消肿。用于心神不安，忧郁失眠，肺痈，疮肿，跌仆伤痛。用量6～12g。外用适量，研末调敷。

香加皮（PERIPLOCAE CORTEX）

【来源】萝藦科植物杠柳 *Periploca sepium* Bge. 的干燥根皮，习称"北五加皮"。

【产地】主产于山西、河南、河北、山东等地。

【采收加工】春秋二季采挖，剥取根皮，晒干。

【性状鉴别】本品呈卷筒状或槽状，少数呈不规则的块片状，长 3～10cm，直径 1～2cm，厚 0.2～0.4cm。外表面灰棕色或黄棕色，栓皮松软常呈鳞片状，易剥落。内表面淡黄色或淡黄棕色，较平滑，有细纵纹。体轻，质脆，易折断，断面不整齐，黄白色。有特异香气，味苦。以块大、皮厚、香气浓、无木心者为佳。见彩图 6-15。

【化学成分】含北五加苷 G、4- 甲氧基水杨醛、β- 谷甾醇、香树脂醇等。

【功能与主治】利水消肿，祛风湿，强筋骨。用于下肢浮肿，心悸气短，风寒湿痹，腰膝酸软。用量 3～6g。不宜过量服用。

案例讨论

2017 年 7 月 6 日，杜某到某药房购买香加皮 150g，并于当晚将 150g 香加皮煎水服用，出现胸闷、恶心、呕吐，被家人送往医院，经抢救无效死亡。市场和质量监督管理部门委托检验机构对涉案的香加皮抽样检验，检验结果为质量合格产品。某司法鉴定研究所出具《尸检鉴定意见书》，证明杜某符合过量服用香加皮导致中毒致死，为死亡的主要原因；其自身所患冠心病的潜在疾病对死亡起辅助促进作用。杜某的妻子钟某，儿子杜某甲、杜某乙以某药房在无执业医师、营业员无上岗证的情况下出售香加皮给杜某而未告知煎服方法及注意事项导致其中毒死亡为由诉至法院，要求某药房及其股东袁某承担法律责任。

你认为法院是否会判定药房及其股东袁某承担法律责任，原因是什么？

五加皮（ACANTHOPANACIS CORTEX）

【来源】五加科植物细柱五加 *Acanthopanax gracilistylus* W. W. Smith 的干燥根皮。

【产地】主产于湖北、河南、安徽等地。习称"南五加皮"。

【采收加工】夏秋二季采挖根部，洗净，剥取根皮，晒干。

【性状鉴别】

1. 药材 本品呈不规则卷筒状，长 5～15cm，直径 0.4～1.4cm，厚约 0.2cm。外表面灰褐色，有稍扭曲的纵皱纹和横长皮孔样斑痕；内表面淡黄色或灰黄色，有细纵纹。体轻，质脆，易折断，断面不整齐，灰白色。气微香，味微辣而苦。以粗长、皮厚、气香、无木心者为佳。

2. 饮片 本品呈不规则的厚片。外表面灰褐色，有稍扭曲的纵皱纹及横长皮孔样斑痕；内表面淡黄色或灰黄色，有细纵纹。切面不整齐，灰白色。气微香，味微辣而苦。见彩图 6-16。

【化学成分】主要含挥发油、树脂及紫丁香苷。

【功能与主治】祛风除湿，补益肝肾，强筋壮骨，利水消肿。用于风湿痹病，筋骨痿软，小儿行迟，体虚乏力，水肿，脚气。用量 5～10g。

【伪品】

1. 香加皮经常作为五加皮混用，注意鉴别。

2. 白勒的根皮，呈不规则筒状，外表面灰红棕色，内表面灰褐色；折断面有棕色点状树脂道，可见其中的亮黄棕色油树脂。气微香，味微辛、苦。

3. 红毛五加的茎皮，分布于四川、广东等地。茎皮呈卷筒状，外表面黄棕色，密被红棕色倒向一端的毛状针刺。

课堂活动

如何从性状上区分香加皮与五加皮？

地骨皮（LYCII CORTEX）

【来源】茄科植物枸杞 *Lycium chinense* Mill. 或宁夏枸杞 *Lycium barbarum* L. 的干燥根皮。

【产地】主产于河北、河南、山西、陕西、四川、江苏、浙江等省，河南、山西产量较大；江苏、浙江产品质量较好，商品称南地骨皮。

【采收加工】春初或秋后采挖根部，洗净，剥取根皮，晒干。

【性状鉴别】

1. 药材　本品呈筒状或槽状，长 3 ～ 10cm，宽 0.5 ～ 1.5cm，厚 0.1 ～ 0.3cm。外表面灰黄色至棕黄色，粗糙，有不规则纵裂纹，易成鳞片状剥落（称"糟皮"）。内表面黄白色至灰黄色，较平坦，有细纵纹。体轻，质脆，易折断，断面不平坦，外层黄棕色，内层灰白色（称"白里"）。气微，味微甘而后苦。以块大、肉厚、无木心与杂质者为佳。

2. 饮片　本品呈筒状或槽状，长短不一。外表面灰黄色至棕黄色，粗糙，有不规则纵裂纹，易成鳞片状剥落。内表面黄白色至灰黄色，较平坦，有细纵纹。体轻，质脆，易折断，断面不平坦，外层黄棕色，内层灰白色。气微，味微甘而后苦。见彩图 6-17。

【化学成分】含桂皮酸、甜菜碱、枸杞酰胺、牛磺酸等。

【功能与主治】凉血除蒸，清肺降火。用于阴虚潮热，骨蒸盗汗，肺热咳嗽，咯血，衄血，内热消渴。用量 9 ～ 15g。

【伪品】

1. 木犀科植物毛叶探春的根皮。本品呈槽状或筒状，无"糟皮""白里"特征；质坚硬。气微香，味微苦而涩。

2. 马鞭草科植物大青的根皮。本品呈管状或半管状卷片；外表面黄棕色或黄橙色，有纵皱纹；内表面黄棕色或黄白色，有纵细条纹；折断面外层浅黄棕色，内层棕褐色。气微，味微苦。

任务实施

表 6-7 《皮类中药鉴定》学习任务单

班级		姓名		学号	成绩

序号	中药正名	科属	入药部位	主要鉴别特征
1				
2				
3				
4				
5				
6				
7				
8				
9				
10				
11				
12				
13				

项目七 叶类中药鉴定

扫一扫，
查阅本项目数字资源

叶类中药多采用完整、成熟而干燥的叶（folium），包括单叶（如大青叶）、复叶的小叶（如番泻叶）、带叶枝梢（如侧柏叶）、叶鞘纤维（如棕榈）等。

叶类中药多质地较薄，常皱缩卷曲或破碎。在观察性状时，可将叶片用水浸泡后展开，必要时可借助解剖镜或放大镜，或对光透视观察。主要应注意以下几点：①叶片的类型：单叶与复叶。②形状：常见的有披针形、椭圆形、卵形等，应注意叶片的外形、叶缘、叶端、叶基、叶脉、叶片分裂情况，同时注意叶柄、托叶、叶鞘的有无与特征。③大小：叶片的长度和宽度。④表面：叶的表面特征多样，有的具角质层，光滑无毛；有的仅下表面被毛茸；有的上、下表面均被毛茸；有的对光透视可见深色的条纹、透明腺点（油点）或灰色斑点（草酸钙结晶）；有的叶脉凸起或凹下；有的在放大镜下可察见凹陷的点状腺鳞。⑤色泽：一般呈暗绿色、灰绿色或黄绿色等，少数叶片呈紫色、蓝紫色等特殊颜色。⑥质地：草质、革质、纸质或肉质。⑦气味：可直接嗅闻，亦可在破碎、揉搓或热水浸泡后嗅闻与口尝。

学习目标

❶ 知识目标

（1）掌握：大青叶、番泻叶、荷叶的来源、性状。

（2）熟悉：大青叶、番泻叶、荷叶的产地、成分；石韦、蓼大青叶、淫羊藿、枇杷叶、紫苏叶、桑叶的来源、性状。

（3）了解：石韦、蓼大青叶、淫羊藿、枇杷叶、紫苏叶、桑叶的产地；侧柏叶、枸骨叶、罗布麻叶、艾叶的来源、性状。

❷ 能力目标

（1）能够正确识别本次课所学的药材，区分真伪。

（2）逐步提升阅读能力、观察能力、综合分析能力。

❸ 素质目标

（1）培养依法鉴定、资源保护、安全合理用药的意识。

（2）树立认真、严谨、实事求是、精益求精的工作态度。

（3）增强团队合作意识，锻炼与人沟通能力，培养创新精神。

知识基础

石韦（PYRROSIAE FOLIUM）

【来源】水龙骨科植物庐山石韦 *Pyrrosia shearerI*（Bak.）Ching、石韦 *Pyrrosia lingua*（Thunb.）Farwell 或有柄石韦 *Pyrrosia petiolosa*（Christ）Ching 的干燥叶。

【产地】庐山石韦主产于江西、湖南等地；石韦主产于长江以南各省；有柄石韦主产于东北、华北等地。

【采收加工】全年均可采收，除去根茎和根，晒干或阴干。

【性状鉴别】

1. 药材

（1）庐山石韦　叶片略皱缩，展平后呈披针形，长 10～25cm，宽 3～5cm。先端渐尖，基部耳状偏斜，全缘，边缘常向内卷曲；上表面黄绿色或灰绿色，散布有黑色圆形小凹点；下表面密生红棕色星状毛，有的侧脉间布满棕色圆点状的孢子囊群。叶柄具四棱，长 10～20cm，直径 1.5～3mm，略扭曲，有纵槽。叶片革质。气微，味微涩苦。

（2）石韦　叶片披针形或长圆披针形，长 8～12cm，宽 1～3cm。基部楔形，对称。孢子囊群在侧脉间，排列紧密而整齐。叶柄长 5～10cm，直径约 1.5mm。

（3）有柄石韦　叶片多卷曲呈筒状，展平后呈长圆形或卵状长圆形，长 3～8cm，宽 1～2.5cm。基部楔形，对称；下表面侧脉不明显，布满孢子囊群。叶柄长 3～12cm，直径约 1mm。

2. 饮片　本品呈丝条状。上表面黄绿色或灰褐色，下表面密生红棕色星状毛。孢子囊群着生侧脉间或下表面布满孢子囊群。叶全缘。叶片革质。气微，味微涩苦。见彩图 7-1。

【化学成分】主要含绿原酸、芒果苷、异芒果苷、延胡索酸、咖啡酸等。

【功能与主治】利尿通淋，清肺止咳，凉血止血。用于热淋，血淋，石淋，小便不通，淋沥涩痛，肺热喘咳，吐血，衄血，尿血，崩漏。用量 6～12g。

淫羊藿（EPIMEDII FOLIUM）

【来源】小檗科植物淫羊藿 *Epimedium brevicornu* Maxim.、箭叶淫羊藿 *Epimedium sagittatum*（Sieb. et Zucc.）Maxim.、柔毛淫羊藿 *Epimedium pubescens* Maxim. 或朝鲜淫羊藿 *Epimedium koreanum* Nakai 的干燥叶。

【产地】主产于四川、陕西等地。

【采收加工】夏、秋季茎叶茂盛时采收，晒干或阴干。

【性状鉴别】

1. 药材

（1）淫羊藿　二回三出复叶；小叶片卵圆形，长 3 ～ 8cm，宽 2 ～ 6cm；先端微尖，顶生小叶基部心形，两侧小叶较小，偏心形，外侧较大，呈耳状，边缘具黄色刺毛状细锯齿；上表面黄绿色，下表面灰绿色，主脉 7 ～ 9 条，基部有稀疏细长毛，细脉两面突起，网脉明显；小叶柄长 1 ～ 5cm。叶片近革质。气微，味微苦。

（2）箭叶淫羊藿　一回三出复叶，小叶片长卵形至卵状披针形，长 4 ～ 12cm，宽 2.5 ～ 5cm；先端渐尖，两侧小叶基部明显偏斜，外侧多呈箭形。下表面疏被粗短伏毛或近无毛。叶片革质。

（3）柔毛淫羊藿　一回三出复叶；叶下表面及叶柄密被绒毛状柔毛。

（4）朝鲜淫羊藿　二回三出复叶；小叶较大，长 4 ～ 10cm，宽 3.5 ～ 7cm，先端长尖。叶片较薄。

2. 饮片　淫羊藿丝，呈丝片状。上表面绿色、黄绿色或浅黄色，下表面灰绿色，网脉明显，中脉及细脉凸出，边缘具黄色刺毛状细锯齿。近革质。气微，味微苦。见彩图 7-2。

【化学成分】主要含淫羊藿苷、淫羊藿次苷、淫羊藿新苷等黄酮苷类成分。

【功能与主治】补肾阳，强筋骨，祛风湿。用于肾阳虚衰，阳痿遗精，筋骨痿软，风湿痹痛，麻木拘挛。用量 6 ～ 10g。

【附药】

巫山淫羊藿　小檗科植物巫山淫羊藿 *Epimedium wushanense* T. S. Ying 的干燥叶。主产于陕西、四川、贵州等地。夏、秋季茎叶茂盛时采收，除去杂质，晒干或阴干。三出复叶，小叶片披针形至狭披针形，长 9 ～ 23cm，宽 1.8 ～ 4.5cm，先端渐尖或长渐尖，边缘具刺齿，侧生小叶基部的裂片偏斜，内边裂片小，圆形，外边裂片大，三角形，渐尖。下表面被绵毛或秃净。近革质。气微，味微苦。主要含朝藿定 C、淫羊藿苷、巫山淫羊藿苷、宝藿苷、柔藿苷等。

大青叶（ISATIDIS FOLIUM）

【来源】十字花科植物菘蓝 *Isatis indigotica* Fort. 的干燥叶。

【产地】主产于河北、江苏等地。

【采收加工】夏、秋两季分 2 ～ 3 次采收，除去杂质，晒干。

【性状鉴别】

1. 药材　本品多皱缩卷曲，有的破碎。完整叶片展平后呈长椭圆形至长圆状倒披针形，长

5～20cm，宽 2～6cm；上表面暗灰绿色，有的可见色较深稍突起的小点；先端钝，全缘或微波状，基部狭窄下延至叶柄呈翼状；叶柄长 4～10cm，淡棕黄色。质脆。气微，味微酸、苦、涩。

2. 饮片 本品为不规则的碎段。叶片暗灰绿色，叶上表面有的可见色较深稍突起的小点；叶柄碎片淡棕黄色。质脆。气微，味微酸、苦、涩。见彩图 7-3。

【化学成分】主要含菘蓝苷，水解产生靛玉红及靛蓝；另含芥苷、新芥苷、β-谷甾醇、多种氨基酸等。

【含量测定】按干燥品计算，含靛蓝（$C_{16}H_{10}N_2O_2$）和靛玉红（$C_{16}H_{10}N_2O_2$）的总量不得少于 0.050%。

【功能与主治】清热解毒，凉血消斑。用于温病高热，神昏，发斑发疹，痄腮，喉痹，丹毒，痈肿。用量 9～15g。

【附药】

蓼大青叶 蓼科植物蓼蓝 *Polygonum tinctorium* Ait. 的干燥叶。主产于河北、山东、辽宁、陕西等地。夏、秋两季枝叶茂盛时采收两次，除去茎枝和杂质，干燥。多皱缩、破碎，完整者展平后呈椭圆形，长 3～8cm，宽 2～5cm。蓝绿色或黑蓝色，先端钝，基部渐狭，全缘。叶脉浅黄棕色，于下表面略突起。叶柄扁平，偶带膜质托叶鞘。质脆。气微，味微涩而稍苦。主要含靛玉红、靛蓝、N-苯基-2-萘胺、β-谷甾醇等。见彩图 7-4。

枇杷叶（ERIOBOTRYAE FOLIUM）

【来源】蔷薇科植物枇杷 *Eriobotrya japonica*（Thunb.）Lindl. 的干燥叶。

【产地】主产于江苏、浙江等地。

【采收加工】全年均可采收，晒至七八成干时，扎成小把，再晒干。

【性状鉴别】

1. 药材 本品呈长圆形或倒卵形，长 12～30cm，宽 4～9cm。先端尖，基部楔形，边缘有疏锯齿，近基部全缘。上表面灰绿色、黄棕色或红棕色，较光滑；下表面密被黄色绒毛，主脉于下表面显著突起，侧脉羽状；叶柄极短，被棕黄色绒毛。革质而脆，易折断。气微，味微苦。

2. 饮片 本品呈丝条状。表面灰绿色、黄棕色或红棕色，较光滑。下表面可见绒毛，主脉突出。革质而脆。气微，味微苦。见彩图 7-5。

【化学成分】主要含挥发油、熊果酸、齐墩果酸、苦杏仁苷、维生素 B_1 等。

【功能与主治】清肺止咳，降逆止呕。用于肺热咳嗽，气逆喘急，胃热呕逆，烦热口渴。用量 6～10g。

番泻叶（SENNAE FOLIUM）

【来源】豆科植物狭叶番泻 *Cassia angustifolia* Vahl 或尖叶番泻 *Cassia acutifolia* Delile 的干燥小叶。

【产地】前者主产于红海以东至印度一带；后者主产于埃及尼罗河上游，我国广东、海南及云南等地有栽培。

【采收加工】狭叶番泻通常在开花前采摘，阴干后用水压机打包；尖叶番泻通常在 7 ～ 8 月果实近成熟时剪取枝条，摘取叶片，晒干，按全叶、碎叶分别包装。

【性状鉴别】

1. 狭叶番泻 本品呈长卵形或卵状披针形，长 1.5 ～ 5cm，宽 0.4 ～ 2cm，叶端急尖，叶基稍不对称，全缘。上表面黄绿色，下表面浅黄绿色，无毛或近无毛，叶脉稍隆起。革质。气微弱而特异，味微苦，稍有黏性。见彩图 7-6。

2. 尖叶番泻 本品呈披针形或长卵形，略卷曲，叶端短尖或微突，叶基不对称，两面均有细短毛茸。

【化学成分】主要含番泻苷（A、B、C、D），以及芦荟大黄素双蒽醌苷、大黄酸葡萄糖苷、芦荟大黄素葡萄糖苷等。

【含量测定】按 HPLC 法测定，含番泻苷 A（$C_{42}H_{38}O_{20}$）和番泻苷 B（$C_{42}H_{38}O_{20}$）的总量，不得少于 1.1%。

【功能与主治】泄热行滞，通便，利水。用于热结积滞，便秘腹痛，水肿胀满。用量 2 ～ 6g，后下，或开水泡服。

枸骨叶（ILICIS CORNUTAE FOLIUM）

【来源】冬青科植物枸骨 *Ilex cornuta* Lindl. et Paxt. 的干燥叶。

【产地】主产于河南、安徽等地。

【采收加工】秋季采收，除去杂质，晒干。

【性状鉴别】本品呈类长方形或矩圆状长方形，偶有长卵圆形，长 3 ～ 8cm，宽 1.5 ～ 4cm。先端具 3 枚较大的硬刺齿，顶端 1 枚常反曲，基部平截或宽楔形，两侧有时各具刺齿 1 ～ 3 枚，边缘稍反卷；长卵圆形叶常无刺齿。上表面黄绿色或绿褐色，有光泽，下表面灰黄色或灰绿色。叶脉羽状，叶柄较短。革质，硬而厚。气微，味微苦。见彩图 7-7。

【化学成分】主要含苦丁茶苷、地榆苷、冬青苷、咖啡因、齐墩果酸苷、鞣质等。

【功能与主治】清热养阴，益肾，平肝。用于肺痨咯血，骨蒸潮热，头晕目眩。用量 9 ～ 15g。

罗布麻叶（APOCYNI VENETI FOLIUM）

【来源】夹竹桃科植物罗布麻 *Apocynum venetum* L. 的干燥叶。

【产地】主产于河北、陕西等地。

【采收加工】夏季采收，除去杂质，干燥。

【性状鉴别】本品多皱缩卷曲，有的破碎，完整叶片展平后呈椭圆状披针形或卵圆状披针形，长 2 ～ 5cm，宽 0.5 ～ 2cm。淡绿色或灰绿色，先端钝，有小芒尖，基部钝圆或楔形，边缘具细齿，常反卷，两面无毛，叶脉于下表面突起；叶柄细，长约 4mm。质脆。气微，味淡。见彩图 7-8。

【化学成分】主要含金丝桃苷、芦丁、槲皮素、异槲皮素等。

【功能与主治】平肝安神，清热利水。用于肝阳眩晕，心悸失眠，浮肿尿少。用量 6～12g。

【伪品】大花罗布麻叶，夹竹桃科植物大花罗布麻 *Poacynum hendersonii*（Hook.f.）Woodson. 的干燥叶。完整叶片长卵圆形、圆状披针形或卵圆状披针形，长 2～7m，宽 0.5～2m。淡灰绿色或黄绿色，先端具短尖或略钝，革质。气清香，味微咸、涩。

课堂活动

如何区分番泻叶、罗布麻叶、大花罗布麻叶？

艾叶（ARTEMISIAE ARGYI FOLIUM）

【来源】菊科植物艾 *Artemisia argyi* Levl. et Vant. 的干燥叶。

【产地】全国大部分地区均产。

【采收加工】夏季花未开时采摘，除去杂质，晒干。

【性状鉴别】本品多皱缩、破碎，有短柄。完整叶片展平后呈卵状椭圆形，羽状深裂、半裂或浅裂，裂片卵形、卵状披针形或披针形，边缘有不规则的粗锯齿；上表面灰绿色或深黄绿色，有稀疏的柔毛和腺点；下表面密生灰白色绒毛。质柔软。气清香，味苦。见彩图 7-9。

【化学成分】主要含挥发油及黄酮类成分，油中主要成分为桉油精、侧柏酮、水芹烯等。

【功能与主治】温经止血，散寒止痛；外用祛湿止痒。用于吐血，衄血，崩漏，月经过多，胎漏下血，少腹冷痛，经寒不调，宫冷不孕；外治皮肤瘙痒。醋艾炭温经止血，用于虚寒性出血。用量 3～9g。外用适量，供灸治或熏洗用。

知识拓展

艾叶的保健作用

农历五月俗称"百毒之月"，艾草便成为人们防疫保健的首选良药。端午节时，家家都以艾条、菖蒲插于门楣。古代民谣曰："五月五日午，天师骑艾虎；蒲剑斩百邪，鬼魅入虎口。"说的就是艾叶配菖蒲，驱百虫，消病魔。有研究发现艾叶烟熏，对多种病菌有杀灭或抑制作用，可用于室内消毒。李时珍《本草纲目》中说："凡用艾叶，须用陈久者，治令软细，谓之熟艾，若生艾，灸火则易伤人肌脉。"这其实是针对灸而言，但是因为这一番说辞，以至于后人连泡脚、入枕等，都以陈艾为首选。在《本草中国》纪录片中，蕲艾疗法传人韩善明用艾灸治好了许女士的无泪症。该纪录片中还介绍了李时珍的故乡蕲春的一款经典面食——艾窝窝。这和我们清明节吃的那些青团、青饺都是一个思路，即把艾叶变着法子吃下去，用来保健。

荷叶（NELUMBINIS FOLIUM）

【来源】睡莲科植物莲 *Nelumbo nucifera* Gaertn. 的干燥叶。

【产地】主产于浙江、江苏、安徽、湖北、湖南等地。

【采收加工】夏、秋两季采收，晒至七八成干时，除去叶柄，折成半圆形或折扇形，干燥。

【性状鉴别】

1. 药材　本品呈半圆形或折扇形，展开后呈类圆形，全缘或稍呈波状，直径 20～50cm。上表面深绿色或黄绿色，较粗糙；下表面淡灰棕色，较光滑，有粗脉 21～22 条，自中心向四周射出；中心有突起的叶柄残基。质脆，易破碎。稍有清香气，味微苦。

2. 饮片　本品呈不规则的丝状。上表面深绿色或黄绿色，较粗糙；下表面淡灰棕色，较光滑，叶脉明显突起。质脆，易破碎。稍有清香气，味微苦。见彩图 7-10。

【化学成分】含生物碱类、黄酮类、挥发油类、有机酸类等化合物。

【含量测定】按 HPLC 法测定，药材含荷叶碱（$C_{19}H_{21}NO_2$）不得少于 0.10%，饮片含荷叶碱（$C_{19}H_{21}NO_2$）不得少于 0.070%。

【功能与主治】清暑化湿，升发清阳，凉血止血。用于暑热烦渴，暑湿泄泻，脾虚泄泻，血热吐衄，便血崩漏。荷叶炭收涩化瘀止血。用于出血症和产后血晕。用量 3～10g，荷叶炭 3～6g。

桑叶（MORI FOLIUM）

【来源】桑科植物桑 *Morus alba* L. 的干燥叶。

【产地】全国大部分地区均产。

【采收加工】初霜后采收，除去杂质，晒干。

【性状鉴别】

1. 药材　本品多皱缩、破碎。完整者有柄，叶片展平后呈卵形或宽卵形，长 8～15cm，宽 7～13cm。先端渐尖，基部截形、圆形或心形，边缘有锯齿或钝锯齿，有的不规则分裂。上表面黄绿色或浅黄棕色，有的有小疣状突起；下表面颜色稍浅，叶脉突出，小脉网状，脉上被疏毛，脉基具簇毛。质脆。气微，味淡、微苦涩。

2. 饮片　本品为不规则的破碎叶片。叶片边缘可见锯齿或钝锯齿，有的有不规则分裂。上表面黄绿色或浅黄棕色；下表面颜色稍浅，叶脉突出，小脉网状，脉上被疏毛，脉基具簇毛。质脆。气微，味淡、微苦涩。见彩图 7-11。

【化学成分】主要含脱皮固酮、芸香苷、桑苷、槲皮素、异槲皮素、东莨菪素、东莨菪苷等。

【功能与主治】疏散风热，清肺润燥，清肝明目。用于风热感冒，肺热燥咳，头晕头痛，目赤昏花。用量 5～10g。

紫苏叶（PERILLAE FOLIUM）

【来源】唇形科植物紫苏 *Perilla frutescens*（L.）Britt. 的干燥叶（或带嫩枝）。

【产地】主产于江苏、浙江、河北等地。

【采收加工】夏季枝叶茂盛时采收，除去杂质，晒干。

【性状鉴别】

1. 药材 叶片多皱缩卷曲、破碎，完整者展平后呈卵圆形，长 4 ～ 11cm，宽 2.5 ～ 9cm。先端长尖或急尖，基部圆形或宽楔形，边缘具圆锯齿。两面紫色或上表面绿色，下表面紫色，疏生灰白色毛，下表面有多数凹点状的腺鳞。叶柄长 2 ～ 7cm，紫色或紫绿色。质脆。带嫩枝者，枝的直径 2 ～ 5mm，紫绿色，断面中部有髓。气清香，味微辛。

2. 饮片 本品为皱缩卷曲的叶或为不规则的碎段。叶完整者展平后呈卵圆形。边缘具圆锯齿。两面紫色或上表面绿色，下表面紫色，疏生灰白色毛。叶柄紫色或紫绿色。带嫩枝者，枝的直径 2 ～ 5mm，紫绿色，切面中部有髓。气清香，味微辛。见彩图 7-12。

【化学成分】主要含挥发油，油中主要含紫苏醛、L- 柠檬烯、α – 蒎烯、β – 蒎烯、β – 丁香烯等。

【功能与主治】解表散寒，行气和胃。用于风寒感冒，咳嗽呕恶，妊娠呕吐，鱼蟹中毒。用量 5 ～ 10g。

侧柏叶（PLATYCLADI CACUMEN）

【来源】柏科植物侧柏 *Platycladus orientalis*（L.）Franco 的干燥枝梢和叶。

【产地】全国大部地区均有生产。

【采收加工】多在夏、秋两季采收，阴干。

【性状鉴别】本品多分枝，小枝扁平。叶细小鳞片状，交互对生，贴伏于枝上，深绿色或黄绿色。质脆，易折断。气清香，味苦涩、微辛。见彩图 7-13。

【化学成分】主要含挥发油、黄酮类、槲皮苷、鞣质、维生素 C、异海松酸等。

【功能与主治】凉血止血，化痰止咳，生发乌发。用于吐血，衄血，咯血，便血，崩漏下血，肺热咳嗽，血热脱发，须发早白。用量 6 ～ 12g。

任务实施

表 7-1 《叶类中药鉴定》学习任务单

| 班级 | | 姓名 | | 学号 | | 成绩 | |

序号	中药正名	科属	入药部位	主要鉴别特征
1				
2				
3				

续表

序号	中药正名	科属	入药部位	主要鉴别特征
4				
5				
6				
7				
8				
9				
10				
11				
12				

项目八 花类中药鉴定

扫一扫，
查阅本项目数字资源

花（flos）类中药通常包括完整的花、花序或花的某一部分。完整的花包括已开放的花（如洋金花、红花）和未开放的花蕾（如辛夷、丁香、金银花、槐米）；花序包括未开放的花序（如款冬花、密蒙花）和已开放的花序（如菊花、旋覆花）；花的某一部分，包括雄蕊（如莲须）、花柱（如玉米须）、柱头（如西红花）、花粉粒（如蒲黄）等。

花类中药因经过采制、干燥、运输等过程，常干缩破碎。完整者常呈圆锥状、棒状、团簇状、丝状、粉末状等。以单花入药者，要注意观察花托、萼片、花瓣、雄蕊和雌蕊的数目、形状、颜色、被毛与否、气味等；以花序入药者，应注意花序的类别，以及总苞片、苞片、花序托等的有无及其特征。如花序或花很小，肉眼不易辨认时，需将药材用水浸泡，再展开观察，必要时借助放大镜、解剖镜观察。

01

任务一 花类中药鉴定1

学习目标

❶ 知识目标

（1）掌握：辛夷、丁香的来源、性状。

（2）熟悉：辛夷、丁香的产地、成分；槐花、芫花、合欢花的来源、性状。

（3）了解：槐花、芫花、合欢花的产地；玫瑰花、月季花、鸡冠花、松花粉的来源、性状。

❷ 能力目标

（1）能够正确识别本次课所学的药材，区分真伪。

（2）逐步提升阅读能力、观察能力、综合分析能力。

❸ 素质目标

（1）培养依法鉴定、资源保护、安全合理用药的意识。

（2）树立认真、严谨、实事求是、精益求精的工作态度。

（3）增强团队合作意识，锻炼与人沟通能力，培养创新精神。

知识基础

松花粉（PINI POLLEN）

【来源】松科植物马尾松 *Pinus massoniana* Lamb.、油松 *Pinus tabulieformis* Carr. 或同属数种植物的干燥花粉。

【产地】前者主产于长江流域各地；后者主产于东北、华北和西北各地。

【采收加工】春季花刚开时，采摘花穗，晒干，收集花粉，除去杂质。

【性状鉴别】本品为淡黄色的细粉。体轻，易飞扬，手捻有滑润感。气微，味淡。见彩图 8-1。

【化学成分】主要含黄酮类、维生素 E、精氨酸、谷氨酸、脯氨酸及微量元素等。

【功能与主治】收敛止血，燥湿敛疮。用于外伤出血，湿疹，黄水疮，皮肤糜烂，脓水淋漓。外用适量，撒敷患处。

鸡冠花（CELOSIAE CRISTATAE FLOS）

【来源】苋科植物鸡冠花 *Celosia cristata* L. 的干燥花序。

【产地】全国大部分地区均产。

【采收加工】秋季花盛开时采收，晒干。

【性状鉴别】

1. 药材　本品为穗状花序，多扁平而肥厚，呈鸡冠状，长 8～25cm，宽 5～20cm，上缘宽，具皱褶，密生线状鳞片，下端渐窄，常残留扁平的茎。表面红色、紫红色或黄白色。中部以下密生多数小花，每花宿存的苞片和花被片均呈膜质。果实盖裂，种子扁圆肾形，黑色，有光泽。体轻，质柔韧。气微，味淡。

2. 饮片　本品为不规则的块段。扁平，有的呈鸡冠状。表面红色、紫红色或黄白色。可见黑色扁圆肾形的种子。气微，味淡。

【化学成分】主要含山奈苷、苋菜红苷、松醇及硝酸钾等。

【功能与主治】收敛止血，止带，止痢。用于吐血，崩漏，便血，痔血，赤白带下，久痢不止。用量 6～12g。

辛夷（MAGNOLIAE FLOS）

【来源】木兰科植物望春花 *Magnolia biondii* Pamp.、玉兰 *Magnolia denudata* Desr. 或武当玉兰 *Magnolia sprengeri* Pamp. 的干燥花蕾。

【产地】主产于河南、湖北等地。

【采收加工】冬末春初花未开放时采收，除去枝梗，阴干。

【性状鉴别】

1. 望春花　本品呈长卵形，似毛笔头，长 1.2～2.5cm，直径 0.8～1.5cm。基部常具短梗，长约 5mm，梗上有类白色点状皮孔。苞片 2～3 层，每层 2 片，两层苞片间有小鳞芽，苞片外表面密被灰白色或灰绿色茸毛，内表面类棕色，无毛。花被片 9，棕色，外轮花被片 3，条形，约为内两轮长的 1/4，呈萼片状，内两轮花被片 6，每轮 3，轮状排列。雄蕊和雌蕊多数，螺旋状排列。体轻，质脆。气芳香，味辛凉而稍苦。见彩图 8-2。

2. 玉兰　本品长 1.5～3cm，直径 1～1.5cm。基部枝梗较粗壮，皮孔浅棕色。苞片外表面密被灰白色或灰绿色茸毛。花被片 9，内外轮同型。

3. 武当玉兰　本品长 2～4cm，直径 1～2cm。基部枝梗粗壮，皮孔红棕色。苞片外表面密被淡黄色或淡黄绿色茸毛，有的最外层苞片茸毛已脱落而呈黑褐色。花被片 10～12（15），内外轮无显著差异。

【规格等级】见表 8-1。

表 8-1 辛夷的规格等级

规格	等级	性状描述	
		共同点	区别点
望春花	一等	干货。除去枝梗，阴干，呈长卵形，似毛笔头，直径 0.8～1.5cm。基部常具短梗，长约 5mm，梗上有类白色点状皮孔。苞片 2～3 层，每层 2 片，两层苞片间有小鳞芽，苞片外表面密被灰白色或灰绿色茸毛，内表面类棕色，无毛。花被片 9，棕色，外轮花被片 3，条形，约为内两轮长的 1/4，呈萼片状，内两轮花被片 6，每轮 3，轮状排列。雄蕊和雌蕊多数，螺旋状排列。体轻，质脆，气芳香，味辛凉而稍苦	花蕾长度 ≥ 3cm，花蕾完整无破碎，含杂率 < 1%
	二等		2cm ≤ 花蕾长度 < 3cm，花蕾偶见破碎，含杂率 < 1%
	三等		花蕾长度 < 2cm，含杂率 < 3%
	统货	同上。无杂质、虫蛀、霉变。花蕾长度 1.2～3cm，含杂率 < 3%	
玉兰	/	干货。长 1.5～3cm，直径 1～1.5cm。基部枝梗较粗壮，皮孔浅棕色。苞片外表面密被灰白色或灰绿色茸毛。花被片 9，内外轮同型	
武当玉兰	/	干货。长 2～4cm，直径 1～2cm。基部枝梗粗壮，皮孔红棕色。苞片外表面密被淡黄色或淡黄绿色茸毛，有的最外层苞片茸毛已脱落而呈黑褐色。花被片 10～12（15），内外轮无显著差异	

【化学成分】主要含挥发油（主要成分为 β-蒎烯、β-桉油精等）和木兰脂素。

【含量测定】含挥发油不得少于 1.0%（mL/g）。按 HPLC 法测定，含木兰脂素（$C_{23}H_{28}O_7$）不得少于 0.40%。

【功能与主治】散风寒，通鼻窍。用于风寒头痛，鼻塞流涕，鼻鼽，鼻渊。用量 3～10g，包煎。

知识拓展

辛夷的产区

河南省南阳市南召县既是辛夷的原生地，又是目前全国最主要的辛夷产区之一。2000 年，南召被国家林业局命名为"中国辛夷之乡"。2003 年"南召辛夷"又被国家有关部门批准实施原产地域产品保护。辛夷花因其花苞尖锐俨如笔头而俗称"木笔"，明代诗人张新用"梦中曾见笔生花，锦字还将气象夸。谁信花中原有笔，毫端方欲吐春霞"的诗句，描绘辛夷花蕾形似毛笔的特殊形态。

玫瑰花（ROSAE RUGOSAE FLOS）

【来源】蔷薇科植物玫瑰 *Rosa rugosa* Thunb. 的干燥花蕾。

【产地】主产于山东、甘肃、江苏、浙江等地。

【采收加工】全国大部分地区均有栽培。

【性状鉴别】本品略呈半球形或不规则团状，直径 0.7～1.5cm。残留花梗上被细柔毛，花托半球形，与花萼基部合生；萼片 5，披针形，黄绿色或棕绿色，被有细柔毛；花瓣多皱缩，展平后宽卵形，呈覆瓦状排列，紫红色，有的黄棕色；雄蕊多数，黄褐色；花柱多数，柱头在花托口集成头状，略突出，短于雄蕊。体轻，质脆。气芳香浓郁，味微苦涩。见彩图 8-3。

【化学成分】主要含挥发油、槲皮素、矢车菊双苷、有机酸、β-胡萝卜素、脂肪油。

【功能与主治】行气解郁，和血，止痛。用于肝胃气痛，食少呕恶，月经不调，跌仆伤痛。用量 3～6g。

月季花（ROSAE CHINENSIS FLOS）

【来源】蔷薇科植物月季 *Rosa chinensis* Jacq. 的干燥花。

【产地】全国大部分地区均产。

【采收加工】全年均可采收，花微开时采摘，阴干或低温干燥。

【性状鉴别】本品呈类球形，直径 1.5～2.5cm。花托长圆形，萼片 5，暗绿色，先端尾尖；花瓣呈覆瓦状排列，有的散落，长圆形，紫红色或淡紫红色；雄蕊多数，黄色。体轻，质脆。气清香，味淡、微苦。见彩图 8-4。

【化学成分】主要含挥发油牻牛儿醇、橙花醇、香茅醇等，黄酮类成分金丝桃苷、槲皮苷、异槲皮苷等。

【功能与主治】活血调经，疏肝解郁。用于气滞血瘀，月经不调，痛经，闭经，胸胁胀痛。用量 3～6g。

课堂活动

如何区分玫瑰花和月季花？

合欢花（ALBIZIAE FLOS）

【来源】豆科植物合欢 *Albizia julibrissin* Durazz. 的干燥花序或花蕾。

【产地】主产于湖北、江苏、安徽、浙江等地。

【采收加工】夏季花开放时择晴天采收或花蕾形成时采收，及时晒干。前者习称"合欢花"，后者习称"合欢米"。

【性状鉴别】

1. 合欢花 头状花序，皱缩成团。总花梗长 3～4cm，有时与花序脱离，黄绿色，有纵纹，被稀疏毛茸。花全体密被毛茸，细长而弯曲，长 0.7～1cm，淡黄色或黄褐色，无花梗或几无花梗。花萼筒状,先端有5小齿;花冠筒长约为萼筒的2倍,先端5裂,裂片披针形;雄蕊多数,花丝细长,黄棕色至黄褐色,下部合生,上部分离,伸出花冠筒外。气微香,味淡。见彩图8-5。

2. 合欢米　本品呈棒槌状,长2～6mm,膨大部分直径约2mm,淡黄色至黄褐色,全体被毛茸,花梗极短或无。花萼筒状,先端有5小齿;花冠未开放;雄蕊多数,细长并弯曲,基部连合,包于花冠内。气微香,味淡。

【化学成分】主要含槲皮素、皂苷、鞣质等。

【功能与主治】解郁安神。用于心神不安,忧郁失眠。用量5～10g。

槐花 (SOPHORAE FLOS)

【来源】豆科植物槐 *Sophora japonica* L. 的干燥花及花蕾。

【产地】主产于辽宁、河北、河南、山东、安徽、江苏等地。

【采收加工】夏季花开放或花蕾形成时采收,及时干燥,除去枝、梗及杂质。前者习称"槐花",后者习称"槐米"。

【性状鉴别】

1. 槐花　皱缩而卷曲,花瓣多散落。完整者花萼钟状,黄绿色,先端5浅裂;花瓣5,黄色或黄白色,1片较大,近圆形,先端微凹,其余4片长圆形。雄蕊10,其中9个基部连合,花丝细长。雌蕊圆柱形,弯曲。体轻。气微,味微苦。见彩图8-6。

2. 槐米　本品呈卵形或椭圆形,长2～6mm,直径约2mm。花萼下部有数条纵纹。萼的上方为黄白色未开放的花瓣。花梗细小。体轻,手捻即碎。气微,味微苦涩。

【化学成分】主要包括黄酮类、甾体类、皂苷类、多糖、脂肪酸及挥发油类等。

【功能与主治】凉血止血,清肝泻火。用于便血,痔血,血痢,崩漏,吐血,衄血,肝热目赤,头痛眩晕。用量5～10g。

芫花 (GENKWA FLOS)

【来源】瑞香科植物芫花 *Daphne genkwa* Sieb. et Zucc. 的干燥花蕾。

【产地】主产于山东、河南等地。

【采收加工】春季花未开放时采收,除去杂质,干燥。

【性状鉴别】本品常3～7朵簇生于短花轴上,基部有苞片1～2片,多脱落为单朵。单朵呈棒槌状,多弯曲,长1～1.7cm,直径约1.5mm;花被筒表面淡紫色或灰绿色,密被短柔毛,先端4裂,裂片淡紫色或黄棕色。质软。气微,味甘、微辛。见彩图8-7。

【化学成分】主要含芫花素、羟基芫花素、芫花酯甲、芫花酯乙、苯甲酸等。

【功能与主治】泻水逐饮;外用杀虫疗疮。用于水肿胀满,胸腹积水,痰饮积聚,气逆咳喘,二便不利;外治疥癣秃疮,痈肿,冻疮。用量1.5～3g。醋芫花研末吞服,一次0.6～0.9g,一日1次。外用适量。孕妇禁用;不宜与甘草同用。

丁香 (CARYOPHYLLI FLOS)

【来源】桃金娘科植物丁香 *Eugenia caryophyllata* Thunb. 的干燥花蕾。

【产地】主产于坦桑尼亚、马来西亚、印度尼西亚等国。我国海南、广东等地有栽培。

【采收加工】当花蕾由绿色转红时采摘，晒干。

【性状鉴别】本品略呈研棒状，长 1 ~ 2cm。花冠圆球形，直径 0.3 ~ 0.5cm，花瓣 4，复瓦状抱合，棕褐色或褐黄色，花瓣内为雄蕊和花柱，搓碎后可见众多黄色细粒状的花药。萼筒圆柱状，略扁，有的稍弯曲，长 0.7 ~ 1.4cm，直径 0.3 ~ 0.6cm，红棕色或棕褐色，上部有 4 枚三角状的萼片，十字状分开。质坚实，富油性。气芳香浓烈，味辛辣、有麻舌感。见彩图 8-8。

【化学成分】含挥发油，油中主要成分为丁香酚、β – 丁香烯、乙酰基丁香酚等。

【含量测定】照 GC 法测定，本品含丁香酚（$C_{10}H_{12}O_2$）不得少于 11.0%。

【功能与主治】温中降逆，补肾助阳。用于脾胃虚寒，呃逆呕吐，食少吐泻，心腹冷痛，肾虚阳痿。用量 1 ~ 3g，内服或研末外敷。不宜与郁金同用。

【附药】

母丁香　桃金娘科植物丁香 *Eugenia caryophyllata* Thunb. 的干燥近成熟果实。主产于坦桑尼亚、马来西亚、印尼等国。我国海南、广东等地有栽培。果将熟时采摘，晒干。本品呈卵圆形或长椭圆形，长 1.5 ~ 3cm，直径 0.5 ~ 1cm。表面黄棕色或褐棕色，有细皱纹；顶端有 4 个宿存萼片向内弯曲成钩状；基部有果梗痕；果皮与种仁可剥离，种仁由两片子叶合抱而成，棕色或暗棕色，显油性，中央具一明显的纵沟；内有胚，呈细杆状。质较硬，难折断。气香，味麻辣。

任务实施

表 8-2 《花类中药鉴定 1》学习任务单

班级	姓名	学号	成绩	

序号	中药正名	科属	入药部位	主要鉴别特征
1				
2				
3				
4				
5				
6				
7				
8				
9				

任务二　花类中药鉴定2

学习目标

❶ 知识目标

（1）掌握：金银花、款冬花、红花、西红花的来源、性状。

（2）熟悉：金银花、款冬花、红花、西红花的产地、成分；洋金花、菊花、蒲黄、旋覆花的来源、性状。

（3）了解：洋金花、菊花、蒲黄、旋覆花的产地；密蒙花、谷精草的来源、性状。

❷ 能力目标

（1）能够正确识别本次课所学的药材，区分真伪。

（2）逐步提升阅读能力、观察能力、综合分析能力。

❸ 素质目标

（1）培养依法鉴定、资源保护、安全合理用药的意识。

（2）树立认真、严谨、实事求是、精益求精的工作态度。

（3）增强团队合作意识，锻炼与人沟通能力，培养创新精神。

知识基础

洋金花（DATURAE FLOS）

【来源】茄科植物白花曼陀罗 *Datura metel* L. 的干燥花。

【产地】主产于江苏、浙江等地。

【采收加工】4～11月花初开时采收，晒干或低温干燥。

【性状鉴别】本品多皱缩成条状，完整者长 9～15cm。花萼呈筒状，长为花冠的 2/5，灰绿色或灰黄色，先端 5 裂，基部具纵脉纹 5 条，表面微有茸毛；花冠呈喇叭状，淡黄色或黄棕色，先端 5 浅裂，裂片有短尖，短尖下有明显的纵脉纹 3 条，两裂片之间微凹；雄蕊 5，花丝贴生于花冠筒内，长为花冠的 3/4；雌蕊 1，柱头棒状。烘干品质柔韧，气特异；晒干品质脆，气微，味微苦。

【化学成分】主要含总生物碱，主要为东莨菪碱、莨菪碱、阿托品、去甲莨菪碱等。

【功能与主治】平喘止咳，解痉定痛。用于哮喘咳嗽，脘腹冷痛，风湿痹痛，小儿慢惊；外科麻醉。用量 0.3～0.6g，宜入丸散；亦可作卷烟分次燃吸（一日量不超过 1.5g）。外用适量。孕妇、外感及痰热咳喘、青光眼、高血压及心动过速患者禁用。

【伪品】部分地区习用同属植物毛曼陀罗 *Datura innoxia* Mill. 及曼陀罗 *Datura stramonium* L. 等同属多种植物的花作洋金花药用，前者习称"北洋金花"，后者习称"野洋金花"。前者密被毛茸；花冠边缘 5 裂片三角形，两裂片间有短尖，花丝与花冠近等长，柱头戟形。后者花较小，花冠上有紫色脉纹。

金银花（LONICERAE JAPONICAE FLOS）

【来源】忍冬科植物忍冬 *Lonicera japonica* Thunb. 的干燥花蕾或带初开的花。

【产地】主产于山东、河南等地。

【采收加工】夏初花开放前采收，干燥。

【性状鉴别】本品呈棒状，上粗下细，略弯曲，长 2～3cm，上部直径约 3mm，下部直径约 1.5mm。表面黄白色或绿白色（贮久色渐深），密被短柔毛。偶见叶状苞片。花萼绿色，先端 5 裂，裂片有毛，长约 2mm。开放者花冠筒状，先端二唇形；雄蕊 5，附于筒壁，黄色；雌蕊 1，子房无毛。气清香，味淡、微苦。见彩图 8-9。

【规格等级】见表 8-3。

表 8-3　金银花的规格等级

规格	等级	性状描述
晒货	一等	花蕾肥壮饱满、匀整，黄白色，开放花率 0%，枝叶率 0%，黑头黑条率 0%，无破碎
	二等	花蕾饱满、较匀整，浅黄色，开放花率 ≤ 1%，枝叶率 ≤ 1%，黑头黑条率 ≤ 1%
	三等	欠匀整，色泽不分，开放花率 2%，枝叶率 ≤ 1.5%，黑头黑条率 ≤ 1.5%
烘货	一等	花蕾肥壮饱满、匀整，青绿色，开放花率 0%，枝叶率 0%，黑头黑条率 0%，无破碎
	二等	花蕾饱满、较匀整，绿白色，开放花率 ≤ 1%，枝叶率 ≤ 1%，黑头黑条率 ≤ 1%
	三等	欠匀整，色泽不分，开放花率 2%，枝叶率 ≤ 1.5%，黑头黑条率 ≤ 1.5%

【化学成分】主要含绿原酸、异绿原酸、木犀草苷、木犀草素、芳香醇等。

【含量测定】按 HPLC 法测定，含绿原酸（$C_{16}H_{18}O_9$）不得少于 1.5%，含木犀草苷

（$C_{21}H_{20}O_{11}$）不得少于 0.050%。

【功能与主治】清热解毒，疏散风热。用于痈肿疔疮，喉痹，丹毒，热毒血痢，风热感冒，温病发热。用量 6 ～ 15g。

企业视角

　　金银花花有两色，又称双花。该植物到了深秋时老叶枯落，但又顽强地忍着初冬的寒冷，生出新叶，因此又叫"忍冬"。金银花和忍冬藤，虽出自同一植物，但临床上分作两味中药使用，在宋代以前，多用其藤和叶。明代以后，对花的应用越来越重视，并逐渐发展到茎、叶、花并用。特别是明清时期，由于中医温病学的发展，临床上强调用花，忍冬藤的应用相对较少。许多药厂开发了含有金银花的成药，如银翘解毒片、银黄颗粒、金银花颗粒、双黄连口服液、小儿清热宁颗粒等，很是常用，而在迎战非典这一凶恶的传染病时，金银花的抗击作用也让人刮目相看。如今，即使有了抗生素，金银花在临床上仍有着不可替代的治疗作用。

【附药】

山银花　忍冬科植物灰毡毛忍冬 *Lonicera macranthoides* Hand. –Mazz.、红腺忍冬 *Lonicera hypoglauca* Miq.、华南忍冬 *Lonicera confusa* DC. 或黄褐毛忍冬 *Lonicera fulvoto-mentosa* Hsu et S. C. Cheng 的干燥花蕾或带初开的花。灰毡毛忍冬主产于贵州、四川、广西、云南等地；红腺忍冬主产于浙江、江西、福建、湖南等地；华南忍冬主产于广东、广西、云南等地；黄褐毛忍冬主产于广西、贵州、云南等地。夏初花开放前采收，干燥。灰毡毛忍冬：本品呈棒状而稍弯曲，长 3 ～ 4.5cm，上部直径约 2mm，下部直径约 1mm。表面黄色或黄绿色。总花梗集结成簇，开放者花冠裂片不及全长之半。质稍硬，手捏之稍有弹性。气清香，味微苦甘。红腺忍冬：本品长 2.5 ～ 4.5cm，直径 0.8 ～ 2mm。表面黄白色至黄棕色，无毛或疏被毛，萼筒无毛，先端 5 裂，裂片长三角形，被毛，开放者花冠下唇反转，花柱无毛。华南忍冬：本品长 1.6 ～ 3.5cm，直径 0.5 ～ 2mm。萼筒和花冠密被灰白色毛。黄褐毛忍冬：长 1 ～ 3.4cm，直径 1.5 ～ 2mm。花冠表面淡黄棕色或黄棕色，密被黄色茸毛。

技能赛点

　　中药传统技能赛项中，给出金银花的正品或伪品让选手进行鉴别。通过本次课的学习，如何区别金银花的正品和常见伪品？

旋覆花（INULAE FLOS）

【来源】菊科植物旋覆花 *Inula japonica* Thunb. 或欧亚旋覆花 *Inula britannica* L. 的干燥头状花序。

【产地】主产于河南、河北等地。

【采收加工】夏、秋两季花开放时采收，除去杂质，阴干或晒干。

【性状鉴别】本品呈扁球形或类球形，直径 1～2cm。总苞由多数苞片组成，呈覆瓦状排列，苞片披针形或条形，灰黄色，长 4～11mm；总苞基部有时残留花梗，苞片及花梗表面被白色茸毛，舌状花 1 列，黄色，长约 1cm，多卷曲，常脱落，先端 3 齿裂；管状花多数，棕黄色，长约 5mm，先端 5 齿裂；子房顶端有多数白色冠毛，长 5～6mm。有的可见椭圆形小瘦果。体轻，易散碎。气微，味微苦。

【化学成分】主要含槲皮素、异槲皮素、咖啡酸、绿原酸、蒲公英甾醇、旋覆花内酯等。

【功能与主治】降气，消痰，行水，止呕。用于风寒咳嗽，痰饮蓄结，胸膈痞闷，喘咳痰多，呕吐噫气，心下痞硬。用量 3～9g，包煎。

菊花（CHRYSANTHEMI FLOS）

【来源】菊科植物菊 *Chrysanthemum morifolium* Ramat. 的干燥头状花序。

【产地】主产于安徽、浙江、河南等地。

【采收加工】9～11 月花盛开时分批采收，阴干或焙干，或熏、蒸后晒干。药材按产地和加工方法不同，分为"亳菊""滁菊""贡菊""杭菊""怀菊"。

【性状鉴别】

1. 亳菊 本品呈倒圆锥形或圆筒形，有时稍压扁呈扇形，直径 1.5～3cm，离散。总苞碟状；总苞片 3～4 层，卵形或椭圆形，草质，黄绿色或褐绿色，外面被柔毛，边缘膜质。花托半球形，无托片或托毛。舌状花数层，雌性，位于外围，类白色，劲直，上举，纵向折缩，散生金黄色腺点；管状花多数，两性，位于中央，为舌状花所隐藏，黄色，顶端 5 齿裂。瘦果不发育，无冠毛。体轻，质柔润，干时松脆。气清香，味甘、微苦。

2. 滁菊 本品呈不规则球形或扁球形，直径 1.5～2.5cm。舌状花类白色，不规则扭曲，内卷，边缘皱缩，有时可见淡褐色腺点；管状花大多隐藏。

3. 贡菊 本品呈扁球形或不规则球形，直径 1.5～2.5cm。舌状花白色或类白色，斜升，上部反折，边缘稍内卷而皱缩，通常无腺点；管状花少，外露。

4. 杭菊 本品呈碟形或扁球形，直径 2.5～4cm，常数个相连成片。舌状花类白色或黄色，平展或微折叠，彼此粘连，通常无腺点；管状花多数，外露。见彩图 8-10。

5. 怀菊 本品呈不规则球形或扁球形，直径 1.5～2.5cm。多数为舌状花，舌状花类白色或黄色，不规则扭曲，内卷，边缘皱缩，有时可见腺点；管状花大多隐藏。

【化学成分】含绿原酸、木犀草苷、3,5-O- 二咖啡酰奎宁酸等。

【功能与主治】散风清热，平肝明目，清热解毒。用于风热感冒，头痛眩晕，目赤肿痛，眼目昏花，疮痈肿毒。用量 5～10g。

【附药】

野菊花 菊科植物野菊 *Chrysanthemum indicum* L. 的干燥头状花序。全国大部分地区均产。秋、冬二季花初开放时采摘，晒干，或蒸后晒干。本品呈类球形，直径 0.3～1cm，棕黄色。总苞由 4～5 层苞片组成，外层苞片卵形或条形，外表面中部灰绿色或浅棕色，通常被白毛，边缘膜质；内层苞片长椭圆形，膜质，外表面无毛。总苞基部有的残留总花梗。舌状花 1 轮，黄色至棕黄色，皱缩卷曲；管状花多数，深黄色。体轻。气芳香，味苦。见彩图 8-11。

款冬花（FARFARAE FLOS）

【来源】菊科植物款冬 *Tussilago farfara* L. 的干燥花蕾。

【产地】主产于河南、陕西、山西等地。

【采收加工】12 月或地冻前当花尚未出土时采挖，除去花梗和泥沙，阴干或烘干。

【性状鉴别】本品呈长圆棒状。单生或 2 ～ 3 个基部连生，长 1 ～ 2.5cm，直径 0.5 ～ 1cm。顶端稍膨大，下端渐细或带有残留的短梗，外面被有多数鱼鳞状总苞片。总苞片数层，略呈三角形，表面紫红色或淡红色，内表面及边缘有白色绵毛。花序基部苞叶近广卵形。除去总苞片，可见极细小的舌状花及管状花，具冠毛。体轻，质软韧，折断后，有白色橡胶丝样绵毛外露。气香，味微苦而辛。见彩图 8-12。

【规格等级】见表 8-4。

表 8-4　款冬花的规格等级

规格	等级	性状描述	
		共同点	区别点
选货	一等	干货。长圆棒状。上端较粗，下端渐细，外面被有多数鱼鳞状苞片，体轻，撕开可见絮状白色毛茸。气香，味微苦而辛	花蕾较大，表面淡红色、紫红色。无开头。黑头 ≤ 3%，总花梗长度 ≤ 0.5cm
	二等		花蕾大小不均匀，表面淡红色、紫红色。开头 ≤ 3%、黑头 ≤ 3%，总花梗长度 ≤ 2cm
统货	/	干货。长圆棒状，外面被有鱼鳞状苞片，体轻，撕开可见絮状白色毛茸。味微苦而辛。花蕾大小不均匀，表面紫红色、紫褐色，间有白绿色。开头 ≤ 10%、黑头 ≤ 10%，总花梗长度 ≤ 2cm	

【化学成分】主要含款冬酮、芸香苷、款冬二醇、金丝桃苷、挥发油等。

【含量测定】按 HPLC 法测定，含款冬酮（$C_{23}H_{34}O_5$）不得少于 0.070%。

【功能与主治】润肺下气，止咳化痰。用于新久咳嗽，喘咳痰多，劳嗽咳血。用量 5 ～ 10g。

红花（CARTHAMI FLOS）

【来源】菊科植物红花 *Carthamus tinctorius* L. 的干燥花。

【产地】主产于河南、河北等地。

【采收加工】夏季花由黄变红时采摘，阴干或晒干。

【性状鉴别】本品为不带子房的管状花，长 1 ～ 2cm。表面红黄色或红色。花冠筒细长，先端 5 裂，裂片呈狭条形，长 5 ～ 8mm；雄蕊 5，花药聚合成筒状，黄白色；柱头长圆柱形，顶端微分叉。质柔软。气微香，味微苦。见彩图 8-13。

【规格等级】见表 8-5。

表 8-5　红花的规格等级

规格	等级	性状描述	
		共同点	区别点
选货	/	干货。管状花皱缩弯曲，成团或散在。不带子房的管状花，长 1～2cm。花冠筒细长，先端 5 裂，裂片呈狭条形，长 0.5～0.8cm；雄蕊 5，花药聚合成筒状，黄白色；柱头长圆柱形，顶端微分叉。质柔软。气微香，味微苦	表面鲜红色，微带淡黄色。杂质 ≤ 0.5%，水分 ≤ 11.0%
统货	/		表面暗红色或带黄色。杂质 ≤ 2.0%，水分 ≤ 13.0%

【鉴别】花浸入水中，水染成金黄色。

【化学成分】主要含红花苷、新红花苷、红花醌苷、山柰素、羟基红花黄色素 A 等。

【含量测定】按 HPLC 法测定，含羟基红花黄色素 A（$C_{27}H_{32}O_{16}$）不得少于 1.0%，含山柰酚（$C_{15}H_{10}O_6$）不得少于 0.050%。

【功能与主治】活血通经，散瘀止痛。用于经闭，痛经，恶露不行，癥瘕痞块，胸痹心痛，瘀滞腹痛，胸胁刺痛，跌仆损伤，疮疡肿痛。用量 3～10g。

谷精草（ERIOCAULI FLOS）

【来源】谷精草科植物谷精草 *Eriocaulon buergerianum* Koern. 的干燥带花茎的头状花序。

【产地】主产于江苏、浙江等地。

【采收加工】秋季采收，将花序连同花茎拔出，晒干。

【性状鉴别】本品头状花序呈半球形，直径 4～5mm。底部有苞片层层紧密排列，苞片淡黄绿色，有光泽，上部边缘密生白色短毛；花序顶部灰白色。揉碎花序，可见多数黑色花药和细小黄绿色未成熟的果实。花茎纤细，长短不一，直径不及 1mm，淡黄绿色，有数条扭曲的棱线。质柔软。气微，味淡。见彩图 8-14。

【化学成分】主要含黄酮类化合物。

【功能与主治】疏散风热，明目退翳。用于风热目赤，肿痛羞明，眼生翳膜，风热头痛。用量 5～10g。

蒲黄（TYPHAE POLLEN）

【来源】香蒲科植物水烛香蒲 *Typha angustifolia* L.、东方香蒲 *Typha orientalis* Presl 或同属植物的干燥花粉。

【产地】主产于江苏、浙江等地。

【采收加工】夏季采收蒲棒上部的黄色雄花序，晒干后碾轧，筛取花粉。

【性状鉴别】本品为黄色粉末。体轻，放水中则漂浮水面。手捻有滑腻感，易附着手指上。气微，味淡。见彩图 8-15。

【化学成分】主要含异鼠李素 -3-*O*- 新橙皮苷、香蒲新苷、芸香苷、氨基酸、β - 谷甾醇等。

【功能与主治】止血，化瘀，通淋。用于吐血，衄血，咯血，崩漏，外伤出血，经闭痛经，胸腹刺痛，跌仆肿痛，血淋涩痛。用量 5 ～ 10g，包煎。外用适量，敷患处。

西红花（CROCI STIGMA）

【来源】鸢尾科植物番红花 *Crocus sativus* L. 的干燥柱头。

【产地】主产于西班牙、伊朗、希腊等国。国内主产于浙江、江苏、上海等地。

【采收加工】花期摘取柱头，摊放在竹匾内，上盖一张薄吸水纸后晒干，或 40 ～ 50℃烘干，或在通风处晾干。

【性状鉴别】本品呈线形，单独或三枚柱头连于一枚花柱上，长 2 ～ 3.5cm，略弯曲，下端易断。暗红色，上部较宽而略扁平，顶端边缘显不整齐的齿状，内侧有一短裂隙，下端有时残留一小段黄色花柱。体轻，质松软，无油润光泽，干燥后质脆易断。气特异，微有刺激性，味微苦。见彩图 8-16。

【规格等级】见表 8-6。

表 8-6　西红花的规格等级

规格	等级	性状描述			
		共同点	区别点		
			长度	断碎药材	残留黄色花柱
进口西红花	一等	呈线形，暗红色至鲜红色，上部较宽而略扁平，顶端边缘显不整齐的齿状，内侧有一短裂隙，下端有时残留一小段黄色花柱。或花丝被压扁，薄如纸片。体轻，质松软，无油润光泽，干燥后质脆易断。气特异，微有刺激性，味微苦	≥ 1.8cm	≤ 5%	0
	二等		≥ 1.5cm	≤ 10%	0
	三等		≥ 1.5cm	≤ 15%	≤ 0.2cm
	四等		≥ 1.0cm	≤ 30%	≤ 0.2cm
国产西红花	一等	呈线形，暗红色，上部较宽而略扁平，顶端边缘显不整齐的齿状，内侧有一短裂隙，下端有时残留一小段黄色花柱。体轻，质松软，无油润光泽，干燥后质脆易断。气特异，微有刺激性，味微苦	≥ 1.9cm	≤ 5%	0
	二等		≥ 1.5cm	≤ 10%	≤ 0.1cm
	三等		≥ 1.0cm	≤ 30%	≤ 0.2cm

【鉴别】

1. 取本品浸水中，可见橙黄色成直线下降，并逐渐扩散，水被染成黄色，无沉淀。柱头呈喇叭状，有短缝；在短时间内，用针拨之不破碎。

2. 取本品少量，置白瓷板上，加硫酸 1 滴，酸液显蓝色经紫色缓缓变为红褐色或棕色。

【化学成分】主要含西红花苷 Ⅰ、西红花苷 Ⅱ、西红花酸等。

【含量测定】按 HPLC 法测定（避光操作），含西红花苷 Ⅰ（$C_{44}H_{64}O_{24}$）和西红花苷 Ⅱ（$C_{38}H_{54}O_{19}$）的总量不得少于 10.0%，含苦番红花素（$C_{16}H_{26}O_7$）不得少于 5.0%。

【功能与主治】活血化瘀，凉血解毒，解郁安神。用于经闭癥瘕，产后瘀阻，温毒发斑，忧郁痞闷，惊悸发狂。用量 1 ～ 3g，煎服或沸水泡服。

【伪品】本品价格昂贵，伪品或掺伪较多，应注意鉴别。

1.用莲须、金针菜或菊花染色冒充者，全体呈红色，无黄色部分，用水浸泡，水被染成红色；呈条片状或丝状，而非花柱状或喇叭状。

2.用印度西朗草苗冒充者，其条粗硬，不呈花柱形，色紫红，无光泽。

3.用化学纸浆做成丝状，外包一层淀粉，经染色并加少许油质冒充者，浸在水中不成喇叭状，加碘液可变成蓝色。

4.掺有合成染料或其他色素，则水溶液常呈红色或橙黄色，而非黄色。

5.淀粉及糊精等的掺伪，可以通过碘试液进行检识。

6.若有矿物油或植物油掺杂，则在纸上留有油渍。

7.若有甘油、硝酸铵等水溶性物质掺杂，则水溶性浸出物含量增高。

8.掺杂非挥发性盐类，则灰分含量增高。

密蒙花（BUDDLEJAE FLOS）

【来源】马钱科植物密蒙花 *Buddleja officinalis* Maxim. 的干燥花蕾和花序。

【产地】主产于湖北、四川、河南等地。

【采收加工】春季花未开放时采收，除去杂质，干燥。

【性状鉴别】本品多为花蕾密聚的花序小分枝，呈不规则圆锥状，长 1.5 ～ 3cm。表面灰黄色或棕黄色，密被茸毛。花蕾呈短棒状，上端略大，长 0.3 ～ 1cm，直径 0.1 ～ 0.2cm；花萼钟状，先端 4 齿裂；花冠筒状，与萼等长或稍长，先端 4 裂，裂片卵形；雄蕊 4，着生在花冠管中部。质柔软。气微香，味微苦、辛。见彩图 8-17。

【化学成分】主要含刺槐苷、水解后得到刺槐素及鼠李糖和葡萄糖、蒙花苷、芹菜素、木犀草素等。

【功能与主治】清热泻火，养肝明目，退翳。用于目赤肿痛，多泪羞明，目生翳膜，肝虚目暗，视物昏花。用量 3 ～ 9g。

任务实施

表 8-7 《花类中药鉴定 2》学习任务单

班级		姓名	学号	成绩

序号	中药正名	科属	入药部位	主要鉴别特征
1				
2				
3				
4				
5				
6				
7				
8				
9				
10				

项目九　果实及种子类中药鉴定

扫一扫，
查阅本项目数字资源

　　果实（fructus）及种子（semen）类中药是指以植物的果实或种子为药用部位的药材。在商品药材中，果实与种子常一起入药，如五味子；少数药材以果实的形式贮存、销售，用时再剥去果皮，如砂仁。因此，这两类药材关系密切。但两者属于植物的不同器官。果实是受精后的子房发育而成，其中包藏有种子；种子是受精后的胚珠发育而成。两者具有不同的形态和组织结构，故列入同一项目，并分别加以概述。

　　1. 果实类中药　常采用完全成熟或将近成熟的果实，少数为幼果；药用部位包括果穗、完整果实或果实的一部分。果实类中药的性状鉴别应注意观察其形状、大小、色泽、顶端、基部、表面、质地、断面及气味等特征。

　　2. 种子类中药　采用成熟种子入药，包括种皮和种仁。多用完整的种子，少数为种子的一部分，有的为种子的加工品。种子类中药的性状鉴别，重点观察其形状、大小、颜色、表面纹理、种脐、合点、种脊、质地、剖面及气味等特征。

任务一　果实类中药鉴定

● 子任务：果实类中药鉴定1

学习目标

❶ 知识目标

（1）掌握：五味子、木瓜的来源、性状。

（2）熟悉：五味子、木瓜的产地、成分；地肤子的来源、性状。

（3）了解：地肤子的产地；胡椒、荜茇、火麻仁、预知子、路路通、覆盆子、山楂的来源、性状。

❷ 能力目标

（1）能够正确识别本次课所学的药材，区分真伪。

（2）逐步提升阅读能力、观察能力、综合分析能力。

❸ 素质目标

（1）培养依法鉴定、资源保护、安全合理用药的意识。

（2）树立认真、严谨、实事求是、精益求精的工作态度。

（3）增强团队合作意识，锻炼与人沟通能力，培养创新精神。

知识基础

胡椒（PIPERIS FRUCTUS）

【来源】胡椒科植物胡椒 *Piper nigrum* L. 的干燥近成熟或成熟果实。

【产地】主产于广东、广西等地。

【采收加工】秋末至次春果实呈暗绿色时采收，晒干，为"黑胡椒"；果实变红时采收，用水浸渍数日，擦去果肉，晒干，为"白胡椒"。

【性状鉴别】

1. 黑胡椒　本品呈球形，直径 3.5～5mm。表面黑褐色，具隆起网状皱纹，顶端有细小花柱残迹，基部有自果轴脱落的疤痕。质硬，外果皮可剥离，内果皮灰白色或淡黄色；断面黄白色，粉性，中有小空隙。气芳香，味辛辣。

2. 白胡椒　本品表面灰白色或淡黄白色，平滑，顶端与基部间有多数浅色线状条纹。以粒大、饱满、干燥、油性大、气味浓、无杂质者为佳。见彩图 9-1。

【化学成分】含胡椒碱、胡椒脂碱、胡椒新碱、挥发油等。

【功能与主治】温中散寒，下气，消痰。用于胃寒呕吐，腹痛泄泻，食欲不振，癫痫痰多。用量 0.6～1.5g，研粉吞服。外用适量。

荜茇（PIPERIS LONGI FRUCTUS）

【来源】胡椒科植物荜茇 *Piper longum* L. 的干燥近成熟或成熟果穗。

【产地】主产于印度尼西亚、菲律宾，以及我国云南、海南等地。

【采收加工】果穗由绿变黑时采收，除去杂质，晒干。

【性状鉴别】本品呈圆柱形、稍弯曲，由多数小浆果集合而成，长 1.5～3.5cm，直径 0.3～0.5cm。表面黑褐色或棕色，有斜向排列整齐的小突起，基部有果穗梗残存或脱落。质硬而脆，易折断，断面不整齐，颗粒状。小浆果球形，直径约 0.1cm。有特异香气，味辛辣。以果穗肥大、色黑褐、质硬脆、杂质少（不得过 3%）、气味浓者为佳。见彩图 9-2。

【化学成分】含挥发油，油中主要含丁香烯；另含胡椒碱、丁香碱等。

【功能与主治】温中散寒，下气止痛。用于脘腹冷痛，呕吐，泄泻，寒凝气滞，胸痹心痛，头痛，牙痛。用量 1～3g。外用适量，研末塞龋齿孔中。

火麻仁（CANNABIS FRUCTUS）

【来源】桑科植物大麻 *Cannabis sativa* L. 的干燥成熟果实。

【产地】全国各地均有栽培。

【采收加工】秋季果实成熟时采收，除去杂质，晒干。

【性状鉴别】本品呈卵圆形，长 4～5.5mm，直径 2.5～4mm。表面灰绿色或灰黄色，有细微的白色或棕色网纹，两边有棱，顶端略尖，基部有 1 圆形果梗痕。果皮薄而脆，易破碎。种皮绿色，子叶 2 片，乳白色，富油性。气微，味淡。以颗粒饱满、种仁乳白色者为佳。见彩图 9-3。

【化学成分】主要含脂肪油，油中主要有饱和脂肪酸、油酸、亚油酸及亚麻酸等；还含胡芦巴碱、异亮氨酸甜菜碱、大麻酰胺等。

【功能与主治】润肠通便。用于血虚津亏，肠燥便秘。用量 10 ～ 15g。

地肤子（KOCHIAE FRUCTUS）

【来源】藜科植物地肤 *Kochia scoparia*（L.）Schrad. 的干燥成熟果实。

【产地】主产于山东、江苏等地。

【采收加工】秋季果实成熟时采收植株，晒干，打下果实，除去杂质。

【性状鉴别】本品呈扁球状五角星形，直径 1 ～ 3mm。外被宿存花被，表面灰绿色或浅棕色，周围有膜质小翅 5 枚，背面中心有微突起的点状果梗痕及放射状脉纹 5 ～ 10 条。剥离花被，可见膜质果皮，半透明，种子扁卵形，长约 1mm，黑色，形似芝麻。气微，味微苦。以身干、饱满、色灰绿、杂质少者为佳。见彩图 9-4。

【化学成分】含多种地肤子皂苷、挥发油等。

【功能与主治】清热利湿，祛风止痒。用于小便涩痛，阴痒带下，风疹，湿疹，皮肤瘙痒。用量 9 ～ 15g。外用适量，煎汤熏洗。

预知子（AKEBIAE FRUCTUS）

【来源】木通科植物木通 *Akebia quinata*（Thunb.）Decne.、三叶木通 *Akebia trifoliata*（Thunb.）Koidz. 或白木通 *Akebia trifoliata*（Thunb.）Koidz. var. *australis*（Diels）Rehd. 的干燥近成熟果实。

【产地】主产于江苏、湖南等地。

【采收加工】夏、秋两季果实绿黄时采收，晒干，或置沸水中略烫后晒干。

【性状鉴别】本品呈肾形或长椭圆形，稍弯曲，长 3 ～ 9cm，直径 1.5 ～ 3.5cm。表面黄棕色或黑褐色，有不规则的深皱纹，顶端钝圆，基部有果梗痕。质硬，破开后，果瓤淡黄色或黄棕色；种子多数，扁长卵形，黄棕色或紫褐色，具光泽，有条状纹理。气微香，味苦。以饱满、干燥、质重、色黄、皮皱、气味浓者为佳。

【化学成分】含常春藤皂苷、油酸甘油酯、亚麻酸甘油酯等。

【功能与主治】疏肝理气，活血止痛，散结，利尿。用于脘胁胀痛，痛经经闭，痰核痞块，小便不利。用量 3 ～ 9g。

五味子（SCHISANDRAE CHINENSIS FRUCTUS）

【来源】木兰科植物五味子 *Schisandra chinensis*（Turcz.）Baill. 的干燥成熟果实。习称"北五味子"。

【产地】主产于东北。

【采收加工】秋季果实成熟时采摘，晒干或蒸后晾干，除去果梗及杂质。

【性状鉴别】

1. 药材　本品呈不规则的球形或扁球形，直径 5 ～ 8mm。表面红色、紫红色或暗红色，皱缩，显油润，有的表面呈黑红色或出现"白霜"。果肉柔软，种子 1～2 粒，肾形，表面棕黄色，有光泽，种皮薄而脆。果肉气微，味酸，种子破碎后，有香气，味辛、微苦。以粒大、果皮紫红、肉厚、柔润、杂质少（不得过 1%）者为佳。见彩图 9-5。

2. 饮片　醋五味子，形如五味子，表面乌黑色，油润，稍有光泽。有醋香气。

【规格等级】见表 9-1。

表 9-1　五味子的规格等级

等级	性状描述	
	共同点	区别点
一等	呈不规则球形、扁球形或椭圆形。皱缩，内有肾形种子 1～2 粒。果肉味酸，种子有香气，味辛微苦	表面红色、暗红色或紫红色，色度 B 值在 −118.9～−3.12（D65 光源），质油润。干瘪粒不超过 2%
二等		表面黑红或出现"白霜"，色度 B 值在 1.63～157.72（D65 光源），干瘪粒不超过 20%

【化学成分】含五味子醇甲、五味子素、新五味子素、五味子酯甲、挥发油、有机酸及脂肪油等。

【含量测定】照 HPLC 测定，含五味子醇甲（$C_{24}H_{32}O_7$）不得少于 0.40%。

【功能与主治】收敛固涩，益气生津，补肾宁心。主治久嗽虚喘，梦遗滑精，遗尿尿频，久泻不止，自汗盗汗，津伤口渴，内热消渴，心悸失眠。用量 2～6g。

【伪品】

1. 苦参子　豆科植物苦参的种子。外表皮有网纹，味极苦。

2. 翼梗五味子　木兰科植物翼梗五味子的干燥果实。果肉薄，内含种子 1～2 粒，球状肾形，种皮表面具多数细小的乳头状或小疣状突起。

3. 山葡萄　葡萄科植物山葡萄的干燥果实。表面皱缩，无光泽；种子 2～4 粒，卵形，基部略呈喙状，背侧有脐状突起，腹面具 2 沟。味酸，微甜。

【附药】

南五味子　木兰科植物华中五味子的干燥成熟果实。药材呈球形或扁球形，直径 4～6mm；表面棕红色至暗棕色，干瘪，皱缩，果肉常紧贴于种子上；种子 1～2 枚，肾形，表面棕黄色，有光泽，种皮薄而脆。果肉气微，味微酸。见彩图 9-6。

课堂活动

如何区分南五味子与北五味子？

路路通（LIQUIDAMBARIS FRUCTUS）

【来源】金缕梅科植物枫香树 *Liquidambar formosana* Hance 的干燥成熟果序。

【产地】主产于江苏、浙江等地。

【采收加工】冬季果实成熟后采收，除去杂质，干燥。

【性状鉴别】本品为聚花果，由多数小蒴果集合而成，呈球形，直径 2 ～ 3cm。基部有总果梗，表面灰棕色或棕褐色，有多数尖刺及喙状小钝刺，长 0.5 ～ 1mm，常折断，小蒴果顶部开裂，呈蜂窝状小孔。体轻，质硬，不易破开。气微，味淡。见彩图 9-7。

【化学成分】含路路通酸、苏合香素等。

【功能与主治】祛风活络，利水，通经。用于关节痹痛，麻木拘挛，水肿胀满，乳少，经闭。用量 5 ～ 10g。

覆盆子（RUBI FRUCTUS）

【来源】蔷薇科植物华东覆盆子 *Rubus chingii* Hu 的干燥果实。

【产地】主产于浙江、湖北等地。

【采收加工】夏初果实由绿变绿黄时采收，除去梗、叶，置沸水中略烫或略蒸，取出，干燥。

【性状鉴别】本品为聚合果，由多数小核果聚合而成，呈圆锥形或扁圆锥形，高 0.6 ～ 1.3cm，直径 0.5 ～ 1.2cm。表面黄绿色或淡棕色，顶端钝圆，基部中心凹入；宿萼棕褐色，下有果梗痕；小果易剥落，每个小果呈半月形，背面密被灰白色茸毛，两侧有明显的网纹，腹部有突起的棱线。体轻，质硬，不易破开。气微，味微酸涩。以粒大饱满、身干、质坚实、色黄绿、酸涩味浓、无杂质者为佳。见彩图 9-8。

【化学成分】含有机酸、挥发油、糖类、山奈酚 -3-*O*- 芸香糖苷、β - 谷甾醇、胡萝卜苷、椴树苷等。

【功能与主治】益肾固精缩尿，养肝明目。用于遗精滑精，遗尿尿频，阳痿早泄，目暗昏花。用量 6 ～ 12g。

木瓜（CHAENOMELIS FRUCTUS）

【来源】蔷薇科植物贴梗海棠 *Chaenomeles speciosa*（Sweet）Nakai 的干燥近成熟果实。

【产地】主产于安徽、湖北。

【采收加工】夏秋间果实绿黄时采收，置沸水中烫至外皮灰白色，对半纵剖，晒干。

【性状鉴别】

1. 药材　本品长圆形，多纵剖成两半，长 4 ～ 9cm，宽 2 ～ 5cm，厚 1 ～ 2.5cm。外表面紫红色或红棕色，有不规则的深皱纹，习称"皱皮木瓜"；剖面边缘向内弯曲，果肉红棕色，中心部分凹陷，棕黄色。种子扁长三角形，多脱落。质坚硬。气微清香，味酸。以质坚实、肉厚、色紫红、味酸者为佳。

2. 饮片　本品呈类月牙形薄片。外表紫红色或棕红色，有不规则的深皱纹。切面棕红色。气微清香，味酸。见彩图 9-9。

【规格等级】见表 9-2。

表 9-2　木瓜的规格等级

规格	性状描述		区别点
	共同点		
选货	长圆形，多纵剖成两半，宽 2～5cm，厚 1～2.5cm。外表面紫红色或红棕色，有不规则的深皱纹；剖面边缘向内弯曲，果肉红棕色，中心部分凹陷，棕黄色。种子扁长三角形，多脱落。质坚硬。气微清香，味酸		长度 ≥ 6cm
统货			长度 ≥ 4cm

【化学成分】含有机酸类、酶类、维生素类、微量元素、齐墩果酸、熊果酸等。

【含量测定】照 HPLC 测定，含齐墩果酸（$C_{30}H_{48}O_3$）和熊果酸（$C_{30}H_{48}O_3$）的总量不得少于 0.50%。

【功能与主治】舒筋活络，和胃化湿。用于湿痹拘挛，腰膝关节酸重疼痛，暑湿吐泻，转筋挛痛，脚气水肿。用量 6～9g。

【附药】

光皮木瓜　同属植物木瓜（榠楂）的干燥近成熟果实。药材多纵剖为 2～4 瓣，外表红棕色，光滑无皱或稍粗糙，剖开面较饱满，果肉粗糙，显颗粒性；种子多数密集，扁三角形；果肉横切面可见花托部分皮层占整个果肉厚度的 2/3 以上。气微，果肉微酸涩，嚼之有沙粒感。

山楂（CRATAEGI FRUCTUS）

【来源】蔷薇科植物山里红 *Crataegus pinnatifida* Bge. var. *major* N. E. Br. 或山楂 *Crataegus pinnatifida* Bge. 的干燥成熟果实。

【产地】主产于山东、河北等地。

【采收加工】秋季果实成熟时采收，切片，干燥。

【性状鉴别】

1. 药材　本品为圆形片，皱缩不平，直径 1～2.5cm，厚 0.2～0.4cm。外皮红色，具皱纹，有灰白色的小斑点。果肉深黄色至浅棕色，中部横切片具 5 粒浅黄色果核，有的核已脱落而中空。有的片上可见短而细的果梗或花萼残迹。气微清香，味酸，微甜。以片大、皮红、肉厚者为佳。见彩图 9-10。

2. 饮片

（1）炒山楂　形如山楂片，果肉黄褐色，偶见焦斑。气清香，味酸、微甜。

（2）焦山楂　形如山楂片，表面焦褐色，内部黄褐色。有焦香气。

【化学成分】含山楂酸、枸橼酸、槲皮素、金丝桃苷、绿原酸、熊果酸等。

【功能与主治】消食健胃，行气散瘀，化浊降脂。用于肉食积滞，胃脘胀满，泻痢腹痛，瘀血经闭，产后瘀阻，心腹刺痛，胸痹心痛，疝气疼痛，高脂血症。焦山楂消食导滞作用增强。用于肉食积滞，泻痢不爽。用量 9～12g。

【附药】

1. 南山楂　同属植物野山楂的干燥成熟果实。主产于江苏、浙江等地，均为野生。果实类球形，较小，有的压成饼状，常有种子露出；表面棕色至棕红色，有细纹和灰白色小点，有宿萼痕迹；质坚硬，核大，果肉薄。气微，味酸、微涩。

2. 山楂叶　山里红或山楂的干燥叶。药材多已破碎，完整者展平后呈宽卵形，绿色至棕黄色，先端渐尖，基部宽楔形，具 2～6 羽状裂片，边缘具尖锐重锯齿；叶柄长 2～6cm，托叶卵圆形至卵状披针形。气微，味涩、微苦。

任务实施

表 9-3 《果实类中药鉴定 1》学习任务单

班级　　　　　姓名　　　　　学号　　　　　成绩

序号	中药正名	科属	入药部位	主要鉴别特征
1				
2				
3				
4				
5				
6				
7				
8				
9				
10				

➋ 子任务：果实类中药鉴定2

学习目标

❶ 知识目标

（1）掌握：补骨脂、枳壳、陈皮、吴茱萸的来源、性状。

（2）熟悉：补骨脂、枳壳、陈皮、吴茱萸的产地、成分；乌梅、枳实的来源、性状。

（3）了解：乌梅、枳实的产地；金樱子、蒺藜、花椒、青皮、化橘红、佛手的来源、性状。

❷ 能力目标

（1）能够正确识别本次课所学的药材，区分真伪。

（2）逐步提升阅读能力、观察能力、综合分析能力。

❸ 素质目标

（1）培养依法鉴定、资源保护、安全合理用药的意识。

（2）树立认真、严谨、实事求是、精益求精的工作态度。

（3）增强团队合作意识，锻炼与人沟通能力，培养创新精神。

知识基础

乌梅（MUME FRUCTUS）

【来源】蔷薇科植物梅 *Prunus mume*（Sieb.）Sieb. et Zucc. 的干燥近成熟果实。

【产地】主产于四川、浙江等地。

【采收加工】夏季果实近成熟时采收，低温烘干后闷至色变黑。

【性状鉴别】

1. 药材　本品呈类球形或扁球形，直径 1.5～3cm。表面乌黑色或棕黑色，皱缩不平，基部有圆形果梗痕。果核坚硬，椭圆形，棕黄色，表面有凹点。种子扁卵形，淡黄色。气微，味极酸。以个大、肉厚、外色乌黑、酸味浓者为佳。见彩图 9–11。

2. 饮片

（1）乌梅肉　形如乌梅，表面灰黑色至乌黑色，皱缩不平，质硬。气微，味极酸。

（2）乌梅炭　形如乌梅，皮肉鼓起，表面焦黑色；味酸略有苦味。

【化学成分】含苦杏仁苷、枸橼酸、苹果酸、熊果酸等。

【功能与主治】敛肺，涩肠，生津，安蛔。用于肺虚久咳，久泻久痢，虚热消渴，蛔厥呕吐腹痛。用量 6 ～ 12g。

【伪品】市场上有用同属植物樱桃李、杏或山杏的果实加工品冒充乌梅售卖。前者直径小于1.5cm，表面紫褐色，无毛，果核表面无凹点；后两者呈扁球形，直径在 1.5cm 以上，表面灰棕色，被毛，果核近平滑，种子扁心形。

金樱子（ROSAE LAEVIGATAE FRUCTUS）

【来源】蔷薇科植物金樱子 *Rosa laevigata* Michx. 的干燥成熟果实。

【产地】主产于广东、江西等地。

【采收加工】10 ～ 11 月果实成熟变红时采收，干燥，除去毛刺。

【性状鉴别】

1. 药材 本品为花托发育而成的假果，呈倒卵形，长 2 ～ 3.5cm，直径 1 ～ 2cm。表面红黄色或红棕色，有突起的棕色小点，系毛刺脱落后的残基。顶端有盘状花萼残基，中央有黄色柱基，下部渐尖。质硬，切开后，花托壁厚 1 ～ 2mm，内有多数坚硬的小瘦果，内壁及瘦果均有淡黄色绒毛。气微，味甘，微涩。以个大、肉厚、色红、有光泽、去净刺者为佳。见彩图 9-12。

2. 饮片 金樱子肉，倒卵形纵剖瓣。表面红黄色至红棕色，有突起的棕色小点。顶端有花萼残基，下部渐尖。花托壁厚 1 ～ 2mm，内面淡黄色，残存淡黄色绒毛。气微，味甘、微涩。

【化学成分】含金樱子多糖、苹果酸、枸橼酸、鞣质等。

【功能与主治】固精缩尿，固崩止带，涩肠止泻。用于遗精滑精，遗尿尿频，崩漏带下，久泻久痢。用量 6 ～ 12g。

补骨脂（PSORALEAE FRUCTUS）

【来源】豆科植物补骨脂 *Psoralea corylifolia* L. 的干燥成熟果实。

【产地】主产于四川、河南等地。

【采收加工】秋季果实成熟时采收果序，晒干，搓出果实，除去杂质。

【性状鉴别】

1. 药材 本品呈肾形，略扁，长 3 ～ 5mm，宽 2 ～ 4mm，厚约 1.5mm。表面黑色、黑褐色或灰褐色，具细微网状皱纹。顶端圆钝，有一小突起，凹侧有果梗痕。质硬；果皮薄，与种子不易分离，种子 1 枚，子叶 2，黄白色，有油性。气香，味辛，微苦。以粒大、饱满、身干、杂质少（不得过 5%）、色黑、气味浓者为佳。见彩图 9-13。

2. 饮片 盐补骨脂，形如补骨脂。表面黑色或黑褐色，微鼓起。气微香，味微咸。

【规格等级】见表 9-4。

表9-4 补骨脂的规格等级

规格	性状描述	
	共同点	区别点
选货	干货。呈肾形，略扁，表面黑色、黑褐色或灰褐色，具细微网状皱纹。顶端圆钝，有一小突起，凹侧有果梗痕。质硬。果皮薄，与种子不易分离；	颗粒饱满、大小均匀，含杂率≤2.5%。瘪粒率≤3.0%
统货	种子1枚，子叶2，黄白色，有油性。气香，味辛，微苦	颗粒不饱满、大小不均匀，含杂率＜3.0%。瘪粒率≤5.0%

【化学成分】含补骨脂素、异补骨脂素、补骨脂酚等。

【含量测定】照HPLC测定，本品含补骨脂素（$C_{11}H_6O_3$）和异补骨脂素（$C_{11}H_6O_3$）的总量不得少于1.60%。

【功能与主治】温肾助阳，纳气平喘，温脾止泻；外用消风祛斑。用于肾阳不足，阳痿遗精，遗尿尿频，腰膝冷痛，肾虚作喘，五更泄泻；外用治白癜风、斑秃。用量6～10g。外用20%～30%酊剂涂患处。

【伪品】

1. 醉仙桃种子 茄科植物曼陀罗或毛曼陀罗的干燥果实。本品呈肾形或三角形，宽3～4mm，厚1～1.6mm，略有光泽，可见网状纹理及密集的针点状凹痕，种子凹侧有明显的黄白色点状种脐，质硬；剖开后可见胚乳中包含有两片瘦长弯曲的子叶。气微，味苦。

2. 南洋金花种子 茄科植物白花曼陀罗的种子。本品呈类三角状肾形，扁平，一边较厚，一边较薄，侧面观呈楔形，直径约3mm；表面褐色至黑色，具明显凹凸网状纹理；质坚硬。味苦。

3. 苘麻子 锦葵科植物苘麻的干燥成熟种子。种子呈三角状肾形，长3.5～6mm，宽2.5～4.5mm，厚2mm；表面灰褐色，有白色稀疏短毛；一端长而尖，另一端短而略圆，中央凹陷处有淡棕色线形种脐，四周有放射性细纹。气微，味淡。

4. 猪屎豆 豆科植物猪屎豆的种子。种子呈三角状肾形，多数较饱满，少数略扁；长2.5～3mm，宽2～2.5mm；表面黄绿色或黄棕色，有较明显的黑色花纹；一侧中央凹陷成三角形，其为种脐着生处。气微，味淡，嚼之有豆腥。

蒺藜（TRIBULI FRUCTUS）

【来源】蒺藜科植物蒺藜 *Tribulus terrestris* L. 的干燥成熟果实。

【产地】主产于河南、河北、山东等地。

【采收加工】秋季果实成熟时采割植株，晒干，打下果实，除去杂质。

【性状鉴别】

1. 药材 本品由5个分果瓣组成，呈放射状排列，直径7～12mm。常裂为单一的分果瓣，分果瓣呈斧状，长3～6mm，背部黄绿色，隆起，有纵棱及多数小刺，并有对称的长刺和短刺各 1 对，两侧面粗糙，有网纹，灰白色。质坚硬。气微，味苦、辛。以饱满、坚实、背部色黄绿、无杂质者为佳。见彩图 9-14。

2. 饮片 炒蒺藜，多为单一的分果瓣，分果瓣呈斧状，长 3 ～ 6mm；背部棕黄色，隆起，有纵棱，两侧面粗糙，有网纹。气微香，味苦、辛。

【化学成分】含皂苷、蒺藜苷、山奈酚 -3- 芸香糖苷、紫云英苷等。

【功能与主治】平肝解郁，活血祛风，明目，止痒。用于头痛眩晕，胸胁胀痛，乳闭乳痈，目赤翳障，风疹瘙痒。用量 6 ～ 10g。

花椒（ZANTHOXYLI PERICARPIUM）

【来源】 芸香科植物青椒 *Zanthoxylum schinifolium* Sieb. et Zucc. 或花椒 *Zanthoxylum bungeanum* Maxim. 的干燥成熟果皮。

【产地】青椒主产于东北、江苏等地；花椒主产于四川、陕西等地。

【采收加工】秋季采收成熟果实，晒干，除去种子及杂质。

【性状鉴别】

1. 青椒 本品多为 2 ～ 3 个上部离生的小蓇葖果，集生于小果梗上，蓇葖果球形，沿腹缝线开裂，直径 3 ～ 4mm。外表面灰绿色或暗绿色，散有多数油点和细密的网状隆起皱纹；内表面类白色，光滑。内果皮常由基部与外果皮分离。残存种子呈卵形，长 3 ～ 4mm，直径 2 ～ 3mm，表面黑色，有光泽。气香，味微甜而辛。

2. 花椒 蓇葖果多单生，直径 4 ～ 5mm。外表面紫红色或棕红色，散有多数疣状突起的油点，直径 0.5 ～ 1mm，对光观察半透明；内表面淡黄色。香气浓，味麻辣而持久。以身干、色红、无枝梗及椒目、香气浓、果皮厚者为佳。见彩图 9-15。

【化学成分】含挥发油、氨基酸类、不饱和脂肪酸、花椒油树脂、蛋白质，以及钙、磷、铁等。

【功能与主治】温中止痛，杀虫止痒。用于脘腹冷痛，呕吐泄泻，虫积腹痛；外治湿疹，阴痒。用量 3 ～ 6g。外用适量，煎汤熏洗。

枳壳（AURANTII FRUCTUS）

【来源】芸香科植物酸橙 *Citrus aurantium* L. 及其栽培变种的干燥未成熟果实。

【产地】主产于江西、四川、湖北、贵州等地，多系栽培。

【采收加工】7 月果皮尚绿时采收，自中部横切为两半，晒干或低温干燥。

【性状鉴别】

1. 药材 本品呈半球形，直径 3 ～ 5cm。外果皮棕褐色至褐色，有颗粒状突起，突起的顶端有凹点状油室；有明显的花柱残迹或果梗痕；切面中果皮黄白色，光滑而稍隆起，厚0.4 ～ 1.3cm，边缘散有 1 ～ 2 列油室；瓤囊 7 ～ 12 瓣，少数至 15 瓣，汁囊干缩呈棕色至棕褐色，内藏种子。质坚硬，不易折断。气清香，味苦、微酸。以个大、外皮色绿褐、果肉厚、色白、质坚实、气味浓者为佳。

2.饮片

（1）枳壳　本品为不规则弧状条形薄片；切面外果皮棕褐色至褐色，中果皮黄白色至黄棕色，近外缘有 1～2 列点状油室，内侧有的有少量紫褐色瓤囊。见彩图 9-16。

（2）麸炒枳壳　形如枳壳片，色较深，偶有焦斑。

【规格等级】见表 9-5。

表 9-5　枳壳的规格等级

规格	等级	性状描述	
		共同点	区别点
选货	一等	干货。呈半球形，直径 3～5cm。外果皮棕褐色至褐色，有颗粒状突起，突起的顶端有凹点状油室；有明显的花柱残迹或果梗痕。切面中果皮黄白色，光滑而稍隆起，边缘散有 1～2 列油室；瓤囊 7～12 瓣，少数至 15 瓣，汁囊干缩呈棕色至棕褐色，内藏种子。质坚硬，不易折断。气清香，味苦、微酸	0.6cm≤中果皮厚≤1.3cm。气香浓郁
	二等		0.4cm≤中果皮厚<0.6cm。气香淡
统货	/	干货。切面中果皮厚 0.4～1.3cm。气清香	

【化学成分】含挥发油及黄酮类成分。油中主要为柠檬烯、芳樟醇等，黄酮类主要为柚皮苷、新橙皮苷等。尚含有升压成分辛弗林和 N- 甲基酪胺。

【含量测定】照 HPLC 测定，本品含柚皮苷（$C_{27}H_{32}O_{14}$）不得少于 4.0%，新橙皮苷（$C_{28}H_{34}O_{15}$）不得少于 3.0%。

【功能与主治】理气宽中，行滞消胀。用于胸胁气滞，胀满疼痛，食积不化，痰饮内停，脏器下垂。用量 3～10g。孕妇慎用。

【伪品】主要为芸香科植物香圆 *Citrus wilsonii* Tanaka 或枸橘 *Poncirus trifoliata*（L.）Raf. 的未成熟果实。前者主产于陕西，直径 4～7cm；外皮灰绿色，常有棕黄色斑块，表面粗糙；果顶具金线环；中心柱直径 0.4～1cm。后者主产于福建，又称"绿衣枳壳"，直径 2.5～3cm；外皮灰绿色，有细柔毛；中心柱直径 0.2～0.5cm。

枳实（AURANTII FRUCTUS IMMATURUS）

【来源】芸香科植物酸橙 *Citrus aurantium* L. 及其栽培变种或甜橙 *Citrus sinensis* Osbeck 的干燥幼果。

【产地】主产于江西、四川、湖北、贵州等地，多系栽培。

【采收加工】5～6月收集自落的果实，除去杂质，自中部横切为两半，晒干或低温干燥，较小者直接晒干或低温干燥。

【性状鉴别】本品呈半球形，少数为球形，直径 0.5～2.5cm。外果皮黑绿色或棕褐色，具颗粒状突起和皱纹，有明显的花柱残迹或果梗痕。切面中果皮略隆起，厚 0.3～1.2cm，黄白色或黄褐色，边缘有 1～2 列油室；瓤囊棕褐色。质坚硬；气清香，味苦、微酸。见彩图 9-17。

【化学成分】含辛弗林、N- 甲基酪胺、橙皮苷、新橙皮苷、柚皮苷等。

【功能与主治】破气消积，化痰散痞。用于积滞内停，痞满胀痛，泻痢后重，大便不通，痰滞气阻，胸痹，结胸，脏器下垂。用量 3 ～ 10g。孕妇慎用。

陈皮（CITRI RETICULATAE PERICARPIUM）

【来源】芸香科植物橘 *Citrus reticulata* Blanco 及其栽培变种的干燥成熟果皮。药材分为"陈皮"和"广陈皮"。

【产地】主产于广东、福建、四川、江苏等地，均为栽培。药材分为"陈皮"和"广陈皮"。

【采收加工】采摘成熟果实，剥取果皮，晒干或低温干燥。

【性状鉴别】

1. 陈皮 本品常剥成数瓣，基部相连，有的呈不规则的片状，厚 1 ～ 4mm；外表面橙红色或红棕色，有细皱纹及凹下的点状油室，内表面浅黄白色，粗糙，附黄白色或黄棕色筋络状维管束；质稍硬而脆。气香，味辛、苦。见彩图 9-18。

2. 广陈皮 本品常 3 瓣相连，形状整齐，厚度均匀，约 1mm。外表面橙黄色至棕褐色，点状油室较大，对光照视，透明清晰；质较柔软。

以上均以外表面油润、质柔软、气味浓者为佳。

【规格等级】见表 9-6。

表 9-6 陈皮的规格等级

规格	等级	性状描述	
		共同点	区别点
广陈皮	选货 一等	常 3 瓣相连，形状整齐，厚度均匀，约 1mm。点状油室较大，对光照视，透明清晰。质较柔软。气香，味辛、苦	外表面橙红色或棕紫色，显皱缩。内表面白色、略呈海绵状
	选货 二等		外表面橙红色或红棕色，显皱缩。内表面类白色、较光洁
	统货 /	常 3 瓣相连，形状整齐，厚度均匀，约 1mm。外表面橙红色、红棕色或棕紫色，内表面白色或类白色。点状油室较大，对光照视，透明清晰。质较柔软。气香，味辛、苦	
陈皮	统货 /	常剥成数瓣，基部相连，有的呈不规则的片状，厚 1 ～ 4mm。外表面橙红色或红棕色，有细皱纹和凹下的点状油室；内表面浅黄白色，粗糙，附黄白色或黄棕色筋络状维管束。质稍硬而脆。气香，味辛、苦	

【化学成分】含挥发油、橙皮苷、橘皮素等。

【含量测定】

1. 陈皮 照 HPLC 测定，含橙皮苷（$C_{28}H_{34}O_{15}$）不得少于 3.5%。

2. 广陈皮 照 HPLC 测定，含橙皮苷（$C_{28}H_{34}O_{15}$）不得少于 2.0%；含川陈皮素（$C_{21}H_{22}O_8$）和橘皮素（$C_{20}H_{20}O_7$）的总量，不得少于 0.42%。

【功能与主治】理气健脾，燥湿化痰。用于脘腹胀满，食少吐泻，咳嗽痰多。用量 3 ～ 10g。

【附药】

1. 橘核　同属植物橘 *Citrus reticulata* Blanco 及其栽培变种的干燥成熟种子。本品略呈卵形，长 0.8 ～ 1.2cm，直径 0.4 ～ 0.6cm；表面淡黄白色或淡灰白色，光滑，一侧有种脊棱线，一端钝圆，另端渐尖成小柄状；外种皮薄而韧，内种皮菲薄，淡棕色，子叶 2 片，黄绿色，有油性。气微，味苦。见彩图 9-19。

2. 橘红　同属植物橘 *Citrus reticulata* Blanco 及其栽培变种的干燥外层果皮。本品呈长条状或不规则薄片状，边缘皱缩向内卷曲；外表面黄棕色或橙红色，存放后呈棕褐色，密布黄白色突起或凹下的油室；内表面黄白色，密布凹下透光小圆点；质脆易碎。气芳香，味微苦、麻。

青皮（CITRI RETICULATAE PERICARPIUM VIRIDE）

【来源】芸香科植物橘 *Citrus reticulata* Blanco 及其栽培变种的干燥幼果或未成熟果实的果皮。

【产地】主产于福建、四川、广东、广西等地。

【采收加工】5 ～ 6 月收集自落的幼果，晒干，习称"个青皮"；7 ～ 8 月采收未成熟的果实，在果皮上纵剖成四瓣至基部，除尽瓤瓣，晒干，习称"四花青皮"。

【性状鉴别】

1. 药材

（1）个青皮　本品呈类球形，直径 0.5 ～ 2cm；表面灰绿色或黑绿色，微粗糙，有细密凹下的油室，顶端有稍突起的柱基，基部有圆形果梗痕；质硬，断面果皮黄白色或淡黄棕色，厚 0.1 ～ 0.2cm，外缘有油室 1 ～ 2 列；瓤囊 8 ～ 10 瓣，淡棕色。气清香，味酸、苦、辛。

（2）四花青皮　本品果皮剖成 4 裂片，裂片长椭圆形，长 4 ～ 6cm，厚 0.1 ～ 0.2cm。外表面灰绿色或黑绿色，密生多数油室；内表面类白色或黄白色，粗糙，附黄白色或黄棕色小筋络；质稍硬，易折断，断面外缘有油室 1 ～ 2 列。气香，味苦、辛。

2. 饮片　本品呈类圆形厚片或不规则丝状。表面灰绿色或黑绿色，密生多数油室，切面黄白色或淡黄棕色，有时可见瓤囊 8 ～ 10 瓣，淡棕色。气香，味苦、辛。见彩图 9-20。

【化学成分】含挥发油、橙皮苷、新橙皮苷、辛弗林等。

【功能与主治】疏肝破气，消积化滞。用于胸胁胀痛，疝气疼痛，乳癖，乳痈，食积气滞，脘腹胀痛。用量 3 ～ 10g。

化橘红（CITRI GRANDIS EXOCARPIUM）

【来源】芸香科植物化州柚 *Citrus grandis* 'Tomentosa' 或柚 *Citrus grandis* （L.）Osbeck 的未成熟或近成熟的干燥外层果皮。前者习称"毛橘红"，后者习称"光七爪""光五爪"。

【产地】主产于广东、广西等地。

【采收加工】夏季果实未成熟时采收，置沸水中略烫后，将果皮割成 5 或 7 瓣，除去果瓤和部分中果皮，压制成型，干燥。

【性状鉴别】

1.药材

（1）化州柚 本品呈对折的七角、五角或展平的五角星状，单片呈柳叶形。完整者展平后直径15～28cm，厚0.2～0.5cm。外表面黄绿色至黄褐色，密布茸毛，有皱纹及小油室；内表面黄白色或淡黄棕色，有脉络纹。质脆，易折断，断面不整齐，外缘有1列不整齐的下凹的油室，内侧稍柔而有弹性。气芳香，味苦，微辛。以毛茸细密、果皮薄者为佳。

（2）柚 本品外表面黄绿色至深棕色，无毛。以果皮厚薄均匀者为佳。

2.饮片 化州柚：呈细丝状或块状。外表面黄绿色或黄棕色，密布茸毛，有皱纹及小油室；内表面黄白色或淡黄棕色，有脉络纹。质脆，易折断，断面不整齐，外缘有1列不整齐的下凹的油室。气芳香，味苦、微辛。见彩图9-21。

【化学成分】含挥发油、柚皮苷、新橙皮苷等。

【功能与主治】理气宽中，燥湿化痰。用于咳嗽痰多，食积伤酒，呕恶痞闷。用量3～6g。

【伪品】受地域性限制，化州橘红（化州柚）产量少，价格高，现多以光橘红（柚）作化橘红应用。

知识拓展

正宗化橘红

化州柚之所以称为"化橘红"，正是因为其与橘红的药效相仿，但又优于其功效，故药材名前冠以"化"字，以表产地。因化橘红只能在化州种植，在其他地方种植化橘红或不能存活，或开花无果，即使结果，其功效也是远远比不上化州种植的橘红。正宗的化橘红因其制作工艺复杂，成本高，销售价格较为昂贵。市场上不少药品都注明有化橘红成分，但只有小部分企业用到正宗化橘红，大量昧良心的商家为了牟取暴利，以一般橘红冒充化橘红，出售假冒伪劣化橘红产品，对市场造成恶劣的影响。

佛手（CITRI SARCODACTYLIS FRUCTUS）

【来源】芸香科植物佛手 *Citrus medica* L. var. *sarcodactylis* Swingle 的干燥果实。

【产地】主产于广东、四川等地。

【采收加工】秋季果实尚未变黄或刚变黄时采收，纵切成薄片，晒干或低温干燥。

【性状鉴别】本品为类椭圆形或卵圆形的薄片，常皱缩或卷曲，长3～14cm，宽2～9cm，厚0.1～0.4cm。顶端稍宽，常有3～5个手指状的裂瓣，基部略窄，有的可见果梗痕。外皮黄绿色或橙黄色，有皱纹及油点；果肉浅黄白色或浅黄色，散有凹凸不平的线状或点状维管束。质硬而脆，受潮后柔韧。气香，味微甜后苦。见彩图9-22。

【化学成分】含佛手内酯、柠檬内酯、橙皮苷、棕榈酸等。

【功能与主治】疏肝理气，和胃止痛，燥湿化痰。用于肝胃气滞，胸胁胀痛，胃脘痞满，食少呕吐，咳嗽痰多。用量 3 ～ 10g。

【伪品】葫芦科植物佛手瓜的果实常作为佛手出售。其为长圆形切片，顶端多裂为 2 ～ 5 瓣，但不呈指状分裂；外表黄白色，具有不规则纵皱纹，但无油点，果肉类白色，散有点状维管束；果片中央具有明显中脉，上半部有大型的子房室，有时含有一枚种子。气微，味微甜。

吴茱萸（EUODIAE FRUCTUS）

【来源】芸香科植物吴茱萸 *Euodia rutaecarpa*（Juss.）Benth.、石虎 *Euodia rutaecarpa*（Juss.）Benth. var. *officinalis*（Dode）Huang 或疏毛吴茱萸 *Euodia rutaecarpa*（Juss.）Benth. var. *bodinieri*（Dode）Huang 的干燥近成熟果实。

【产地】主产于贵州、广西等地，多系栽培。

【采收加工】8 ～ 11 月果实尚未开裂时，剪下果枝，晒干或低温干燥，除去枝、叶、果梗等杂质。

【性状鉴别】

1. 药材　本品呈球形或略五角状扁球形，直径 2 ～ 5mm。表面暗黄绿色至褐色，粗糙，有多数点状突起或凹下的油点。顶端有五角星状的裂隙，基部残留被有黄色茸毛的果梗。质硬而脆，横切面可见子房 5 室，每室有淡黄色种子 1 粒。气芳香浓郁，味辛辣而苦。以饱满坚实、身干、杂质少（不得了 7%）、香气浓烈者为佳。见彩图 9-23。

2. 饮片　制吴茱萸，形如吴茱萸，表面棕褐色至暗褐色。

【规格等级】见表 9-7。

表 9-7　吴茱萸的规格等级

规格	等级	性状描述	
		共同点	区别点
中花	一等	干货。未成熟果实，呈球形或略五角状扁球形。表面暗黄绿色至褐色，粗糙，有多数点状突起或凹下的油点。顶端有五角星状的裂隙，基部残留被有黄色茸毛的果梗。横切面可见子房 5 室，每室有淡黄色种子 1 粒	直径 2.5 ～ 4.0mm，枝梗等杂质率≤ 3%
	二等		直径 2.5 ～ 4.0mm，枝梗等杂质率≤ 7%
小花	/		直径 2.0 ～ 2.5mm，顶端五角星状裂隙不明显，枝梗等杂质率≤ 7%

【化学成分】含挥发油、吴茱萸碱、吴茱萸次碱、柠檬苦素等。

【含量测定】照 HPLC 测定，本品含吴茱萸碱（$C_{19}H_{17}N_3O$）和吴茱萸次碱（$C_{18}H_{13}N_3O$）的总量不得少于 0.15%，含柠檬苦素（$C_{26}H_{30}O_8$）不得少于 0.20%。

【功能与主治】散寒止痛，降逆止呕，助阳止泻。用于厥阴头痛，寒疝腹痛，寒湿脚气，经行腹痛，脘腹胀痛，呕吐吞酸，五更泄泻。用量 2 ～ 5g。外用适量。

【伪品】

1. 臭辣子　芸香科植物臭辣树 *Euodia fargesii* Dode 的果实。蓇葖果 4 ～ 5 个，常单个脱落；

外表面红棕色至暗棕色，具众多突起的油点；内表面类白色，密被细毛；内果皮常与果皮分离脱出，呈翼状，黄白色；种子卵形，黑色有光泽。具不适臭气，味辛而麻。

2. 马桑子　马桑科植物马桑 *Coriaria sinica* Maxim. 的近成熟果实。果实略呈球形或扁球形，棱角较明显；表面暗棕色、黄色或黑褐色，顶端有五角形星状的裂隙，基部残留黄绿色至黑褐色花萼和被有黄绿色细茸毛的果梗；质硬而脆，搓之种子易脱落，果肉较薄；子房5室，剖开后有椭圆形种子5枚。气微香，味微甘、辛。本品有毒，应注意鉴别。

3. 毛梾　山茱萸科植物毛梾 *Swida walteri*（Wanger.）Sojak 的干燥成熟果实。核果球形，多已开裂，常分为5瓣，每瓣分内外两层。外果皮棕褐色，顶端细尖；内果皮黄白色，反卷，与外果皮分离。种子椭圆形，黑色。

4. 三桠苦　芸香科植物三桠苦 *Euodia lepta*（Spreng.）Merr. 的干燥果实。多已成熟，开裂或不开裂，分果瓣1～3，每一分果具一粒种子，类球形。气淡，嚼之味苦。

任务实施

表 9-8 《果实类中药鉴定 2》学习任务单

| 班级 | | 姓名 | | 学号 | | 成绩 | |

序号	中药正名	科属	入药部位	主要鉴别特征
1				
2				
3				
4				
5				
6				
7				
8				
9				
10				
11				
12				

三 子任务：果实类中药鉴定3

学习目标

❶ 知识目标

（1）掌握：小茴香的来源、性状。熟悉其产地、成分。

（2）熟悉：小茴香的产地、成分；川楝子、巴豆、使君子、山茱萸、连翘、夏枯草的来源、性状。

（3）了解：川楝子、巴豆、使君子、山茱萸、连翘、夏枯草的产地；鸦胆子、诃子、青果、蛇床子、女贞子、蔓荆子的来源、性状。

❷ 能力目标

（1）能够正确识别本次课所学的药材，区分真伪。

（2）逐步提升阅读能力、观察能力、综合分析能力。

❸ 素质目标

（1）培养依法鉴定、资源保护、安全合理用药的意识。

（2）树立认真、严谨、实事求是、精益求精的工作态度。

（3）增强团队合作意识，锻炼与人沟通能力，培养创新精神。

知识基础

鸦胆子（BRUCEAE FRUCTUS）

【来源】苦木科植物鸦胆子 *Brucea javanica*（L.）Merr. 的干燥成熟果实。

【产地】主产于广西、广东等地。

【采收加工】秋季果实成熟时采收，除去杂质，晒干。

【性状鉴别】本品呈卵圆形，长 6～10mm，直径 4～7mm。表面黑色或棕色，有隆起的网状皱纹，网眼呈不规则的多角形，两侧有明显的棱线，顶端渐尖，基部有凹陷的果梗痕。果壳质硬而脆，种子卵形，长 5～6mm，直径 3～5mm，表面类白色或黄白色，具网纹，种皮薄，子叶乳白色，富油性。气微，味极苦。以粒大、饱满、种仁色白、油性足者为佳。见彩图 9-24。

【化学成分】含油酸、鸦胆子苦味素、鸦胆子苦醇、鸦胆子苷、鸦胆子毒素等。

【功能与主治】清热解毒，截疟，止痢；外用腐蚀赘疣。用于痢疾，疟疾；外治赘疣，鸡眼。用量 0.5 ～ 2g，用龙眼肉包裹或装入胶囊吞服。外用适量。

川楝子（TOOSENDAN FRUCTUS）

【来源】楝科植物川楝 *Melia toosendan* Sieb. et Zucc. 的干燥成熟果实。

【产地】主产于甘肃、四川等地。

【采收加工】冬季果实成熟时采收，除去杂质，干燥。

【性状鉴别】

1. 药材　本品呈类球形，直径 2 ～ 3.2cm。表面金黄色至棕黄色，微有光泽，少数凹陷或皱缩，具深棕色小点。顶端有花柱残痕，基部凹陷，有果梗痕。外果皮革质，与果肉间常成空隙，果肉松软，淡黄色，遇水润湿显黏性。果核球形或卵圆形，质坚硬，两端平截，有 6 ～ 8 条纵棱，内分 6 ～ 8 室，每室含黑棕色长圆形的种子 1 粒。气特异，味酸、苦。以个大、外皮金黄色、果肉淡黄色、饱满、有弹性者为佳。见彩图 9-25。

2. 炒川楝子　本品为半球形、厚片或不规则碎块，表面焦黄色，偶见焦斑。气焦香，味酸、苦。

【化学成分】果实含驱蛔有效成分川楝素、异川楝素等。

【功能与主治】疏肝泄热，行气止痛，杀虫。用于肝郁化火，胸胁、脘腹胀痛，疝气疼痛，虫积腹痛。用量 5 ～ 10g。外用适量，研末调涂。

巴豆（CROTONIS FRUCTUS）

【来源】大戟科植物巴豆 *Croton tiglium* L. 的干燥成熟果实。

【产地】主产于四川、云南等地，多系栽培。

【采收加工】秋季果实成熟时采收，堆置 2 ～ 3 天，摊开，干燥。

【性状鉴别】本品呈卵圆形，一般具三棱，长 1.8 ～ 2.2cm，直径 1.4 ～ 2cm。表面灰黄色或稍深，粗糙，有纵线 6 条，顶端平截，基部有果梗痕。破开果壳，可见 3 室，每室含种子 1 粒。种子呈略扁的椭圆形，长 1.2 ～ 1.5cm，直径 0.7 ～ 0.9cm，表面棕色或灰棕色，一端有小点状的种脐及种阜的疤痕，另一端有微凹的合点，其间有隆起的种脊；外种皮薄而脆，内种皮呈白色薄膜；种仁黄白色，油质。气微，味辛辣。有毒，不宜口尝。见彩图 9-26。

【化学成分】含脂肪油（巴豆油）、巴豆苷、蛋白质（主要含巴豆毒蛋白）等。

【功能与主治】外用蚀疮。用于恶疮疥癣，疣痣。外用适量，研末涂患处，或捣烂以纱布包擦患处。孕妇禁用；不宜与牵牛子同用。

【附药】

巴豆霜　巴豆的炮制加工品。本品为粒度均匀、疏松的淡黄色粉末，显油性。含脂肪油应为 18.0% ～ 20.0%；含巴豆苷不得少于 0.80%。

使君子（QUISQUALIS FRUCTUS）

【来源】使君子科植物使君子 *Quisqualis indica* L. 的干燥成熟果实。

【产地】主产于四川、广东等地。

【采收加工】秋季果皮变紫黑色时采收，除去杂质，干燥。

【性状鉴别】

1. 药材　本品呈椭圆形或卵圆形，多具 5 条纵棱，偶有 4～9 棱，长 2.5～4cm，直径约 2cm。表面黑褐色至紫黑色，平滑，微具光泽。顶端狭尖，基部钝圆，有明显圆形的果梗痕。质坚硬，横切面多呈五角星形，棱角处壳较厚，中间呈类圆形空腔。种子长椭圆形或纺锤形，长约 2cm，直径约 1cm；表面棕褐色或黑褐色，有多数纵皱纹；种皮薄，易剥离；子叶 2，黄白色，有油性，断面有裂隙。气微香，味微甜。见彩图 9–27。

2. 饮片

（1）使君子仁　本品呈长椭圆形或纺锤形，长约 2cm，直径约 1cm。表面棕褐色或黑褐色，种皮脱落处为黄白色，有多数纵皱纹。种皮薄，易剥离，子叶 2，黄白色，有油性，断面有裂隙。气微香，味微甜。

（2）炒使君子仁　本品形如使君子仁，表面黄白色，有多数纵皱纹；有时可见残留有棕褐色种皮。气香，味微甜。

【化学成分】含使君子氨酸、胡芦巴碱、苹果酸等。

【功能与主治】杀虫消积。用于蛔虫病，蛲虫病，虫积腹痛，小儿疳积。使君子 9～12g，捣碎入煎剂；使君子仁 6～9g，多入丸散或单用，作 1～2 次分服。小儿每岁 1～1.5 粒，炒香嚼服，一日总量不超过 20 粒。服药时忌饮浓茶。

诃子（CHEBULAE FRUCTUS）

【来源】使君子科植物诃子 *Terminalia chebula* Retz. 或绒毛诃子 *Terminalia chebula* Retz. var. *tomentella* Kurt. 的干燥成熟果实。

【产地】主产于广东、云南等地。

【采收加工】秋、冬二季果实成熟时采收，除去杂质，晒干。

【性状鉴别】本品为长圆形或卵圆形，长 2～4cm，直径 2～2.5cm。表面黄棕色或暗棕色，略具光泽，有 5～6 条纵棱线和不规则的皱纹，基部有圆形果梗痕。质坚实，果肉厚 0.2～0.4cm，黄棕色或黄褐色。果核长 1.5～2.5cm，直径 1～1.5cm，浅黄色，粗糙，坚硬。种子狭长纺锤形，长约 1cm，直径 0.2～0.4cm，种皮黄棕色，子叶 2，白色，相互重叠卷旋。气微，味酸涩后甜。以个大、质坚实、表面黄棕色、有光泽、气味浓者为佳。见彩图 9–28。

【化学成分】含诃子酸、诃黎勒酸、原诃子酸、鞣花酸及没食子酸等。

【功能与主治】涩肠止泻，敛肺止咳，降火利咽。用于久泻久痢，便血脱肛，肺虚喘咳，久嗽不止，咽痛音哑。用量 3～10g。

【附药】

1. 西青果　又称藏青果，使君子科植物诃子 *Terminalia chebula* Retz. 的干燥幼果。本品呈长卵形，略扁，长 1.5～3cm，直径 0.5～1.2cm；表面黑褐色，具有明显的纵皱纹，一端较大，另一端略小，钝尖，下部有一果梗痕；质坚硬。断面褐色，有胶质样光泽，果核不明显，常有空心，小者黑褐色，无空心。气微，味苦涩，微甘。

2. 毛诃子 系藏族习用药材，使君子科植物毗黎勒 *Terminalia bellirica*（Gaertn.）Roxb. 的干燥成熟果实。本品呈卵形或椭圆形，长 2～3.8cm，直径 1.5～3cm。表面棕褐色，被细密绒毛，基部有残留果柄或果柄痕。具 5 棱脊，棱脊间平滑或有不规则皱纹。质坚硬。果肉厚 2～5mm，暗棕色或浅绿黄色；果核淡棕黄色；种子 1 枚，种皮棕黄色，种仁黄白色，有油性。气微，味涩、苦。

青果（CANARII FRUCTUS）

【来源】橄榄科植物橄榄 *Canarium album* Raeusch. 的干燥成熟果实。

【产地】主产于广东、福建、四川等地。

【采收加工】秋季果实成熟时采收，晒干。

【性状鉴别】本品呈纺锤形，两端钝尖，长 2.5～4cm，直径 1～1.5cm。表面棕黄色或黑褐色，有不规则皱纹。果肉灰棕色或棕褐色，质硬。果核梭形，暗红棕色，具纵棱；内分 3 室，各有种子 1 粒。气微，果肉味涩，久嚼微甜。见彩图 9-29。

【化学成分】含多酚类、黄酮类、三萜类等。

【功能与主治】清热解毒，利咽，生津。用于咽喉肿痛，咳嗽痰黏，烦热口渴，鱼蟹中毒。用量 5～10g。

小茴香（FOENICULI FRUCTUS）

【来源】伞形科植物茴香 *Foeniculum vulgare* Mill. 的干燥成熟果实。

【产地】全国各地均有栽培。

【采收加工】秋季果实初熟时采割植株，晒干，打下果实，除去杂质。

【性状鉴别】

1. 药材 本品为双悬果，呈圆柱形，有的稍弯曲，长 4～8mm，直径 1.5～2.5mm。表面黄绿色或淡黄色，两端略尖，顶端残留有黄棕色突起的柱基，基部有时有细小的果梗。分果呈长椭圆形，背面有纵棱 5 条，接合面平坦而较宽。横切面略呈五边形，背面的四边约等长。有特异香气，味微甜、辛。以果实饱满、色黄绿、身干、杂质少（不得过 4%）、气微浓者为佳。见彩图 9-30。

2. 饮片 盐小茴香，微鼓起，色泽加深，偶有焦斑。味微咸。余同药材。

【化学成分】含挥发油、脂肪油、甾醇及糖苷、三萜、鞣质、氨基酸等，油中主要成分为反式茴香脑、茴香醛等。

【含量测定】

1. 挥发油 照挥发油测定法测定，本品含挥发油不得少于 1.5%（mL/g）。

2. 反式茴香脑 照 GC 法测定，本品含反式茴香脑（$C_{10}H_{12}O$）不得少于 1.4%。

【功能与主治】散寒止痛，理气和胃。用于寒疝腹痛，睾丸偏坠，痛经，少腹冷痛，脘腹胀痛，食少吐泻。盐小茴香暖肾散寒止痛。用于寒疝腹痛，睾丸偏坠，经寒腹痛。用量 3 ～ 6g。

【伪品】

1. 莳萝子 伞形科植物莳萝的干燥成熟果实。果实亦为双悬果，但多数裂成分果，呈扁平广椭圆形，长 3 ～ 4mm，宽 2 ～ 3mm，厚约 1mm；外表面棕色，背面有 3 条不甚明显的棱线，两侧棱线延伸作翅状，少数未分离的双悬果基部有残存的果柄。气微香。

2. 葛缕子 伞形科植物葛缕子的干燥成熟果实，又称"野茴香"。双悬果多分离成分果，呈小圆柱形，稍弯曲，两端略尖，长 3 ～ 4mm，直径约 1mm。表面棕褐色，有明显纵棱线 5 条，棱线色较浅。用手揉搓有特异而浓烈的香气，味凉而麻舌。

此外，还曾发现将同科植物孜然芹、防风和毒芹的干燥成熟果实误作小茴香药用，应注意区别。

蛇床子（CNIDII FRUCTUS）

【来源】伞形科植物蛇床 *Cnidium monnierI*（L.）Cuss. 的干燥成熟果实。

【产地】主产于河北、山东等地。

【采收加工】夏、秋两季果实成熟时采收，除去杂质，晒干。

【性状鉴别】本品为双悬果，呈椭圆形，长 2 ～ 4mm，直径约 2mm。表面灰黄色或灰褐色，顶端有 2 枚向外弯曲的柱基，基部偶有细梗。分果的背面有薄而突起的纵棱 5 条，接合面平坦，有 2 条棕色略突起的纵棱线。果皮松脆，揉搓易脱落，种子细小，灰棕色，显油性。气香，味辛凉，有麻舌感。以颗粒饱满、身干、杂质少、气味浓者为佳。见彩图 9-31。

【化学成分】含蛇床子素、佛手柑内酯、甲氧基欧芹酚等。

【功能与主治】燥湿祛风，杀虫止痒，温肾壮阳。用于阴痒带下，湿疹瘙痒，湿痹腰痛，肾虚阳痿，宫冷不孕。用量 3 ～ 10g。外用适量，多煎汤熏洗，或研末调敷。

山茱萸（CORNI FRUCTUS）

【来源】山茱萸科植物山茱萸 *Cornus officinalis* Sieb. et Zucc. 的干燥成熟果肉。

【产地】主产于浙江、河南等地。

【采收加工】秋末冬初果皮变红时采收果实，用文火烘或置沸水中略烫后，及时除去果核，干燥。

【性状鉴别】

1. 药材 本品呈不规则的片状或囊状，长 1 ～ 1.5cm，宽 0.5 ～ 1cm。表面紫红色至紫黑色（新货紫红色，陈货棕褐色），皱缩，有光泽，顶端有的有圆形宿萼痕，基部有果梗痕。质柔软，不易碎。气微，味酸、涩、微苦。水浸后不变色。以无核、肉厚、色紫红、质柔软、有光泽、杂质少者为佳。见彩图 9-32。

2. 饮片 酒萸肉，表面紫黑色或黑色，质滋润柔软；微有酒香气。余同药材。

【化学成分】含马钱苷、莫诺苷、熊果酸、山茱萸苷、鞣质等。

【功能与主治】补益肝肾，收涩固脱。用于眩晕耳鸣，腰膝酸痛，阳痿遗精，遗尿尿频，崩漏带下，大汗虚脱，内热消渴。用量 6 ～ 12g。

> **课堂活动**
>
> 如何区分山茱萸与吴茱萸？

连翘（FORSYTHIAE FRUCTUS）

【来源】木犀科植物连翘 *Forsythia suspensa*（Thunb.）Vahl 的干燥果实。

【产地】主产于山西、陕西等地，多系栽培。

【采收加工】秋季果实初熟尚带绿色时采收，除去杂质，蒸熟，晒干，习称"青翘"；果实熟透时采收，晒干，除去杂质，习称"老翘"。

【性状鉴别】本品呈长卵形至卵形，稍扁，长 1.5 ～ 2.5cm，直径 0.5 ～ 1.3cm。表面有不规则的纵皱纹和多数突起的小斑点，两面各有 1 条明显的纵沟。顶端锐尖，基部有小果梗或已脱落。青翘多不开裂，表面绿褐色，突起的灰白色小斑点较少；质硬；种子多数，黄绿色，细长，一侧有翅。老翘自顶端开裂或裂成两瓣，表面黄棕色或红棕色，内表面多为浅黄棕色，平滑，具一纵隔；质脆，种子棕色，多已脱落。气微香，味苦。青翘以色绿、不开裂、杂质少（不得过 3%）者为佳；老翘以色黄、瓣大、壳厚、杂质少（不得过 9%）为佳。见彩图 9-33。

【化学成分】含连翘酚、连翘苷、连翘酯苷 A 等。

【功能与主治】清热解毒，消肿散结，疏散风热。用于痈疽，瘰疬，乳痈，丹毒，风热感冒，温病初起，温热入营，高热烦渴，神昏发斑，热淋涩痛。用量 6 ～ 15g。

【伪品】同属其他植物的果实因不含抗菌活性成分连翘酚，故不能混作连翘使用，应注意鉴别。主要有秦连翘、金钟花（狭叶连翘）、卵形连翘、奇异连翘等。

女贞子（LIGUSTRI LUCIDI FRUCTUS）

【来源】木犀科植物女贞 *Ligustrum lucidum* Ait. 的干燥成熟果实。

【产地】主产于浙江、江苏等地。

【采收加工】冬季果实成熟时采收，除去枝叶，稍蒸或置沸水中略烫后，干燥；或直接干燥。

【性状鉴别】

1.**药材**　本品呈卵形、椭圆形或肾形，长 6 ～ 8.5mm，直径 3.5 ～ 5.5mm。表面黑紫色或灰黑色，皱缩不平，基部有果梗痕或具宿萼及短梗。体轻。外果皮薄，中果皮较松软，易剥离，内果皮木质，黄棕色，具纵棱，破开后种子通常为 1 粒，肾形，紫黑色，显油性。气微，味甘、微苦涩。以粒大、饱满、色黑紫、质坚实、杂质少（不得过 3%）者为佳。见彩图 9-34。

2.**饮片**　酒女贞子，表面黑褐色或灰褐色，常附有白色粉霜，微有酒香气。余同药材。

【化学成分】含特女贞苷、齐墩果酸、乙酰齐墩果酸、熊果酸等。

【功能与主治】滋补肝肾，明目乌发。用于肝肾阴虚，眩晕耳鸣，腰膝酸软，须发早白，目暗不明，内热消渴，骨蒸潮热。用量 6 ～ 12g。

【伪品】

1. 鸦胆子 无臭，味极苦。

2. 冬青子 表面棕黑色，光亮，具细疣状突起，无纵棱，核通常为 4 枚，少数 5 枚，表面具 1 深沟。

蔓荆子（VITICIS FRUCTUS）

【来源】马鞭草科植物单叶蔓荆 *Vitex trifolia* L. var. *simplicifolia* Cham. 或蔓荆 *Vitex trifolia* L. 的干燥成熟果实。

【产地】单叶蔓荆主产于山东、江西等地；蔓荆主产于广东、广西等地。

【采收加工】秋季果实成熟时采收，除去杂质，晒干。

【性状鉴别】

1. 药材 本品呈球形，直径 4 ～ 6mm。表面灰黑色或黑褐色，被灰白色粉霜状茸毛，有纵向线沟 4 条，顶端微凹，基部有灰白色宿萼及短果梗；萼长为果实的 1/3 ～ 2/3，5 齿裂，其中 2 裂较深，密被茸毛。体轻，质坚韧，不易破碎，横切面可见 4 室，每室有种子 1 枚或不育。气特异而芳香，味淡、微辛。以粒大、饱满、具灰白色粉霜、气辛香、杂质少（不得过 2%）者为佳。见彩图 9-35。

2. 饮片 炒蔓荆子，表面黑色或黑褐色，基部有的可见残留宿萼和短果梗。气特异而芳香，味淡、微辛。

【化学成分】含挥发油、蔓荆子黄素、蔓荆子碱和维生素 A 等。

【功能与主治】疏散风热，清利头目。用于风热感冒头痛，齿龈肿痛，目赤多泪，目暗不明，头晕目眩。用量 5 ～ 10g。

夏枯草（PRUNELLAE SPICA）

【来源】唇形科植物夏枯草 *Prunella vulgaris* L. 的干燥果穗。

【产地】主产于江苏、安徽等地。

【采收加工】夏季果穗呈棕红色时采收，除去杂质，晒干。

【性状鉴别】本品呈圆柱形，略扁，长 1.5 ～ 8cm，直径 0.8 ～ 1.5cm；淡棕色至棕红色。全穗由数轮至 10 数轮宿萼与苞片组成，每轮有对生苞片 2 片，呈扇形，先端尖尾状，脉纹明显，外表面有白毛。每一苞片内有花 3 朵，花冠多已脱落，宿萼二唇形，内有小坚果 4 枚，卵圆形，棕色，尖端有白色突起。体轻。气微，味淡。以穗大、色棕红、摇之作响者为佳。见彩图 9-36。

【化学成分】含迷迭香酸、熊果酸、夏枯草苷、齐墩果酸、挥发油等。

【功能与主治】清肝泻火，明目，散结消肿。用于目赤肿痛，目珠夜痛，头痛眩晕，瘰疬，瘿瘤，乳痈，乳癖，乳房胀痛。用量 9 ～ 15g。

任务实施

表 9-9 《果实类中药鉴定 3》学习任务单

班级　　　　姓名　　　　　学号　　　　　成绩

序号	中药正名	科属	入药部位	主要鉴别特征
1				
2				
3				
4				
5				
6				
7				
8				
9				
10				
11				
12				
13				

（四）子任务：果实类中药鉴定4

学习目标

❶ 知识目标

（1）掌握：枸杞子、栀子、砂仁、豆蔻的来源、性状。

（2）熟悉：枸杞子、栀子、砂仁、豆蔻的产地、成分；紫苏子、鹤虱、牛蒡子、瓜蒌的来源、性状。

（3）了解：紫苏子、鹤虱、牛蒡子、瓜蒌的产地；锦灯笼、罗汉果、草果、红豆蔻、益智、苍耳子、槐角、丝瓜络的来源、性状。

❷ 能力目标

（1）能够正确识别本次课所学的药材，区分真伪。

（2）逐步提升阅读能力、观察能力、综合分析能力。

❸ 素质目标

（1）培养依法鉴定、资源保护、安全合理用药的意识。

（2）树立认真、严谨、实事求是、精益求精的工作态度。

（3）增强团队合作意识，锻炼与人沟通能力，培养创新精神。

知识基础

紫苏子（PERILLAE FRUCTUS）

【来源】唇形科植物紫苏 *Perilla frutescens*（L.）Britt. 的干燥成熟果实。

【产地】主产于江苏、河北等地。

【采收加工】秋季果实成熟时采收，除去杂质，晒干。

【性状鉴别】本品呈卵圆形或类球形，直径约 1.5mm。表面灰棕色或灰褐色，有微隆起的暗紫色网纹，基部稍尖，有灰白色点状果梗痕。果皮薄而脆，易压碎。种子黄白色，种皮膜质，子叶 2，类白色，有油性。压碎有香气，味微辛。以身干、饱满、均匀、灰棕色、无泥杂、不泛油者为佳。见彩图 9-37。

【化学成分】含脂肪油、迷迭香酸、维生素 B₁、氨基酸及多种微量元素。

【功能与主治】降气化痰，止咳平喘，润肠通便。用于痰壅气逆，咳嗽气喘，肠燥便秘。用量 3 ～ 10g。

【伪品】

1. 石荠苎子 唇形科植物石荠苎 *Mosla scabra*（Thunb.）C. Y. Wu et H. W. Li 的果实。小坚果类球形，直径 0.75 ～ 1mm；表面黄褐色或棕褐色，具细网状凸起的皱纹，网眼凹入；果皮薄而脆，易压碎。

2. 小鱼仙草子 唇形科植物小鱼仙草 *Mosla dianthera*（Buch. –Ham. ex Roxb.）Maxim 的果实。小坚果类圆形，直径 1 ～ 1.2mm；表面灰褐色，网纹微隆起，网眼常具淡黄色腺点；果皮薄，易压碎。

枸杞子（LYCII FRUCTUS）

【来源】茄科植物宁夏枸杞 *Lycium barbarum* L. 的干燥成熟果实。

【产地】主产于宁夏、甘肃等地。

【采收加工】夏、秋两季果实呈红色时采收，热风烘干，除去果梗，或晾至皮皱后，晒干，除去果梗。

【性状鉴别】本品呈类纺锤形或椭圆形，长 6 ～ 20mm，直径 3 ～ 10mm。表面红色或暗红色，顶端有小突起状的花柱痕，基部有白色的果梗痕。果皮柔韧，皱缩；果肉肉质，柔润。种子 20 ～ 50 粒，类肾形，扁而翘，长 1.5 ～ 1.9mm，宽 1 ～ 1.7mm，表面浅黄色或棕黄色。气微，味甜。以粒大、身干、色红、肉厚、籽少、质柔润、味甜者为佳。见彩图 9-38。

【规格等级】见表 9-10。

表 9-10 枸杞子的规格等级

等级	性状描述		
	共同点	区别点	
		粒度（粒 /50 克）	不完善粒（%）
一等	呈类纺锤形或椭圆形，表面红色或暗红色，顶端有小突起状的花柱痕，基部有白色的果梗痕。果皮柔韧，皱缩；果肉肉质，柔润。种子 20 ～ 50 粒，类肾形，扁而翘，表面浅黄色或棕黄色。气微，味甜	≤ 280	≤ 1.0
二等		≤ 370	≤ 1.5
三等		≤ 580	≤ 3.0
四等		≤ 900	≤ 3.0

【化学成分】含甜菜碱、胡萝卜素、玉蜀黍黄素、枸杞多糖等。

【含量测定】本品含枸杞多糖以葡萄糖（$C_6H_{12}O_6$）计，不得少于1.8%。含甜菜碱（$C_5H_{11}NO_2$）不得少于 0.50%。

【功能与主治】滋补肝肾，益精明目。用于虚劳精亏，腰膝酸痛，眩晕耳鸣，阳痿遗精，内热消渴，血虚萎黄，目昏不明。用量 6 ～ 12g。

知识拓展

如何识别染色枸杞子及硫熏枸杞子

在中药市场，常有色泽靓丽的"染色枸杞子"及"硫熏枸杞子"，使消费者上当受骗。识别方法如下：

一看：看果蒂，正品枸杞子顶端有白色的果梗痕，染色及硫熏品则无白色部分；看色泽，正品枸杞子呈红色或暗红色，皮干而肉满，染色及硫熏品呈均匀的鲜红色，偏湿润而重。

二闻：正品枸杞子气微，硫熏品有明显的刺激性气味。

三尝：正品枸杞子味甜，尤以后味明显，硫熏品有酸味。

四泡：正品枸杞子用热水浸泡后呈淡黄色，味甜，染色品用水浸泡或湿手揉搓会掉色，熏硫品用热水浸泡后呈砖红色。

锦灯笼（PHYSALIS CALYX SEU FRUCTUS）

【来源】茄科植物酸浆 *Physalis alkekengi* L. var. *franchetii*（Mast.）Makino 的干燥宿萼或带果实的宿萼。

【产地】主产于黑龙江、吉林等地。

【采收加工】秋季果实成熟、宿萼呈红色或橙红色时采收，干燥。

【性状鉴别】本品略呈灯笼状，多压扁，长 3～4.5cm，宽 2.5～4cm。表面橙红色或橙黄色，有 5 条明显的纵棱，棱间有网状的细脉纹。顶端渐尖，微 5 裂，基部略平截，中心凹陷有果梗。体轻，质柔韧，中空，或内有棕红色或橙红色果实。果实球形，多压扁，直径 1～1.5cm，果皮皱缩，内含种子多数。气微，宿萼味苦，果实味甘、微酸。以个大、完整、色红者为佳。见彩图 9-39。

【化学成分】含酸浆苦味素、木犀草苷等。

【功能与主治】清热解毒，利咽化痰，利尿通淋。用于咽痛音哑，痰热咳嗽，小便不利，热淋涩痛；外治天疱疮，湿疹。用量 5～9g。

栀子（GARDENIAE FRUCTUS）

【来源】茜草科植物栀子 *Gardenia jasminoides* Ellis 的干燥成熟果实。

【产地】主产于湖南、江西、湖北、浙江等地。

【采收加工】9～11 月果实成熟呈红黄色时采收，除去果梗和杂质，蒸至上气或置沸水中略烫，取出，干燥。

【性状鉴别】

1.药材 本品呈长卵圆形或椭圆形，长 1.5～3.5cm，直径 1～1.5cm。表面红黄色或棕红色，具 6 条翅状纵棱，棱间常有 1 条明显的纵脉纹，并有分枝。顶端残存萼片，基部稍尖，有残留果梗。果皮薄而脆，略有光泽；内表面色较浅，有光泽，具 2 ~ 3 条隆起的假隔膜。种子多数，扁卵圆形，集结成团，深红色或红黄色，表面密具细小疣状突起。气微，味微酸而苦。以果实完整、种子饱满者为佳。见彩图 9-40。

2. 饮片　本品呈不规则的碎块。果皮表面红黄色或棕红色，有的可见翅状纵棱。种子多数，扁卵圆形，深红色或红黄色。气微，味微酸而苦。

【规格等级】见表 9-11。

表 9-11　栀子的规格等级

规格	等级	性状描述	
		共同点	区别点
选货	一等	呈长卵圆形或椭圆形，长 1.5 ~ 3.5cm，直径 1 ~ 1.5cm，具有纵棱，顶端有宿存萼片，基部稍尖，有残留果梗。皮薄脆革质，略有光泽。内表面色较浅，有光泽，具隆起的假隔膜。气微，味微酸而苦。颜色均匀，无焦黑个	饱满，表面呈红色、棕红色、橙红色、橙色、红黄色。种子团与果壳空隙较小，种子团紧密充实，呈深红色、紫红色、淡红色、棕黄色。青黄个重量占比 ≤ 5%，果梗重量占比 ≤ 1%
	二等		较瘦小，表面呈深褐色、褐色、棕黄色、棕色、淡棕色、枯黄色。种子团与果壳空隙较大，种子团稀疏，呈棕红色、红黄色、暗棕色、棕褐色。青黄个重量占比 ≤ 10%，果梗重量占比 ≤ 2%
统货		呈长卵圆形或椭圆形，长 1.5 ~ 3.5cm，直径 1 ~ 1.5cm，具有纵棱，顶端有宿存萼片。表面呈红色、橙色、褐色、青色，颜色大小不一。皮薄脆革质，略有光泽。气微，味微酸而苦。青黄个重量占比 ≤ 10%，果梗重量占比 ≤ 2%	

【化学成分】含栀子苷、绿原酸、栀子素等。

【含量测定】按 HPLC 法测定，生品含栀子苷（京尼平苷）（$C_{17}H_{24}O_{10}$）不得少于 1.8%，炒栀子含栀子苷（$C_{17}H_{24}O_{10}$）不得少于 1.5%。

【功能与主治】泻火除烦，清热利湿，凉血解毒；外用消肿止痛。用于热病心烦，湿热黄疸，淋证涩痛，血热吐衄，目赤肿痛，火毒疮疡；外治扭挫伤痛。用量 6 ~ 10g。

【附药】

1. 焦栀子　栀子的炮制加工品。取栀子，或碾碎，照清炒法用中火炒至表面焦褐色或焦黑色，果皮内表面和种子表面为黄棕色或棕褐色，取出，放凉。形状同栀子或为不规则的碎块，表面焦褐色或焦黑色。果皮内表面棕色，种子表面为黄棕色或棕褐色。气微，味微酸而苦。

2. 水栀子　同属植物大花栀子的干燥果实。又称大栀子，部分地区混作栀子使用。与栀子的主要区别：果大，长圆形，长 3 ~ 7cm，棱高。

课堂活动

如何区别栀子与水栀子？

罗汉果（SIRAITIAE FRUCTUS）

【来源】葫芦科植物罗汉果 *Siraitia grosuenorii*（Swingle）C. Jeffrey ex A. M. Lu et Z. Y. Zhang 的干燥果实。

【产地】主产于广西、江西、广东等地。

【采收加工】秋季果实由嫩绿色变深绿色时采收，晾数天后，低温干燥。

【性状鉴别】本品呈卵形、椭圆形或球形，长 4.5 ～ 8.5cm，直径 3.5 ～ 6cm。表面褐色、黄褐色或绿褐色，有深色斑块和黄色柔毛，有的具 6 ～ 11 条纵纹。顶端有花柱残痕，基部有果梗痕。体轻，质脆，果皮薄，易破。果瓤（中、内果皮）海绵状，浅棕色。种子扁圆形，多数，长约 1.5cm，宽约 1.2cm；浅红色至棕红色，两面中间微凹陷，四周有放射状沟纹，边缘有槽。气微，味甜。以个大、形圆、色泽黄褐、手摇不响、果壳不破不焦、甜味浓者为佳。见彩图 9-41。

【化学成分】含罗汉果苷、维生素 C、葡萄糖、果糖、氨基酸、黄酮，以及锰、铁、镍、硒、锡、碘、钼等。

【功能与主治】清热润肺，利咽开音，滑肠通便。用于肺热燥咳，咽痛失音，肠燥便秘。用量 9 ～ 15g。

瓜蒌（TRICHOSANTHIS FRUCTUS）

【来源】葫芦科植物栝楼 *Trichosanthes kirilowii* Maxim. 或双边栝楼 *Trichosanthes rosthornii* Harms 的干燥成熟果实。

【产地】栝楼主产于山东、河北等地；双边栝楼主产于江西、湖北等地。

【采收加工】秋季果实成熟时，连果梗剪下，置通风处阴干。

【性状鉴别】

1. 药材 本品呈类球形或宽椭圆形，长 7 ～ 15cm，直径 6 ～ 10cm。表面橙红色或橙黄色，皱缩或较光滑，顶端有圆形的花柱残基，基部略尖，具残存的果梗。轻重不一。质脆，易破开，内表面黄白色，有红黄色丝络，果瓤橙黄色，黏稠，与多数种子粘结成团。具焦糖气，味微酸、甜。以完整、果皮厚、皱缩、糖分足者为佳。

2. 饮片 本品呈不规则的丝或块状。外表面橙红色或橙黄色，皱缩或较光滑；内表面黄白色，有红黄色丝络，果瓤橙黄色，与多数种子粘结成团。具焦糖气，味微酸、甜。见彩图 9-42。

【化学成分】含栝楼酸、三萜皂苷、树脂、糖类及色素等。

【功能与主治】清热涤痰，宽胸散结，润燥滑肠。用于肺热咳嗽，痰浊黄稠，胸痹心痛，结胸痞满，乳痈，肺痈，肠痈，大便秘结。用量 9 ～ 15g。不宜与川乌、制川乌、草乌、制草乌、附子同用。

【附药】

1. 瓜蒌皮 葫芦科植物栝楼或双边栝楼的干燥成熟果皮。秋季采摘成熟果实，剖开，除去果瓤及种子，阴干。药材常切成 2 至数瓣，边缘向内卷曲，长 6 ～ 12cm；外表面橙红色或橙黄色，皱缩，有的有残存果梗，内表面黄白色；质较脆，易折断。具焦糖气，味淡、微酸。饮片：呈丝条状，边缘向内卷曲。见彩图 9-43。

2. 瓜蒌子 葫芦科植物栝楼或双边栝楼的干燥成熟种子。秋季采摘成熟果实，剖开，取出种子，洗净，晒干。①栝楼：本品呈扁平椭圆形，长 12～15mm，宽 6～10mm，厚约 3.5mm；表面浅棕色至棕褐色，平滑，沿边缘有 1 圈沟纹；顶端较尖，有种脐，基部钝圆或较狭；种皮坚硬；内种皮膜质，灰绿色，子叶 2，黄白色，富油性。气微，味淡。②双边栝楼：本品较大而扁，长 15～19mm，宽 8～10mm，厚约 2.5mm；表面棕褐色，沟纹明显而环边较宽，顶端平截。见彩图 9-44。

3. 炒瓜蒌子 瓜蒌子的炮制加工品。取瓜蒌子，照炒法，用文火炒至微鼓起，取出，放凉。本品呈扁平椭圆形，长 12～15mm，宽 6～10mm，厚度约 3.5mm。表面浅褐色至棕褐色，平滑，偶有焦斑，沿边缘有 1 圈沟纹，顶端较尖，有种脐，基部钝圆或较狭。种皮坚硬；内种皮膜质，灰绿色，子叶 2，黄白色，富油性。气略焦香，味淡。

鹤虱（CARPESII FRUCTUS）

【来源】菊科植物天名精 *Carpesium abrotanoides* L. 的干燥成熟果实。习称"北鹤虱"。

【产地】主产于河南、山西等地。

【采收加工】秋季果实成熟时采收，晒干，除去杂质。

【性状鉴别】本品呈圆柱状，细小，长 3～4mm，直径不及 1mm。表面黄褐色或暗褐色，具多数纵棱。顶端收缩呈细喙状，先端扩展成灰白色圆环；基部稍尖，有着生痕迹。果皮薄，纤维性，种皮菲薄透明，子叶 2，类白色，稍有油性。气特异，味微苦。以颗粒饱满、均匀、气味浓者为佳。

【化学成分】主要含挥发油，油中主要成分为天名精内酯、天名精酮等。

【功能与主治】杀虫消积。用于蛔虫病，蛲虫病，绦虫病，虫积腹痛，小儿疳积。用量 3～9g。

【附药】

南鹤虱 为伞形科植物野胡萝卜的干燥成熟果实。秋季果实成熟时割取果枝，晒干，打下果实，除去杂质。本品为双悬果，呈椭圆形，多裂为分果，分果长 3～4mm，宽 1.5～2.5mm。表面淡绿棕色或棕黄色，顶端有花柱残基，基部钝圆，背面隆起，具 4 条窄翅状次棱，翅上密生 1 列黄白色钩刺，刺长约 1.5mm，次棱间的凹下处有不明显的主棱，其上散生短柔毛，接合面平坦，有 3 条脉纹，上具柔毛。种仁类白色，有油性。体轻。搓碎时有特异香气，味微辛、苦。见彩图 9-45。

苍耳子（XANTHII FRUCTUS）

【来源】菊科植物苍耳 *Xanthium sibiricum* Patr. 的干燥成熟带总苞的果实。

【产地】产于全国各地。

【采收加工】秋季果实成熟时采收，干燥，除去梗、叶等杂质。

【性状鉴别】本品呈纺锤形或卵圆形，长 1 ~ 1.5cm，直径 0.4 ~ 0.7cm。表面黄棕色或黄绿色，全体有钩刺，顶端有 2 枚较粗的刺，分离或相连，基部有果梗痕。质硬而韧，横切面中央有纵隔膜，2 室，各有 1 枚瘦果。瘦果略呈纺锤形，一面较平坦，顶端具 1 突起的花柱基，果皮薄，灰黑色，具纵纹。种皮膜质，浅灰色，子叶 2，有油性。气微，味微苦。以粒大、饱满、色黄棕者为佳。见彩图 9-46。

【化学成分】含苍耳子苷、苍术苷、脂肪油、蜡醇、谷甾醇、卵磷脂、氨基酸等。

【功能与主治】散风寒，通鼻窍，祛风湿。用于风寒头痛，鼻塞流涕，鼻鼽，鼻渊，风疹瘙痒，湿痹拘挛。用量 3 ~ 10g。

牛蒡子（ARCTII FRUCTUS）

【来源】菊科植物牛蒡 *Arctium lappa* L. 的干燥成熟果实。

【产地】主产于东北、浙江等地。

【采收加工】秋季果实成熟时采收果序，晒干，打下果实，除去杂质，再晒干。

【性状鉴别】本品呈长倒卵形，略扁，微弯曲，长 5 ~ 7mm，宽 2 ~ 3mm。表面灰褐色，带紫黑色斑点，有数条纵棱，通常中间 1 ~ 2 条较明显。顶端钝圆，稍宽，顶面有圆环，中间具点状花柱残迹；基部略窄，着生面色较淡。果皮较硬，子叶 2，淡黄白色，富油性。气微，味苦后微辛而稍麻舌。以粒大、饱满、身干、杂质少、色灰褐者为佳。见彩图 9-47。

【化学成分】含牛蒡苷、牛蒡子酚、牛蒡子酮等。

【功能与主治】疏散风热，宣肺透疹，解毒利咽。用于风热感冒，咳嗽痰多，麻疹，风疹，咽喉肿痛，痄腮，丹毒，痈肿疮毒。用量 6 ~ 12g。

砂仁（AMOMI FRUCTUS）

【来源】姜科植物阳春砂 *Amomum villosum* Lour.、绿壳砂 *Amomum villosum* Lour. var. *xanthioides* T. L. Wu et Senjen 或海南砂 *Amomum longiligulare* T. L. Wu 的干燥成熟果实。

【产地】阳春砂主产于广东，多为栽培；绿壳砂主产于云南；海南砂主产于海南。

【采收加工】夏、秋两季果实成熟时采收，晒干或低温干燥。

【性状鉴别】

1. 阳春砂、绿壳砂 本品呈椭圆形或卵圆形，有不明显的三棱，长 1.5 ~ 2cm，直径 1 ~ 1.5cm。表面棕褐色，密生刺状突起，顶端有花被残基，基部常有果梗。果皮薄而软。种子集结成团，具三钝棱，中有白色隔膜，将种子团分成 3 瓣，每瓣有种子 5 ~ 26 粒。种子为不规则多面体，直径 2 ~ 3mm；表面棕红色或暗褐色，有细皱纹，外被淡棕色膜质假种皮；质硬，胚乳灰白色。气芳香而浓烈，味辛凉、微苦。见彩图 9-48。

2. 海南砂 本品呈长椭圆形或卵圆形，有明显的三棱，长 1.5 ~ 2cm，直径 0.8 ~ 1.2cm。表面被片状、分枝的软刺，基部具果梗痕。果皮厚而硬。种子团较小，每瓣有种子 3 ~ 24 粒；种子直径 1.5 ~ 2mm。气味稍淡。

以个大、饱满、坚实、香气浓、味辛凉浓厚者为佳。

【规格等级】见表 9-12。

表 9-12 砂仁的规格等级

规格	等级	性状描述	
		共同点	区别点
其他产区阳春砂	一等	干货。呈卵圆形、卵形或椭圆形，有不明显的三棱。表面棕褐色、紫褐色或浅褐色，密生刺状突起。果皮薄厚均有。具果柄，一般不超过1cm。种子成团，有细皱纹。气芳香而浓烈，味辛凉，微苦	果皮与种子团紧贴无缝隙。种子团大小和颜色较均匀。种子表面棕红色或棕褐色，无瘪瘦果，籽粒饱满。每100g果实数≤170粒。炸裂果数≤5%
	二等		果皮与种子团之间多少有缝隙。种子表面棕红色或红棕色，有少量瘪瘦果。每100g果实数170～330粒。炸裂果数≤10%
	三等		果皮与种子团之间多少有缝隙。种子表面棕红色至红棕色、橙红色或橙黄色，瘪瘦果较多（占25%以内）。每100g果实数≥330粒。炸裂果数≤15%
春砂仁	统货	干货。呈卵圆形、卵形、近球形或椭圆形，有不明显的三棱。表面棕褐色或黑褐色，密生刺状突起。果皮薄而软，与种子团紧贴无缝隙。具果柄，一般不超过1cm。种子成团，有细皱纹，籽粒大多饱满均一。气芳香而浓烈，味辛凉，微苦。炸裂果数≤10%	
绿壳砂	统货	干货。呈卵形、卵圆形或椭圆形，有不明显的三棱。表面黄棕色或浅褐色，密生刺状突起。体质轻泡。种子团卵圆形或椭圆形，具三钝棱，中有白色隔膜将种子团分成3瓣；种子表面灰棕色或红棕色。气芳香，味辛凉、微苦。气味较阳春砂淡。炸裂果数≤15%	
海南砂	统货	干货。呈长椭圆形或卵圆形，有明显的三棱。表面棕褐色，被片状、分枝的小柔刺。果皮较厚而硬。种子团较小，卵圆形、椭圆形或圆球形；种子表面红棕色或深棕色。气味较淡。炸裂果数≤15%	

【化学成分】含挥发油。油中主要成分为乙酸龙脑酯、芳樟醇、龙脑、樟脑等。

【含量测定】阳春砂、绿壳砂种子团含挥发油不得少于3.0%（mL/g）；海南砂种子团含挥发油不得少于1.0%（mL/g）。照GC法测定，含乙酸龙脑酯（$C_{12}H_{20}O_2$）不得少于0.90%。

【功能与主治】化湿开胃，温脾止泻，理气安胎。用于湿浊中阻，脘痞不饥，脾胃虚寒，呕吐泄泻，妊娠恶阻，胎动不安。用量3～6g，后下。

【伪品】

1.红壳砂仁 砂仁属植物红壳砂仁等数种植物的果实在我国云南等地亦作砂仁入药。其蒴果近球形，表面暗红色至棕褐色，疏生柔刺；果柄短，长3～4mm，被淡锈色柔毛；花萼宿存，被毛；子房3室，中轴胎座，每室有种子11～15粒，紧密排列成2～3行；种子多数，方形或多角形，红褐色。气香，味微苦。

2.山姜、华山姜 山姜属植物山姜、华山姜等植物的种子团，习称"土砂仁""建砂仁"或

"川砂仁"。在福建、四川、贵州等地使用。药材多为种子团或散落的种子，并常残留棕黄色光滑的果皮碎片。

草果（TSAOKO FRUCTUS）

【来源】姜科植物草果 *Amomum tsaoko* Crevost et Lemaire 的干燥成熟果实。

【产地】主产于云南、广西等地，多为栽培。

【采收加工】秋季果实成熟时采收，除去杂质，晒干或低温干燥。

【性状鉴别】本品呈长椭圆形，具三钝棱，长 2～4cm，直径 1～2.5cm。表面灰棕色至红棕色，具纵沟及棱线，顶端有圆形突起的柱基，基部有果梗或果梗痕。果皮质坚韧，易纵向撕裂。剥去外皮，中间有黄棕色隔膜，将种子团分成 3 瓣，每瓣有种子多为 8～11 粒。种子呈圆锥状多面体，直径约 5mm；表面红棕色，外被灰白色膜质的假种皮，种脊为一条纵沟，尖端有凹状的种脐；质硬，胚乳灰白色。有特异香气，味辛、微苦。以个大、饱满、色红棕、气味浓者为佳。见彩图 9-49。

【化学成分】含挥发油，油中主要成分为 1,8- 桉油精、牻牛儿醛、反 -2- 十一烯醛等。

【功能与主治】燥湿温中，截疟除痰。用于寒湿内阻，脘腹胀痛，痞满呕吐，疟疾寒热，瘟疫发热。用量 3～6g。

豆蔻（AMOMI FRUCTUS ROTUNDUS）

【来源】姜科植物白豆蔻 *Amomum kravanh* Pierre ex Gagnep. 或爪哇白豆蔻 *Amomum compactum* Soland ex Maton 的干燥成熟果实。前者习称"原豆蔻"，后者习称"印尼白蔻"。

【产地】原豆蔻主产于柬埔寨、泰国、越南、缅甸等国，我国海南和云南有栽培；印尼白蔻主产于印度尼西亚，我国海南和云南有栽培。

【采收加工】夏、秋间采收成熟果实，晒干或低温干燥。

【性状鉴别】

1. 原豆蔻　本品呈类球形，直径 1.2～1.8cm。表面黄白色至淡黄棕色，有 3 条较深的纵向槽纹，顶端有突起的柱基，基部有凹下的果柄痕，两端均具浅棕色绒毛。果皮体轻，质脆，易纵向裂开，内分 3 室，每室含种子约 10 粒；种子呈不规则多面体，背面略隆起，直径 3～4mm，表面暗棕色，有皱纹，并被有残留的假种皮。气芳香，味辛凉略似樟脑。见彩图 9-50。

2. 印尼白蔻　本品个略小。表面黄白色，有的微显紫棕色。果皮较薄，种子瘦瘪。气味较弱。

豆蔻以个大、完整、饱满、果皮薄而洁白、杂质少（原豆蔻不得过 1%，印尼白蔻不得过 2%）、气味浓者为佳。

【规格等级】见表 9-13。

表 9-13 豆蔻的规格等级

规格	等级	性状描述
选货		原豆蔻（白豆蔻）：干货。呈类球形，直径 1.6～1.8cm，百粒重 40～55g。表面黄白色或淡黄棕色，有 3 条较深的纵向槽纹，顶端有突起的柱基，基部有凹下的果柄痕，两端均具浅色或浅棕色绒毛。果皮体轻，质脆，易纵向裂开，内分 3 室，每室含种子约 10 粒，种子呈不规则多面体，背面略隆起，直径 3～4mm，表面暗棕色，有皱纹，并被有残留的假种皮。无瘪子及空壳。气芳香，味辛凉略似樟脑
	/	印尼白蔻（爪哇白豆蔻）：干货。个略小。直径 1.4～1.5cm，百粒重 25～30g。表面黄白色，有的微显紫棕色。果皮较薄，种子瘦。无瘪子及空壳。气味较弱
统货		原豆蔻（白豆蔻）：干货。呈类球形，直径 1.2～1.8cm，百粒重 30～45g。表面黄白色或淡黄棕色，有 3 条较深的纵向槽纹，顶端有突起的柱基，基部有凹下的果柄痕，两端均具浅色或浅棕色绒毛。果皮体轻，质脆，易纵向裂开，内分 3 室，每室含种子约 10 粒，种子呈不规则多面体，背面略隆起，直径 3～4mm，表面暗棕色，有皱纹，并被有残留的假种皮。瘪子及空壳率＜5%。气芳香，味辛凉略似樟脑
	/	印尼白蔻（爪哇白豆蔻）：干货。个略小。直径 1.2～1.6cm，百粒重 20～25g。表面黄白色，有的微显紫棕色。果皮较薄，种子瘦。瘪子及空壳率＜5%。气味较弱

【化学成分】含挥发油、皂苷、色素及脂肪油等。

【含量测定】原豆蔻仁含挥发油不得少于 5.0%（mL/g）；印尼白蔻仁不得少于 4.0%（mL/g）。照 GC 法测定，豆蔻仁含桉油精（$C_{10}H_{18}O$）不得少于 3.0%。

【功能与主治】化湿行气，温中止呕，开胃消食。用于湿浊中阻，不思饮食，湿温初起，胸闷不饥，寒湿呕逆，胸腹胀痛，食积不消。用量 3～6g，后下。

红豆蔻（GALANGAE FRUCTUS）

【来源】姜科植物大高良姜 *Alpinia galanga* Willd. 的干燥成熟果实。

【产地】主产于广东、广西、云南等地。

【采收加工】秋季果实变红时采收，除去杂质，阴干。

【性状鉴别】本品呈长球形，中部略细，长 0.7～1.2cm，直径 0.5～0.7cm。表面红棕色或暗红色，略皱缩，顶端有黄白色管状宿萼，基部有果梗痕。果皮薄，易破碎。种子 6，扁圆形或三角状多面形，黑棕色或红棕色，外被黄白色膜质假种皮，胚乳灰白色。气香，味辛辣。以果实色红棕、种子粒大饱满、不破碎、气香、味辛辣者为佳。见彩图 9-51。

【化学成分】含挥发油，尚含槲皮素、山奈酚、槲皮素 -3- 甲醚、高良姜素等。

【功能与主治】散寒燥湿，醒脾消食。用于脘腹冷痛，食积胀满，呕吐泄泻，饮酒过多。用量 3～6g。

课堂活动

如何区别豆蔻与红豆蔻？

益智（ALPINIAE OXYPHYLLAE FRUCTUS）

【来源】姜科植物益智 *Alpinia oxyphylla* Miq. 的干燥成熟果实。

【产地】主产于广东、海南、广西等地。

【采收加工】夏、秋间果实由绿变红时采收，晒干或低温干燥。

【性状鉴别】本品呈椭圆形，两端略尖，长 1.2 ～ 2cm，直径 1 ～ 1.3cm。表面棕色或灰棕色，有纵向凹凸不平的突起棱线 13 ～ 20 条，顶端有花被残基，基部常残存果梗。果皮薄而稍韧，与种子紧贴，种子集结成团，中有隔膜将种子团分为 3 瓣，每瓣有种子 6 ～ 11 粒。种子呈不规则的扁圆形，略有钝棱，直径约 3mm，表面灰褐色或灰黄色，外被淡棕色膜质的假种皮；质硬，胚乳白色。有特异香气，味辛、微苦。以粒大饱满、气味浓者为佳。见彩图 9-52。

【化学成分】主要含挥发油。

【功能与主治】暖肾固精缩尿，温脾止泻摄唾。用于肾虚遗尿，小便频数，遗精白浊，脾寒泄泻，腹中冷痛，口多唾涎。用量 3 ～ 10g。

课堂活动

如何区别砂仁、草果、益智？

槐角（SOPHORAE FRUCTUS）

【来源】豆科植物槐 *Sophora japonica* L. 的干燥成熟果实。

【产地】南北各地均多栽培，以北方最为常见。

【采收加工】冬季采收，除去杂质，干燥。

【性状鉴别】本品呈连珠状，长 1 ～ 6cm，直径 0.6 ～ 1cm。表面黄绿色或黄褐色，皱缩而粗糙，背缝线一侧呈黄色。质柔润，干燥皱缩，易在收缩处折断，断面黄绿色，有黏性。种子 1 ～ 6 粒，肾形，长约 8mm，表面光滑，棕黑色，一侧有灰白色圆形种脐；质坚硬，子叶 2，黄绿色。果肉气微，味苦，种子嚼之有豆腥气。以肥大、角长、黄绿色、充实饱满、整齐、身干、无杂质者为佳。见彩图 9-53。

【化学成分】含槐角苷等。

【功能与主治】清热泻火，凉血止血。用于肠热便血，痔肿出血，肝热头痛，眩晕目赤。用量 6 ～ 9g。

丝瓜络（LUFFAE FRUCTUS RETINERVUS）

【来源】葫芦科植物丝瓜 *Luffa cylindrica*（L.）Roem. 的干燥成熟果实的维管束。

【产地】全国各地均产。

【采收加工】夏秋两季果实成熟、果皮变黄、内部干枯时采摘，除去外皮和果肉，洗净，晒干，除去种子。

【性状鉴别】本品为丝状维管束交织而成，多呈长棱形或长圆筒形，略弯曲，长 30 ～ 70cm，直径 7～10cm。表面黄白色。体轻，质韧，有弹性，不能折断。横切面可见子房 3 室，呈空洞状。气微，味淡。以个大、完整、筋络清晰、质韧、色淡黄白色、无种子者为佳。见彩图 9-54。

【功能与主治】祛风，通络，活血，下乳。用于痹痛拘挛，胸胁胀痛，乳汁不通，乳痈肿痛。用量 5～12g。

任务实施

表 9-14 《果实类中药鉴定 4》学习任务单

班级		姓名		学号	成绩	
序号	中药正名	科属		入药部位	主要鉴别特征	
1						
2						
3						
4						
5						
6						
7						
8						
9						
10						
11						
12						
13						
14						
15						
16						

02 任务二 种子类中药鉴定

● 子任务：种子类中药鉴定1

学习目标

❶ 知识目标

（1）掌握：葶苈子的来源、性状。

（2）熟悉：葶苈子的产地、成分。

（3）了解：白果、柏子仁、榧子、王不留行、莲子、芡实、肉豆蔻、芥子的来源、性状。

❷ 能力目标

（1）能够正确识别本次课所学的药材，区分真伪。

（2）逐步提升阅读能力、观察能力、综合分析能力。

❸ 素质目标

（1）培养依法鉴定、资源保护、安全合理用药的意识。

（2）树立认真、严谨、实事求是、精益求精的工作态度。

（3）增强团队合作意识，锻炼与人沟通能力，培养创新精神。

知识基础

白果（GINKGO SEMEN）

【来源】银杏科植物银杏 *Ginkgo biloba* L. 的干燥成熟种子。

【产地】全国各地广为栽培。

【采收加工】秋季种子成熟时采收，除去肉质外种皮，洗净，稍蒸或略煮后，烘干。

【性状鉴别】本品略呈椭圆形，一端稍尖，另一端钝，长 1.5～2.5cm，宽 1～2cm，厚约1cm。表面黄白色或淡棕黄色，平滑，具 2～3 条棱线。中种皮（壳）骨质，坚硬。内种皮膜质，种仁宽卵球形或椭圆形，一端淡棕色，另一端金黄色，横断面外层黄色，胶质样，内层淡黄色或淡绿色，粉性，中间有空隙。气微，味甘、微苦。见彩图 9-55。

【化学成分】含银杏内酯、槲皮素、芦丁、白果素、银杏素、白果酸、白果酚、银杏醇、钙、磷、铁、胡萝卜素等；尚含少量氰苷、赤霉素等。

【功能与主治】敛肺定喘，止带缩尿。用于痰多喘咳，带下白浊，遗尿尿频。用量 5～10g。生食有毒。

柏子仁（PLATYCLADI SEMEN）

【来源】柏科植物侧柏 *Platycladus orientalis*（L.）Franco 的干燥成熟种仁。

【产地】主产于山东、河南、河北等地。

【采收加工】秋、冬二季采收成熟种子，晒干，除去种皮，收集仁。

【性状鉴别】本品呈长卵形或长椭圆形，长 4～7mm，直径 1.5～3mm。表面黄白色或淡黄棕色，外包膜质内种皮，顶端略尖，有深褐色的小点，基部钝圆。质软，富油性。气微香，味淡。

【化学成分】含脂肪油、挥发油、皂苷、蛋白质、钙、磷、铁及多种维生素等。

【功能与主治】养心安神，润肠通便，止汗。用于阴血不足，虚烦失眠，心悸怔忡，肠燥便秘，阴虚盗汗。用量 3～10g。

课堂活动

根据柏子仁的化学成分，谈谈如何对其储存养护？

榧子（TORREYAE SEMEN）

【来源】红豆杉科植物榧 *Torreya grandis* Fort. 的干燥成熟种子。

【产地】主产于浙江、江苏、安徽等地。

【采收加工】秋季种子成熟时采收，除去肉质假种皮，洗净，晒干。

【性状鉴别】本品呈卵圆形或长卵圆形，长 2～3.5cm，直径 1.3～2cm。表面灰黄色或淡黄棕色，有纵皱纹，一端钝圆，可见椭圆形的种脐，另一端稍尖。种皮质硬，厚约 1mm。种仁表面皱缩，外胚乳灰褐色，膜质；内胚乳黄白色，肥大，富油性。气微，味微甜而涩。见彩图 9-56。

【化学成分】含脂肪油、草酸、葡萄糖、多糖、鞣质、挥发油等。

【功能与主治】杀虫消积，润肺止咳，润燥通便。用于钩虫病、蛔虫病、绦虫病，虫积腹痛，小儿疳积，肺燥咳嗽，大便秘结。用量 9～15g。

王不留行（VACCARIAE SEMEN）

【来源】石竹科植物麦蓝菜 *Vaccaria segetalis*（Neck.）Garcke 的干燥成熟种子。

【产地】主产于江苏、河北等地。

【采收加工】夏季果实成熟、果皮尚未开裂时采割植株，晒干，打下种子，除去杂质，再晒干。

【性状鉴别】

1. 药材　本品呈球形，直径约 2mm。表面黑色，少数红棕色，略有光泽，有细密颗粒状突起，一侧有 1 凹陷的纵沟。质硬。胚乳白色，胚弯曲成环，子叶 2。气微，味微涩、苦。

2. 饮片　炒王不留行：取净王不留行，照清炒法（通则 0213）炒至大多数爆开白花。本品呈类球形爆花状，表面白色，质松脆。见彩图 9–57。

【化学成分】含王不留行黄酮苷、王不留行皂苷、棉籽糖等。

【功能与主治】活血通经，下乳消肿，利尿通淋。用于经闭，痛经，乳汁不下，乳痈肿痛，淋证涩痛。用量 5 ~ 10g。

莲子（NELUMBINIS SEMEN）

【来源】睡莲科植物莲 *Nelumbo nucifera* Gaertn. 的干燥成熟种子。

【产地】主产于浙江、湖南、江苏、安徽等地。

【采收加工】秋季果实成熟时采割莲房，取出果实，除去果皮，干燥，或除去莲子心后干燥。

【性状鉴别】本品略呈椭圆形或类球形，长 1.2 ~ 1.8cm，直径 0.8 ~ 1.4cm。表面红棕色，有细纵纹和较宽的脉纹。一端中心呈乳头状突起，棕褐色，多有裂口，其周边略下陷。质硬，种皮薄，不易剥离。子叶 2，黄白色，肥厚，中有空隙，具绿色莲子心；或底部具有一小孔，不具莲子心。气微，味甘、微涩；莲子心味苦。见彩图 9–58。

【化学成分】含淀粉、β – 谷甾醇、生物碱、维生素，以及钙、磷、铁等。

【功能与主治】补脾止泻，止带，益肾涩精，养心安神。用于脾虚泄泻，带下，遗精，心悸失眠。用量 6 ~ 15g。

【附药】

1. 莲子心　睡莲科植物莲 *Nelumbo nucifera* Gaertn. 的成熟种子中的干燥幼叶及胚根。取出，晒干。本品略呈细圆柱形，长 1 ~ 1.4cm，直径约 0.2cm。幼叶绿色，一长一短，卷成箭形，先端向下反折，两幼叶间可见细小胚芽。胚根圆柱形，长约 3mm，黄白色。质脆，易折断，断面有数个小孔。气微，味苦。

2. 荷叶　睡莲科植物莲 *Nelumbo nucifera* Gaertn. 的干燥叶。夏、秋两季采收，晒至七八成干时，除去叶柄，折成半圆形或折扇形，干燥。药材呈半圆形或折扇形，展开后呈类圆形，全缘或稍呈波状，直径 20 ~ 50cm。上表面深绿色或黄绿色，较粗糙；下表面淡灰棕色，较光滑，有粗脉 21 ~ 22 条，自中心向四周射出；中心有突起的叶柄残基。质脆，易破碎。稍有清香气，味微苦。饮片呈不规则的丝状。上表面深绿色或黄绿色，较粗糙；下表面淡灰棕色，较光滑，叶脉明显突起。质脆，易破碎。稍有清香气，味微苦。

3. 藕节　睡莲科植物莲 *Nelumbo nucifera* Gaertn. 的干燥根茎节部。秋、冬二季采挖根茎（藕），切取节部，洗净，晒干，除去须根。本品呈短圆柱形，中部稍膨大，长 2 ～ 4cm，直径约 2cm。表面灰黄色至灰棕色，有残存的须根和须根痕，偶见暗红棕色的鳞叶残基。两端有残留的藕，表面皱缩有纵纹。质硬，断面有多数类圆形的孔。气微，味微甘、涩。

芡实（EURYALES SEMEN）

【来源】睡莲科植物芡 *Euryale ferox* Salisb. 的干燥成熟种仁。

【产地】主产于广东、湖南、江苏、安徽等湖泊地区，其他地区亦多有产。

【采收加工】秋末冬初采收成熟果实，除去果皮，取出种子，洗净，再除去硬壳（外种皮），晒干。

【性状鉴别】本品呈类球形，多为破粒，完整者直径 5 ～ 8mm。表面有棕红色或红褐色内种皮，一端黄白色，约占全体 1/3，有凹点状的种脐痕，除去内种皮显白色。质较硬，断面白色，粉性。气微，味淡。见彩图 9-59。

【化学成分】含有淀粉、核黄素、脂肪、微量元素和维生素等营养成分。

【功能与主治】益肾固精，补脾止泻，除湿止带。用于遗精滑精，遗尿尿频，脾虚久泻，白浊，带下。用量 9 ～ 15g。

肉豆蔻（MYRISTICAE SEMEN）

【来源】肉豆蔻科植物肉豆蔻 *Myristica fragrans* Houtt. 的干燥种仁。

【产地】主产于马来西亚、印度尼西亚、斯里兰卡等国；我国广东、广西、云南有栽培。

【采收加工】4 ～ 6 月及 11 ～ 12 月两次采收成熟果实，割开果皮，剥下假种皮，再击破壳状种皮，将种仁放入石灰乳中浸一天，然后低温烘干，或不浸石灰乳而直接烘干。

【性状鉴别】本品呈卵圆形或椭圆形，长 2 ～ 3cm，直径 1.5 ～ 2.5cm。表面灰棕色或灰黄色，有时外被白粉（石灰粉末）。全体有浅色纵行沟纹和不规则网状沟纹。种脐位于宽端，呈浅色圆形突起，合点呈暗凹陷。种脊呈纵沟状，连接两端。质坚，断面显棕黄色相杂的大理石花纹，宽端可见干燥皱缩的胚，富油性。气香浓烈，味辛。见彩图 9-60。

【化学成分】含挥发油、齐墩果酸、脂肪油等。挥发油主要为肉豆蔻醚、黄樟醚、丁香油酚、α‐蒎烯等，其毒性成分主要为肉豆蔻醚。

【功能与主治】温中行气，涩肠止泻。用于脾胃虚寒，久泻不止，脘腹胀痛，食少呕吐。用量 3 ～ 10g。

【附药】

肉豆蔻衣　又称"肉豆蔻花"或"玉果花"，为肉豆蔻的干燥假种皮。本品呈扁分枝状，棕红色，质脆易碎。气芳香。

葶苈子（DESCURAINIAE SEMEN LEPIDII SEMEN）

【来源】十字花科植物播娘蒿 *Descurainia sophia*（L.）Webb. ex Prantl. 或独行菜 *Lepidium apetalum* Willd. 的干燥成熟种子。前者习称"南葶苈子"，后者习称"北葶苈子"。

【产地】播娘蒿主产于华东、中南等地区；独行菜主产于华北、东北等地区。

【采收加工】夏季果实成熟时采割植株，晒干，搓出种子，除去杂质。

【性状鉴别】

1. 南葶苈子 本品呈长圆形略扁，长 0.8 ～ 1.2mm，宽 0.5mm。表面棕色或红棕色，微有光泽，有细密网纹，具纵沟 2 条，其中 1 条较明显。一端钝圆，另一端微凹或较平截，种脐类白色，位于凹入端或平截处。气微，味微辛、苦，略带黏性。见彩图 9-61。

2. 北葶苈子 本品呈扁卵形，长 1 ～ 1.5mm，宽 0.5 ～ 1mm。一端钝圆，另一端尖而微凹，种脐位于凹入端。味微辛辣，黏性较强。

【鉴别】

1. 黏液层检查 取本品少量，加水浸泡后，用放大镜观察，南葶苈子透明状黏液层薄，厚度约为种子宽度的 1/5 以下。北葶苈子透明状黏液层较厚，厚度可超过种子宽度的 1/2 以上。

2. 膨胀度 取本品 0.6g，称定重量，照膨胀度测定法（通则 2101）测定。南葶苈子不得低于 3，北葶苈子不得低于 12。

【化学成分】含强心苷类、异硫氰酸类、环硫丁烷衍生物、丁烯腈、二烯丙基二硫化物等。

【含量测定】按 HPLC 法测定，南葶苈子含槲皮素 $-3-O-\beta-D-$ 葡萄糖 $-7-O-\beta-D-$ 龙胆双糖苷（$C_{33}H_{40}O_{22}$）不得少于 0.075%。

【功能与主治】泻肺平喘，行水消肿。用于痰涎壅肺，喘咳痰多，胸胁胀满，不得平卧，胸腹水肿，小便不利。用量 3 ～ 10g，包煎。

芥子（SINAPIS SEMEN）

【来源】十字花科植物白芥 *Sinapis alba* L. 或芥 *Brassica juncea*（L.）Czern. et Coss. 的干燥成熟种子。前者习称"白芥子"，后者习称"黄芥子"。

【产地】白芥子主产于安徽、河南、四川等地；黄芥子全国各地均有栽培。

【采收加工】夏末秋初果实成熟时采割植株，晒干，打下种子，除去杂质。

【性状鉴别】

1. 白芥子 本品呈球形，直径 1.5 ～ 2.5mm。表面灰白色至淡黄色，具细微的网纹，有明显的点状种脐。种皮薄而脆，破开后内有白色折叠的子叶，中间包有胚根，有油性。气微，味辛辣。见彩图 9-62。

2. 黄芥子 本品较小，直径 1 ～ 2mm。表面黄色至棕黄色，少数呈暗红棕色。研碎后加水浸湿，则产生辛烈的特异臭气。见彩图 9-63。

【化学成分】含芥子碱、芥子苷、芥子酶、芥子酸等。

【功能与主治】温肺豁痰利气，散结通络止痛。用于寒痰咳嗽，胸胁胀痛，痰滞经络，关节麻木、疼痛，痰湿流注，阴疽肿毒。用量 3 ～ 9g。

任务实施

表 9-15 《种子类中药鉴定 1》学习任务单

班级　　　　姓名　　　　　学号　　　　　成绩

序号	中药正名	科属	入药部位	主要鉴别特征
1				
2				
3				
4				
5				
6				
7				
8				
9				

二 子任务：种子类中药鉴定2

学习目标

❶ 知识目标

（1）掌握：苦杏仁的来源、性状。

（2）熟悉：苦杏仁的产地、成分；桃仁、沙苑子、决明子、酸枣仁的来源、性状。

（3）了解：桃仁、沙苑子、决明子、酸枣仁的产地；郁李仁、胡芦巴、白扁豆、淡豆豉、千金子、胖大海的来源、性状。

❷ 能力目标

（1）能够正确识别本次课所学的药材，区分真伪。

（2）逐步提升阅读能力、观察能力、综合分析能力。

❸ 素质目标

（1）培养依法鉴定、资源保护、安全合理用药的意识。

（2）树立认真、严谨、实事求是、精益求精的工作态度。

（3）增强团队合作意识，锻炼与人沟通能力，培养创新精神。

知识基础

苦杏仁（ARMENIACAE SEMEN AMARUM）

【来源】蔷薇科植物山杏 *Prunus armeniaca* L. var. *ansu* Maxim.、西伯利亚杏 *Prunus sibirica* L.、东北杏 *Prunus mandshurica*（Maxim.）Koehne 或杏 *Prunus armeniaca* L. 的干燥成熟种子。

【产地】山杏主产于辽宁、河北等地，多野生，亦有栽培；西伯利亚杏主产于东北、华北等地，野生；东北杏主产于东北等地，野生；杏主产于东北、华北及西北等地，系栽培。

【采收加工】夏季采收成熟果实，除去果肉和核壳，取出种子，晒干。

【性状鉴别】本品呈扁心形，长 1 ～ 1.9cm，宽 0.8 ～ 1.5cm，厚 0.5 ～ 0.8cm。表面黄棕色至深棕色，一端尖，另一端钝圆，肥厚，左右不对称，尖端一侧有短线形种脐，圆端合点处向上具多数深棕色的脉纹。种皮薄，子叶 2，乳白色，富油性。气微，味苦。见彩图 9-64。

【规格等级】见表 9-16。

表 9-16　苦杏仁的规格等级

规格	等级	性状描述	
		共同点	区别点
苦杏仁	选货	本品呈扁心形，长 1～1.9cm，宽 0.8～1.5cm，厚 0.5～0.8cm。表面黄棕色至深棕色，一端尖，另一端钝圆，肥厚，左右不对称，尖端一侧有短线形种脐，圆端合点处向上具多数深棕色的脉纹。种皮薄，子叶 2，乳白色，富油性。气微，味苦。无走油、虫蛀和霉变。杂质≤3%	长宽平均较大且饱满，破碎度≤1%
	统货		不按直径大小分等，破碎度≤3%

【化学成分】含苦杏仁苷、苦杏仁酶、脂肪油等。

【含量测定】按 HPLC 法测定，含苦杏仁苷（$C_{20}H_{27}NO_{11}$）不得少于 3.0%。

【功能与主治】降气止咳平喘，润肠通便。用于咳嗽气喘，胸满痰多，肠燥便秘。用量 5～10g，生品入煎剂后下。内服不宜过量，以免中毒。

桃仁（PERSICAE SEMEN）

【来源】蔷薇科植物桃 *Prunus persica*（L.）Batsch 或山桃 *Prunus davidiana*（Carr.）Franch. 的干燥成熟种子。

【产地】主产于四川、陕西等地。

【采收加工】果实成熟后采收，除去果肉和核壳，取出种子，晒干。

【性状鉴别】

1. 桃仁　本品呈扁长卵形，长 1.2～1.8cm，宽 0.8～1.2cm，厚 0.2～0.4cm。表面黄棕色至红棕色，密布颗粒状突起。一端尖，中部膨大，另一端钝圆稍偏斜，边缘较薄。尖端一侧有短线形种脐，圆端有颜色略深不甚明显的合点，自合点处散出多数纵向维管束。种皮薄，子叶 2，类白色，富油性。气微，味微苦。见彩图 9-65。

2. 山桃仁　本品呈类卵圆形，较小而肥厚，长约 0.9cm，宽约 0.7cm，厚约 0.5cm。

【化学成分】含苦杏仁苷、苦杏仁酶、尿囊素酶等。

【功能与主治】活血祛瘀，润肠通便，止咳平喘。用于经闭痛经，癥瘕痞块，肺痈肠痈，跌仆损伤，肠燥便秘，咳嗽气喘。用量 5～10g。

课堂活动

如何区别苦杏仁与桃仁？

【附药】

瘪桃干　又名碧桃干，为桃的干燥未成熟果实。本品呈长卵形，先端尖，基部不对称；表面黄绿色至棕色，具网状皱缩的纹理，并密被黄白色柔毛；质坚硬，击开后内果皮厚而光滑，内含种子1枚。气微，味微酸。功能：止汗，止血。

郁李仁（PRUNI SEMEN）

【来源】蔷薇科植物欧李 *Prunus humilis* Bge.、郁李 *Prunus japonica* Thunb. 或长柄扁桃 *Prunus pedunculata* Maxim. 的干燥成熟种子。前两种习称"小李仁"，后一种习称"大李仁"。

【产地】欧李主产于辽宁、黑龙江等地；郁李主产于华东及河北等地；长柄扁桃主产于内蒙古等地。

【采收加工】夏、秋两季采收成熟果实，除去果肉和核壳，取出种子，干燥。

【性状鉴别】

1. 小李仁 本品呈卵形，长 5～8mm，直径 3～5mm。表面黄白色或浅棕色，一端尖，另一端钝圆。尖端一侧有线形种脐，圆端中央有深色合点，自合点处向上具多条纵向维管束脉纹。种皮薄，子叶2，乳白色，富油性。气微，味微苦。见彩图 9-66。

2. 大李仁 本品长 6～10mm，直径 5～7mm。表面黄棕色。

【化学成分】含苦杏仁苷、脂肪油等。

【功能与主治】润肠通便，下气利水。用于津枯肠燥，食积气滞，腹胀便秘，水肿，脚气，小便不利。用量 6～10g。

沙苑子（ASTRAGALI COMPLANATI SEMEN）

【来源】豆科植物扁茎黄芪 *Astragalus complanatus* R. Br. 的干燥成熟种子。

【产地】主产于陕西、河北等地。

【采收加工】秋末冬初果实成熟尚未开裂时采割植株，晒干，打下种子，除去杂质，晒干。

【性状鉴别】本品略呈肾形而稍扁，长 2～2.5mm，宽 1.5～2mm，厚约 1mm。表面光滑，褐绿色或灰褐色，边缘一侧微凹处具圆形种脐。质坚硬，不易破碎。子叶2，淡黄色，胚根弯曲，长约 1mm。气微，味淡，嚼之有豆腥味。见彩图 9-67。

【化学成分】含沙苑子苷、杨梅皮素、紫云英苷等。

【功能与主治】补肾助阳，固精缩尿，养肝明目。用于肾虚腰痛，遗精早泄，遗尿尿频，白浊带下，眩晕，目暗昏花。用量 9～15g。

【伪品】

1. 同属植物华黄芪的干燥成熟种子。药材呈规则肾形，饱满；表面暗绿色或棕绿色；种脐长条形。

2. 同属植物紫云英的干燥成熟种子。药材呈斜方状肾形，两侧压扁，长 3～3.5mm，宽 1.5～2mm；表面黄绿色或棕黄色；种脐长条形。

3. 同属直立黄芪的干燥成熟种子。较沙苑子小，呈不规则肾形，稍扁；表面绿棕色或褐绿色；放大镜下可见黑褐色斑点。嚼之有麻舌感。

4. 豆科植物猪屎豆的干燥成熟种子。药材呈三角状肾形，一端较宽，圆截形而下弯成钩状，长 2.5～3.5mm，宽 2～2.5mm；表面黄绿色或淡黄棕色；种脐三角形。

5.田皂角的干燥成熟种子。药材呈肾形或长椭圆形，长 3 ~ 3.5mm，宽 2 ~ 2.5mm；表面棕黑色或黑色；种脐长圆形。

决明子（CASSIAE SEMEN）

【来源】豆科植物钝叶决明 *Cassia obtusifolia* L. 或决明（小决明）*Cassia tora* L. 的干燥成熟种子。

【产地】主产于安徽、江苏、广东等地。

【采收加工】秋季采收成熟果实，晒干，打下种子，除去杂质。

【性状鉴别】

1.决明（钝叶决明） 本品略呈菱方形或短圆柱形，两端平行倾斜，长 3 ~ 7mm，宽 2 ~ 4mm。表面绿棕色或暗棕色，平滑有光泽。一端较平坦，另一端斜尖，背腹面各有 1 条突起的棱线，棱线两侧各有 1 条斜向对称而色较浅的线形凹纹。质坚硬，不易破碎。种皮薄，子叶 2，黄色，呈 "S" 形折曲并重叠。气微，味微苦。见彩图 9-68。

2.小决明 本品呈短圆柱形，较小，长 3 ~ 5mm，宽 2 ~ 3mm。表面棱线两侧各有 1 片宽广的浅黄棕色带。

【化学成分】含大黄酚、大黄素、决明苷等。

【功能与主治】清热明目，润肠通便。用于目赤涩痛，羞明多泪，头痛眩晕，目暗不明，大便秘结。用量 9 ~ 15g。

胡芦巴（TRIGONELLAE SEMEN）

【来源】豆科植物胡芦巴 *Trigonella foenum-graecum* L. 的干燥成熟种子。

【产地】主产于安徽、四川、河南等地。

【采收加工】夏季果实成熟时采割植株，晒干，打下种子，除去杂质。

【性状鉴别】本品略呈斜方形或矩形，长 3 ~ 4mm，宽 2 ~ 3mm，厚约 2mm。表面黄绿色或黄棕色，平滑，两侧各具一深斜沟，相交处有点状种脐。质坚硬，不易破碎。种皮薄，胚乳呈半透明状，具黏性；子叶 2，淡黄色，胚根弯曲，肥大而长。气香，味微苦。见彩图 9-69。

【化学成分】含胡芦巴碱、胆碱、皂苷、牡荆素、异牡荆素、胡芦巴苷等。

【功能与主治】温肾助阳，祛寒止痛。用于肾阳不足，下元虚冷，小腹冷痛，寒疝腹痛，寒湿脚气。用量 5 ~ 10g。

白扁豆（LABLAB SEMEN ALBUM）

【来源】豆科植物扁豆 *Dolichos lablab* L. 的干燥成熟种子。

【产地】全国各地均有栽培。

【采收加工】秋、冬二季采收成熟果实，晒干，取出种子，再晒干。

【性状鉴别】本品呈扁椭圆形或扁卵圆形，长 8 ~ 13mm，宽 6 ~ 9mm，厚约 7mm。表面淡黄白色或淡黄色，平滑，略有光泽，一侧边缘有隆起的白色眉状种阜。质坚硬。种皮薄而脆，子叶 2，肥厚，黄白色。气微，味淡，嚼之有豆腥气。见彩图 9-70。

【化学成分】含棕榈酸、亚油酸、反油酸、油酸、硬脂酸、花生酸、胡芦巴碱、蛋氨酸、亮氨酸、苏氨酸、维生素 B_1 及维生素 C、胡萝卜素等。

【功能与主治】健脾化湿，和中消暑。用于脾胃虚弱，食欲不振，大便溏泻，白带过多，暑湿吐泻，胸闷腹胀。炒白扁豆健脾化湿。用于脾虚泄泻，白带过多。用量 9 ～ 15g。

淡豆豉（SOJAE SEMEN PRAEPARATUM）

【来源】豆科植物大豆 *Glycine max*（L.）Merr. 的干燥成熟种子（黑豆）的发酵加工品。

【采收加工】取桑叶、青蒿各 70 ～ 100g，加水煎煮，滤过，煎液拌入净大豆 1000g 中，俟吸尽后，蒸透，取出，稍晾，再置容器内，用煎过的桑叶、青蒿渣覆盖，闷使发酵至黄衣上遍时，取出，除去药渣，洗净，置容器内再闷 15 ～ 20 天，至充分发酵、香气溢出时，取出，略蒸，干燥，即得。

【性状鉴别】本品呈椭圆形，略扁，长 0.6 ～ 1cm，直径 0.5 ～ 0.7cm。表面黑色，皱缩不平，种皮未破损者，可见一侧有长椭圆形种脐。质稍柔软或脆，断面棕黑色。气香，味微甘。见彩图 9-71。

【化学成分】含维生素 B_1、维生素 B_2、菸酸、钙、铁、磷、氨基酸、四甲基吡嗪等。

【功能与主治】解表，除烦，宣发郁热。用于感冒，寒热头痛，烦躁胸闷，虚烦不眠。用量 6 ～ 12g。

千金子（EUPHORBIAE SEMEN）

【来源】大戟科植物续随子 *Euphorbia lathyris* L. 的干燥成熟种子。

【产地】主产于河北、河南等地。

【采收加工】夏、秋两季果实成熟时采收，除去杂质，干燥。

【性状鉴别】本品呈椭圆形或倒卵形，长约 5mm，直径约 4mm。表面灰棕色或灰褐色，具不规则网状皱纹，网孔凹陷处灰黑色，形成细斑点。一侧有纵沟状种脊，顶端为突起的合点，下端为线形种脐，基部有类白色突起的种阜或具脱落后的疤痕。种皮薄脆，种仁白色或黄白色，富油质。气微，味辛。见彩图 9-72。

【化学成分】主要含脂肪油及千金子甾醇等。

【功能与主治】泻下逐水，破血消癥；外用疗癣蚀疣。用于二便不通，水肿，痰饮，积滞胀满，血瘀经闭；外治顽癣，赘疣。用量 1 ～ 2g，去壳，去油用，多入丸散服。外用适量，捣烂敷患处。孕妇禁用，以免中毒。

【附药】

千金子霜　千金子的炮制加工品。本品为均匀、疏松的淡黄色粉末，微显油性。味辛辣。含脂肪油应为 18.0% ～ 20.0%。

酸枣仁（ZIZIPHI SPINOSAE SEMEN）

【来源】鼠李科植物酸枣 *Ziziphus jujuba* Mill. var. *spinosa*（Bunge）Hu ex H. F. Chou 的干燥成熟种子。

【产地】主产于河北、陕西等地。

【采收加工】秋末冬初采收成熟果实，除去果肉和核壳，收集种子，晒干。

【性状鉴别】本品呈扁圆形或扁椭圆形，长 5～9mm，宽 5～7mm，厚约 3mm。表面紫红色或紫褐色，平滑有光泽，有的有裂纹。有的两面均呈圆隆状突起；有的一面较平坦，中间有 1 条隆起的纵线纹；另一面稍突起。一端凹陷，可见线形种脐；另一端有细小突起的合点。种皮较脆，胚乳白色，子叶 2，浅黄色，富油性。气微，味淡。见彩图 9-73。

【化学成分】含酸枣仁皂苷 A、酸枣仁皂苷 B、斯皮诺素、白桦脂酸、白桦脂醇等。

【功能与主治】养心补肝，宁心安神，敛汗，生津。用于虚烦不眠，惊悸多梦，体虚多汗，津伤口渴。用量 10～15g。

【伪品】

1.滇枣仁　又称缅枣仁、理枣仁，为鼠李科植物滇刺枣的干燥成熟种子。本品呈扁圆形或略呈扁心形，长 4～8mm，宽 4～8mm，厚 1～3mm；表面光滑，有光泽，淡黄色至棕黄色，可见色较淡的麻点。有的中间略显钝纵棱。气微，味淡。

2.枳椇子　鼠李科植物枳椇的干燥成熟种子。鉴别要点：类圆形，较小；背面微隆起，腹面较平坦，有纵行隆起种脊；表面红棕色、棕黑色或绿棕色，平滑，有强烈的光泽。

课堂活动

2023 年中药市场酸枣仁价格暴涨到每公斤千元，结合所学知识谈一谈影响中药价格的因素，如何理解中药资源的可持续发展？

胖大海（STERCULIAE LYCHNOPHORAE SEMEN）

【来源】梧桐科植物胖大海 *Sterculia lychnophora* Hance 的干燥成熟种子。

【产地】主产于越南、泰国、印度尼西亚和马来西亚等国。

【采收加工】4～6 月摘取成熟的种子，晒干。

【性状鉴别】本品呈纺锤形或椭圆形，长 2～3cm，直径 1～1.5cm。先端钝圆，基部略尖而歪，具浅色的圆形种脐。表面棕色或暗棕色，微有光泽，具不规则的干缩皱纹。外层种皮极薄，质脆，易脱落。中层种皮较厚，黑褐色，质松易碎，遇水膨胀成海绵状。断面可见散在的树脂状小点。内层种皮可与中层种皮剥离，稍革质，内有 2 片肥厚胚乳，广卵形；子叶 2 枚，菲薄，紧贴于胚乳内侧，与胚乳等大。气微，味淡，嚼之有黏性。见彩图 9-74。

【化学成分】含聚戊糖、黏液质、胖大海素、脂肪油等。

【功能与主治】清热润肺，利咽开音，润肠通便。用于肺热声哑，干咳无痰，咽喉干痛，热结便闭，头痛目赤。用量 2～3 枚，沸水泡服或煎服。

企业视角

在中药验收过程中发现，有的胖大海表面看着没有问题，但是砸开后中心却霉变了。建议大家验收过程中可以砸开几个样品，留意内心的情况。如大量出现霉变，不可使用，及时处理，保证用药质量。

任务实施

表 9-17 《种子类中药鉴定 2》学习任务单

班级　　　姓名　　　　　学号　　　　成绩

序号	中药正名	科属	入药部位	主要鉴别特征
1				
2				
3				
4				
5				
6				
7				
8				
9				
10				
11				

子任务：种子类中药鉴定3

学习目标

❶ 知识目标

（1）掌握：马钱子、菟丝子、薏苡仁、槟榔的来源、性状。

（2）熟悉：马钱子、菟丝子、薏苡仁、槟榔的产地、成分；牵牛子、车前子的来源、性状。

（3）了解：牵牛子、车前子的产地；木鳖子、天仙子、木蝴蝶、韭菜子、草豆蔻、青葙子、莱菔子的来源、性状。

❷ 能力目标

（1）能够正确识别本次课所学的药材，区分真伪。

（2）逐步提升阅读能力、观察能力、综合分析能力。

❸ 素质目标

（1）培养依法鉴定、资源保护、安全合理用药的意识。

（2）树立认真、严谨、实事求是、精益求精的工作态度。

（3）增强团队合作意识，锻炼与人沟通能力，培养创新精神。

知识基础

马钱子（STRYCHNI SEMEN）

【来源】马钱科植物马钱 *Strychnos nux-vomica* L. 的干燥成熟种子。

【产地】主产于印度、越南、泰国等国。

【采收加工】冬季采收成熟果实，取出种子，晒干。

【性状鉴别】本品呈纽扣状圆板形，常一面隆起，一面稍凹下，直径 1.5 ～ 3cm，厚 0.3 ～ 0.6cm。表面密被灰棕色或灰绿色绢状茸毛，自中间向四周呈辐射状排列，有丝样光泽。边缘稍隆起，较厚，有突起的珠孔，底面中心有突起的圆点状种脐。质坚硬，平行剖面可见淡黄白色胚乳，角质状，子叶心形，叶脉 5 ～ 7 条。气微，味极苦。见彩图 9–75。

【化学成分】含士的宁（番木鳖碱）、马钱子碱等。

【含量测定】按 HPLC 法测定，含士的宁（$C_{21}H_{22}N_2O_2$）应为 1.20% ～ 2.20%，含马钱子碱（$C_{23}H_{26}N_2O_4$）不得少于 0.80%。

【功能与主治】通络止痛，散结消肿。用于跌打损伤，骨折肿痛，风湿顽痹，麻木瘫痪，痈疽疮毒，咽喉肿痛。用量 0.3 ～ 0.6g，炮制后入丸散用。孕妇禁用；不宜多服久服及生用；运动员慎用；有毒成分能经皮肤吸收，外用不宜大面积涂敷。

知识拓展

马钱子的中毒表现及解救

马钱子中毒的症状：初期出现头晕、头痛、烦躁不安、面部肌肉紧张、吞咽困难；进而伸肌与屈肌同时做极度收缩，发生典型的士的宁惊厥、痉挛，甚至角弓反张，可因呼吸肌痉挛窒息或心力衰竭而死亡。解救措施：患者需保持安静，避免声音、光线刺激（因外界刺激可引发惊厥痉挛），吸氧；清除毒物，洗胃、导泻。较大量的静脉输液，以加快排泄；对症治疗，痉挛时可静注苯巴比妥钠 0.2 ～ 0.3g；肉桂煎汤或甘草煎汤饮服。

木鳖子（MOMORDICAE SEMEN）

【来源】葫芦科植物木鳖 *Momordica cochinchinensis*（Lour.）Spreng. 的干燥成熟种子。

【产地】主产于广西、四川、湖北等地。

【采收加工】冬季采收成熟果实，剖开，晒至半干，除去果肉，取出种子，干燥。

【性状鉴别】本品呈扁平圆板状，中间稍隆起或微凹陷，直径 2 ～ 4cm，厚约 0.5cm。表面灰棕色至黑褐色，有网状花纹，在边缘较大的一个齿状突起上有浅黄色种脐。外种皮质硬而脆，内种皮灰绿色，绒毛样。子叶 2，黄白色，富油性。有特殊的油腻气，味苦。见彩图 9-76。

【化学成分】含丝石竹皂苷元 3-*O*-β-D- 葡萄糖醛酸甲酯。

【功能与主治】散结消肿，攻毒疗疮。用于疮疡肿毒，乳痈，瘰疬，痔瘘，干癣，秃疮。用量 0.9 ～ 1.2g。

菟丝子（CUSCUTAE SEMEN）

【来源】旋花科植物南方菟丝子 *Cuscuta australis* R. Br. 或菟丝子 *Cuscuta chinensis* Lam. 的干燥成熟种子。

【产地】主产于江苏、辽宁等地。

【采收加工】秋季果实成熟时采收植株，晒干，打下种子，除去杂质。

【性状鉴别】本品呈类球形，直径 1 ～ 2mm。表面灰棕色至棕褐色，粗糙，种脐线形或扁圆形。质坚实，不易以指甲压碎。气微，味淡。见彩图 9-77。

【规格等级】见表9-18。

表9-18　菟丝子的规格等级

规格	等级	性状描述	
		共同点	区别点
栽培	选货	呈类球形，直径1～2mm，表面黄棕色至棕褐色，粗糙，一端有浅色近圆形微凹陷的种脐。质坚实，不易以指甲压碎，气微，味淡。无虫蛀、霉变。杂质率符合药典规定。千粒重≥0.80g	直径1～2mm，千粒重≥0.85g
	统货		直径1～2mm，千粒重≥0.80g
野生	/	呈类球形、卵形，直径1～1.8mm，表面黄棕色至棕色，粗糙，一端有微凹的线形或近圆形种脐，质坚实，不易以指甲压碎，气微，味淡。无虫蛀、霉变。杂质率符合药典规定。千粒重≥0.60g	

【鉴别】取本品少量，加沸水浸泡后，表面有黏性；加热煮至种皮破裂时，可露出黄白色卷旋状的胚，形如"吐丝"。

【化学成分】含金丝桃苷、胆甾醇、槲皮素、紫云英苷、菟丝子苷等。

【含量测定】按HPLC法测定，含金丝桃苷（$C_{21}H_{20}O_{12}$）不得少于0.10%。

【功能与主治】补益肝肾，固精缩尿，安胎，明目，止泻；外用消风祛斑。用于肝肾不足，腰膝酸软，阳痿遗精，遗尿尿频，肾虚胎漏，胎动不安，目昏耳鸣，脾肾虚泻；外治白癜风。用量6～12g。

【伪品】

1.同属植物欧洲菟丝子 *Cuscuta europaea* L. 的干燥成熟种子。种子多两粒黏结在一起，单粒呈卵圆形或不规则多面体，直径约1mm；表面灰棕色或灰绿色，常有2～3个深凹陷；种子一端有黑色小圆点，圆点中央有白色线状种脐；两粒种子黏结于一体时，种脐位于同侧且相对；加热煮至种皮破裂，露出黄白色卷旋状的胚，形如"吐丝"。气微，味微苦。

2.同属植物日本菟丝子（金灯藤）*Cuscuta japonica* Choisy 的干燥成熟种子。本品呈类椭圆形，有明显的喙状突起，直径2～3mm，表面淡褐色或黄棕色，具光泽，可见条纹状纹理；种脐下陷，线形，乳白色，胚黄色，螺旋状，无胚根及子叶，内胚乳坚硬，半透明状；沸水煮之不易破裂。气微，味苦，微甘。

3.禾本植物粟 *Setaria italica*（L.）Beauv. 的干燥成熟种子。呈类球形，直径1.2～1.6mm，表面淡黄白色，腹面有1条黄棕色的纵沟槽，放大镜下可见表面光滑；种子水煮后无"吐丝"现象；质硬，断面白色，富粉性。气微，味微甘。

4.十字花科植物芜菁 *Brassica rapa* L. 的干燥成熟种子。本品呈球形，直径约1mm；表面褐色或淡棕褐色，具有细网纹，一侧有一条隆起的胚根，一端有点状突起的种脐；质坚实。气微，味辛。

此外，尚有人为制造的大小、颜色和正品很近似的泥土球掺伪者，可将样品平铺在硬板上，用手碾搓，正品菟丝子坚硬不易碾碎，泥土球易碎。

课堂活动

如果在工作中遇到有患者质问为什么中药饮片煎煮后会发芽，你会如何为患者解答清楚呢？这提示我们应该怎样储存种子类中药？

牵牛子（PHARBITIDIS SEMEN）

【来源】旋花科植物裂叶牵牛 *Pharbitis nil*（L.）Choisy 或圆叶牵牛 *Pharbitis purpurea*（L.）Voigt 的干燥成熟种子。

【产地】主产于辽宁、山东等地。

【采收加工】秋末果实成熟、果壳未开裂时采割植株，晒干，打下种子，除去杂质。

【性状鉴别】本品似橘瓣状，长 4～8mm，宽 3～5mm。表面灰黑色或淡黄白色，背面有一条浅纵沟，腹面棱线的下端有一点状种脐，微凹。质硬，横切面可见淡黄色或黄绿色皱缩折叠的子叶，微显油性。气微，味辛、苦，有麻感。见彩图 9-78 和彩图 9-79。

【化学成分】含牵牛子苷、咖啡酸、咖啡酸乙酯、脂肪油等。

【功能与主治】泻水通便，消痰涤饮，杀虫攻积。用于水肿胀满，二便不通，痰饮积聚，气逆喘咳，虫积腹痛。用量 3～6g。入丸散服，每次 1.5～3g。孕妇禁用；不宜与巴豆、巴豆霜同用。

天仙子（HYOSCYAMI SEMEN）

【来源】茄科植物莨菪 *Hyoscyamus niger* L. 的干燥成熟种子。

【产地】主产于河南、内蒙古等地。

【采收加工】夏、秋两季果皮变黄色时，采摘果实，暴晒，打下种子，筛去果皮、枝梗，晒干。

【性状鉴别】本品呈类扁肾形或扁卵形，直径约 1mm。表面棕黄色或灰黄色，有细密的网纹，略尖的一端有点状种脐。切面灰白色，油质，有胚乳，胚弯曲。气微，味微辛。

【化学成分】含莨菪碱、东莨菪碱、阿托品、脂肪油等。

【功能与主治】解痉止痛，平喘，安神。用于胃脘挛痛，喘咳，癫狂。用量 0.06～0.6g。心脏病、心动过速、青光眼患者及孕妇禁用。

木蝴蝶（OROXYLI SEMEN）

【来源】紫葳科植物木蝴蝶 *Oroxylum indicum*（L.）Vent. 的干燥成熟种子。

【产地】主产于云南、广西、贵州等地。

【采收加工】秋、冬二季采收成熟果实，暴晒至果实开裂，取出种子，晒干。

【性状鉴别】本品为蝶形薄片，除基部外三面延长成宽大菲薄的翅，长 5～8cm，宽 3.5～4.5cm。表面浅黄白色，翅半透明，有绢丝样光泽，上有放射状纹理，边缘多破裂。体轻，剥去种皮，可见一层薄膜状的胚乳紧裹于子叶之外。子叶 2，蝶形，黄绿色或黄色，长径 1～1.5cm。气微，味微苦。见彩图 9-80。

【化学成分】含油酸、苯甲酸、木蝴蝶苷、黄芩苷、木蝴蝶素等。

【功能与主治】清肺利咽，疏肝和胃。用于肺热咳嗽，喉痹，音哑，肝胃气痛。用量 1～3g。

薏苡仁（COICIS SEMEN）

【来源】禾本科植物薏米 *Coix lacryma-jobi* L. var. *ma-yuen*（Roman.）Stapf 的干燥成熟种仁。

【产地】主产于河北、福建等地。

【采收加工】秋季果实成熟时采割植株，晒干，打下果实，再晒干，除去外壳、黄褐色种皮和杂质，收集种仁。

【性状鉴别】本品呈宽卵形或长椭圆形，长 4～8mm，宽 3～6mm。表面乳白色，光滑，偶有残存的黄褐色种皮；一端钝圆，另一端较宽而微凹，有 1 个淡棕色点状种脐；背面圆凸，腹面有 1 条较宽而深的纵沟。质坚实，断面白色，粉性。气微，味微甜。见彩图 9-81。

【规格等级】见表 9-19。

表 9-19 薏苡仁的规格等级

规格	等级	性状描述	
		共同点	区别点
国产	选货	干货。呈宽卵形或长椭圆形。表面乳白色，光滑，偶有残存的黄褐色种皮。一端钝圆，另一端较宽而微凹，有 1 个淡棕色点状种脐。背面圆凸，腹面有 1 条较宽而深的纵沟。颗粒饱满圆润，质坚实，断面白色，粉性。有米香气，味微甜。无杂质，无虫蛀、霉变，无败油味	大小较为均匀，长 0.45～0.70cm，宽 0.45～0.60cm，具有米香气，无碎粒
	统货		大小不匀，长 0.45～0.80cm，宽 0.30～0.65cm，微有米香气，碎粒 ≤ 3%
进口	/	干货。呈宽卵形或长椭圆形，颗粒相对较大。长 0.55～0.75cm，宽 0.65～0.80cm。表面乳白色，光滑，一端钝圆，另端较宽而微凹，有 1 个暗褐色点状种脐。背面圆凸，腹面有 1 条较宽而深的纵沟。颗粒饱满，断面白色，粉性。气微，味微淡。无杂质，无虫蛀、霉变	

【化学成分】含甘油三油酸酯、薏苡素、薏苡多糖等。

【含量测定】按 HPLC 法测定，含甘油三油酸酯（$C_{57}H_{104}O_6$）不得少于 0.50%。

【功能与主治】利水渗湿，健脾止泻，除痹，排脓，解毒散结。用于水肿，脚气，小便不利，脾虚泄泻，湿痹拘挛，肺痈，肠痈，赘疣，癌肿。用量 9～30g。

槟榔（ARECAE SEMEN）

【来源】棕榈科植物槟榔 *Areca catechu* L. 的干燥成熟种子。

【产地】主产于海南、云南、广东等地。

【采收加工】春末至秋初采收成熟果实，用水煮后，干燥，除去果皮，取出种子，干燥。

【性状鉴别】

1. 药材 本品呈扁球形或圆锥形，高 1.5 ~ 3.5cm，底部直径 1.5 ~ 3cm。表面淡黄棕色或淡红棕色，具稍凹下的网状沟纹，底部中心有圆形凹陷的珠孔，其旁有 1 个明显瘢痕状种脐。质坚硬，不易破碎，断面可见棕色种皮与白色胚乳相间的大理石样花纹。气微，味涩、微苦。

2. 饮片

（1）槟榔 本品呈类圆形的薄片。切面可见棕色种皮与白色胚乳相间的大理石样花纹。气微，味涩、微苦。见彩图 9-82。

（2）焦槟榔 本品呈类圆形薄片，直径 1.5 ~ 3cm，厚 1 ~ 2mm。表面焦黄色，可见大理石样花纹。质脆，易碎。气微，味涩、微苦。见彩图 9-83。

【化学成分】含生物碱，其中主要为槟榔碱、槟榔次碱、去甲基槟榔碱等。

【含量测定】按 HPLC 法测定，含槟榔碱（$C_8H_{13}NO_2$）不得少于 0.20%。

【功能与主治】杀虫，消积，行气，利水，截疟。用于绦虫病，蛔虫病，姜片虫病，虫积腹痛，积滞泻痢，里急后重，水肿脚气，疟疾。用量 3 ~ 10g；驱绦虫、姜片虫 30 ~ 60g。

【附药】

1. 大腹皮 棕榈科植物槟榔的干燥果皮。冬季至次春采收未成熟的果实，煮后干燥，纵剖两瓣，剥取果皮，习称"大腹皮"；春末至秋初采收成熟果实，煮后干燥，剥取果皮，打松，晒干，习称"大腹毛"。大腹皮略呈椭圆形或长卵形瓢状，长 4 ~ 7cm，宽 2 ~ 3.5cm，厚 0.2 ~ 0.5cm。外果皮深棕色至近黑色，具不规则的纵皱纹及隆起的横纹，顶端有花柱残痕，基部有果梗及残存萼片。内果皮凹陷，褐色或深棕色，光滑呈硬壳状。体轻，质硬，纵向撕裂后可见中果皮纤维。气微，味微涩。见彩图 9-84。

2. 大腹毛 本品略呈椭圆形或瓢状。外果皮多已脱落或残存。中果皮棕毛状，黄白色或淡棕色，疏松质柔。内果皮硬壳状，黄棕色或棕色，内表面光滑，有时纵向破裂。气微，味淡。

韭菜子（ALLII TUBEROSI SEMEN）

【来源】百合科植物韭菜 *Allium tuberosum* RottL. ex Spreng. 的干燥成熟种子。

【产地】全国各地均产。

【采收加工】秋季果实成熟时采收果序，晒干，搓出种子，除去杂质。

【性状鉴别】本品呈半圆形或半卵圆形，略扁，长 2 ~ 4mm，宽 1.5 ~ 3mm。表面黑色，一面突起，粗糙，有细密的网状皱纹，另一面微凹，皱纹不甚明显。顶端钝，基部稍尖，有点状突起的种脐。质硬。气特异，味微辛。见彩图 9-85。

【化学成分】含硫化物、苷类、维生素 C 等。

【功能与主治】温补肝肾，壮阳固精。用于肝肾亏虚，腰膝酸痛，阳痿遗精，遗尿尿频，白浊带下。用量 3 ~ 9g。

【附药】

葱子 百合科植物葱 *Allium fistulosum* L. 的干燥成熟种子。本品呈三角状卵形，一面微凹，另一面隆起，隆起面有 1 ～ 2 条棱线；长 2.5 ～ 3mm，宽 1.5 ～ 2mm；表面黑色，光滑，下端有两个小突起，一为种脐，一为珠孔；内有白色胚乳，富油性；解剖镜下观察表面有明显的覆瓦状纹理。气特异，味辛，嚼之有葱味。

草豆蔻（ALPINIAE KATSUMADAI SEMEN）

【来源】姜科植物草豆蔻 *Alpinia katsumadai* Hayata 的干燥近成熟种子。

【产地】主产于广东、广西。

【采收加工】夏、秋两季采收，晒至九成干，或用水略烫，晒至半干，除去果皮，取出种子团，晒干。

【性状鉴别】本品为类球形的种子团，直径 1.5 ～ 2.7cm。表面灰绿色至灰褐色，中间有黄白色的隔膜，将种子团分成 3 瓣，每瓣表面可见种子不少于 30 粒，粘连紧密，种子团略光滑。种子为卵圆状多面体，长 3 ～ 5mm，直径约 3mm，外被淡棕色膜质假种皮，种脊为一条纵沟，一端有种脐；质硬，将种子沿种脊纵剖两瓣，纵断面观呈斜心形，种皮沿种脊向内伸入部分约占整个表面积的 1/2；胚乳灰白色。气香，味辛、微苦。见彩图 9-86。

【化学成分】主要含挥发油及黄酮类成分。

【功能与主治】燥湿行气，温中止呕。用于寒湿内阻，脘腹胀满冷痛，嗳气呕逆，不思饮食。用量 3 ～ 6g。

课堂活动

如何区别草豆蔻与肉豆蔻？

青葙子（CELOSIAE SEMEN）

【来源】苋科植物青葙 *Celosia argentea* L. 的干燥成熟种子。

【产地】全国大部分地区均产。

【采收加工】秋季果实成熟时采割植株或摘取果穗，晒干，收集种子，除去杂质。

【性状鉴别】本品呈扁圆形，少数呈圆肾形，直径 1 ～ 1.5mm。表面黑色或红黑色，光亮，中间微隆起，侧边微凹处有种脐。种皮薄而脆。气微，味淡。见彩图 9-87。

【化学成分】含棕榈酸、硬脂酸、油酸、亚油酸，以及青葙苷 A、B 等。

【功能与主治】清肝泻火，明目退翳。用于肝热目赤，目生翳膜，视物昏花，肝火眩晕。用量 9 ～ 15g。

车前子（PLANTAGINIS SEMEN）

【来源】车前科植物车前 *Plantago asiatica* L. 或平车前 *Plantago depressa* Willd. 的干燥成熟种子。

【产地】全国各地均有分布。

【采收加工】夏、秋两季种子成熟时采收果穗，晒干，搓出种子，除去杂质。

【性状鉴别】本品呈椭圆形、不规则长圆形或三角状长圆形，略扁，长约 2mm，宽约 1mm。表面黄棕色至黑褐色，有细皱纹，一面有灰白色凹点状种脐。质硬。气微，味淡。见彩图 9-88。

【化学成分】含京尼平苷酸、毛蕊花糖苷。

【功能与主治】清热利尿通淋，渗湿止泻，明目，祛痰。用于热淋涩痛，水肿胀满，暑湿泄泻，目赤肿痛，痰热咳嗽。用量 9 ～ 15g，包煎。

【伪品】

小车前　车前科植物小车前 *Plantago minuta* Pallas 的干燥种子。本品呈椭圆状卵形或椭圆形，较大，长约 0.3cm，宽约 0.15cm。少数种子表面呈棕红色，微具光泽、略透明。多数种子背腹面中心外侧包被灰棕色膜质黏液层。背部隆起，腹面中部明显凹下，略呈船模状。气微，味稍咸。

莱菔子（RAPHANI SEMEN）

【来源】十字花科植物萝卜 *Raphanus sativus* L. 的干燥成熟种子。

【产地】全国各地均有分布。

【采收加工】夏季果实成熟时采割植株，晒干，搓出种子，除去杂质，再晒干。

【性状鉴别】本品呈类卵圆形或椭圆形，稍扁，长 2.5 ～ 4mm，宽 2 ～ 3mm。表面黄棕色、红棕色或灰棕色。一端有深棕色圆形种脐，一侧有数条纵沟。种皮薄而脆，子叶 2，黄白色，有油性。气微，味淡、微苦辛。见彩图 9-89。

【化学成分】含芥子碱、脂肪油、β - 谷甾醇、糖类，以及多种氨基酸、维生素等。

【功能与主治】消食除胀，降气化痰。用于饮食停滞，脘腹胀痛，大便秘结，积滞泻痢，痰壅喘咳。用量 5 ～ 12g。

任务实施

表 9-20　《种子类中药鉴定 3》学习任务单

班级　　　　姓名　　　　　学号　　　　　成绩

序号	中药正名	科属	入药部位	主要鉴别特征
1				
2				
3				

续表

序号	中药正名	科属	入药部位	主要鉴别特征
4				
5				
6				
7				
8				
9				
10				
11				
12				
13				

项目十　全草类中药鉴定

扫一扫，
查阅本项目数字资源

　　全草类中药是指可供药用的草本全植物体或其地上部分，故该类中药的大多数为地上部分，如薄荷、益母草、荆芥等；亦有少数带根及根茎，如蒲公英、紫花地丁、车前草等；有的则是小灌木的草质幼枝，如麻黄。

任务一 全草类中药鉴定1

学习目标

❶ 知识目标

（1）掌握：麻黄、金钱草、紫花地丁的来源、性状。

（2）熟悉：麻黄、金钱草、紫花地丁的产地、成分；仙鹤草的来源、性状。

（3）了解：仙鹤草的产地；伸筋草、木贼、鱼腥草、瞿麦、萹蓄的来源、性状。

❷ 能力目标

（1）能够正确识别本次课所学的药材，区分真伪。

（2）逐步提升阅读能力、观察能力、综合分析能力。

❸ 素质目标

（1）培养依法鉴定、资源保护、安全合理用药的意识。

（2）树立认真、严谨、实事求是、精益求精的工作态度。

（3）增强团队合作意识，锻炼与人沟通能力，培养创新精神。

知识基础

伸筋草（LYCOPODII HERBA）

【来源】石松科植物石松 *Lycopodium japonicum* Thunb. 的干燥全草。

【产地】主产于贵州、湖北、云南等地。

【采收加工】夏、秋两季茎叶茂盛时采收，除去杂质，晒干。

【性状鉴别】

1. 药材 本品匍匐茎呈细圆柱形，略弯曲，长可达 2m，直径 1～3mm，其下有黄白色细根；直立茎作二叉状分枝。叶密生茎上，螺旋状排列，皱缩弯曲，线形或针形，长 3～5mm，黄绿色至淡黄棕色，无毛，先端芒状，全缘，易碎断。质柔软，断面皮部浅黄色，木部类白色。气微，味淡。

2. 饮片 本品呈不规则的段，茎呈圆柱形，略弯曲。叶密生茎上，螺旋状排列，皱缩弯曲，线形或针形，黄绿色至淡黄棕色，先端芒状，全缘。切面皮部浅黄色，木部类白色。气微，味淡。见彩图 10-1。

【化学成分】全草含石松碱、棒石松碱、石松灵碱等生物碱，香荚兰酸、阿魏酸、壬二酸等酸性物质，芒柄花醇、伸筋草醇、石松醇、石松宁、16-氧山芝烯二醇等三萜化合物。

【功能与主治】祛风除湿，舒筋活络。用于关节酸痛，屈伸不利。用量 3～12g。

知识拓展

伸筋草的临床应用

　　伸筋草是一种广泛应用于临床的中草药，以其祛风除湿、舒筋活络的特性而在我国传统医学中占据重要地位。除了内服配伍应用，在外用疗法方面，伸筋草也有显著疗效。在各类外洗、熏蒸、膏药贴敷的处方中，伸筋草的应用极为常见，对治疗皮肤病和风湿关节痛等病症具有优异的效果。近年来，关于伸筋草外用的研究成果层出不穷。科学研究表明，伸筋草具有抗炎、镇痛、舒筋活络、抗氧化等多种药理作用。临床实践亦证实，伸筋草外用对多种疾病具有较好的治疗效果。此外，伸筋草外用的安全性较高，不良反应较少。

木贼（EQUISETI HIEMALIS HERBA）

【来源】木贼科植物木贼 *Equisetum hyemale* L. 的干燥地上部分。

【产地】主产于黑龙江、吉林、辽宁等地。

【采收加工】夏、秋两季采割，除去杂质，晒干或阴干。

【性状鉴别】

1. 药材 本品呈长管状，不分枝，长 40～60cm，直径 0.2～0.7cm。表面灰绿色或黄绿色，有 18～30 条纵棱，棱上有多数细小光亮的疣状突起；节明显，节间长 2.5～9cm，节上着生筒状鳞叶，叶鞘基部和鞘齿黑棕色，中部淡棕黄色。体轻，质脆，易折断，断面中空，周边有多数圆形的小空腔。气微，味甘淡、微涩，嚼之有沙粒感。

2. 饮片 本品呈管状的段。表面灰绿色或黄绿色，有 18～30 条纵棱，棱上有多数细小光亮的疣状突起；节明显，节上着生筒状鳞叶，叶鞘基部和鞘齿黑棕色，中部淡棕黄色。切面中空，周边有多数圆形的小空腔。气微，味甘淡、微涩，嚼之有沙粒感。见彩图 10-2。

【化学成分】地上部分含挥发油，另含生物碱及磷、硅、鞣质、皂苷等。

【功能与主治】疏散风热，明目退翳。用于风热目赤，迎风流泪，目生云翳。用量 3 ～ 9g。

麻黄（EPHEDRAE HERBA）

【来源】麻黄科植物草麻黄 *Ephedra sinica* Stapf、中麻黄 *Ephedra intermedia* Schrenk et C. A. Mey. 或木贼麻黄 *Ephedra equisetina* Bge. 的干燥草质茎。

【产地】草麻黄主产于内蒙古、山西、河北及东北等地，中麻黄主产于甘肃、青海、新疆等地，木贼麻黄主产于新疆北部。草麻黄产量最大，中麻黄次之，木贼麻黄产量极小。

【采收加工】秋季采割绿色的草质茎，晒干。

【性状鉴别】

1. 药材

（1）草麻黄　本品呈细长圆柱形，少分枝，直径 1 ～ 2mm，有的带少量棕色木质茎。表面淡绿色至黄绿色，有细纵脊线，触之微有粗糙感。节明显，节间长 2 ～ 6cm。节上有膜质鳞叶，长 3 ～ 4mm，裂片 2（稀 3），锐三角形，先端灰白色，反曲，基部联合成筒状，红棕色。体轻，质脆，易折断，断面略呈纤维性，周边绿黄色，髓部红棕色，近圆形。气微香，味涩、微苦。

（2）中麻黄　多分枝，直径 1.5 ～ 3mm。表面有粗糙感。节上膜质鳞叶长 2 ～ 3mm，裂片 3（稀 2），先端锐尖。断面髓部呈三角状圆形。

（3）木贼麻黄　较多分枝，直径 1 ～ 1.5mm。表面无粗糙感。节间长 1.5 ～ 3cm。膜质鳞叶长 1 ～ 2mm，裂片 2（稀 3），上部为短三角形，灰白色，先端多不反曲，基部棕红色至棕黑色。

2. 饮片　本品呈圆柱形的段。表面淡黄绿色至黄绿色，粗糙，有细纵脊线，节上有细小鳞叶。切面中心显红黄色。气微香，味涩、微苦。见彩图 10-3。

【规格等级】见表 10-1。

表 10-1　麻黄的规格等级

规格	等级	基原	性状描述	
			共同点	区别点
选货	/	草麻黄	干货。除去木质茎、残根及杂质。细长圆柱形，表面淡绿色至黄绿色。体轻，质脆，易折断。气微香，味涩、微苦。无杂质、虫蛀、霉变	少分枝；直径 1 ～ 2mm。表面触之微有粗糙感。节上膜质鳞叶裂片 2（稀 3），锐三角形，反曲。断面略呈纤维性，周边绿黄色，髓部红棕色，近圆形
	/	中麻黄		多分枝，直径 1.5 ～ 3mm。表面触之有粗糙感。节上膜质鳞叶裂片 3（稀 2），先端锐尖。断面髓部呈三角状圆形

续表

规格	等级	基原	性状描述	
			共同点	区别点
选货	/	木贼麻黄		较多分枝，直径 1 ～ 1.5mm。表面触之无粗糙感。节上膜质鳞叶裂片 2（稀 3），上部短三角形，先端多不反曲。断面髓部呈圆形
统货	/	/	干货。带少量木质茎及杂质。细长圆柱形，表面淡黄色。体轻，质脆，易折断。味涩、微苦	木质茎及杂质不得过 5%

【化学成分】含多种有机胺类生物碱，主要为 1– 麻黄碱、d– 伪麻黄碱，以及微量的 1–N– 甲基麻黄碱、d–N– 甲基伪麻黄碱、1– 去甲麻黄碱、d– 去甲伪麻黄碱、麻黄次碱等；木贼麻黄的总生物碱含量最高；麻黄生物碱主要存在于草质茎的髓部。尚含挥发油等。

【含量测定】按 HPLC 法测定，含盐酸麻黄碱（$C_{10}H_{15}NO \cdot HCl$）和盐酸伪麻黄碱（$C_{10}H_{15}NO \cdot HCl$）的总量不得少于 0.80%。

【功能与主治】发汗散寒，宣肺平喘，利水消肿。用于风寒感冒，胸闷喘咳，风水浮肿。蜜麻黄润肺止咳。多用于表证已解，气喘咳嗽。用量 2 ～ 10g。

【伪品】

膜果麻黄　麻黄科植物膜果麻黄 *Ephedraprzewalskii* Stapf 的茎枝。茎表面棱脊不甚明显，较浅细，长 20 ～ 30cm，直径 0.15 ～ 0.35cm，节间长 2.5 ～ 6cm。鳞叶 2 裂，全长 1/2 ～ 2/3，横断面类三角形，有时茎卷曲。

知识拓展

麻黄的管理

中药麻黄是特殊的、受管制的中药材之一。这是因为从麻黄中可以提取出麻黄碱，而麻黄碱是非法制造甲基苯丙胺（俗称"冰毒"）的主要原料。2013 年 5 月，最高人民法院、最高人民检察院、公安部、农业部、国家食品药品监督管理总局联合印发《关于进一步加强麻黄草管理严厉打击非法买卖麻黄草等违法犯罪活动的通知》（公通字〔2013〕16 号），要求进一步加强麻黄草管理，严厉打击非法买卖麻黄草等违法犯罪行为。通知中规定了收购售卖和使用企业都必须具有相关资质和各项管理制度，严格控制来源与去向流通环节，确保麻黄只用于正常临床使用。麻黄的主要成分麻黄碱可用于治疗哮喘、支气管炎等疾病，但它的含量比较低，所以正常临床使用一般不会对人体造成太大的影响。

鱼腥草（HOUTTUYNIAE HERBA）

【来源】三白草科植物蕺菜 *Houttuynia cordata* Thunb. 的新鲜全草或干燥地上部分。

【产地】主产于江苏、浙江、江西等地。鲜品全年均可采割。

【采收加工】干品夏季茎叶茂盛花穗多时采割，除去杂质，晒干。

【性状鉴别】

1. 药材

（1）鲜鱼腥草　茎呈圆柱形，长 20 ～ 45cm，直径 0.25 ～ 0.45cm，上部绿色或紫红色，下部白色，节明显，下部节上生有须根，无毛或被疏毛。叶互生，叶片心形，长 3 ～ 10cm，宽 3 ～ 11cm，先端渐尖，全缘；上表面绿色，密生腺点，下表面常紫红色；叶柄细长，基部与托叶合生成鞘状。穗状花序顶生。具鱼腥气，味涩。

（2）干鱼腥草　茎呈扁圆柱形，扭曲，表面黄棕色，具纵棱数条；质脆，易折断。叶片卷折皱缩，展平后呈心形，上表面暗黄绿色至暗棕色，下表面灰绿色或灰棕色。穗状花序黄棕色。

2. 饮片　本品为不规则的段。茎呈扁圆柱形，表面淡红棕色至黄棕色，有纵棱。叶片多破碎，黄棕色至暗棕色。穗状花序黄棕色。搓碎具鱼腥气，味涩。见彩图 10-4。

【化学成分】全草含挥发油，油中主要成分为癸酰乙醛、月桂醛、芳樟醇和甲基正壬酮，前两者有特异臭气。

【功能与主治】清热解毒，消痈排脓，利尿通淋。用于肺痈吐脓，痰热喘咳，热痢，热淋，痈肿疮毒。用量 15 ～ 25g，不宜久煎；鲜品用量加倍，水煎或捣汁服。

瞿麦（DIANTHI HERBA）

【来源】石竹科植物瞿麦 *Dianthus superbus* L. 或石竹 *Dianthus chinensis* L. 的干燥地上部分。

【产地】主产于河北、河南等地。

【采收加工】夏、秋两季花果期采割，除去杂质，干燥。

【性状鉴别】

1. 药材

（1）瞿麦　茎圆柱形，上部有分枝，长 30 ～ 60cm；表面淡绿色或黄绿色，光滑无毛，节明显，略膨大，断面中空。叶对生，多皱缩，展平叶片呈条形至条状披针形。枝端具花及果实，花萼筒状，长 2.7 ～ 3.7cm；苞片 4 ～ 6，宽卵形，长约为萼筒的 1/4；花瓣棕紫色或棕黄色，卷曲，先端深裂成丝状。蒴果长筒形，与宿萼等长。种子细小，多数。无臭，味淡。

（2）石竹　萼筒长 1.4 ～ 1.8cm；苞片长约为萼筒的 1/2；花瓣先端浅齿裂。

2. 饮片　本品呈不规则段。茎圆柱形，表面淡绿色或黄绿色，节明显，略膨大。切面中空。叶多破碎。花萼筒状，苞片 4 ～ 6。蒴果长筒形，与宿萼等长。种子细小，多数。气微，味淡。见彩图 10-5。

【化学成分】瞿麦含皂苷、糖类及微量生物碱。石竹含皂苷、挥发油等。

【功能与主治】利尿通淋，活血通经。用于热淋，血淋，石淋，小便不通，淋沥涩痛，经闭瘀阻。用量 9 ~ 15g。

萹蓄（POLYGONI AVICULARIS HERBA）

【来源】蓼科植物萹蓄 *Polygonum aviculare* L. 的干燥地上部分。

【产地】全国各地均产，以河南、四川等地产量较大。

【采收加工】夏季叶茂盛时采收，除去根及杂质，晒干。

【性状鉴别】

1. 药材　茎呈圆柱形而略扁，有分枝，长 15 ~ 40cm，直径 0.2 ~ 0.3cm。表面灰绿色或棕红色，有细密微突起的纵纹；节部稍膨大，有浅棕色膜质的托叶鞘，节间约 3cm；质硬，易折断，断面髓部白色。叶互生，近无柄或具短柄，叶片多脱落或皱缩、破碎，完整者展平后呈披针形，全缘，两面均呈棕绿色或灰绿色。气微，味微苦。

2. 饮片　本品呈不规则的段。茎呈圆柱形而略扁，表面灰绿色或棕红色，有细密微突起的纵纹；节部稍膨大，有浅棕色膜质的托叶鞘。切面髓部白色。叶片多破碎，完整者展后呈披针形，全缘。气微，味微苦。见彩图 10-6。

【化学成分】含杨梅苷、没食子酸、咖啡酸、绿原酸等。

【功能与主治】利尿通淋，杀虫，止痒。用于热淋涩痛，小便短赤，虫积腹痛，皮肤湿疹，阴痒带下。用量 9 ~ 15g。

仙鹤草（AGRIMONIAE HERBA）

【来源】蔷薇科植物龙芽草 *Agrimonia pilosa* Ledeb. 的干燥地上部分。

【产地】我国大部分地区均有分布。主产于浙江、江苏、湖北。

【采收加工】夏、秋两季茎叶茂盛时采割，除去杂质，干燥。

【性状鉴别】

1. 药材　本品长 50 ~ 100cm，全体被白色柔毛。茎下部圆柱形，直径 4 ~ 6mm，红棕色，上部方柱形，四面略凹陷，绿褐色，有纵沟及棱线，有节；体轻，质硬，易断面中空。单数羽状复叶互生，暗绿色，皱缩卷曲；质脆，易碎；叶片有大小 2 种，生于叶轴上，顶端小叶较大，完整小叶片展平后呈卵形或长椭圆形，先端尖，基部楔形，边缘有锯齿；托叶 2，抱茎，斜卵形。总状花序细长，花萼下部呈筒状，萼筒上部有钩刺，先端 5 裂，花瓣黄色。气微，味微苦。

2. 饮片　本品呈不规则段，茎多数方柱形，有纵沟和棱线，有节。切面中空。叶多破碎，暗绿色，边缘有锯齿；托叶抱茎。有时可见黄色花或带钩刺的果实。气微，味微苦。见彩图 10-7。

【化学成分】含仙鹤草素、仙鹤草内酯、鞣质（焦性儿茶酚鞣质、没食子鞣质等）、甾醇、有机酸及皂苷等。

【功能与主治】收敛止血，截疟，止痢，解毒，补虚。用于咯血，吐血，崩漏下血，疟疾，血痢，痈肿疮毒，阴痒带下，脱力劳伤。用量 6 ～ 12g。外用适量。

紫花地丁（VIOLAE HERBA）

【来源】堇菜科植物紫花地丁 *Viola yedoensis* Makino 的干燥全草。

【产地】主产于江苏、浙江等地。

【采收加工】春、秋二季采收，除去杂质，晒干。

【性状鉴别】本品多皱缩成团。主根长圆锥形，直径 1 ～ 3mm，表面淡黄棕色，具细纵皱纹。叶基生，灰绿色，展开后叶片呈披针形或卵状披针形，长 1.5 ～ 6cm，宽 1 ～ 2cm，先端钝，基部截形或稍心形，边缘具钝锯齿，两面被毛；叶柄细，长 2 ～ 6cm，上部有明显狭翅。花茎纤细，花瓣 5，紫堇色或淡棕色，花距细管状。蒴果椭圆形或 3 裂，种子多数，淡棕色。气微，味微苦而稍黏。见彩图 10-8。

【化学成分】含苷类、黄酮类、黏液质、棕榈酸、对羟基苯甲酸、对羟基桂皮酸、丁二酸、地丁酰胺等。

【含量测定】按 HPLC 法测定，含秦皮乙素（$C_9H_6O_4$）不得少于 0.20%。

【功能与主治】清热解毒，凉血消肿。用于疔疮肿毒，痈疽发背，丹毒，毒蛇咬伤。用量 15 ～ 30g。

【附药】

1. 甜地丁　豆科植物米口袋 *Gueldenstaedtia verna*（Georgi）A. Bor. 的干燥全草。根呈长圆锥形，略扭曲；表面红棕色，有纵皱纹；质坚硬，不易折断，断面有放射状纹理，边缘乳白色，绵毛状；单数羽状复叶多皱缩破碎，完整小叶片椭圆形，灰绿色，被白色柔毛；花紫色；荚果圆筒状，被白色柔毛。花萼多宿存；种子细小，多皱缩。气微，味淡而后微甜。功能：清热解毒，凉血消肿。

2. 苦地丁　罂粟科植物紫堇 *Corydalis bungeana* Turcz. 的干燥全草。药材多皱缩成团；主根圆锥形，表面棕黄色。茎细，多分枝，表面灰绿色或黄绿色，具 5 纵棱，质软，断面中空；叶多皱缩破碎，暗绿色或灰绿色，完整叶片二至三回羽状全裂。花少见，花冠唇形，有距，淡紫色。蒴果扁长椭圆形，呈荚果状。种子扁心形，黑色，有光泽。气微，味苦。

金钱草（LYSIMACHIAE HERBA）

【来源】报春花科植物过路黄 *Lysimachia christinae* Hance 的干燥全草。

【产地】主产于四川，河南、山西、江苏等地亦产。

【采收加工】夏、秋两季采收，除去杂质，晒干。

【性状鉴别】

1. 药材　本品常缠结成团，无毛或被疏柔毛。茎扭曲，表面棕色或暗棕红色，有纵纹，下部茎节上有时具须根，断面实心。叶对生，多皱缩，展平后呈宽卵形或心形，长 1 ～ 4cm，宽 1 ～ 5cm，基部微凹，全缘；上表面灰绿色或棕褐色，下表面色较浅，主脉明显突起，用水浸后，对光透视可见黑色或褐色条纹；叶柄长 1 ～ 4cm，有的带花，花黄色，单生叶腋，具长梗。

蒴果球形。气微，味淡。

2. 饮片　本品为不规则的段。茎棕色或暗棕红色，有纵纹，实心。叶对生，展平后呈宽卵形或心形，上表面灰绿色或棕褐色，下表面色较浅，主脉明显突出，用水浸后，对光透视可见黑色或褐色的条纹。偶见黄色花，单生叶腋。气微，味淡。见彩图 10-9。

【化学成分】含黄酮类化合物，主要有槲皮素、山柰素等。

【含量测定】按 HPLC 法测定，含槲皮素（$C_{15}H_{10}O_7$）和山柰酚（$C_{15}H_{10}O_6$）的总量不得少于 0.10%。

【功能与主治】利湿退黄，利尿通淋，解毒消肿。用于湿热黄疸，胆胀胁痛，石淋，热淋，小便涩痛，痈肿疔疮，蛇虫咬伤。用量 15～60g。

【伪品】

1. 聚花过路黄　报春花科植物聚花过路黄 *Lysimachia congestiflora* Hemsl. 的干燥全草。本品与金钱草的主要区别为茎顶端的叶呈莲座状着生，花通常 2～4 朵聚生于茎端。

2. 点腺过路黄　报春花科植物点腺过路黄 *Lysimachia hemsleyana* Maxim. 的干燥全草。本品与金钱草的主要区别为叶片与花冠裂片具点状腺点。

【附药】

1. 广金钱草　豆科植物广金钱草 *Desmodium slyracifolium*（Osb.）Merr. 的干燥地上部分。主产于广东、广西等地。茎呈圆柱形，密被黄色伸展的短柔毛；质稍脆，断面中部有髓。叶互生，小叶 1 或 3，圆形或矩圆形；先端微凹，基部心形或钝圆，全缘；上表面黄绿色或灰绿色，无毛，下表面具灰白色紧贴的绒毛，侧脉羽状；叶柄长 1～2cm；托叶 1 对，披针形。气微香，味微甘。含生物碱、黄酮苷、酚类、鞣质、氨基酸等。功能：利湿退黄，利尿通淋。见彩图 10-10。

2. 连钱草　唇形科植物活血丹 *Glechoma longituba*（Nakai）Kupr. 的干燥地上部分。全体疏被短柔毛；茎呈方柱形，细而扭曲；表面黄绿色或紫红色，节上有不定根；质脆，易折断，断面常中空；叶对生，叶片多皱缩，展平后呈肾形或近心形，灰绿色或绿褐色，边缘具圆齿；叶柄纤细；轮伞花序腋生，花冠二唇形；搓之气芳香，味微苦。含挥发油、木犀草素、熊果酸、琥珀酸等。功能：利湿通淋，清热解毒，散瘀消肿。

任务实施

表 10-2 《全草类中药鉴定 1》学习任务单

班级　　　　　姓名　　　　　学号　　　　　成绩

序号	中药正名	科属	入药部位	主要鉴别特征
1				
2				
3				
4				
5				
6				
7				
8				
9				

任务二　全草类中药鉴定2

学习目标

❶ 知识目标

（1）掌握：广藿香、薄荷、白花蛇舌草的来源、性状。

（2）熟悉：广藿香、薄荷、白花蛇舌草的产地、成分；半枝莲、荆芥、益母草、泽兰、香薷、肉苁蓉的来源、性状。

（3）了解：半枝莲、荆芥、益母草、泽兰、香薷、肉苁蓉的产地；马鞭草、紫苏梗、锁阳的来源、性状。

❷ 能力目标

（1）能够正确识别本次课所学的药材，区分真伪。

（2）逐步提升阅读能力、观察能力、综合分析能力。

❸ 素质目标

（1）培养依法鉴定、资源保护、安全合理用药的意识。

（2）树立认真、严谨、实事求是、精益求精的工作态度。

（3）增强团队合作意识，锻炼与人沟通能力，培养创新精神。

知识基础

马鞭草（VERBENAE HERBA）

【来源】马鞭草科植物马鞭草 *Verbena officinalis* L. 的干燥地上部分。

【产地】全国大部分地区均产。

【采收加工】6～8月花开时采割，除去杂质，晒干。

【性状鉴别】

1. 药材 茎呈方柱形，多分枝，四面有纵沟，长 0.5～1m；表面绿褐色，粗糙；质硬而脆，断面有髓或中空。叶对生，皱缩，多破碎，绿褐色，完整者展平后叶片 3 深裂，边缘有锯齿。穗状花序细长，有小花多数。气微，味苦。

2. 饮片 本品呈不规则的段。茎方柱形，四面有纵沟，表面绿褐色，粗糙。切面有髓或中空。叶多破碎，绿褐色，完整者展平后叶片 3 深裂，边缘有锯齿。穗状花序，有小花多数。气微，味苦。见彩图 10-11。

【化学成分】全草含马鞭草苷，另含苦杏仁酶、鞣质；叶又含腺苷、β-胡萝卜素。

【功能与主治】活血散瘀，解毒，利水，退黄，截疟。用于癥瘕积聚，痛经经闭，喉痹，痈肿，水肿，黄疸，疟疾。用量 5～10g。

广藿香（POGOSTEMONIS HERBA）

【来源】唇形科植物广藿香 *Pogostemon cablin*（Blanco）Benth. 的干燥地上部分。

【产地】主产于海南、广东等地。

【采收加工】枝叶茂盛时采割，日晒夜闷，反复至干。

【性状鉴别】

1. 药材 茎略呈方柱形，多分枝，枝条稍曲折，长 30～60cm，直径 0.2～0.7cm，表面被柔毛；质脆，易折断，断面中部有髓；老茎类圆柱形，直径 1～1.2cm，被灰褐色栓皮。叶对生，皱缩成团，展平后呈卵形或椭圆形，长 4～9cm，宽 3～7cm，两面均被灰白色绒毛；先端短尖或钝圆，基部楔形或钝圆，边缘具大小不规则的钝齿；叶柄细，长 2～5cm，被柔毛。气香特异，味微苦。

2. 饮片 本品呈不规则的段。茎略呈方柱形，表面灰褐色、灰黄色或带红棕色，被柔毛。切面有白色髓。叶破碎或皱缩成团，完整者展平后呈卵形或椭圆形，两面均被灰白色绒毛；基部楔形或钝圆，边缘具大小不规则的钝齿；叶柄细，被柔毛。气香特异，味微苦。见彩图 10-12。

【化学成分】主含挥发油，油中主要成分为百秋李醇（广藿香醇）；并有广藿香酮、丁香酚、桂皮醛等。尚含多种黄酮类化合物，主要有芹黄素、芹黄苷等。

【含量测定】照 GC 法测定，本品含百秋李醇（$C_{15}H_{26}O$）不得少于 0.10%。

【功能与主治】芳香化浊，和中止呕，发表解暑。用于湿浊中阻，脘痞呕吐，暑湿表证，湿温初起，发热倦怠，胸闷不舒，寒湿闭暑，腹痛吐泻，鼻渊头痛。用量 3 ～ 10g。

【伪品】

防风草 唇形科植物防风草 *Anisomeles indica*（L.）O. Ktze 的全草。干燥全草，长 1 ～ 1.5m。茎草质，四棱形，粗可达 5mm。表面棕色或红棕色，被毛，尤以棱角处为多，质硬，断面纤维性，中央有白色的髓。叶多皱缩，边缘具锯齿，上面灰棕色，下面灰绿色，两面均有毛，质脆，易破碎。有时可见密被毛茸的花序，花多脱落，仅留灰绿色的花萼，往往包有 1 ～ 4 枚小坚果。气微，味淡微苦。

半枝莲（SCUTELLARIAE BARBATAE HERBA）

【来源】唇形科植物半枝莲 *Scutellaria barbata* D. Don 的干燥全草。

【产地】主产于河北、河南、山西、陕西等地。

【采收加工】夏、秋两季茎叶茂盛时采挖，洗净，晒干。

【性状鉴别】

1. 药材 长 15 ～ 35cm，无毛或花轴上疏被毛。根纤细。茎丛生，较细，方柱形；表面暗紫色或棕绿色。叶对生，有短柄；叶片多皱缩，展平后呈三角状卵形或披针形，长 1.5 ～ 3cm，宽 0.5 ～ 1cm；先端钝，基部宽楔形，全缘或有少数不明显的钝齿；上表面暗绿色，下表面灰绿色。花单生于茎枝上部叶腋，花萼裂片钝或较圆；花冠二唇形，棕黄色或浅蓝紫色，长约 1.2cm，被毛。果实扁球形，浅棕色。气微，味微苦。

2. 饮片 本品呈不规则的段。茎方柱形，中空，表面暗紫色或棕绿色。叶对生，多破碎，上表面暗绿色，下表面灰绿色。花萼下唇裂片钝或较圆；花冠唇形，棕黄色或浅蓝紫色，被毛。果实扁球形，浅棕色。气微，味微苦。见彩图 10–13。

【化学成分】含生物碱、野黄芩苷等黄酮类成分。

【功能与主治】清热解毒，化瘀利尿。用于疔疮肿毒，咽喉肿痛，跌仆伤痛，水肿，黄疸，蛇虫咬伤。用量 15 ～ 30g。

荆芥（SCHIZONEPETAE HERBA）

【来源】唇形科植物荆芥 *Schizonepeta tenuifolia* Briq. 的干燥地上部分。

【产地】主产于河北、江苏等地。

【采收加工】夏、秋两季花开到顶，穗绿时采割，除去杂质，晒干。

【性状鉴别】

1. 药材 茎呈方柱形，上部有分枝，长 50 ～ 80cm，直径 0.2 ～ 0.4cm；表面淡黄绿色或淡紫红色，被短柔毛；体轻，质脆，断面类白色。叶对生，多已脱落，叶片 3 ～ 5 羽状分裂，裂片细长。穗状轮伞花序顶生，长 2 ～ 9cm，直径约 0.7cm。花冠多脱落，宿萼钟状，先端 5 齿裂，淡棕色或黄绿色，被短柔毛；小坚果棕黑色。气芳香，味微涩而辛凉。

2. 饮片 本品呈不规则的段。茎呈方柱形，表面淡黄绿色或淡紫红色，被短柔毛。切面类白色。叶多已脱落。穗状轮伞花序。气芳香，味微涩而辛凉。见彩图 10–14。

【化学成分】主含挥发油，油中主要成分为胡薄荷酮、薄荷酮等。

【功能与主治】解表散风，透疹，消疮。用于感冒，头痛，麻疹，风疹，疮疡初起。用量5～10g。

【附药】

荆芥穗　唇形科植物荆芥 *Schizonepeta tenuisfolia* Briq. 的干燥花穗。主产于河北。夏、秋两季花开到顶、穗绿时采摘，除去杂质，晒干。本品穗状轮伞花序呈圆柱形，长3～15cm，直径约7mm。花冠多脱落，宿萼黄绿色，钟形，质脆易碎，内有棕黑色小坚果。气芳香，味微涩而辛凉。主含挥发油，油中主要成分为胡薄荷酮等。见彩图10-15。

益母草（LEONURI HERBA）

【来源】唇形科植物益母草 *Leonurus japonicus* Houtt. 的新鲜或干燥地上部分。

【产地】全国各地均有分布。

【采收加工】鲜品春季幼苗至初夏花前期采割；干品夏季茎叶茂盛、花未开或初开时采割，晒干，或切段晒干。

【性状鉴别】

1. 药材

（1）鲜益母草　幼苗期无茎，基生叶圆心形，5～9浅裂，每裂片有2～3钝齿。花前期茎呈方柱形，上部多分枝，四面凹下成纵沟，长30～60cm，直径0.2～0.5cm；表面青绿色，质鲜嫩，断面中部有髓。叶交互对生，有柄；叶片青绿色，质鲜嫩，搓之有汁；下部茎生叶掌状3裂，上部叶羽状深裂或浅裂成3片，裂片全缘或具少数锯齿。气微，味微苦。

（2）干益母草　茎表面灰绿色或黄绿色；体轻，质韧，断面中部有髓。叶片灰绿色，多皱缩破碎，易脱落。轮伞花序腋生，小花淡紫色，花萼筒状，花冠二唇形。切段者长约2cm。

2. 饮片　本品呈不规则的段。茎方形，四面凹下成纵沟，灰绿色或黄绿色。切面中部有白髓。叶片灰绿色，多皱缩、破碎。轮伞花序腋生，花黄棕色，花萼筒状，花冠二唇形。气微，味微苦。见彩图10-16。

【化学成分】全草含生物碱，主要有益母草碱、水苏碱等；二萜化合物，如前益母草素、前益母草二萜、益母草二萜；黄酮类化合物，如槲皮素、芹黄素、山奈素。尚含延胡索酸、胡萝卜苷、益母草酰胺及挥发油等。

【功能与主治】活血调经，利尿消肿，清热解毒。用于月经不调，痛经经闭，恶露不尽，水肿尿少，疮疡肿毒。用量9～30g，鲜品12～40g。

【附药】

茺蔚子　唇形科植物益母草 *Leonurus japonicus* Houtt. 的干燥成熟果实。全国各地均有分布。秋季果实成熟时采割地上部分，晒干，打下果实，除去杂质。呈三棱形，长2～3mm，宽约1.5mm。表面灰棕色至灰褐色，有深色斑点，一端稍宽，平截状，另一端渐窄而钝尖。果皮薄，子叶类白色，富油性。气微，味苦。含益母草宁碱、水苏碱及脂肪油。

薄荷（MENTHAE HAPLOCALYCIS HERBA）

【来源】唇形科植物薄荷 *Mentha haplocalyx* Briq. 的干燥地上部分。

【产地】主产于江苏、浙江、湖南、安徽等地。

【采收加工】夏、秋两季茎叶茂盛或花开至 3 轮时，于晴天分次采割，晒干或阴干。

【性状鉴别】

1. 药材 茎呈方柱形，有对生分枝，长 15～40cm，直径 0.2～0.4cm；表面紫棕色或淡绿色，棱角处具柔毛，节间长 2～5cm；质脆，断面白色，髓部中空。叶对生，有短柄，叶片皱缩卷曲，完整者展平后呈宽披针形、长椭圆形或卵形，长 2～7cm，直径 1～3cm；上表面深绿色，下表面灰绿色，稀被茸毛，有凹点状腺鳞。轮伞花序腋生，花萼钟状，先端 5 齿裂，花冠淡紫色。揉搓时有特殊清凉香气，味辛凉。

2. 饮片 本品呈不规则的段。茎方柱形，表面紫棕色或淡绿色，具纵棱线，棱角处具茸毛。切面白色，中空。叶多破碎，上表面深绿色，下表面灰绿色，稀被茸毛。轮伞花序腋生，花萼钟状，先端 5 齿裂，花冠淡紫色。揉搓后有特殊清凉香气，味辛凉。见彩图 10-17。

【规格等级】见表 10-3。

表 10-3　薄荷的规格等级

规格	等级	性状描述	
		共同点	区别点
干燥地上部分	一等	干货。茎多呈方柱形，有对生分枝，棱角处具茸毛。质脆，断面白色，髓部中空。叶对生，有短柄，叶片皱缩卷曲，展平后呈宽披针形、长椭圆形或卵形。轮伞花序腋生。揉搓后有特殊清凉香气。味辛凉	茎表面呈紫棕色或绿色，叶上表面深绿色，下表面灰绿色。揉搓后有浓郁的特殊清凉香气。叶 ≥ 50%
	二等		茎表面呈淡绿色，叶上表面淡绿色，下表面黄绿色。揉搓后清凉香气淡。叶在 40%～50%
	统货	干货。茎多呈方柱形，有对生分枝，表面呈紫棕色或淡绿色，棱角处具茸毛。质脆，断面白色，髓部中空。叶对生，有短柄，叶片皱缩卷曲，展平后呈宽披针形、长椭圆形或卵形。轮伞花序腋生。叶呈黄棕色、灰绿色。揉搓后清凉香气淡，味辛凉。叶 ≥ 30%	
全叶	/	干货。叶对生，有短柄，叶片皱缩卷曲，展平后呈宽披针形，长椭圆形或卵形，微具茸毛。上表面深绿色，下表面灰绿色。揉搓后有浓郁的特殊清凉香气，味辛凉	

【鉴别】取本品叶的粉末少量，经微量升华得油状物，加硫酸 2 滴及香草醛结晶少量，初显黄色至橙黄色，再加水 1 滴，即变紫红色。

【化学成分】主含挥发油，又称薄荷素油。油中主要成分为 1- 薄荷醇、1- 薄荷酮及乙酰薄荷酯。尚含黄酮类化合物及鞣质等。

【含量测定】药材含挥发油不得少于 0.80%（mL/g），饮片含挥发油不得少于 0.40%(mL/g)。药材含薄荷脑（$C_{10}H_{20}O$）不得少于 0.20%，饮片含薄荷脑（$C_{10}H_{20}O$）不得少于 0.13%。

【功能与主治】疏散风热，清利头目，利咽，透疹，疏肝行气。用于风热感冒，风温初起，头痛，目赤，喉痹，口疮，风疹，麻疹，胸胁胀闷。用量 3 ～ 6g，后下。

企业视角

　　薄荷是一种极具经济价值的植物。在医药领域，因其具有疏散风热、清利头目、利咽透疹、疏肝行气等多种功效，而被广泛应用于中医临床。薄荷还可以加工成薄荷油、薄荷脑等产品。薄荷油是一种重要的香料，被广泛应用于食品、饮料、化妆品和烟草等领域。同时，薄荷脑也是一种重要的化工原料，被广泛应用于医药、日用化工和化妆品等领域。由于市场需求量大，薄荷油和薄荷脑的价格也一直保持在较高水平。近年来，随着人们对健康生活的追求和对天然产品的青睐，薄荷的种植面积也在逐渐扩大。随着市场的不断扩大和技术的不断提高，薄荷的种植前景非常广阔。

知识拓展

薄荷的生长环境

　　一般来说，薄荷喜欢温暖湿润的气候，生长在阳光充足、排水良好的土壤中。在我国，江苏、浙江等地的气候条件最适合薄荷的生长，因此这些地方的薄荷品质也最为优良。不同的生长环境也会影响薄荷的口感和香气，例如在阳光充足的地方生长的薄荷会更加辛辣，而在阴凉处生长的薄荷则更加柔和。薄荷的生长周期较长，从播种到采收需要 120 ～ 150 天。为了确保薄荷的品质和药用价值，采收时间的选择十分重要。一般来说，薄荷在初夏时节生长最为旺盛，此时采收既能保证薄荷的产量，又能确保其品质。

【附药】

1. 薄荷油 唇形科植物薄荷的新鲜茎和叶经水蒸气蒸馏、冷冻、部分脱脑加工提取的挥发油。本品为无色或淡黄色的澄清液体；有特殊清凉香气，味初辛、后凉。存放日久，色渐变深。主含薄荷脑。

2. 薄荷脑 唇形科植物薄荷的新鲜茎和叶经水蒸气蒸馏、冷冻、重结晶得到的一种饱和的环状醇，为 l-1- 甲基 -4- 异丙基环己醇 -3。本品为无色针状或棱柱状结晶，或白色结晶性粉末；有薄荷的特殊香气，味初灼热、后清凉。乙醇溶液显中性。主含薄荷脑。

紫苏梗（PERILLAE CAULIS）

【来源】唇形科植物紫苏 *Perilla frutescens*（L.）Britt. 的干燥茎。

【产地】主产于湖北、江苏、河南。

【采收加工】秋季果实成熟后采割，除去杂质，晒干，或趁鲜切片，晒干。

【性状鉴别】

1. 药材 本品呈方柱形，四棱钝圆，长短不一，直径 0.5 ～ 1.5cm。表面紫棕色或暗紫色，四面有纵沟和细纵纹，节部稍膨大，有对生的枝痕和叶痕。体轻，质硬，断面裂片状。切片厚 2 ～ 5mm，常呈斜长方形，木部黄白色，射线细密，呈放射状，髓部白色，疏松或脱落。气微香，味淡。

2. 饮片 本品呈类方形的厚片。表面紫棕色或暗紫色，有的可见对生的枝痕和叶痕。切面木部黄白色，有细密的放射状纹理，髓部白色，疏松或脱落。气微香，味淡。见彩图 10-18。

【化学成分】紫苏地上部分含紫苏酮、异白苏烯酮、白苏烯酮、亚麻酸及 β-谷甾醇。

【功能与主治】理气宽中，止痛，安胎。用于胸膈痞闷，胃脘疼痛，嗳气呕吐，胎动不安。用量 5 ～ 10g。

泽兰（LYCOPI HERBA）

【来源】唇形科植物毛叶地瓜儿苗 *Lycopus lucidus* Turcz. var. *hirtus* Regel 的干燥地上部分。

【产地】全国大部分地区均产。

【采收加工】夏、秋季茎叶茂盛时采割，晒干。

【性状鉴别】

1. 药材 茎呈方柱形，少分枝，四面均有浅纵沟，长 50 ～ 100cm，直径 0.2 ～ 0.6cm。表面黄绿色或带紫色，节处紫色明显，有白色茸毛；质脆，断面黄白色，髓部中空。叶对生，有短柄；叶片多皱缩，展平后呈披针形或长圆形，长 5 ～ 10cm；上表面黑绿色或暗绿色，下表面灰绿色，密具腺点，两面均有短毛；先端尖，基部渐狭，边缘有锯齿。轮伞花序腋生，花冠多脱落，苞片和花萼宿存，小苞片披针形，有缘毛，花萼钟形，5 齿。气微，味淡。

2. 饮片 本品呈不规则的段。茎方柱形，四面均有浅纵沟，表面黄绿色或带紫色，节处紫色明显，有白色茸毛。切面黄白色，中空。叶多破碎，展平后呈披针形或长圆形，边缘有锯齿。有时可见轮伞花序。气微，味淡。见彩图 10-19。

【化学成分】含挥发油、葡萄糖、鞣质和树脂，还含黄酮、酚类、氨基酸、有机酸及糖类。

【功能与主治】活血调经，祛瘀消痈，利水消肿。用于月经不调，经闭，痛经，产后瘀血腹痛，疮痈肿毒，水肿腹水。用量 6 ～ 12g。

【伪品】地瓜儿苗，为唇形科植物地瓜儿苗 *Lycopuslucidus* Turcz. 的干燥地上部分。本品与毛叶地瓜儿苗的主要区别是茎的节上疏生小硬毛，叶两面无毛，下面有下陷的腺点。

香薷（MOSLAE HERBA）

【来源】唇形科植物石香薷 *Mosla chinensis* Maxim. 或江香薷 *Mosla chinensis* 'Jiangxiangru' 的干燥地上部分。前者习称"青香薷"，后者习称"江香薷"。

【产地】青香薷主产于广东、广西、福建、湖南等地；江香薷主产于江西、浙江。

【采收加工】夏秋两季茎叶茂盛、果实成熟时采割，除去杂质，晒干。

【性状鉴别】

1. 青香薷　本品长 30 ～ 50cm，基部紫红色，上部黄绿色或淡黄色，全体密被白色茸毛。茎方柱形，基部类圆形，直径 1 ～ 2mm，节明显，节间长 4 ～ 7cm；质脆，易折断。叶对生，多皱缩或脱落，叶片展平后呈长卵形或披针形，暗绿色或黄绿色，边缘有 3 ～ 5 疏浅锯齿。穗状花序顶生及腋生，苞片圆卵形或圆倒卵形，脱落或残存；花萼宿存，钟状，淡紫红色或灰绿色，先端 5 裂，密被茸毛。小坚果 4，直径 0.7 ～ 1.1mm，近圆球形，具网纹。气清香而浓，味微辛而凉。见彩图 10-20。

2. 江香薷　本品长 55 ～ 66cm。表面黄绿色，质较柔软。边缘有 5 ～ 9 疏浅锯齿。果实直径 0.9 ～ 1.4mm，表面具疏网纹。

【化学成分】含挥发油，油中主含香荆芥酚、百里香酚等。

【功能与主治】发汗解表，化湿和中。用于暑湿感冒，恶寒发热，头痛无汗，腹痛吐泻，水肿，小便不利。用量 3 ～ 10g。

白花蛇舌草（HEDYOTISDIS DIFFUSAE HERBA）

【来源】茜草科植物白花蛇舌草 *Hedyotis difisa* Willd. 的全草。

【产地】主产于云南、广东、广西、福建、浙江、江苏、安徽等地。

【采收加工】夏秋采集，洗净，鲜用或晒干。

【性状鉴别】本品全体扭曲成团状，灰绿色至灰棕色。主根细长，粗约2mm，须根纤细，淡灰棕色。茎细，卷曲，质脆，易折断，中心髓部白色。叶多皱缩，破碎，易脱落；托叶长 1 ～ 2mm。花、果单生或成对生于叶腋，花常具短而略粗的花梗。蒴果扁球形，直径 2 ～ 2.5mm，室背开裂，宿萼顶端 4 裂，边缘具短刺毛。气微，味淡。见彩图 10-21。

【化学成分】全草含车叶草苷、豆甾醇、熊果酸、齐墩果酸、β - 谷甾醇、β - 谷甾醇 -D- 葡萄糖苷、对香豆酸等。

【功能与主治】清热解毒，散结消肿，利湿通淋。主治痈肿疮毒，肠痈腹痛，癥积痞块，热淋涩痛，湿热黄疸，蛇虫咬伤。用量 6 ～ 30g。外用鲜品适量，捣烂敷患处。

肉苁蓉（CISTANCHES HERBA）

【来源】列当科植物肉苁蓉 *Cistanche deserticola* Y. C. Ma 或管花肉苁蓉 *Cistanche tubulosa*（Schenk）Wight 的干燥带鳞叶的肉质茎。

【产地】主产于内蒙古、新疆等地。

【采收加工】春季苗刚出土时或秋冬冻土之前采挖，除去茎尖，切段，晒干。

【性状鉴别】

1. 药材

（1）肉苁蓉　本品呈扁圆柱形，稍弯曲，长 3 ～ 15cm，直径 2 ～ 8cm。表面棕褐色或灰棕色，密被覆瓦状排列的肉质鳞叶，通常鳞叶先端已断。体重，质硬，微有柔性，不易折断。断面棕褐色，有淡棕色点状维管束，排列成波状环纹。气微、味甜、微苦。

（2）管花肉苁蓉　本品呈类纺锤形、扁纺锤形或扁柱形，稍弯曲，长 5 ～ 25cm，直径

2.5 ～ 9cm。表面棕褐色至黑褐色。断面颗粒状，灰棕色至灰褐色，散生点状维管束。

2. 饮片 肉苁蓉片呈不规则形的厚片。表面棕褐色或灰棕色。有的可见肉质鳞叶。切面有淡棕色或棕黄色点状维管束，排列成波状环纹。气微，味甜、微苦。见彩图 10-22。

【化学成分】含毛蕊花糖苷、松果菊苷、类叶升麻苷及新疆肉苁蓉苷等，尚含甜菜碱、β-谷甾醇、甘露醇、氨基酸及多糖等。

【功能与主治】补肾阳，益精血，润肠通便。用于肾阳不足，精血亏虚，阳痿不孕，腰膝酸软，筋骨无力，肠燥便秘。用量 6 ～ 10g。

锁阳（CYNOMORII HERBA）

【来源】锁阳科植物锁阳 *Cynomorium songaricum* Rupr. 的干燥肉质茎。

【产地】主产于甘肃、新疆、内蒙古，宁夏、青海等地亦产。

【采收加工】春季采挖，除去花序，切段，晒干。

【性状鉴别】

1. 药材 本品呈扁圆柱形，微弯曲，长 5 ～ 15cm，直径 1.5 ～ 5cm。表面棕色或棕褐色，粗糙，具明显纵沟及不规则凹陷，有的残存三角形的黑棕色鳞片。体重，质硬，难折断，断面浅棕色或棕褐色，有黄色三角状维管束。气微，味甘而涩。

2. 饮片 本品为不规则形或类圆形的片。外表皮棕色或棕褐色，粗糙，具明显纵沟及不规则凹陷。切面浅棕色或棕褐色，散在黄色三角状维管束。气微，味甘而涩。见彩图 10-23。

【化学成分】含花色苷、三萜皂苷和鞣质。

【功能与主治】补肾阳，益精血，润肠通便。用于肾阳不足，精血亏虚，腰膝痿软，阳痿滑精，肠燥便秘。用量 5 ～ 10g。

知识拓展

肉质茎和草质茎的区别

肉质茎（肉苁蓉、锁阳等）通常呈现出饱满、厚实的特点，这种肉质结构使得它们能够在干旱的环境中储存水分，为植物提供生存所需的水分。而草质茎（薄荷、益母草等）则呈现出细长、柔软的特点，它们通常较为脆弱，但具有较强的韧性。这种草质结构使得它们能够灵活地适应各种环境，为植物提供生长的空间。肉质茎植物通常生长在干旱或半干旱的环境中，通过肉质茎储存大量的水分，以应对干旱的威胁。这种独特的生长习性使得肉质茎植物在恶劣环境中具有较强的适应能力。而草质茎植物则更喜欢湿润的环境，如河流、湖泊等。它们通过草质茎输送大量的水分和养分，以支持植物的生长。这种生长习性使得草质茎植物在湿润环境中具有较强的生存能力。

任务实施

表 10-4　《全草类中药鉴定 2》学习任务单

班级　　　　姓名　　　　　学号　　　　　成绩

序号	中药正名	科属	入药部位	主要鉴别特征
1				
2				
3				
4				
5				
6				
7				
8				
9				
10				
11				

03

任务三　全草类中药鉴定3

学习目标

❶ 知识目标

（1）掌握：穿心莲、茵陈、青蒿、蒲公英的来源、性状。

（2）熟悉：穿心莲、茵陈、青蒿、蒲公英的产地、成分；车前草、淡竹叶、石斛的来源、性状，了解其产地。

（3）了解：车前草、淡竹叶、石斛的产地；墨旱莲、半边莲、豨莶草、佩兰、马齿苋、垂盆草、地锦草、小蓟的来源、性状。

❷ 能力目标

（1）能够正确识别本次课所学的药材，区分真伪。

（2）逐步提升阅读能力、观察能力、综合分析能力。

❸ 素质目标

（1）培养依法鉴定、资源保护、安全合理用药的意识。

（2）树立认真、严谨、实事求是、精益求精的工作态度。

（3）增强团队合作意识，锻炼与人沟通能力，培养创新精神。

知识基础

穿心莲（ANDROGRAPHIS HERBA）

【来源】爵床科植物穿心莲 *Andrographis paniculata*（Burm. f.）Nees 的干燥地上部分。

【产地】主产于广东、广西、福建等地。

【采收加工】秋初茎叶茂盛时采割，晒干。

【性状鉴别】

1. 药材 茎呈方柱形，多分枝，长 50～70cm，节稍膨大；质脆，易折断。单叶对生，叶柄短或近无柄；叶片皱缩、易碎，完整者展开后呈披针形或卵状披针形，长 3～12cm，宽 2～5cm，先端渐尖，基部楔形下延，全缘或波状；上表面绿色，下表面灰绿色，两面光滑。气微，味极苦。

2. 饮片 本品呈不规则的段。茎方柱形，节稍膨大。切面不平坦，具类白色髓。叶片多皱缩或破碎，完整者展平后呈披针形或卵状披针形，先端渐尖，基部楔形下延，全缘或波状；上表面绿色，下表面灰绿色，两面光滑。气微，味极苦。见彩图 10-24。

【规格等级】见表 10-5。

表 10-5 穿心莲的规格等级

规格	性状描述		区别点
	共同点		
选货	茎呈方柱形，多分枝，长 50～70cm，节稍膨大；质脆易折断。单叶对生，叶柄短或近无柄；叶片皱缩、易碎，完整者展平后呈披针形或卵状披针形，长 3～12cm，宽 2～5cm，先端渐尖，基部楔形下延，全缘或波状；上表面绿色，下表面灰绿色，两面光滑。气微，味极苦		叶含量 ≥ 90%，且枝条为小枝居多
统货			叶含量 ≥ 30%

【化学成分】全草含二萜内酯类化合物，主要有穿心莲内酯。

【含量测定】按 HPLC 法测定，含穿心莲内酯（$C_{20}H_{30}O_5$）、新穿心莲内酯（$C_{26}H_{40}O_8$）、14-去氧穿心莲内酯（$C_{20}H_{30}O_4$）和脱水穿心莲内酯（$C_{20}H_{28}O_4$）的总量不得少于 1.5%。

【功能与主治】清热解毒，凉血，消肿。用于感冒发热，咽喉肿痛，口舌生疮，顿咳劳嗽，泄泻痢疾，热淋涩痛，痈肿疮疡，蛇虫咬伤。用量 6～9g。

墨旱莲（ECLIPTAE HERBA）

【来源】菊科植物鳢肠 *Eclipta prostrata* L. 的干燥地上部分。

【产地】主产于广东、广西、河南。

【采收加工】花开时采割，晒干。

【性状鉴别】

1. 药材 本品全体被白色茸毛。茎呈圆柱形，有纵棱，直径 2～5mm；表面绿褐色或墨绿色。叶对生，近无柄，叶片皱缩卷曲或破碎，完整者展平后呈长披针形，全缘或具浅齿，墨绿色。头状花序直径 2 ～ 6mm。瘦果椭圆形而扁，长 2 ～ 3mm，棕色或浅褐色。气微，味微咸。

2. 饮片 本品呈不规则的段。茎圆柱形，表面绿褐色或墨绿色，具纵棱，有白毛，切面中空或有白色髓。叶多皱缩或破碎，墨绿色，密生白毛，展平后，可见边缘全缘或具浅锯齿。头状花序。气微，味微咸。见彩图 10-25。

【化学成分】全草中含有多种内酯类化合物如蟛蜞菊内酯、去甲蟛蜞菊内酯等，黄酮类化合物如槲皮素、木犀草素、芹菜素等，多种三萜类化合物如刺囊酸、齐墩果酸、熊果酸、旱莲苷等，以及多种噻吩类化合物、挥发油类化合物等。

【功能与主治】滋补肝肾，凉血止血。用于肝肾阴虚，牙齿松动，须发早白，眩晕耳鸣，腰膝酸软，阴虚血热吐血、衄血、尿血，血痢，崩漏下血，外伤出血。用量 6 ～ 12g。

车前草（PLANTAGINIS HERBA）

【来源】车前科植物车前 *Plantago asiatica* L. 或平车前 *Plantago depressa* Willd. 的干燥全草。

【产地】分布于全国各地。

【采收加工】夏季采挖，除去泥沙，晒干。

【性状鉴别】

1. 车前 根丛生，须状。叶基生，具长柄；叶片皱缩，展平后呈卵状椭圆形或宽卵形，长 6 ～ 13cm，宽 2.5 ～ 8cm；表面灰绿色或污绿色，具明显弧形脉 5 ～ 7 条；先端钝或短尖，基部宽楔形，全缘或有不规则波状浅齿。穗状花序数条，花长。蒴果盖裂，萼宿存。气微香，味微苦。见彩图 10-26。

2. 平车前 主根直而长。叶片较狭，长椭圆形或椭圆状披针形，长 5 ～ 14cm，宽 2 ～ 3cm。

【化学成分】主含黄酮及其苷类、苯乙酰咖啡酰糖酯类、环烯醚萜及其苷类、三萜及其甾体类、酚类化合物、多糖类、挥发性成分等。

【功能与主治】清热利尿通淋，祛痰，凉血，解毒。用于热淋涩痛，水肿尿少，暑湿泄泻，痰热咳嗽，吐血衄血，痈肿疮毒。用量 9 ～ 30g。

半边莲（LOBELIAE CHINENSIS HERBA）

【来源】桔梗科植物半边莲 *Lobelia chinensis* Lour. 的干燥全草。

【产地】主产于湖南、湖北等地。

【采收加工】夏季采收，除去泥沙，洗净，晒干。

【性状鉴别】

1. 药材 本品常缠结成团。根茎极短，根细小，黄色或淡棕黄色，有细纵纹，侧生纤细须根。茎细长，无毛，有分枝，节明显，匍匐茎上可见附生的细根。叶互生，无毛，无柄，叶片多皱缩，绿褐色，展平后叶片呈狭披针形、椭圆状披针形或线形，长 1 ～ 2.5cm，宽 0.2 ～ 0.5cm，全缘或边缘具疏而浅的齿，顶部有明显的齿。花梗细长，花小，单生于叶腋，花冠基部筒状，上部 5 裂，偏向一边，淡棕黄色至浅紫红色，花冠筒内有白色茸毛。气特异，味微甘而辛。

2. 饮片 本品呈不规则的段。根及根茎细小，表面淡棕黄色或黄色。茎细，无毛，节明显。叶无毛，无柄，叶片多皱缩，绿褐色，狭披针形、椭圆状披针形或线形，全缘或边缘具疏而浅的齿，顶部有明显的齿。气特异，味微甘而辛。见彩图 10-27。

【化学成分】 全草含生物碱、黄酮苷、皂苷、氨基酸。生物碱中主要为山梗菜碱、山梗菜酮碱、山梗菜醇碱、异山梗菜酮碱等。根茎含半边莲果聚糖。

【功能与主治】 清热解毒，利尿消肿。用于痈肿疔疮，蛇虫咬伤，鼓胀水肿，湿热黄疸，湿疹湿疮。用量 9 ～ 15g。

佩兰（EUPATORII HERBA）

【来源】 菊科植物佩兰 *Eupatorium fortunei* Turcz. 的干燥地上部分。

【产地】 主产于江苏、浙江、河北、山东等地。

【采收加工】 夏、秋两季分两次采割，除去杂质，晒干。

【性状鉴别】

1. 药材 茎呈圆柱形，长 30 ～ 100cm，直径 0.2 ～ 0.5cm；表面黄棕色或黄绿色，有的带紫色，有明显的节和纵棱线；质脆，断面髓部白色或中空。叶对生，有柄，叶片多皱缩、破碎，绿褐色；完整叶片 3 裂或不分裂，分裂者中间裂片较大，展平后呈披针形或长圆状披针形，基部狭窄，边缘有锯齿；不分裂者展平后呈卵圆形、卵状披针形或椭圆形。气芳香，味微苦。

2. 饮片 本品呈不规则的段。茎圆柱形，表面黄棕色或黄绿色，有的带紫色，有明显的节和纵棱线。切面髓部白色或中空。叶对生，叶片多皱缩、破碎，绿褐色。气芳香，味微苦。见彩图 10-28。

【化学成分】 全草含挥发油 1.5% ～ 2%，叶含香豆精、邻 - 香豆酸及麝香草氢醌。

【功能与主治】 芳香化湿，醒脾开胃，发表解暑。用于湿浊中阻，脘痞呕恶，口中甜腻，口臭，多涎，暑湿表证，湿温初起，发热倦怠，胸闷不舒。用量 3 ～ 10g。

豨莶草（SIEGESBECKIAE HERBA）

【来源】 菊科植物豨莶 *Siegesbeckia orientalis* L.、腺梗豨莶 *Siegesbeckia pubescens* Makino 或毛梗豨莶 *Siegesbeckia glabrescens* Makino 的干燥地上部分。

【产地】 全国大部分地区有产，主产于湖南、福建、湖北、江苏等省。

【采收加工】 夏、秋两季花开前及花期均可采割，除去杂质，晒干。

【性状鉴别】

1. 药材 茎略呈方柱形，多分枝，长 30 ～ 110cm，直径 0.3 ～ 1cm；表面灰绿色、黄棕色或紫棕色，有纵沟及细纵纹，被灰色柔毛；节明显，略膨大；质脆，易折断，断面黄白色或带绿色，髓部宽广，类白色，中空。叶对生，叶片多皱缩、卷曲，展平后呈卵圆形，灰绿色，边缘有钝锯齿，两面皆有白色柔毛，主脉 3 出。有的可见黄色头状花序，总苞片匙形。气微，味微苦。

2. 饮片 本品呈不规则的段。茎略呈方柱形，表面灰绿色、黄棕色或紫棕色，有纵沟和细纵纹，被灰色柔毛。切面髓部类白色。叶多破碎。灰绿色，边缘有钝锯齿，两面皆具白色柔毛。有时可见黄色头状花序。气微，味微苦。见彩图 10-29。

【化学成分】含豨莶苦味苷。

【功能与主治】祛风湿，利关节，解毒。用于风湿痹痛，筋骨无力，腰膝酸软，四肢麻痹，半身不遂，风疹湿疮。用量 9 ～ 12g。

茵陈（ARTEMISIAE SCOPARIAE HERBA）

【来源】菊科植物滨蒿 *Artemisia scoparia* Waldst. et Kit. 或茵陈蒿 *Artemisia capillaris* Thunb. 的干燥地上部分。

【产地】主产于陕西、河北、山西、安徽等地。

【采收加工】春季幼苗高 6 ～ 10cm 时采收，习称"绵茵陈"；或秋季花蕾长成时采割，习称"花茵陈"。除去杂质和老茎，晒干。

【性状鉴别】

1. 绵茵陈 本品多卷缩成团状，灰白色或灰绿色。全体密被白色茸毛，绵软如绒。茎细小，长 1.5 ～ 2.5cm，直径 0.1 ～ 0.2cm，除去表面白色茸毛后可见明显纵纹；质脆，易折断。叶具柄；展平后叶片呈一至三回羽状分裂，叶片长 2 ～ 5cm，宽 1.5 ～ 3.5cm；小裂片呈卵形或稍呈倒披针形、条形，先端锐尖。气清香，味微苦。见彩图 10-30。

2. 花茵陈 茎呈圆柱形，多分枝，长 30 ～ 100cm，直径 2 ～ 8mm；表面淡紫色或紫色，有纵条纹，被短柔毛；体轻，质脆，断面类白色。叶密集，或多脱落；下部叶二至三回羽状深裂，裂片条形或细条形，两面密被白色柔毛；茎生叶一至二回羽状全裂，基部抱茎，裂片细丝状。头状花序卵形，多数集成圆锥状，长 1.2 ～ 1.5mm，直径 1 ～ 1.2mm，有短梗；总苞片 3 ～ 4 层，卵形，苞片 3 裂；外层雌花 6 ～ 10 个，可多达 15 个，内层两性花 2 ～ 10 个。瘦果长圆形，黄棕色。气芳香，味微苦。

【化学成分】主含滨蒿内酯、东莨菪素、茵陈黄酮、异茵陈黄酮、绿原酸、水杨酸、香豆酸等，还含有挥发油、三萜、甾体。

【含量测定】按 HPLC 法测定，绵茵陈含绿原酸（$C_{16}H_{18}O_9$）不得少于 0.50%，花茵陈含滨蒿内酯（$C_{11}H_{10}O_4$）不得少于 0.20%。

【功能与主治】清利湿热，利胆退黄。用于黄疸尿少，湿温暑湿，湿疮瘙痒。用量 6 ～ 15g。

青蒿（ARTEMISIAE ANNUAE HERBA）

【来源】菊科植物黄花蒿 *Artemisia annua* L. 的干燥地上部分。

【产地】全国各地均有分布。

【采收加工】秋季花盛开时采割，除去老茎，阴干。

【性状鉴别】

1. 药材 茎呈圆柱形，上部多分枝，长 30 ～ 80cm，直径 0.2 ～ 0.6cm；表面黄绿色或棕黄色，具纵棱线；质略硬，易折断，断面中部有髓。叶互生，暗绿色或棕绿色，卷缩易碎，完整者展平后呈三回羽状深裂，裂片及小裂片矩圆形或长椭圆形，两面被短毛。气香特异，味微苦。

2. 饮片 本品呈不规则的段，长 0.5～1.5cm。茎呈圆柱形，表面黄绿色或棕黄色，具纵棱线，质略硬，切面黄白色，髓白色。叶片多皱缩或破碎，暗绿色或棕绿色，完整者展平后为三回羽状深裂，裂片及小裂片矩圆形或长椭圆形，两面被短毛。花黄色，气香特异，味微苦。见彩图 10-31。

【规格等级】见表 10-6。

表 10-6　青蒿的规格等级

规格	等级	性状描述
选货	/	干货。茎呈圆柱形，表面黄绿色或棕黄色，具纵棱线；质略硬，易折断，断面中部有髓。叶互生，暗绿色或棕绿色，卷缩易碎，完整者展平后为三回羽状深裂，裂片和小裂片矩圆形或长椭圆形，两面被短毛。气香特异，味微苦。叶片较多，枝条较少且小枝居多
统货	/	干货。茎呈圆柱形，表面黄绿色或棕黄色，具纵棱线；质略硬，易折断，断面中部有髓。叶互生，暗绿色或棕绿色，卷缩易碎，完整者展平后为三回羽状深裂，裂片和小裂片矩圆形或长椭圆形，两面被短毛。气香特异，味微苦。叶片少，色泽不均匀；枝条大小不一

【化学成分】含多种倍半萜内酯，如青蒿素、青蒿酸、青蒿酸甲酯等。并含挥发油，油中主要成分为樟脑、β-丁香烯、青蒿酮、异青蒿酮、1,8-桉油精等。此外，青蒿尚含多种黄酮类及香豆素类化合物。

【功能与主治】清虚热，除骨蒸，解暑热，截疟，退黄。用于温邪伤阴，夜热早凉，阴虚发热，骨蒸劳热，暑邪发热，疟疾寒热，湿热黄疸。用量 6～12g，后下。

知识拓展

青蒿的发现

青蒿素的发现是一项具有里程碑意义的医学突破。青蒿素是一种由黄花蒿叶提取而来的抗疟疾药物，它的发现挽救了全球特别是中国数百万人的生命。这一伟大的医学发现，与一位杰出的中国女药学家屠呦呦紧密相连。青蒿素的发现之旅始于中国。在 20 世纪 60 年代，中国科学家在研究抗疟疾药物时，通过对黄花蒿叶的深入研究，发现了青蒿素。他们进行了大量的实验和研究，不断探索和优化提取工艺，最终成功地从黄花蒿叶中提取出了青蒿素。这一成果的取得，不仅为全球抗疟事业作出了重要贡献，也彰显了中国科学家的创新精神和科研实力。

蒲公英（TARAXACI HERBA）

【来源】菊科植物蒲公英 *Taraxacum mongolicum* Hand. –Mazz.、碱地蒲公英 *Taraxacum borealisinense* Kitam. 或同属数种植物的干燥全草。

【产地】全国大部分地区均产，主产于山西、河北、山东及东北各省。

【采收加工】春至秋季花初开时采挖，除去杂质，洗净，晒干。

【性状鉴别】

1. 药材 本品呈皱缩卷曲的团块。根呈圆锥形，多弯曲，长 3～7cm；表面棕褐色，抽皱；根头部有棕褐色或黄白色的茸毛，有的已脱落。叶基生，多皱缩破碎，完整叶片呈倒披针形，绿褐色或暗灰色，先端尖或钝，边缘浅裂或羽状分裂，基部渐狭，下延呈柄状，下表面主脉明显。花茎 1 至数条，每条顶生头状花序，总苞片多层，内面一层较长，花冠黄褐色或淡黄白色。有的可见多数具白色冠毛的长椭圆形瘦果。气微，味微苦。

2. 饮片 本品为不规则的段。根表面棕褐色，抽皱；根头部有棕褐色或黄白色的茸毛，有的已脱落。叶多皱缩破碎，绿褐色或暗灰绿色，完整者展平后呈倒披针形，先端尖或钝，边缘浅裂或羽状分裂，基部渐狭，下延呈柄状。头状花序，总苞片多层，花冠黄褐色或淡黄白色。有时可见具白色冠毛的长椭圆形瘦果。气微，味微苦。见彩图 10-32。

【规格等级】见表 10-7。

表 10-7　蒲公英的规格等级

规格	等级	性状描述	
		共同点	区别点
野生蒲公英	/	干货。呈皱缩卷曲的团块。叶基生，多皱缩破碎，完整叶片呈倒披针形，绿褐色或暗灰绿色，先端尖或钝，边缘浅裂或羽状分裂，基部渐狭，下延呈柄状，下表面主脉明显。花茎 1 至数条，每条顶生头状花序，总苞片多层，内面一层较长，花冠黄褐色或淡黄白色。有的可见多数具白色冠毛的长椭圆形瘦果。气微，味微苦	根呈圆锥状，多弯曲，长 3～7cm；表面棕褐色，抽皱；根头部有棕褐色或黄白色的茸毛，有的已脱落。叶片较小，头状花序较多
栽培蒲公英	/		无根，叶片较大，头状花序较少

【化学成分】含蒲公英甾醇、胆碱、菊糖和果胶等。

【含量测定】按 HPLC 法测定，含菊苣酸（$C_{22}H_{18}O_{12}$）不得少于 0.45%。

【功能与主治】清热解毒，消肿散结，利尿通淋。用于疔疮肿毒，乳痈，瘰疬，目赤，咽痛，肺痈，肠痈，湿热黄疸，热淋涩痛。用量 10～15g。

马齿苋（PORTULACAE HERBA）

【来源】马齿苋科植物马齿苋 *Portulaca oleracea* L. 的干燥地上部分。

【产地】主产于山东，全国大部分地区都有分布。

【采收加工】夏、秋两季采收，除去残根和杂质，洗净，略蒸或烫后晒干。

【性状鉴别】

1. 药材　本品多皱缩卷曲，常结成团。茎圆柱形，长可达 30cm，直径 0.1～0.2cm，表面黄褐色，有明显纵沟纹。叶对生或互生，易破碎，完整叶片倒卵形，长 1～2.5cm，宽 0.5～1.5cm；绿褐色，先端钝平或微缺，全缘。花小，3～5 朵生于枝端，花瓣 5，黄色。蒴果圆锥形，长约 5mm，内含多数细小种子。气微，味微酸。

2. 饮片　本品呈不规则的段。茎圆柱形，表面黄褐色，有明显纵沟纹。叶多破碎，完整者展平后呈倒卵形，先端钝平或微缺，全缘。蒴果圆锥形，内含多数细小种子。气微，味微酸。见彩图 10-33。

【化学成分】全草含左旋去甲肾上腺素；此外，尚含维生素 A 样物质，还含有丰富的苹果酸、枸橼酸、氨基酸、草酸盐及微量游离的草酸。全草并显生物碱、香豆精、黄酮、强心苷及蒽醌类化合物反应。

【功能与主治】清热解毒，凉血止血，止痢。用于热毒血痢，痈肿疔疮，湿疹，丹毒，蛇虫咬伤，便血，痔血，崩漏下血。用量 9～15g。

垂盆草（SEDI HERBA）

【来源】景天科植物垂盆草 *Sedum sarmentosum* Bunge 的干燥全草。

【产地】主产于河南、陕西。

【采收加工】夏、秋两季采收，除去杂质，干燥。

【性状鉴别】

1. 药材　茎纤细，长可达 20cm 以上，部分节上可见纤细的不定根。3 叶轮生，叶片倒披针形至矩圆形，绿色，肉质，长 1.5～2.8cm，宽 0.3～0.7cm，先端近急尖，基部急狭，有距。气微，味微苦。

2. 饮片　本品为不规则的段。部分节上可见纤细的不定根。3 叶轮生，叶片倒披针形至矩圆形，绿色。气微，味微苦。见彩图 10-34。

【化学成分】主含槲皮素、山柰素、异鼠李素、苜蓿素、苜蓿苷、木犀草素等，还含三萜、甾醇、生物碱、氰苷、多糖等。

【功能与主治】利湿退黄，清热解毒。用于湿热黄疸，小便不利，痈肿疮疡。用量 15～30g。

淡竹叶（LOPHATHERI HERBA）

【来源】禾本科植物淡竹叶 *Lophatherum gracile* Brongn. 的干燥茎叶。

【产地】主产于浙江、江苏、湖南、湖北等地。

【采收加工】夏季未抽花穗前采割，晒干。

【性状鉴别】

1. 药材　本品长 25～75cm。茎呈圆柱形，有节，表面淡黄绿色，断面中空。叶鞘开裂。叶片披针形，有的皱缩卷曲，长 5～20cm，宽 1～3.5cm；表面浅绿色或黄绿色。叶脉平行，具横行小脉，形成长方形的网格状，下表面尤为明显。体轻，质柔韧。气微，味淡。

2. 饮片 本品呈不规则的段、片，可见茎碎片、节和开裂的叶鞘。叶碎片浅绿色或黄绿色，有的皱缩卷曲，叶脉平行，具横行小脉，形成长方形的网格状，下表面尤为明显。体轻，质柔韧。气微，味淡。见彩图 10-35。

【化学成分】主要含芦竹素、白茅素等三萜类化合物，以及 β-谷甾醇、豆甾醇、菜油甾醇、蒲公英甾醇等甾类物质。

【功能与主治】清热泻火，除烦止渴，利尿通淋。用于热病烦渴，小便短赤涩痛，口舌生疮。用量 6～10g。

石斛（DENDROBII CAULIS）

【来源】兰科植物金钗石斛 *Dendrobium nobile* Lindl.、霍山石斛 *Dendrobium huoshanense* C. Z. Tang et S. J. Cheng、鼓槌石斛 *Dendrobium chrysotoxum* Lindl. 或流苏石斛 *Dendrobium fimbriatum* Hook. 的栽培品及其同属植物近似种的新鲜或干燥茎。

【产地】主产于贵州、云南。

【采收加工】全年均可采收，鲜用者除去根和泥沙；干用者采收后，除去杂质，用开水略烫或烘软，再边搓边烘晒，至叶鞘搓净，干燥。霍山石斛 11 月至翌年 3 月采收，除去叶、根须及泥沙等杂质，洗净，鲜用，或加热除去叶鞘制成干条；或边加热边扭成螺旋状或弹簧状，干燥，称霍山石斛枫斗。

【性状鉴别】

1. 药材

（1）鲜石斛 本品呈圆柱形或扁圆柱形，长约 30cm，直径 0.4～1.2cm。表面黄绿色，光滑或有纵纹，节明显，色较深，节上有膜质叶鞘。肉质多汁，易折断。气微，味微苦而回甜，嚼之有黏性。

（2）金钗石斛 本品呈扁圆柱形，长 20～40cm，直径 0.4～0.6cm，节间长 2.5～3cm。表面金黄色或黄中带绿色，有深纵沟。质硬而脆，断面较平坦而疏松。气微，味苦。

（3）霍山石斛 干条呈直条状或不规则弯曲形，长 2～8cm，直径 1～4mm。表面淡黄绿色至黄绿色，偶有黄褐色斑块，有细纵纹，节明显，节上有的可见残留的灰白色膜质叶鞘；一端可见茎基部残留的短须根或须根痕，另一端为茎尖，较细。质硬而脆，易折断，断面平坦，灰黄色至灰绿色，略角质状。气微，味淡，嚼之有黏性。鲜品稍肥大。肉质，易折断，断面淡黄绿色至深绿色。气微，味淡，嚼之有黏性且少有渣。枫斗呈螺旋形或弹簧状，通常为 2～5 个旋纹，茎拉直后性状同干条。

（4）鼓槌石斛 本品呈粗纺锤形，中部直径 1～3cm，具 3～7 节。表面光滑，金黄色，有明显凸起的棱。质轻而松脆，断面海绵状。气微，味淡，嚼之有黏性。

（5）流苏石斛等 本品呈长圆柱形，长 20～150cm，直径 0.4～1.2cm，节明显，节间长 2～6cm。表面黄色至暗黄色，有深纵槽。质疏松，断面平坦或呈纤维性。味淡或微苦，嚼之有黏性。

2. 饮片　本品呈扁圆柱形或圆柱形的段。表面金黄色、绿黄色或棕黄色，有光泽，有深纵沟或纵棱，有的可见棕褐色的节。切面黄白色至黄褐色，有多数散在的筋脉点。气微，味淡或微苦，嚼之有黏性。见彩图 10-36。

鲜石斛：呈圆柱形或扁圆柱形的段。直径 0.4～1.2cm。表面黄绿色，光滑或有纵纹，肉质多汁。气微，味微苦而回甜，嚼之有黏性。

【化学成分】金钗石斛含石斛碱、石斛胺、石斛次碱、石斛星碱、石斛因碱、6-羟石斛星碱，尚含黏液质、淀粉。细茎石斛含石斛碱、石斛胺及 N-甲基石斛碱（季铵盐）。罗河石斛含石斛宁碱。

【功能与主治】益胃生津，滋阴清热。用于热病津伤，口干烦渴，胃阴不足，食少干呕，病后虚热不退，阴虚火旺，骨蒸劳热，目暗不明，筋骨痿软。用量 6～12g，鲜品 15～30g。

【伪品】

重唇石斛　兰科植物重唇石斛 *Dendrobiumhercoglossum* Rchb. f. 的干燥茎。茎圆锥形，长 10～42cm，基部直径 0.1～0.2cm，中部直径 0.15～0.3cm，上部直径 0.1～0.2cm，节间长 0.9～3cm。表面黄色或金黄色，具细纵纹和纵沟，节上有互生的花序柄痕及残存的叶鞘，棕色或灰白色。质轻，断面疏松，白色或灰白色。味稍苦。

企业视角

　　随着现代科技的发展，对石斛的应用和研究在不断深入。除了直接作为中药材使用，石斛还可以被用于制作各种中药制剂和保健品。例如，石斛胶囊、石斛口服液、石斛茶等产品在市场上广泛销售，深受消费者欢迎。这些产品不仅方便了患者的使用，也使得石斛的应用更加广泛。同时，许多科研机构和制药企业正在开展石斛的药理作用、有效成分、提取工艺等方面的研究，以期进一步开发出更加安全、有效的石斛产品。例如，石斛中的某些成分可能具有抗氧化、抗炎、抗肿瘤等作用，这些作用在预防和治疗一些慢性疾病方面可能具有重要意义。

【附药】

铁皮石斛　兰科植物铁皮石斛 *Dendrobium officinale* Kimura et Migo 的干燥茎。主产于浙江。11 月至翌年 3 月采收，除去杂质，剪去部分须根，边加热边扭成螺旋形或弹簧状，烘干；或切成段，干燥或低温烘干，前者习称"铁皮枫斗"（耳环石斛）；后者习称"铁皮石斛"。铁皮枫斗呈螺旋形或弹簧状，通常为 2～6 个旋纹，茎拉直后长 3.5～8cm，直径 0.2～0.4cm。表面黄绿色或略带金黄色，有细纵皱纹，节明显，节上有时可见残留的灰白色叶鞘；一端可见茎基部留下的短须根。质坚实，易折断，断面平坦，灰白色至灰绿色，略角质状。气微，味淡，嚼之有黏性。铁皮石斛呈圆柱形的段，长短不等。茎含多糖等。

地锦草（EUPHORBIAE HUMIFUSAE HERBA）

【来源】大戟科植物地锦 *Euphorbia humifusa* Willd. 或斑地锦 *Euphorbia maculata* L. 的干燥全草。

【产地】全国均有分布。

【采收加工】夏、秋两季采收，除去杂质，晒干。

【性状鉴别】

1. 药材

（1）地锦　常皱缩卷曲，根细小。茎细，呈叉状分枝，表面带紫红色，光滑无毛或疏生白色细柔毛；质脆，易折断，断面黄白色，中空。单叶对生，具淡红色短柄或几无柄；叶片多皱缩或已脱落，展平后呈长椭圆形，长 5 ～ 10mm，宽 4 ～ 6mm；绿色或带紫红色，通常无毛或疏生细柔毛；先端钝圆，基部偏斜，边缘具小锯齿或呈微波状。杯状聚伞花序腋生，细小。蒴果三棱状球形，表面光滑。种子细小，卵形，褐色。气微，味微涩。

（2）斑地锦　叶上表面具红斑。蒴果被稀疏白色短柔毛。

2. 饮片

（1）地锦　本品呈段状。根细小。茎细，呈叉状分枝，表面黄绿色或紫红色，光滑无毛或疏生白色细柔毛；质脆，易折断，断面黄白色，中空。单叶对生，具淡红色短柄或几无柄；叶片多皱缩或已脱落；绿色或带紫红色，通常无毛或疏生细柔毛；先端钝圆，基部偏斜，边缘具小锯齿或呈微波状。可见蒴果三棱状球形，表面光滑。种子细小，卵形，褐色。气微，味微涩。

（2）斑地锦　叶上表面具红斑。蒴果被稀疏白色短柔毛。

【化学成分】全草含黄酮类、没食子酸、内消旋肌醇。

【功能与主治】清热解毒，凉血止血，利湿退黄。用于痢疾，泄泻，咯血，尿血，便血，崩漏，疮疖痈肿，湿热黄疸。用量 9 ～ 20g。

小蓟（CIRSII HERBA）

【来源】菊科植物刺儿菜 *Cirsium setosum*（Willd.）MB. 的干燥地上部分。

【产地】全国均有分布。

【采收加工】夏、秋两季花开时采割，除去杂质，晒干。

【性状鉴别】

1. 药材　茎呈圆柱形，有的上部分枝，长 5 ～ 30cm，直径 0.2 ～ 0.5cm；表面灰绿色或带紫色，具纵棱及白色柔毛；质脆，易折断，断面中空。叶互生，无柄或有短柄；叶片皱缩或破碎，完整者展平后呈长椭圆形或长圆状披针形，长 3 ～ 12cm，宽 0.5 ～ 3cm；全缘或微齿裂至羽状深裂，齿尖具针刺；上表面绿褐色，下表面灰绿色，两面均具白色柔毛。头状花序单个或数个顶生；总苞钟状，苞片 5 ～ 8 层，黄绿色；花紫红色。气微，味微苦。

2. 饮片　本品呈不规则的段。茎呈圆柱形，表面灰绿色或带紫色，具纵棱和白色柔毛。切面中空。叶片多皱缩或破碎，叶齿尖具针刺；两面均具白色柔毛。头状花序，总苞钟状；花紫红色。气微，味苦。见彩图 10-37。

【化学成分】全草含胆碱，并显生物碱及皂苷的反应。

【功能与主治】凉血止血，散瘀解毒消痈。用于衄血，吐血，尿血，血淋，便血，崩漏，外伤出血，痈肿疮毒。用量 5 ～ 12g。

任务实施

表 10-8　《全草类中药鉴定 3》学习任务单

班级　　　　　姓名　　　　　学号　　　　　成绩

序号	中药正名	科属	入药部位	主要鉴别特征
1				
2				
3				
4				
5				
6				
7				
8				
9				
10				
11				
12				
13				
14				
15				

项目十一　藻、菌、地衣类中药鉴定

扫一扫，
查阅本项目数字资源

　　藻类、菌类、地衣类均属于低等植物，在形态上没有根、茎、叶的具体分化，是单细胞或多细胞的叶状体或菌丝体；在组织结构上不分化。

　　1. 藻类　藻类植物（algae）都含有各种色素，能进行光合作用，生活方式是自养型；且多为水生。不同种类的藻类，大小不一。目前可供药用的藻类达 30 多种，多数在红藻门和褐藻门，少数在绿藻门。

　　2. 菌类　菌类植物（fungi）一般不进行光合作用，营养方式是异养型。与药用关系密切的有细菌门和真菌门。

　　（1）细菌　为单细胞植物，有细胞壁，无细胞核。细菌中的放线菌是生产抗生素的主要菌属，如链霉素、氯霉素、土霉素、四环素、金霉素等。

　　（2）真菌　为有细胞壁和细胞核的植物。真菌的营养体一般是由分枝或不分枝、分隔或不分隔的菌丝交织形成的菌丝体。菌丝相互密结，菌丝体变态成菌丝组织体，常见的有根状菌索、菌核（如猪苓、茯苓、雷丸）、子座（如灵芝）、子实体等。真菌类中药多分布于子囊菌纲与担子菌纲。子囊菌纲的主要特征：在子囊中形成子囊孢子（如蝉花、冬虫夏草、竹黄）。担子菌纲的主要特征：靠担子形成担孢子（如马勃、灵芝、猪苓、茯苓、雷丸）。

　　3. 地衣类　地衣植物门（Lichenes）植物是藻类与真菌的共生复合体，具有独特的形态、结构及遗传等生物学特性。地衣中藻类多为蓝藻或绿藻，真菌多为子囊菌，少数为担子菌。按生物形态不同，地衣可分为壳状地衣、叶状地衣、枝状地衣。

学习目标

❶ 知识目标

（1）掌握：冬虫夏草、茯苓、猪苓的来源、性状。

（2）熟悉：冬虫夏草、茯苓、猪苓的产地；昆布、海藻、灵芝的来源、性状。

（3）了解：昆布、海藻、灵芝的产地；松萝、雷丸、马勃的来源、性状。

❷ 能力目标

（1）能够正确识别本次课所学的药材，区分真伪。

（2）逐步提升阅读能力、观察能力、综合分析能力。

❸ 素质目标

（1）培养依法鉴定、资源保护、安全合理用药的意识。

（2）树立认真、严谨、实事求是、精益求精的工作态度。

（3）增强团队合作意识，锻炼与人沟通能力，培养创新精神。

知识基础

昆布（LAMINARIAE THALLUS ECKLONIAE THALLUS）

【来源】海带科植物海带 *Laminaria japonica* Aresch. 或翅藻科植物昆布 *Ecklonia kurome* Okam. 的干燥叶状体。

【产地】前者主产于山东、辽宁沿海；后者主产于福建、浙江沿海。

【采收加工】夏秋二季采捞，晒干。

【性状鉴别】

1. 海带　本品卷曲折叠成团状，或缠结成把。全体黑褐色或绿褐色，表面附有白霜。用水浸软则膨胀成扁平长带状，长 50～150cm，宽 10～40cm，中部较厚，边缘较薄而呈波状。类革质，残存柄部扁圆柱状。气腥，味咸。

2. 昆布　本品卷曲皱缩成不规则团状。全体呈黑色，较薄。用水浸软则膨胀呈扁平的叶状，长宽为 16～26cm，厚约 1.6mm；两侧呈羽状深裂，裂片呈长舌状，边缘有小齿或全缘。质柔滑，用手捻可剥离为二层。见彩图 11-1。

【化学成分】海带含藻胶酸、昆布素、甘露醇、碘等。其含碘量，海带不得少于 0.35%，昆布不得少于 0.20%。

【功能与主治】消痰软坚散结，利水消肿。用于瘿瘤，瘰疬，睾丸肿痛，痰饮水肿。用量 6～12g。

海藻（SARGASSUM）

【来源】马尾藻科植物海蒿子 *Sargassum pallidum*（Turn.）C. Ag. 或羊栖菜 *Sargassum fusiforme*（Harv.）Setch. 的干燥藻体。

【产地】前者习称"大叶海藻"，主产于山东、辽宁沿海；后者习称"小叶海藻"，主产于浙江、福建沿海。

【采收加工】夏秋二季采捞，除去杂质，洗净，晒干。

【性状鉴别】

1. 大叶海藻　本品皱缩卷曲，黑褐色，有的被白霜，长 30～60cm。主干呈圆柱状，具圆锥形突起，主枝自主干两侧生出，侧枝自主枝叶腋生出，具短小的刺状突起。初生叶披针形或倒卵形，长 5～7cm，宽约 1cm，全缘或具粗锯齿；次生叶条形或披针形，叶腋间有着生条状叶的小枝。气囊黑褐色，球形或卵圆形，有的有柄，顶端钝圆，有的具细短尖。质脆，潮润时柔软；水浸后膨胀，肉质，黏滑。气腥，味微咸。见彩图 11-2。

2. 小叶海藻　本品较小，长 15～40cm。分枝互生，无刺状突起。叶条形或细匙形，先端稍膨大，中空。气囊腋生，纺锤形或球形，囊柄较长。质较硬。

【化学成分】含藻胶酸、粗蛋白、甘露醇、钾、碘等。

【功能与主治】消痰软坚散结，利水消肿。用于瘿瘤，瘰疬，睾丸肿痛，痰饮水肿。用量 6～12g。不宜与甘草同用。

冬虫夏草（CORDYCEPS）

【来源】线虫草科真菌冬虫夏草菌 *Ophiocorclyceps sinensis*（Berk.）G. H. Sung, J. M. Sung, HyweK–Jones & Spatafora 寄生在蝙蝠蛾科昆虫幼虫上的子座和幼虫尸体的干燥复合体。

【产地】主产于我国四川省阿坝藏族羌族自治州，以及青海玉树、西藏那曲及云南省等地。

【采收加工】夏初子座出土、孢子未发散时挖取，晒至六七成干，除去似纤维状的附着物及杂质，晒干或低温干燥。

【性状鉴别】本品由虫体与从虫头部长出的真菌子座相连而成。虫体似蚕，长 3～5cm，直径 0.3～0.8cm；表面深黄色至黄棕色，有环纹 20～30 个，近头部的环纹较细；头部红棕色，尾如蚕尾；足 8 对，近头部 3 对，中部 4 对，近尾部 1 对，中部 4 对明显；质脆，易折断，断面略平坦，淡黄白色。子座细长圆柱形，长 4～7cm，直径约 0.3cm；表面深棕色至棕褐色，有细纵皱纹，上部稍膨大；质柔韧，断面类白色。气微腥，味微苦。见彩图 11-3。

【规格等级】见表 11-1。

表 11-1　冬虫夏草的规格等级

规格	等级	性状描述	
		共同点	区别点
选货	一等	由虫体与从虫头部长出的真菌子座相连而成。虫体似蚕，长 3～5cm，直径 0.3～0.8cm；表面深黄色至黄棕色，有环纹 20～30 个，近头部的环纹较细；头部红棕色；足 8 对，中部 4 对较明显；质脆，易折断，断面略平坦，淡黄白色。子座细长圆柱形，长 4～7cm，直径约 0.3cm；表面深棕色至棕褐色，有细纵皱纹，上部稍膨大；质柔韧，断面类白色。气微腥，味微苦	每千克≤1500 条，无断草、穿条、瘪草、死草、黑草
	二等		每千克 1500～2000 条，无断草、穿条、瘪草、死草、黑草
	三等		每千克 2000～2500 条，无断草、穿条、瘪草、死草、黑草
	四等		每千克 2500～3000 条，无断草、穿条
	五等		每千克 3000～3500 条，无断草、穿条
	六等		每千克 3500～4000 条，无断草、穿条
	七等		每千克 4000～4500 条，无断草、穿条
统货	/		不限制条数，无断草、穿条

注：1. 目前药材市场冬虫夏草产地以西藏、青海、四川为主，不同产地价格相差较大。3 个产地的药材外观、性状有略微差异：西藏虫草表面浅黄色或棕黄色，头部棕黄色，气微腥；青海虫草表面深黄色至黄棕色，头部棕黄色，气微腥；四川虫草表面暗黄色或暗棕色，头部红棕色，气腥。

2. 药材市场有大量人工种植的冬虫夏草在销售，性状、气味与野生品有差异，需注意区分。

3. 药材市场冬虫夏草价格较高，断草与整根售价相差甚大，产地采挖时大多将质量好的断草拼接成个子销售，剩余断草质量堪忧，故不制定断草规格。

【化学成分】主要含有冬虫夏草素、虫草酸、腺苷和多糖等成分。

【含量测定】按 HPLC 法测定，本品含腺苷（$C_{10}H_{13}N_5O_4$）不得少于 0.010%。

【功能与主治】补肾益肺，止血化痰。用于肾虚精亏，阳痿遗精，腰膝酸痛，久咳虚喘，劳嗽咯血。用量 3～9g。久服宜慎。

【伪品】

1. 亚香棒虫草，为寄生在蝙蝠蛾科幼虫上的子座及幼虫尸体的复合体。表面有类白色的菌膜。虫体角皮棕褐色。足 8 对不明显，虫体背部气门点状，黑色。头部红褐或紫黑色。

2. 蛹草，习称"北虫草"，虫体呈椭圆形的蛹。

3. 用明矾浸泡过的虫草，表面有一层乳白色，口尝有咸、酸、涩味道。

灵芝（GANODERMA）

【来源】多孔菌科真菌赤芝 *Ganoderma lucidum*（Leyss. ex Fr.）Karst. 或紫芝 *Ganoderma sinense* Zhao，Xu et Zhang 的干燥子实体。

【产地】赤芝产于华东、西南，以及河北、山西、江西、广西等省区。紫芝产于浙江、江西、湖南、广西等省区。

【采收加工】全年采收，除去杂质，剪除附有朽木、泥沙或培养基质的下端菌柄，阴干或在 40 ～ 50℃烘干。

【性状鉴别】

1. 赤芝　外形呈伞状，菌盖肾形、半圆形或近圆形，直径 10 ～ 18cm，厚 1 ～ 2cm。皮壳坚硬，黄褐色至红褐色，有光泽，具环状棱纹和辐射状皱纹，边缘薄而平截，常稍内卷。菌肉白色至淡棕色。菌柄圆柱形，侧生，少偏生，长 7 ～ 15cm，直径 1 ～ 3.5cm，红褐色至紫褐色，光亮。孢子细小，黄褐色。气微香，味苦涩。见彩图 11-4。

2. 紫芝　皮壳紫黑色，有漆样光泽。菌肉锈褐色。菌柄长 17 ～ 23cm。

3. 栽培品　子实体较粗壮、肥厚，直径 12 ～ 22cm，厚 1.5 ～ 4cm。皮壳外常被有大量粉尘样的黄褐色孢子。

【规格等级】见表 11-2。

表 11-2　灵芝的规格等级

规格	等级	性状描述						
		朵形	色泽	质地	菌盖直径（cm）	菌盖厚度（cm）	菌柄长度（cm）	气味
野生赤芝	统货	菌盖完整，有丛生，叠生混入	盖面红褐色至棕褐色，稍有光泽。腹面浅褐色	木栓质，质密	≤ 10	≤ 1.0	长短不一	气微香，味苦涩
野生紫芝	统货		盖面紫黑色，有漆样光泽。腹面锈褐色					气微香，味淡
段木赤芝（未产孢）	特级	菌盖完整，肾形、半圆形或近圆形	盖面红褐色至紫红色，有光泽，腹面黄白色，干净	木栓质，质重，密实	≥ 20	≥ 2.0	≤ 2.5	气微香，味苦涩
	一级		盖面红褐色，有光泽，腹面黄白色或浅褐色，干净		≥ 15			
	统货	菌盖完整，肾形、半圆形或近圆形，或有丛生、叠生混入	盖面黄褐色至红褐色，腹面黄白色或浅褐色		≥ 10	≥ 1.0	长短不一	

续表

规格	等级	性状描述						
		朵形	色泽	质地	菌盖直径（cm）	菌盖厚度（cm）	菌柄长度（cm）	气味
段木赤芝（产孢）	统货	菌盖完整，肾形、半圆形或近圆形，或有丛生、叠生混入	盖面黄褐色至红褐色，皱缩，光泽度不佳，腹面棕褐色或可见明显管孔裂痕	木栓质，质地稍疏松	≥10			气微香，味苦涩
代料赤芝（未产孢）	统货	外形呈伞状，菌盖完整，肾形、半圆形或近圆形	盖面黄褐色至红褐色，腹面黄白色或浅褐色	木栓质，质地稍疏松	≥6	≥0.5	长短不一	气微香，味苦涩
代料赤芝（产孢）	统货		盖面黄褐色至红褐色，皱缩，光泽度不佳，腹面棕褐色或可见明显管孔裂痕	木栓质，质地稍疏松				
段木紫芝	统货	外形呈伞状，菌盖完整，肾形、半圆形或近圆形	盖面紫黑色，有漆样光泽，腹面锈褐色	木栓质，质重，密实	≥10	≥1.0	长短不一	气微香，味淡
代料紫芝	统货			木栓质，质地稍疏松	≥6	≥0.5		

【化学成分】含灵芝多糖、麦角甾醇、苦味三萜化合物。

【功能与主治】补气安神，止咳平喘。用于心神不宁，失眠心悸，肺虚咳喘，虚劳短气，不思饮食。用量6～12g。

【附药】

云芝 多孔菌科真菌彩绒革盖菌的干燥子实体。菌盖单个呈扇形、半圆形或贝壳形，常数个叠生成覆瓦状或莲座状；直径1～10cm，厚1～4mm。表面密生灰、褐、蓝、紫黑等颜色的绒毛，构成多色的狭窄同心性环带，边缘薄；腹面灰褐色、黄棕色或淡黄色，无菌管处呈白色，菌管密集，管口近圆形至多角形，部分管口开裂成齿。革质，不易折断，断面菌肉类白色，厚约1mm；菌管单层，长0.5～2mm，多为浅棕色，管口近圆形至多角形，每毫米有3～5个。气微，味淡。

知识拓展

灵芝的临床应用

灵芝具有灵芝多糖，有广泛的免疫调节活性，能提高机体免疫活性；三萜类化合物均有抗肿瘤的作用。另外，灵芝能降低血液黏稠度，增加心肌收缩力，增加冠状动脉血流量和心输出量，改善心律；还可以抗放射线和有毒化学物质对机体的损害，具有镇静、镇痛的作用，延长睡眠时间、改善睡眠质量，能平喘、止咳、祛痰及治疗慢性气管炎等。灵芝可煎汁服用，也可泡水、煮粥或煲汤用。但无论用药或日常保健，都需按照医生的嘱咐服用。

茯苓（PORIA）

【来源】多孔菌科真菌茯苓 *Poria cocos*（Schw.）Wolf 的干燥菌核。

【产地】主产于湖北、安徽、云南和贵州等省。栽培者以安徽产量较大，称为"安苓"，野生者以云南质量为佳，称为"云苓"。

【采收加工】多于 7～9 月采挖，挖出后除去泥沙，堆置"发汗"后，摊开晾至表面干燥，再"发汗"，反复数次至现皱纹、内部水分大部散失后，阴干，称为"茯苓个"；或将鲜茯苓按不同部位切制，阴干，分别称为"茯苓块"和"茯苓片"。

【性状鉴别】

1. 茯苓个 本品呈类球形、椭圆形、扁圆形或不规则团块，大小不一。外皮薄而粗糙，棕褐色至黑褐色，有明显的皱缩纹理。体重，质坚实，断面颗粒性，有的具有裂隙，外层淡棕色，内部白色，少数淡红色，有的中间抱有松根。气微，味淡，嚼之粘牙。

2. 茯苓块 去皮后切制的茯苓，呈立方块状或方块状厚片，大小不一。白色、淡红色或淡棕色。见彩图 11-5。

3. 茯苓片 去皮后切制的茯苓，呈不规则厚片，薄厚不一。白色、淡红色或淡棕色。

【规格等级】见表 11-3。

表 11-3　茯苓的规格等级

规格	等级	性状描述	
		共同点	区别点
茯苓个	选货	/	大小不一，呈不规则圆球形或块状，表面黑褐色或棕褐色。断面白色。气微，味淡。无杂质、霉变	体坚实、皮细、完整。部分皮粗、质松，间有土沙、水锈、破伤，不超过总数的 20%
	统货	/		质地不一，部分松泡，皮粗或细，间有土沙、水锈、破伤

续表

规格	等级		性状描述	
			共同点	区别点
茯苓片	选货	一等	不规则圆片状或长方形，大小不一，含外皮，边缘整齐，厚度不小于3mm	色白，质坚实，边缘整齐
		二等		色灰白，部分边缘略带淡红色或淡棕色，质松泡，边缘整齐
	统货	/		色灰白，部分边缘略带淡红色或淡棕色，质地不均，边缘整齐
白苓块	选货	一等	呈扁平方块，边缘苓块可不成方形，无外皮，色白，大小不一，宽度最低不小于2cm，厚度在1cm左右	质坚实
		二等		质松泡，部分边缘为淡红色或淡棕色
	统货	/		质地不均，部分边缘为淡红色或淡棕色
白苓丁	选货	一等	呈立方形块，部分形状不规则，一般在0.5～1.5cm	色白，质坚实，间有少于5%的不规则的碎块
		二等		色灰白，质松泡，间有少于10%的不规则的碎块
	统货	/		色白或灰白，质地不均，间有不少于10%的不规则的碎块
白碎苓	统货	/	加工过程中产生的白色或灰白色茯苓，碎块或碎屑，体轻、质松	
赤苓块	统货	/	呈扁平方块，边缘苓块可不成方形，无外皮，色淡红或淡棕，质松泡，大小不一，宽度最低不小于2cm	
赤苓丁	统货	/	呈立方形块，部分形状不规则，长度在0.5～1.5cm	
赤碎苓	统货	/	加工过程中产生的淡红色或淡棕色，大小、形状不规则的碎块或碎屑，体轻、质松	
茯苓卷	统货	/	呈卷状薄片，白色或灰白色，质细，无杂质，长度一般为6～8cm，厚度小于1mm	
茯苓刨片	统货	/	呈不规则卷状薄片，白色或灰白色，质细，易碎，含10%～20%的碎片	

【鉴别】

1. 粉末灰白色。不规则颗粒状团块和分枝状团块无色，遇水合氯醛液渐溶化。菌丝无色或淡棕色，细长，稍弯曲，有分枝，直径3～8μm，少数至16μm。

2. 取本品粉末少量，加碘化钾碘试液1滴，显深红色。

【化学成分】含茯苓多糖。

【功能与主治】利水渗湿，健脾，宁心。用于水肿尿少，痰饮眩悸，脾虚食少，便溏泄泻，心神不安，惊悸失眠。用量 10 ～ 15g。

【伪品】木薯、甘薯、粉葛、栝楼类的根、淀粉糊块。粉末加碘化钾碘试液呈蓝色或蓝紫色。

猪苓（POLYPORUS）

【来源】多孔菌科真菌猪苓 *Polyporus umbellatus*（Pers.）Fries 的干燥菌核。

【产地】主产于陕西、云南、河南、山西等省。

【采收加工】春、秋二季采挖，除去泥沙，干燥。

【性状鉴别】

1. 药材 本品呈条形、类圆形或扁块状，有的有分枝，长 5 ～ 25cm，直径 2 ～ 6cm。表面黑色、灰黑色或棕黑色，皱缩或有瘤状突起。体轻，质硬，断面类白色或黄白色，略呈颗粒状。气微，味淡。

2. 饮片 本品呈类圆形或不规则厚片。外表皮黑色、灰黑色或棕黑色，皱缩。切面类白色或黄白色，略呈颗粒状。体轻，质硬。气微，味淡。见彩图 11-6。

【化学成分】含猪苓多糖。

【含量测定】按 HPLC 法测定，含麦角甾醇（$C_{28}H_{44}O$）不得少于 0.070%。

【功能与主治】利水渗湿。用于小便不利，水肿，泄泻，淋浊，带下。用量 6 ～ 12g。

【规格等级】见表 11-4。

表 11-4 猪苓的规格等级

规格		等级	性状描述	
			共同点	区别点
猪屎苓	选货	一等	多呈类圆形或扁块状、少有条形，离层少，分枝少或无分枝。长 5 ～ 25cm，直径 2 ～ 6cm。表面黑色、灰黑色或棕黑色，皱缩或有瘤状突起。形如猪屎。体轻，质硬，断面类白色或黄白色，略呈颗粒状。气微，味淡	每千克＜ 160 个
		二等		每千克 160 ～ 340 个
		三等		每千克＞ 340 个
	统货	/	多呈类圆形或扁块状、少有条形，离层少，分枝少或无分枝。长 5 ～ 25cm，直径 2 ～ 6cm。表面黑色、灰黑色或棕黑色，皱缩或有瘤状突起。大小不等，形如猪屎。体轻，质硬，断面类白色或黄白色，略呈颗粒状。气微，味淡	
鸡屎苓	统货	/	呈条形，离层多，分枝多。长 3 ～ 9cm。表面黑色、灰黑色或棕黑色，皱缩或有瘤状突起。形如鸡屎。体轻，质硬，断面类白色或黄白色，略呈颗粒状。气微，味淡	

【伪品】

1. 香菇 能浮于水面，具香菇气味。

2. 茯苓 不能浮于水面，气微味淡。

课堂活动

猪苓与茯苓在来源、性状及粉末显微特征上有何异同点？

雷丸（OMPHALIA）

【来源】白蘑科真菌雷丸 *Omphalia lapidescens* Schroet. 的干燥菌核。

【产地】主产于四川、贵州、云南、湖北、广西、陕西等地。

【采收加工】秋季采挖，洗净，晒干。

【性状鉴别】类球形或不规则团块，直径 1～3cm。表面黑褐色或棕褐色，有略隆起的不规则网状细纹。质坚实，不易破裂，断面不平坦，白色或浅灰黄色，常有黄白色大理石样纹理。气微，味微苦，嚼之有颗粒感，微带黏性，久嚼无渣。见彩图 11-7。

【化学成分】含雷丸素。

【功能与主治】杀虫消积。用于绦虫病，钩虫病，蛔虫病，虫积腹痛，小儿疳积。用量 15～21g，不宜入煎剂，一般研粉服，一次 5～7g，饭后用温开水调服，一日 3 次，连服 3 天。

【伪品】

1. 吕宋果　种子多数，包在柔软黄色的果肉中，种子呈不规则卵圆形，长 1.8～2.5cm，宽 1.3cm，厚约 0.5cm；全体不平坦，有钝棱，表面黄棕色或灰黑色，有稍隆起的细皱纹，少数有残留的毛茸，有明显的圆形种脐；质坚硬，纵剖面可见角质状、棕色的胚乳，中央具子叶 2 片，叶脉 5～7 条，胚根长 3～4mm。闻之气微，口尝味极苦，有剧毒。

2. 大风子　表面有细纹，较小的一端有明显的沟纹。种皮厚而坚硬，内表面光滑，淡黄色或黄棕色。种仁与种皮分离，种仁二瓣，灰白色，有油性，外被一层红棕色或暗紫色薄膜，气微味淡。

马勃（LASIOSPHAERA CALVATIA）

【来源】灰包科真菌脱皮马勃 *Lasiosphaera fenzlii* Reich.、大马勃 *Calvatia gigantea*（Batsch ex Pers.）Lloyd 或紫色马勃 *Calvatia lilacina*（Mont. et Berk.）Lloyd 的干燥子实体。

【产地】主产于河北、内蒙古、陕西、甘肃、新疆、安徽等地。

【采收加工】夏、秋两季子实体成熟时及时采收，除去泥沙，干燥。

【性状鉴别】

1. 脱皮马勃　本品呈扁球形或类球形，无不孕基部，直径 15～20cm。包被灰棕色至黄褐色，纸质，常破碎呈块片状，或已全部脱落。孢体灰褐色或浅褐色，紧密，有弹性，用手撕之，内有灰褐色棉絮状的丝状物。触之则孢子呈尘土样飞扬，手捻有细腻感。臭似尘土，无味。见彩图 11-8。

2. 大马勃　本品不孕基部小或无。残留的包被由黄棕色的膜状外包被和较厚的灰黄色的内包被所组成。光滑，质硬而脆，成块脱落。孢体浅青褐色，手捻有润滑感。

3. 紫色马勃　本品呈陀螺形，或已压扁呈扁圆形，直径 5～12cm，不孕基部发达。包被薄，两层，紫褐色，粗皱，有圆形凹陷，外翻，上部常裂成小块或已部分脱落。孢体紫色。

【化学成分】主含马勃素、蛋白质、氨基酸、紫颓马勃酸、麦角甾醇、尿素、类脂质、马勃素葡萄糖苷、磷酸钠等多种成分，尚含抗坏血酸成分等。

【功能与主治】清肺利咽，止血。用于风热郁肺咽痛，音哑，咳嗽；外治鼻衄，创伤出血。用量 2 ~ 6g。外用适量，敷患处。

松萝（USNEA DIFFRACTA VAIN.）

【来源】松萝科植物松萝 *Usnea diffracta* Vain. 和长松萝 *Usnea longissima* Ach. 的干燥地衣体。

【产地】松萝主产于湖北、湖南、贵州等地，习称"节松萝"；长松萝主产于广西、四川、云南等地，习称"蜈蚣松萝"。

【采收加工】全年可采，去杂质，晒干。

【性状鉴别】本品为淡灰绿色或棕黄色，呈丝状缠绕成团；地衣呈二叉状分枝，主枝基部较粗，愈近前段分枝愈细愈多；粗枝表面有明显的环状裂纹，略有弹性，不易折断，断面白色，中央可见有线性强韧的中轴，由菌丝组成，其外为藻环。见彩图 11-9。

【化学成分】含松萝酸、地衣酸等。

【功能与主治】止咳平喘，活血通络，清热解毒。主治头痛，目赤，咳嗽痰多，疟疾，瘰疬，白带，崩漏，外伤出血，痈肿，毒蛇咬伤。用量 6 ~ 9g。

任务实施

表 11-5 《藻、菌、地衣类中药鉴定》学习任务单

班级　　　姓名　　　　学号　　　　成绩

序号	中药正名	科属	入药部位	主要鉴别特征
1				
2				
3				
4				

续表

序号	中药正名	科属	入药部位	主要鉴别特征
5				
6				
7				
8				
9				

项目十二　树脂类中药鉴定

扫一扫，
查阅本项目数字资源

　　树脂类中药是指从植物体内得到的正常代谢产物或割伤后的分泌产物，均为天然产物，大多数来源于植物体。树脂由多种化学成分混合而成，因此树脂类中药的含义不是作为单一类型的化学成分来研究，而是从其来源和组成上来认识和分类鉴别的。根据其主要组成，分以下四类：

　　1. 树脂酸　属于大分子量、构造复杂的不挥发性成分，常具有 1 个或几个羟基及羧基，能溶于碱性溶液形成肥皂样的乳液，它们大多游离存在。过去树脂酸是肥皂、油漆制造工业的重要原料。

　　2. 树脂醇　可分为树脂醇和树脂鞣醇二类。树脂醇是无色物质，含醇性羟基，遇三氯化铁试液不显颜色反应；树脂鞣醇分子量较大，含酚性羟基，遇三氯化铁试液则显鞣质样蓝色反应。它们在树脂中呈游离状态或与芳香酸结合成酯存在。

　　3. 树脂酯　是树脂醇或鞣醇与树脂酸或芳香酸如桂皮酸、苯甲酸、水杨酸、阿魏酸等化合而成的酯。芳香酸在树脂中亦有游离存在者，其与树脂中的芳香酸通称为香脂酸，它们多数是香树脂中的主要成分，有能与氢氧化钾的醇溶液共煮则皂化的性质，常是代表树脂生理活性的成分。

　　4. 树脂烃　是一类化学性质比较稳定，不溶于碱，不被水解和氧化，不导电，与光线、空气、水分或一般化学试剂长久接触均不起变化的一类高分子的环状化合物。其化学组成可能是倍半萜烯及多萜烯的衍生物或其氧化产物。树脂中如含有较多的树脂烃时，在药用上多用作丸剂或硬膏的原料，工业上因其能形成坚固的薄膜而多用作油漆、涂料等。

　　树脂的鉴定除了依靠自身的性状鉴别和化学定性反应鉴别以外，还需要采用物理的、化学的测定方法测定其品质的优良度。常用的测定方法有溶解度、浸出物、灰分、酸值、皂化值、酸不溶物及香脂酸的含量等。

学习目标

❶ 知识目标

（1）掌握：乳香、没药、血竭的来源、性状。

（2）熟悉：乳香、没药、血竭的产地、成分。

（3）了解：苏合香、阿魏、安息香的来源、性状。

❷ 能力目标

（1）能够正确识别本次课所学的药材，区分真伪。

（2）逐步提升阅读能力、观察能力、综合分析能力。

❸ 素质目标

（1）培养依法鉴定、资源保护、安全合理用药的意识。

（2）树立认真、严谨、实事求是、精益求精的工作态度。

（3）增强团队合作意识，锻炼与人沟通能力，培养创新精神。

知识基础

苏合香（STYRAX）

【来源】金缕梅科植物苏合香树 *Liquidambar orientalis* Mill. 的树干渗出的香树脂经加工精制而成。

【产地】主产于土耳其南部及叙利亚、埃及、索马里等国。我国广西、云南有引种。

【采收加工】夏初将 3～4 年树龄的苏合香树皮切割至木部，使其分泌树脂并渗入树皮，秋季割下树皮及外层边材，水煮后，用布袋压榨滤过，残渣加水煮后再榨取，除去杂质和水分，即得苏合香粗品；将苏合香粗品用乙醇溶解，滤过，滤液蒸去乙醇，则得精制苏合香。常置于铁桶中，并灌以清水浸之，以防香气走失，置阴凉处贮藏。

【性状鉴别】半流动性的浓稠液体。棕黄色或暗棕色，半透明。质黏稠。气芳香。本品在90% 乙醇、二硫化碳、三氯甲烷或冰醋酸中溶解，在乙醚中微溶。

【化学成分】苏和香树脂醇、齐墩果酮酸、肉桂酸等。

【功能与主治】开窍，辟秽，止痛。用于中风痰厥，猝然昏倒，胸痹心痛，胸腹冷痛，惊痫。用量 0.3 ～ 1g，宜入丸散服。

乳香（OLIBANUM）

【来源】橄榄科植物乳香树 *Boswellia carterii* Birdw. 及同属植物 *Boswellia bhawdajiana* Birdw. 树皮渗出的树脂。

【产地】主产于北埃塞俄比亚、索马里，以及南阿拉伯半岛苏丹、土耳其等地。乳香分为索马里乳香和埃塞俄比亚乳香，每种乳香又分为乳香珠和原乳香。

【采收加工】春、夏二季，将树干皮部按自下而上的顺序切伤，开一条狭沟，使树脂从伤口处渗出，流入沟中，数天后凝成硬块，即可采取；落于地上者常黏附泥沙杂质，品质较次。

【性状鉴别】本品呈长卵形滴乳状、类圆形颗粒或粘合成大小不等的不规则块状物。大者长达 2cm（乳香珠）或 5cm（原乳香）。表面黄白色，半透明，被有黄白色粉末，久存则颜色加深。质脆，遇热软化。破碎面有玻璃样或蜡样光泽。具特异香气，味微苦。见彩图 12-1。

【化学成分】主含挥发油类、萜类等。

【鉴别】燃烧时显油性，冒黑烟，有香气；加水研磨成白色或黄白色乳状液。

【含量测定】照挥发油测定法测定，索马里乳香含挥发油不得少于 6.0%（mL/g），埃塞俄比亚乳香含挥发油不得少于 2.0%（mL/g）。

【功能与主治】活血定痛，消肿生肌。用于胸痹心痛，胃脘疼痛，痛经经闭，产后瘀阻，癥瘕腹痛，风湿痹痛，筋脉拘挛，跌打损伤，痈肿疮疡。煎汤或入丸、散，3 ～ 5g；外用适量，研末调敷。孕妇及胃弱者慎用。

知识拓展

乳香的应用价值

被誉为"液体黄金、神之眼泪"的乳香，很早就被广泛运用在宗教拜祭及日常庆祝的活动中。现在市场中也有乳香制成的精油、香薰等。乳香可以净化心灵，放松心情，舒缓压力；皮肤保养，帮助淡化疤痕、皱纹，调理干燥、老化、暗沉的肌肤；调理呼吸，帮助减轻咳嗽、喉咙疼，适合舒缓呼吸道感染引起的不适；调节免疫系统的功能，增强机体的抵抗力。

没药（MYRRHA）

【来源】橄榄科植物地丁树 *Commiphora myrrha* Engl. 或哈地丁树 *Commiphora molmol* Engl. 的干燥树脂。

【产地】主产于非洲索马里、埃塞俄比亚及印度等地。分为天然没药和胶质没药。

【采收加工】11月至次年 2 月采收，树脂可由树皮裂缝自然渗出，或自切口处流出，流出液初为淡黄白色黏稠液体，在空气中渐变成红棕色硬块。

【性状鉴别】

1. 天然没药　本品呈不规则颗粒性团块，大小不等。大者直径长达 6cm 以上。表面黄棕色或红棕色，近半透明部分呈棕黑色，被有黄色粉尘。质坚脆，破碎面不整齐，无光泽。有特异香气，味苦而微辛。见彩图 12-2。

2. 胶质没药　本品呈不规则块状和颗粒，多黏结成大小不等的团块，大者直径长达 6cm 以上，表面棕黄色至棕褐色，不透明，质坚实或疏松。有特异香气，味苦而有黏性。

【化学成分】主含挥发油、萜类和苷类等。

【鉴别】

1. 本品与水研磨形成黄棕色乳状液。

2. 取本品粉末 0.1g，加乙醚 3mL，振摇，滤过，滤液置蒸发皿中，挥尽乙醚，残留的黄色液体滴加硝酸，显褐紫色。

3. 取本品粉末少量，加香草醛试液数滴，天然没药立即显红色，继而变为红紫色；胶质没药立即显紫红色，继而变为蓝紫色。

【含量测定】照挥发油测定法（通则 2204 乙法）测定，本品含挥发油天然没药不得少于 4.0%（mL/g），胶质没药不得少于 2.0%（mL/g）。

【功能与主治】散瘀定痛，消肿生肌。用于胸痹心痛，胃脘疼痛，痛经经闭，产后瘀阻，癥瘕腹痛，风湿痹痛，跌打损伤，痈肿疮疡。用量 3 ～ 5g，炮制去油，多入丸散用。孕妇及胃弱者慎用。

课堂活动

试说明乳香和没药的来源、树脂类型、功效及性状特征的异同点。

阿魏（FERULAERESINA）

【来源】伞形科植物新疆阿魏 *Ferula sinkiangensis* K. M. Shen 或阜康阿魏 *Ferula fukanensis* K. M. Shen 的树脂。

【产地】分布于新疆，生于戈壁滩及荒山上。

【采收加工】春末夏初盛花期至初果期，分次由茎上部往下斜割，收集渗出的乳状树脂，阴干。

【性状鉴别】本品呈不规则的块状和脂膏状。颜色深浅不一，表面蜡黄色至棕黄色。块状者体轻，质地似蜡，断面稍有孔隙；新鲜切面颜色较浅，放置后色渐深。脂膏状者黏稠，灰白色。具强烈而持久的蒜样特异臭气，味辛辣，嚼之有灼烧感。

【化学成分】含阿魏酸。

【功能与主治】消积，化癥，散痞，杀虫。用于肉食积滞，瘀血癥瘕，腹中痞块，虫积腹痛。用量 1 ～ 1.5g，多入丸散和外用膏药。孕妇禁用。

安息香（BENZOINUM）

【来源】安息香科植物白花树 *Styrax tonkinensis*（Pierre）Craib ex Hart. 的干燥树脂。

【产地】有泰国安息香与苏门答腊安息香两种。中国进口商品主要为泰国安息香。

【采收加工】树干经自然损伤或于夏、秋两季割裂树干，收集流出的树脂，阴干。

【性状鉴别】本品呈不规则的小块，稍扁平，常黏结成团块。表面橙黄色，蜡样光泽（自然出脂）；或为不规则的圆柱状、扁平块状。表面灰白色至淡黄白色（人工割脂）。质脆，易碎，断面平坦，白色，放置后逐渐变为淡黄棕色至红棕色。加热则软化熔融。气芳香，味微辛，嚼之有沙粒感。见彩图 12-3。

【化学成分】主含树脂类、苏合香素、香草醛等。

【功能与主治】开窍醒神，行气活血，止痛。用于中风痰厥，气郁暴厥，中恶昏迷，心腹疼痛，产后血晕，小儿惊风。用量 0.6 ～ 1.5g，多入丸散用。

企业视角

安息香有刺激呼吸道黏膜增加分泌，促进痰液排出等作用，酊剂为刺激性祛痰药，可用治支气管炎。另外，市场上有以安息香为主药，搭配其他药材制成的精油，因搭配不同种药材，其功能亦不同。常见的为改善皮肤，对皮肤干燥、冻疮、皮肤溃疡非常有用；亦可缓解关节肌肉疼痛，安抚情绪，消除紧张压力，消除头皮干癣，淡斑，缓解胃胀气等。

血竭（DRACONIS SANGUIS）

【来源】棕榈科植物麒麟竭 *Daemonorops draco* Bl. 果实渗出的树脂经加工制成。

【产地】主产于印度尼西亚爪哇、苏门答腊、婆罗洲等处。国产血竭产于我国广西、云南、海南等地。

【性状鉴别】本品略呈类圆四方形或方砖形，表面暗红，有光泽，附有因摩擦而成的红粉。质硬而脆，破碎面红色，研粉为砖红色。气微，味淡。在水中不溶，在热水中软化。见彩图 12-4、12-5 和 12-6。

【鉴别】取本品粉末，置白纸上，用火隔纸烘烤即熔化，但无扩散的油迹；对光照视呈鲜艳的红色。以火燃烧则产生呛鼻的烟气。

【化学成分】主含血竭红素、血竭素等。

【含量测定】按 HPLC 法测定，本品含血竭素（$C_{17}H_{14}O_3$）不得少于 1.0%。

【功能与主治】活血定痛，化瘀止血，生肌敛疮。用于跌打损伤，心腹瘀痛，外伤出血，疮疡不敛。研末，1 ～ 2g，或入丸剂。外用研末撒或入膏药用。

任务实施

表 12-1 《树脂类中药鉴定》学习任务单

班级　　　　　姓名　　　　　　学号　　　　　　成绩

序号	中药正名	科属	入药部位	主要鉴别特征
1				
2				
3				
4				
5				
6				

项目十三　其他类植物中药鉴定

扫一扫，
查阅本项目数字资源

其他类中药是指本模块前述各项目中未能收载的中药。包括：①以植物的某一部分或间接使用植物的某些制品为原料，经过加工处理得到的中药产品，如芦荟、冰片等。②蕨类植物的成熟孢子，如海金沙。③植物器官因寄生昆虫而形成的虫瘿，如五倍子。④植物体分泌渗出的非树脂类混合物，如天竺黄。

学习目标

❶ 知识目标

（1）掌握：海金沙、儿茶、芦荟、五倍子的来源、性状。

（2）熟悉：海金沙、儿茶、芦荟、五倍子的产地、成分；青黛、冰片的来源、性状。

（3）了解：青黛、冰片的产地；天竺黄、琥珀的来源、性状。

❷ 能力目标

（1）能够正确识别本次课所学的药材，区分真伪。

（2）逐步提升阅读能力、观察能力、综合分析能力。

❸ 素质目标

（1）培养依法鉴定、资源保护、安全合理用药的意识。

（2）树立认真、严谨、实事求是、精益求精的工作态度。

（3）增强团队合作意识，锻炼与人沟通能力，培养创新精神。

知识基础

海金沙（LYGODII SPORA）

【来源】海金沙科植物海金沙 *Lygodium japonicum*（Thunb.）Sw. 的干燥成熟孢子。

【产地】主产于广东、浙江、江苏、湖南等地。

【采收加工】秋季孢子未脱落时采割藤叶，晒干，搓揉或打下孢子，除去藤叶。

【性状鉴别】呈粉末状，棕黄色或浅棕黄色。体轻，手捻有光滑感，置手中易由指缝滑落。气微，味淡。见彩图 13-1。

【规格等级】见表 13-1。

表 13-1　海金沙的规格等级

规格	性状描述	鉴别		总灰分	杂质
		火试	水试		
统货	呈粉末状，棕黄色或浅棕黄色，体轻，手捻有光滑感。置手中易由指缝滑落。气微，味淡	取海金沙药材少量，撒于火上，即发出轻微爆鸣及明亮火焰	取海金沙药材少量，撒入盛水玻璃杯中，浮于水面，呈现鲜艳的棕黄色，杯子轻轻振摇未见下沉，微微加热之后，缓缓下沉，水质澄清；如混有泥土，入水后即速沉	不得超过16%	≤ 3%

【化学成分】含脂肪油，另含一种水溶性成分海金沙素。

【鉴别】

1. 取本品少量，撒于火上，即发出轻微爆鸣及明亮的火焰。

2. 本品粉末棕黄色或浅棕黄色。孢子为四面体，辐射对称。极面观钝三角形，近极面具 3 裂缝状萌发孔，边缘略呈唇状增厚。赤道面观超半圆形或类扇形，赤道轴长 70 ～ 120μm。外壁有颗粒状雕纹。

【功能与主治】清利湿热，通淋止痛。用于热淋，石淋，血淋，膏淋，尿道涩痛。用量 6 ～ 15g，包煎。

【伪品】取海金沙少许，撒于水上，浮于水面不下沉者为真品；下沉者，示有泥土掺杂。或取一把投入水中，搅拌后倒掉水，拨开上层海金沙，若淤积于底层有粘着的细粉即为黄泥粉。

课堂活动

如何鉴别海金沙、松花粉、蒲黄？

青黛（INDIGO NATURALIS）

【来源】爵床科植物马蓝 *Baphicacanthus cusia*（Nees）Bremek.、蓼科植物蓼蓝 *Polygonum tinctorium* Ait. 或十字花科植物菘蓝 *Isatis indigotica* Fort. 的叶或茎叶经加工制得的干燥粉末、团块或颗粒。

【产地】主产于福建、江苏、安徽、云南、四川等地。

【采收加工】夏、秋两季茎叶生长茂盛时，割取茎叶，置容器中，加入清水，浸泡2～3昼夜至叶腐烂、茎脱皮时，捞出茎叶残渣，每50kg加石灰4～5kg，充分搅拌，待浸液由乌绿色变为紫红色时，捞取液面蓝色泡沫状物，晒干。

【性状鉴别】本品为深蓝色的粉末，体轻，易飞扬；或呈不规则多孔性的团块、颗粒，用手搓捻即成细末。微有草腥气，味淡。见彩图13-2。

【鉴别】

1. 取本品少量，用微火灼烧，有紫红色的烟雾产生。

2. 取本品少量，滴加硝酸，产生气泡并显棕红色或黄棕色。

3. 取本品0.5g，加水10mL，振摇后放置片刻，水层不得显深蓝色。

【化学成分】主含靛蓝、靛玉红等。

【功能与主治】清热解毒，凉血消斑，泻火定惊。用于温毒发斑，血热吐衄，胸痛咳血，口疮，痄腮，喉痹，小儿惊痫。用量1～3g，宜入丸散用。外用适量。

知识拓展

大青叶、板蓝根与青黛的功效异同

大青叶、板蓝根、青黛三者大体同出一源，大青叶为菘蓝叶，板蓝根为菘蓝的根，青黛为马蓝、蓼蓝或菘蓝的茎叶经过加工制得的粉末。三者功效相近，皆有清热解毒、凉血消斑的作用。但大青叶凉血消斑力强，板蓝根解毒利咽散结效果显著，青黛清肝定惊功胜。临床用药需注意。

儿茶（CATECHU）

【来源】豆科植物儿茶 *Acacia catechu*（L. f.）Willd. 的去皮枝、干的干燥煎膏。

【产地】主产于云南南部地区，海南有栽培。

【采收加工】冬季采收枝、干，除去外皮，砍成大块，加水煎煮，浓缩，干燥。习称"儿茶膏"或"黑儿茶"。

【性状鉴别】本品呈方形或不规则块状，大小不一。表面棕褐色或黑褐色，光滑而稍有光泽。质硬，易碎，断面不整齐，具光泽，有细孔，遇潮有黏性。气微，味涩、苦，略回甜。见彩图13-3。

【化学成分】主含儿茶素、表儿茶素等。

【鉴别】

1. 粉末棕褐色。可见针状结晶及黄棕色块状物。

2. 取火柴杆浸于本品水浸液中，使轻微着色，待干燥后，再浸入盐酸中立即取出，置火焰附近烘烤，杆上即显深红色。

【含量测定】按 HPLC 法测定，本品含儿茶素（$C_{15}H_{14}O_6$）和表儿茶素（$C_{15}H_{14}O_6$）的总量不得少于 21.0%。

【功能与主治】活血止痛，止血生肌，收湿敛疮，清肺化痰。用于跌仆伤痛，外伤出血，吐血衄血，疮疡不敛，湿疹、湿疮，肺热咳嗽。用量 1～3g，包煎；多入丸散服。外用适量。

冰片（合成龙脑）（BORNEOLUM SYNTHETICUM）

【来源】以松节油、樟脑为原料，经化学反应合成的人工制品。

【产地】主产于广州、天津、南京等地的香料厂或制药厂。

【性状鉴别】本品为无色透明或白色半透明的片状松脆结晶；气清香，味辛、凉；具挥发性，点燃发生浓烟，并有带光的火焰。本品在乙醇、三氯甲烷或乙醚中易溶，在水中几乎不溶。熔点为 205～210℃。见彩图 13-4。

【鉴别】

1. 取本品 10mg，加乙醇数滴使溶解，加新制的 1% 香草醛硫酸溶液 1～2 滴，即显紫色。

2. 取本品 3g，加硝酸 10mL，即产生红棕色的气体，待气体产生停止后，加水 20mL，振摇，滤过，滤渣用水洗净后，有樟脑臭。

【化学成分】主含龙脑。

【功能与主治】开窍醒神，清热止痛。用于热病神昏、惊厥，中风痰厥，气郁暴厥，中恶昏迷，胸痹心痛，目赤，口疮，咽喉肿痛，耳道流脓。用量 0.15～0.3g，入丸散用。外用研粉点敷患处。孕妇慎用。

【附药】

1. 天然冰片（右旋龙脑）　樟科植物樟的新鲜枝、叶经提取加工制成的结晶。主产于广东、广西等地。气清香，味辛、凉，具挥发性，点燃时有浓烟，火焰呈黄色。

2. 艾片　菊科植物艾纳香的鲜叶经过蒸馏、冷却所得的结晶。主产于贵州、广西等地。为白色半透明片状、块状或颗粒状结晶，质稍硬而脆，手捻不易碎。具清香气，味辛、凉，具挥发性，点燃时有黑烟，火焰呈黄色，无残迹遗留。

3. 梅片　又名龙脑、梅花脑子、片脑、梅冰。本品为龙脑香树脂的加工品。主产于印度尼西亚的苏门答腊等地。呈半透明块状、片状或颗粒状结晶，直径 1～7mm，厚约 1mm，类白色至淡灰棕色。气清香，味清凉，嚼之则慢慢溶化。微量升华后，在显微镜下观察，其结晶为棒状或多角形。燃烧时无黑烟或微有黑烟。以片大而薄、色洁白、质松、气清香纯正者为佳。

天竺黄（BAMBUSAE CONCRETIO SILICEA）

【来源】禾本科植物青皮竹 *Bambusa textilis* McClure 或华思劳竹 *Schizostachyum chinense* Rendle 等秆内分泌液干燥后的块状物。

【产地】主产于云南、广东、广西等地。

【采收加工】秋、冬二季采收。

【性状鉴别】本品为不规则的片块或颗粒，大小不一。表面灰蓝色、灰黄色或灰白色，有的洁白色，半透明，略带光泽。体轻，质硬而脆，易破碎，吸湿性强。气微，味淡。见彩图 13-5。

【化学成分】含甘露醇、硬脂酸、竹红菌甲素、竹红菌乙素。

【功能与主治】清热豁痰，凉心定惊。用于热病神昏，中风痰迷，小儿痰热惊痫、抽搐、夜啼。用量 3～9g。

【附药】

竹黄 肉座菌科真菌竹黄的子座及孢子。本品为不规则多角形的块状或片状物，表面乳白色、灰白色或蓝色相杂。质轻，松脆，易破碎。断面光亮，稍显粉性，触之有滑感，味甘而凉，舔之粘舌。

芦荟（ALOE）

【来源】百合科植物库拉索芦荟 *Aloe barbadensis* Miller、好望角芦荟 *Aloe ferox* Miller 或其他同属近缘植物叶的汁液浓缩干燥物。前者习称"老芦荟"，后者习称"新芦荟"。

【产地】主产于南美、非洲的库拉索、博尔内等小岛，我国南方部分省区有引种。

【采收加工】全年可采，割取叶片，收集叶的汁液，加热浓缩至适当稠度，冷却凝固，即得。

【性状鉴别】本品呈不规则块状，常破裂为多角形，大小不一。表面呈暗红褐色或深褐色，无光泽。体轻，质硬，不易破碎，断面粗糙或显麻纹。富吸湿性。有特殊臭气，味极苦。见彩图 13-6。

【化学成分】叶含蒽醌类成分芦荟苷、芦荟大黄素苷、异芦荟大黄素苷等；又含树脂，为芦荟树脂鞣酚与桂皮酸相结合的酯。

【含量测定】按 HPLC 法测定，含芦荟苷（$C_{21}H_{22}O_9$）库拉索芦荟不得少于 16.0%，好望角芦荟不得少于 6.0%。

【功能与主治】泻下通便，清肝泻火，杀虫疗疳。用于热结便秘，惊痫抽搐，小儿疳积；外治癣疮。2～5g，宜入丸散。外用适量，研末敷患处。孕妇慎用。

知识拓展

芦荟的临床应用

芦荟经药理研究表明具有致泻、抗菌、抗炎、抗肿瘤等生物活性，兼具保肝护胃、促进组织修复及皮肤防护作用，并能刺激细胞生长。其现代临床应用主要涵盖慢性乙型肝炎的系统治疗；作为更衣片、更衣丸等成药的核心成分发挥润肠通便功效；针对萎缩性鼻炎、鼻衄等出血性疾病及痤疮等皮肤病变具有显著疗效。此外，在膳食应用领域，芦荟可加工为清炒、蒸制菜肴及饮品等形式食用，兼具药用与营养功能。

五倍子（GALLA CHINENSIS）

【来源】漆树科植物盐肤木 *Rhus chinensis* Mill.、青麸杨 *Rhus potaninii* Maxim. 或红麸杨 *Rhus punjabensis* Stew. var. *sinica*（Diels）Rehd. et wils. 叶上的虫瘿，主要由五倍子蚜 *Melaphis chinensis*（Bell）Baker 寄生而形成。

【产地】主产于四川、贵州、云南、陕西、广西等地。

【采收加工】秋季采摘，置沸水中略煮或蒸至表面呈灰色，杀死蚜虫，取出，干燥。按外形不同，分为"肚倍"和"角倍"。

【性状鉴别】

1. **肚倍**　本品呈长圆形或纺锤形囊状，长 2.5 ～ 9cm，直径 1.5 ～ 4cm。表面灰褐色或灰棕色，微有柔毛。质硬而脆，易破碎，断面角质样，有光泽，壁厚 0.2 ～ 0.3cm，内壁平滑，有黑褐色死蚜虫及灰色粉状排泄物。气特异，味涩。见彩图 13-7。

2. **角倍**　本品呈菱形，具不规则的钝角状分枝，柔毛较明显，壁较薄。

【规格等级】见表 13-2。

表 13-2　五倍子的规格等级

规格	等级	性状描述	
		共同点	区别点
肚倍	选货	干货。呈长圆形或纺锤形囊状，表面灰褐色或灰棕色，微有柔毛。质硬而脆，易破碎，断面角质样，有光泽，壁厚 0.2 ～ 0.3cm，内壁平滑，有黑褐色死蚜虫及灰色粉状排泄物。气特异，味涩	长≥ 4.5cm，直径 2.5 ～ 4cm，单个重量> 4.5g，大小较均匀一致。每 500g < 95 个。破碎率< 10%
	统货		长 2.5 ～ 9cm，直径 1.5 ～ 4cm，大小差异较大。每 500g ≥ 95 个。破碎率< 20%
角倍	选货	干货。呈菱形，具不规则的钝角状分枝，表面灰褐色或灰棕色，柔毛较明显。质硬而脆，易破碎，断面角质样，有光泽，壁厚 0.2 ～ 0.3cm，内壁平滑，有黑褐色死蚜虫及灰色粉状排泄物。气特异，味涩	长≥ 5cm，直径 2.5 ～ 4cm，单个重量大于 4g，大小较均匀一致。每 500g < 115 个。破碎率< 15%
	统货		长 2.5 ～ 9cm，直径 1.5 ～ 4cm，大小差异较大。每 500g ≥ 115 个。破碎率< 25%

【化学成分】含没食子酸、棕榈酸、月桂酸等。

【含量测定】含鞣质不得少于 50.0%，含鞣质以没食子酸（$C_7H_6O_5$）计，不得少于 50.0%。

【功能与主治】敛肺降火，涩肠止泻，敛汗，止血，收湿敛疮。用于肺虚久咳，肺热痰嗽，久泻久痢，自汗盗汗，消渴，便血痔血，外伤出血，痈肿疮毒，皮肤湿烂。用量 3 ～ 6g。外用适量。

琥珀（AMBRUM）

【来源】古代松科植物（如枫树、松树等）的树脂埋藏在地下经年久转化而成的化石样物质。

【**产地**】主产于广西、云南、河南、辽宁等地。

【**采收加工**】全年可采，从地层或煤层中挖选，除掉砂土、煤屑等杂质。

【**性状鉴别**】本品多呈不规则的粒状、块状、钟乳状及散粒状。有时内部包含着植物或昆虫的化石。颜色为黄色、棕黄色及红黄色。条痕白色或淡黄色。具松脂光泽。透明至不透明。断口贝壳状极为显著。硬度 2～2.5。比重 1.05～1.09。性极脆。摩擦带电。琥珀燃之易熔，稍冒黑烟，刚熄灭时冒白烟，微有松香气。

【**规格等级**】见表 13-3。

表 13-3　琥珀的规格等级

规格	等级	性状描述	
		共同点	区别点
选货	一等	呈不规则块状、颗粒状或多角形。表面黄棕色、血红色及黑褐色，有的具光泽。质硬而脆，断面光亮，有的颜色不一。手捻有涩感。无臭，味淡，嚼之无沙感	呈块状，较完整。血红色或黄棕色，断面透明或半透明。最小的单个重量 ≥ 2g，或单个体积 ≥ 2cm^3
	二等		碎块状或颗粒状。暗棕色或黑褐色，断面略透明。大小不一，颗粒状的很多单个重量 < 2g
统货	/	呈多角形不规则块状、颗粒状，少数滴乳状，大小不一。表面淡黄色、黄棕色、红褐色及黑褐色，有光泽。质硬，断面有玻璃光泽。嚼之无沙感	

【**化学成分**】含树脂、挥发油，还含有琥珀氧松香酸、琥珀松香酸、琥珀酸等。

【**功效主治**】安神镇惊，活血利尿。主治心悸失眠，惊风抽搐，癫痫，小便不利，尿血，尿痛。用量 1.5～3g。

任务实施

表 13-4　《其他类植物中药鉴定》学习任务单

班级　　　　姓名　　　　学号　　　　成绩

序号	中药正名	科属	入药部位	主要鉴别特征
1				
2				
3				

续表

序号	中药正名	科属	入药部位	主要鉴别特征
4				
5				
6				
7				
8				

项目十四 动物类中药鉴定

扫一扫，
查阅本项目数字资源

　　动物类中药是指用动物的整体或动物体的某一部分、动物体的生理或病理产物、动物体的加工品等供药用的一类中药。动物的干燥整体，如水蛭、全蝎、蜈蚣、斑蝥、土鳖虫、虻虫、九香虫等。除去内脏的动物体，如蚯蚓、蛤蚧、乌梢蛇、蕲蛇、金钱白花蛇等。动物体的某一部分，其中角类，如鹿茸、鹿角、羚羊角、水牛角等；鳞、甲类，如龟甲、鳖甲等；贝壳类，如石决明、牡蛎、珍珠母、海螵蛸、蛤壳等；脏器类，如哈蟆油、鸡内金、紫河车、鹿鞭等。动物的生理产物，其中分泌物，如麝香、蟾酥、熊胆粉、虫白蜡、蜂蜡等；动物的排泄物，如五灵脂、蚕沙、夜明砂等；其他生理产物，如蝉蜕、蛇蜕、蜂蜜、蜂房等。动物的病理产物，如珍珠、僵蚕、牛黄、马宝、猴枣、狗宝等。动物体某一部分的加工品，如阿胶、鹿角胶、鹿角霜、龟甲胶。

　　如果药材是动物的某一部分，主要通过性状鉴定以辨别真伪优劣。在进行性状鉴定时，应仔细观察药材的形态、大小、颜色、表面特征等。尤其应注意昆虫类的形状大小、颜色、特征、气味，蛇类的鳞片特征，角的类型（角质角还是骨质角，洞角还是实角，有无骨环等），骨的解剖面特点，分泌物的气味、颜色，排泄物的形态、大小，贝壳的形状、大小、外表面的纹理等。还应注意使用"看、尝、嗅、试（手试、火试、水试）"等传统经验鉴别法。如熊胆味苦回甜，有钻舌感；麝香有特异香气；麝香手握成团，轻揉即散，不沾手，不染手；哈蟆油水浸后可膨胀 10～15 倍，而伪品则仅膨胀 3～5(～7) 倍；马宝粉置锡纸上加热，其粉聚集，发出马尿臭。

任务一　动物类中药鉴定1

学习目标

❶ 知识目标

（1）掌握：地龙、石决明、珍珠、全蝎、斑蝥的来源、性状。

（2）熟悉：地龙、石决明、珍珠、全蝎、斑蝥的产地、成分；水蛭、蜈蚣、土鳖虫、海螵蛸、桑螵蛸、僵蚕、蜂蜜、蝉蜕、九香虫的来源、性状。

（3）了解：水蛭、蜈蚣、土鳖虫、海螵蛸、桑螵蛸、僵蚕、蜂蜜、蝉蜕、九香虫的产地；牡蛎、瓦楞子的来源、性状。

❷ 能力目标

（1）能够正确识别本次课所学的药材，区分真伪。

（2）逐步提升阅读能力、观察能力、综合分析能力。

❸ 素质目标

（1）培养依法鉴定、资源保护、安全合理用药的意识。

（2）树立认真、严谨、实事求是、精益求精的工作态度。

（3）增强团队合作意识，锻炼与人沟通能力，培养创新精神。

知识基础

地龙（PHERETIMA）

【来源】钜蚓科动物参环毛蚓 *Pheretima aspergillum*（E. Perrier）、通俗环毛蚓 *Pheretima vulgaris* Chen、威廉环毛蚓 *Pheretima guillelmi*（Michaelsen）或栉盲环毛蚓 *Pheretima pectinifera* Michaelsen 的干燥体，前一种习称"广地龙"，后三种习称"沪地龙"。

【产地】主产于广西合浦、广西隆安、上海、河南周口等地。

【采收加工】广地龙春季至秋季捕捉，沪地龙夏季捕捉，及时剖开腹部，除去内脏和泥沙，洗净，晒干或低温干燥。

【性状鉴别】

1. 药材

（1）广地龙　本品呈长条状薄片，弯曲，边缘略卷，长 15～20cm，宽 1～2cm。全体具环节，背部棕褐色至紫灰色，腹部浅黄棕色；第 14～16 环节为生殖带，习称"白颈"，较光亮。体前端稍尖，尾端钝圆，刚毛圈粗糙而硬，色稍浅。雄生殖孔在第 18 环节腹侧刚毛圈一小孔突上，外缘有数环绕的浅皮褶，内侧刚毛圈隆起，前面两边有横排（一排或二排）小乳突，每边 10～20 个不等。受精囊孔 2 对，位于 7/8 至 8/9 环节间一椭圆形突起上，约占节周 5/11。体轻，略呈革质，不易折断。气腥，味微咸。

（2）沪地龙　本品长 8～15cm，宽 0.5～1.5cm。全体具环节，背部棕褐色至黄褐色，腹部浅黄棕色；第 14～16 环节为生殖带，较光亮。第 18 环节有一对雄生殖孔。通俗环毛蚓的雄交配腔能全部翻出，呈花菜状或阴茎状；威廉环毛蚓的雄交配腔孔呈纵向裂缝状；栉盲环毛蚓的雄生殖孔内侧有 1 或多个小乳突。受精囊孔 3 对，在 6/7 至 8/9 环节间。

注意：①当前市场上地龙的来源复杂，各地所产性状有所不同，鉴于药材商品通过性状难以准确鉴定物种，建议采用分子鉴别等现代方法加以鉴定。②当前市场按照净度（剖开程度）进行等级划分，不同程度剖开的地龙药材其杂质含量多不符合药典规定，因此上述标准未按照净度进行划分。此外，市场上尚有不同长度的切段规格，为非药典规定的产地加工，因此上述标准未制定切段规格。③广地龙药材的长度较《中国药典》规定的长度范围有所增加，多在 20～30cm。④市场上尚有较多习称为海南地龙的药材，为非《中国药典》所规定的基原品种，注意鉴别。

2. 饮片　除去杂质，洗净，切段，干燥。见彩图 14-1。

【化学成分】主要含蚯蚓解热碱、蚯蚓毒素、6-羟基嘌呤、黄嘌呤、腺嘌呤、鸟嘌呤、胆碱及多种氨基酸和微量元素，还含有花生四烯酸、琥珀酸等有机酸。

【功能与主治】清热定惊，通络，平喘，利尿。用于高热神昏，惊痫抽搐，关节痹痛，肢体麻木，半身不遂，肺热喘咳，水肿尿少。用量 5～10g。

【附药】

土地龙　正蚓科动物缟蚯蚓 *Allolobophora caliginosa trapezoids*（Duges）的干燥体。主产

于山东、河南等地。呈弯曲的圆柱形，长 5 ～ 10cm，直径 0.3 ～ 0.7cm；每节有刚毛 4 对；全体土黄色或灰棕色，腹部未剖开；口位于较尖的一端，肛门开口于钝圆的一端，生殖环带在第 13 ～ 20 节，共占 7 节，多不明显，为马鞍型，不闭合；雌性孔 1 对，在第 15 节腹侧；雄性孔 1 对，在第 14 节；受精囊孔 2 对，在第 9 ～ 10 节和第 10 ～ 11 节间。体轻质脆，易折断。体腔内含泥土。

水蛭（HIRUDO）

【来源】黄蛭科动物蚂蟥 *Whitmania pigra* Whitman、医蛭科动物水蛭 *Hirudo nipponica* Whitman 或黄蛭科动物柳叶蚂蟥 *Whitmania acranulata* Whitman 的干燥全体。

【产地】主产于安徽萧县、江苏昆山、山东庆云等地。

【采收加工】夏、秋两季捕捉，用沸水烫死，晒干或低温干燥。

【性状鉴别】

1. 药材

（1）蚂蟥　本品呈扁平纺锤形，有多数环节，长 4 ～ 10cm，宽 0.5 ～ 2cm。背部黑褐色或黑棕色，稍隆起，用水浸后，可见黑色斑点排成 5 条纵纹；腹面平坦，棕黄色。两侧棕黄色，前端略尖，后端钝圆，两端各具 1 吸盘，前吸盘不显著，后吸盘较大。质脆，易折断，断面胶质状。气微腥。

（2）水蛭　本品呈扁长圆柱形，体多弯曲扭转，长 2 ～ 5cm，宽 0.2 ～ 0.3cm。见彩图 14-2。

（3）柳叶蚂蟥　本品狭长而扁，长 5 ～ 12cm，宽 0.1 ～ 0.5cm。

2. 饮片　本品呈不规则的段状、扁块状或扁圆柱状。背部表面黑褐色，稍隆起，腹面棕褐色，均可见细密横环纹。切面灰白色至棕黄色，胶质状。质脆，气微腥。

【规格等级】见表 14-1。

表 14-1　水蛭的规格等级

规格	等级	性状描述	
		共同点	区别点
蚂蟥	一等	身干，条整齐。有多数环节，背部黑色或黑褐色，腹部黄棕色，质硬脆，断面胶质样	呈扁平纺锤形，长 ≥ 7cm，宽 ≥ 1.5cm；无破碎；每公斤 ≤ 350 只
	二等		呈扁平纺锤形，长 4 ～ 7cm，宽 0.5 ～ 1.5cm；破碎率 ≤ 10%；每公斤 > 350 只
	统货		不分大小，破碎率 ≤ 3%
水蛭	统货		扁长圆柱形，有光泽。体多弯曲扭转。破碎率 ≤ 5%
柳叶蚂蟥	一等		狭长而扁，长 ≥ 9cm，宽 ≥ 0.4cm；无破碎。每公斤 ≤ 680 只
	二等		狭长而扁，长 5 ～ 9cm，宽 0.1 ～ 0.4cm；破碎率 ≤ 10%；每公斤 > 680 只
	统货		不分大小，破碎率 ≤ 5%

注：1. 当前药材市场水蛭规格较多，大多是按照加工方法区分为吊干、烘干、晒干、烫死等规格，不同的加工方法其外观性状有较大区别。当前市场主流为蚂蟥，习称"宽体金线蛭"，其余两种相对较少。

2. 当前药材市场上的水蛭商品尚有加矾或腹内填充增重物质现象，注意鉴别。

3. 市场上尚有非《中国药典》品菲牛蛭 *Poecilo manillensis* Lesson，大多来自我国四川、广西及缅甸、朝鲜等国家，市场上称为"金边蚂蟥"。除此之外，尚有其他种水蛭，需做深入物种鉴定，应注意鉴别。

【化学成分】含水蛭素、氨基酸、蛋白质、肝素、抗凝血酶、微量元素等。本品每克含抗凝血酶活性水蛭应不低于 16.0U，蚂蟥、柳叶蚂蟥应不低于 3.0U。

【功能与主治】破血通经，逐瘀消癥。用于血瘀经闭，癥瘕痞块，中风偏瘫，跌仆损伤。用量 1～3g。孕妇禁用。

石决明（HALIOTIDIS CONCHA）

【来源】鲍科动物杂色鲍 *Haliotis diversicolor* Reeve、皱纹盘鲍 *Haliotis discus hannai* Ino、羊鲍 *Haliotis ovina* Gmelin、澳洲鲍 *Haliotis ruber* Lcach、耳鲍 *Haliotis asinina* Linnaeus 或白鲍 *Haliotis laevigata* Donovan 的贝壳。

【产地】杂色鲍主要分布于我国东海南部和南海。皱纹盘鲍主要分布于辽宁、山东沿海。羊鲍主要分布于我国南海东沙群岛和西沙群岛的海域。耳鲍分布于南海。澳洲鲍和白鲍分布于澳洲沿海。

【采收加工】夏、秋两季捕捞，去肉，洗净，干燥。

【性状鉴别】

1. 药材

（1）杂色鲍　本品呈长卵圆形，内面观略呈耳形，长 7～9cm，宽 5～6cm，高约 2cm。表面暗红色，有多数不规则的螺肋和细密生长线，螺旋部小，体螺部大，从螺旋部顶处开始向右排列有 20 余个疣状突起，末端 6～9 个开孔，孔口与壳面平。内面光滑，具珍珠样彩色光泽。壳较厚，质坚硬，不易破碎。气微，味微咸。

（2）皱纹盘鲍　本品呈长椭圆形，长 8～12cm，宽 6～8cm，高 2～3cm。表面灰棕色，有多数粗糙而不规则的皱纹，生长线明显，常有苔藓类或石灰虫等附着物，末端 4～5 个开孔，孔口突出壳面，壳较薄。

（3）羊鲍　本品近圆形，长 4～8cm，宽 2.5～6cm，高 0.8～2cm。壳顶位于近中部而高于壳面，螺旋部与体螺部各占 1/2，从螺旋部边缘有 2 行整齐的突起，尤以上部较为明显，末端 4～5 个开孔，呈管状。

（4）澳洲鲍　本品呈扁平卵圆形，长 13～17cm，宽 11～14cm，高 3.5～6cm。表面砖红色，螺旋部约为壳面的 1/2，螺肋和生长线呈波状隆起，疣状突起 30 余个，末端 7～9 个开孔，孔口突出壳面。见彩图 14-3、14-4。

（5）耳鲍　本品狭长，略扭曲，呈耳状，长 5～8cm，宽 2.5～3.5cm，高约 1cm。表面光滑，具翠绿色、紫色及褐色等多种颜色形成的斑纹，螺旋部小，体螺部大，末端 5～7 个开孔，孔口与壳平，多为椭圆形，壳薄，质较脆。见彩图14-5、14-6。

（6）白鲍　本品呈卵圆形，长11～14cm，宽8.5～11cm，高3～6.5cm。表面砖红色，光滑，壳顶高于壳面，生长线颇为明显，螺旋部约为壳面的1/3，疣状突起30余个，末端9个开孔，孔口与壳平。

2.饮片　本品为不规则的碎块。灰白色，有珍珠样彩色光泽。质坚硬。气微，味微咸。见彩图14-7。

【化学成分】含碳酸钙、氨基酸、壳角质、胆素及微量元素等。

【含量测定】含碳酸钙（$CaCO_3$）生品不得少于93.0%，煅石决明不得少于95.0%。

【功能与主治】平肝潜阳，清肝明目。用于头痛眩晕，目赤翳障，视物昏花，青盲雀目。用量6～20g，先煎。

【伪品】鲍科动物半纹盘鲍的贝壳。呈长卵圆形，表面灰棕色，具紫色、翠绿色或灰白色斑纹。螺旋部小，体螺部大，生长线明显，贝壳内面具珍珠样彩色光泽，壳内唇边缘薄而锐利呈刀刃状。

珍珠（MARGARITA）

【来源】珍珠贝科动物合浦珠母贝 *Pinctada fucata*（Dunker）、蚌科动物三角帆蚌 *Hyriopsis cumingii*（Lea）或褶纹冠蚌 *Cristaria p1icata*（Leach）等双壳类动物受刺激形成的珍珠。

【产地】合浦珠母贝分布于广东、福建沿海，主产于广东、海南、福建和台湾，称为"海珍珠"；三角帆蚌、褶纹冠蚌分布于江、泽、湖、泊中，主产于江苏、浙江、黑龙江等省，称为"淡水珠"或"湖珍珠"。

【采收加工】自动物体内取出，洗净，干燥。

【性状鉴别】本品呈类球形、长圆形、卵圆形或棒形，直径1.5～8mm。表面类白色、浅粉红色、浅黄绿色或浅蓝色，半透明，光滑或微有凹凸，具特有的彩色光泽。质坚硬，破碎面显层纹。气微，味淡。见彩图14-8。

【鉴别】

1.粉末类白色。不规则碎块，半透明，具彩虹样光泽。表面显颗粒性，由数至十数薄层重叠，片层结构排列紧密，可见致密的成层线条或极细密的微波状纹理。本品磨片具同心层纹。

2.取本品粉末，加稀盐酸，即产生大量气泡，滤过，滤液显钙盐（通则0301）的鉴别反应。

3.取本品，置波长365nm的紫外光灯下观察，显浅蓝紫色或亮黄绿色荧光，通常环周部分较明亮。

【化学成分】主要含碳酸钙、多种氨基酸、微量元素和牛磺酸等。

【功能与主治】安神定惊，明目消翳，解毒生肌，润肤祛斑。用于惊悸失眠，惊风癫痫，目赤翳障，疮疡不敛，皮肤色斑。用量0.1～0.3g，多入丸散用。外用适量。

【附药】

珍珠母　蚌科动物三角帆蚌 *Hyriopsis cumingii*（Lea）、褶纹冠蚌 *Cristaria p1icata*（Leach）

或珍珠贝科动物合浦珠母贝 *Pinctada fucata*（Dunker）的贝壳。去肉，洗净，干燥。主要含碳酸钙、碳酸镁、磷酸钙、角蛋白和多种微量元素等。功能：平肝潜阳，安神定惊，明目退翳。见彩图 14-9。

牡蛎（CRASSOSTREAE CONCHA）

【来源】牡蛎科动物长牡蛎 *Crassostrea gigas*（Thunberg）、大连湾牡蛎 *Crassostrea talienwhanensis*（Crosse）或近江牡蛎 *Crassostrea ariakensis*（Wakiya）的贝壳。

【产地】长牡蛎主产于山东以北至东北沿海。大连湾牡蛎主产于辽宁、河北、山东沿海。近江牡蛎产地较广，北起东北、南至广东沿海及海南省均产。

【采收加工】全年均可捕捞，去肉，洗净，晒干。

【性状鉴别】

1. 药材

（1）长牡蛎 本品呈长片状，背腹缘几平行，长 10～50cm，高 4～15cm。右壳较小，鳞片坚厚，层状或层纹状排列。壳外面平坦或具数个凹陷，淡紫色、灰白色或黄褐色；内面瓷白色，壳顶两侧无小齿。左壳凹陷深，鳞片较右壳粗大，壳顶附着面小。质硬，断面层状，洁白。气微，味微咸。

（2）大连湾牡蛎 本品呈类三角形，背腹缘呈八字形。右壳外面淡黄色，具疏松的同心鳞片，鳞片起伏呈波浪状，内面白色。左壳同心鳞片坚厚，自壳顶部放射肋数个，明显，内面凹下呈盒状，铰合面小。

（3）近江牡蛎 本品呈圆形、卵圆形或三角形等。右壳外面稍不平，有灰、紫、棕、黄等色，环生同心鳞片，幼体者鳞片薄而脆，多年生长后鳞片层层相叠，内面白色，边缘有的淡紫色。

2. 饮片 本品为不规则的碎块。白色。质硬，断面层状。气微，味微咸。见彩图 14-10。

【化学成分】主含碳酸钙、磷酸钙、壳角质、微量元素及多种氨基酸。本品含碳酸钙（$CaCO_3$）生品不得少于 94.0%。

【功能与主治】重镇安神，潜阳补阴，软坚散结。用于惊悸失眠，眩晕耳鸣，瘰疬痰核，癥瘕痞块。煅牡蛎收敛固涩，制酸止痛。用于自汗盗汗，遗精滑精，崩漏带下，胃痛吞酸。用量 9～30g，先煎。

瓦楞子（SCAPHARCAE SEU TEGILLARCAE CONCHA）

【来源】蚶科动物毛蚶 *Scapharca kagoshimensis*（Tokunaga）、泥蚶 *Tegillarca granosa*（Linnaeus）或魁蚶 *ScapAarca broughtonii* Schrenck 的贝壳。

【产地】主产于浙江、江苏、山东、广东、辽宁等地。

【采收加工】秋、冬至次年春捕捞，洗净，置沸水中略煮，去肉，干燥。

【性状鉴别】

1. 药材

（1）毛蚶 本品略呈三角形或扇形，长 4～5cm，高 3～4cm。壳外面隆起，有棕褐色茸毛或已脱落；壳顶突出，向内卷曲；自壳顶至腹面有延伸的放射肋 30 ～ 34 条。壳内面平滑，白色，壳缘有与壳外面直楞相对应的凹陷，铰合部具小齿 1 列。质坚。气微，味淡。

（2）泥蚶 本品长 2.5 ～ 4cm，高 2 ～ 3cm。壳外面无棕褐色茸毛，放射肋 18 ～ 21 条，肋上有颗粒状突起。

（3）魁蚶 本品长 7 ～ 9cm，高 6 ～ 8cm。壳外面放射肋 42 ～ 48 条。

2. 饮片 本品为不规则碎块或粉末。类白色、灰白色至灰黄色。较大碎块外表可见放射状肋线，有的可见棕褐色茸毛。气微，味淡。见彩图 14-11。

【化学成分】主含碳酸钙、磷酸钙。本品含碳酸钙（$CaCO_3$）不得少于 95.0%。

【功能与主治】消痰化瘀，软坚散结，制酸止痛。用于顽痰胶结，黏稠难咯，瘿瘤，瘰疬，癥瘕痞块，胃痛泛酸。用量 9 ～ 15g，先煎。

海螵蛸（SEPIELLAE SEU SEPIAE ENDOCONCHA）

【来源】乌贼科动物曼氏无针乌贼 *Sepiella maindroni* Rochebrune 或金乌贼 *Sepia esculenta* Hoyle 的干燥内壳。

【产地】无针乌贼分布于浙江、山东、福建沿海。金乌贼分布于辽宁、山东及江苏沿海。

【采收加工】收集乌贼鱼的骨状内壳，洗净，干燥。

【性状鉴别】

1. 药材

（1）曼氏无针乌贼 本品呈扁长椭圆形，中间厚，边缘薄，长 9 ～ 14cm，宽 2.5 ～ 3.5cm，厚约 1.3cm。背面有磁白色脊状隆起，两侧略显微红色，有不甚明显的细小疣点；腹面白色，自尾端到中部有细密波状横层纹；角质缘半透明，尾部较宽平，无骨针。体轻，质松，易折断，断面粉质，显疏松层纹。气微腥，味微咸。

（2）金乌贼 本品长 13 ～ 23cm，宽约 6.5cm。背面疣点明显，略呈层状排列；腹面的细密波状横层纹占全体大部分，中间有纵向浅槽；尾部角质缘渐宽，向腹面翘起，末端有 1 骨针，多已断落。

2. 饮片 本品为不规则形或类方形小块，类白色或微黄色，气微腥，味微咸。见彩图 14-12。

【化学成分】主含碳酸钙、甲壳质、磷酸钙、镁盐。本品含碳酸钙（$CaCO_3$）生品不得少于 86.0%。

【功能与主治】收敛止血，涩精止带，制酸止痛，收湿敛疮。用于吐血衄血，崩漏便血，遗精滑精，赤白带下，胃痛吞酸；外治损伤出血，湿疹湿疮，溃疡不敛。用量 5 ～ 10g。外用适量，研末敷患处。

【附药】

乌贼墨 本品含黑色素，为全身性的止血药，可用于消化道出血、功能性子宫出血和肺咳血的治疗；对急性放射病有预防作用。

全蝎（SCORPIO）

【来源】钳蝎科动物东亚钳蝎 *Buthus martensii* Karsch 的干燥体。

【产地】主产于山西屯留、山东沂蒙山、河南洛阳、山西襄汾、河北邯郸等地。

【采收加工】春末至秋初捕捉，除去泥沙，置沸水或沸盐水中，煮至全身僵硬，捞出，置通风处，阴干。

【性状鉴别】本品头胸部与前腹部呈扁平长椭圆形，后腹部呈尾状，皱缩弯曲，完整者体长约 6cm。头胸部呈绿褐色，前面有 1 对短小的螯肢和 1 对较长大的钳状脚须，形似蟹螯，背面覆有梯形背甲，腹面有足 4 对，均为 7 节，末端各具 2 爪钩；前腹部由 7 节组成，第 7 节色深，背甲上有 5 条隆脊线。背面绿褐色，后腹部棕黄色，6 节，节上均有纵沟，末节有锐钩状毒刺，毒刺下方无距。气微腥，味咸。见彩图 14–13。

【规格等级】见表 14–2。

表 14–2　全蝎的规格等级

等级	性状描述	
	共同点	区别点
一等	干货。虫体干燥得当，干而不脆，个体大小均匀，虫体较完整，背面绿褐色，后腹部棕黄色，气微腥，无异味。"淡全蝎"舌舔无盐味。"盐全蝎"体表无盐霜、无盐粒、无泥沙等杂质	体长 ≥ 5.5cm。体表无盐霜，大小均匀，完整，破碎率 ≤ 15%
二等		体长 4.5 ～ 5.5cm。体表有少量盐霜，破碎率 ≤ 30%
统货	干货。背面绿褐色，后腹部棕黄色，气微腥，无异味。"淡全蝎"舌舔无盐味。"盐全蝎"干后体表可见盐霜，无盐粒，无泥沙等杂质。个体大小不一，完整者体长 ≥ 4.5cm。破碎率 ≤ 40%	

注：1. 当前市场上"盐全蝎"所占比例较大，含盐量很高，人为过量掺盐增重现象普遍，应注意。

　　2.《中国药典》标准全蝎体长完整者 6cm，但在市场和产地调查中发现，多数在 4.5 ～ 5.5cm，体长达到 6cm 的很少。全蝎的体长与蝎龄关系密切，只有 4 年以上的成年蝎体长可达到 6cm。从资源保护的角度，对于体长较小、蝎龄小者应限制使用。此外，全蝎背部颜色与产地有关，不同产地的性状有所差别。

【化学成分】主要含蝎毒素、硫磺酸、三甲胺、甜菜碱、卵磷脂、胆甾醇、氨基酸等。

【功能与主治】息风镇痉，通络止痛，攻毒散结。用于肝风内动，痉挛抽搐，小儿惊风，中风口喝，半身不遂，破伤风，风湿顽痹，偏正头痛，疮疡，瘰疬。用量 3 ～ 6g。孕妇禁用。

知识拓展

腹部鼓起的全蝎有问题

全蝎为我国传统名贵药材，由于货少价高，掺假增重情况比较多见。其手法为将蝎子放到食盐和泥土的混合泥浆中，使其喝足盐泥浆再致死晒干，一般可增重全蝎体重 1/3 以上。识别方法：正常全蝎干燥后，腹背塌陷、抽沟、干瘪，重量轻。掺假增重者腹部饱满、腹背向外凸起，质量较重。简单的鉴别办法：①将全蝎置于水中，应浮于水面，掺假增重者沉于水底。②将腹部刨开，掺假增重者腹内黑色泥状物较多。③将全蝎腹内物置于火上易燃，并发出爆鸣声，并有毛焦臭气；掺假增重者腹内物不燃烧，若燃烧也无毛焦臭气。也有掺盐增重者，其表面披有盐霜，严重者全体附有盐的颗粒，鉴别方法同上。

蜈蚣（SCOLOPENDRA）

【来源】蜈蚣科动物少棘巨蜈蚣 *Scolopendra subspinipes mutilans* L. Koch 的干燥体。

【产地】主产于湖北荆门、当阳、谷城、宜都等地。

【采收加工】春、夏二季捕捉，用竹片插入头尾，绷直，干燥。

【性状鉴别】

1. 药材　本品呈扁平长条形，长 9～15cm，宽 0.5～1cm。由头部和躯干部组成，全体共 22 个环节。头部暗红色或红褐色，略有光泽，有头板覆盖，头板近圆形，前端稍突出，两侧贴有颚肢一对，前端两侧有触角一对。躯干部第 1 背板与头板同色，其余 20 个背板为棕绿色或墨绿色，具光泽，自第 4 背板至第 20 背板上常有两条纵沟线；腹部淡黄色或棕黄色，皱缩；自第 2 节起，每节两侧有步足一对；步足黄色或红褐色，偶有黄白色，呈弯钩形，最末一对步足尾状，故又称尾足，易脱落。质脆，断面有裂隙。气微腥，有特殊刺鼻的臭气，味辛、微咸。见彩图 14-14。

2. 饮片　本品形如药材，呈段状，棕褐色或灰褐色，具焦香气。

【化学成分】含组胺样物质、溶血性蛋白质、酪氨酸、亮氨酸、蚁酸、胆甾醇等。

【功能与主治】息风镇痉，通络止痛，攻毒散结。用于肝风内动，痉挛抽搐，小儿惊风，中风口㖞，半身不遂，破伤风，风湿顽痹，偏正头痛，疮疡，瘰疬，蛇虫咬伤。用量 3～5g。孕妇禁用。

土鳖虫（䗪虫）（EUPOLYPHAGA SEUPOLYPHAGA）

【来源】鳖蠊科昆虫地鳖 *Eupolyphaga sinensis* Walker 或冀地鳖 *Polyphaga plancyi* Bolivar 的雌虫干燥体。

【产地】主产于山东临沂、莒县，以及江苏丹阳、河南尉氏等地。

【采收加工】捕捉后，置沸水中烫死，晒干或烘干。

【性状鉴别】

1. 地鳖　本品呈扁平卵形，长 1.3 ～ 3cm，宽 1.2 ～ 2.4cm。前端较窄，后端较宽，背部紫褐色，具光泽，无翅。前胸背板较发达，盖住头部；腹背板 9 节，呈覆瓦状排列。腹面红棕色，头部较小，有丝状触角 1 对，常脱落，胸部有足 3 对，具细毛和刺。腹部有横环节。质松脆，易碎。气腥臭，味微咸。见彩图 14-15。

2. 冀地鳖　本品长 2.2 ～ 3.7cm，宽 1.4 ～ 2.5cm。背部黑棕色，通常在边缘带有淡黄褐色斑块及黑色小点。

【化学成分】含挥发油、β - 谷甾醇、鲨肝醇、尿嘧啶和尿囊素等。

【功能与主治】破血逐瘀，续筋接骨。用于跌打损伤，筋伤骨折，血瘀经闭，产后瘀阻腹痛，癥瘕痞块。用量 3 ～ 10g。孕妇禁用。

【伪品】

1. 姬蠊科昆虫赤边水庶 *Opisthoplatia orientalis* Burm 的干燥虫体。呈椭圆形扁而微弯曲。长约 3cm，宽约 2cm。背部黑棕色，腹面红棕色，头较小，在前胸背板前有一黄色镶边，足 3 对，生于胸部。体轻。气腥臭。

2. 龙虱科昆虫东方龙虱 *Cybister tripunctatus orientalis* Gschwendtn. 干燥虫体。本品呈长卵形，长 2 ～ 3cm，宽 1 ～ 1.5cm。背部黑绿色，有一对较厚的鞘翅，鞘翅边缘有棕黄色狭边，除去鞘翅，可见浅色膜质翅两对。腹面棕褐色或黑褐色，胸部有足 3 对，前足 2 对较小，后足 1 对较大。腹部有横纹。质松脆。气腥，味微咸。

桑螵蛸（MANTIDIS OŌTHECA）

【来源】螳螂科昆虫中华大刀螳 *Tenodera sinensis* Saussure、棕污斑螳 *Statilia maculata*（Thunberg）或广斧螳 *Hierodula patellifera*（Serville）的干燥卵鞘。以上三种分别习称"团螵蛸""长螵蛸""黑螵蛸"。

【产地】中华大刀螳：国内最常见的大型螳螂之一，广布于中国南北各地，包括安徽、江苏、山西、北京、河北、福建、浙江、四川、广东、台湾、湖南、陕西。棕污斑螳：体型相对较小，主产于浙江、江苏、安徽、山东、湖北等地。广斧螳：是国内常见的大型螳螂之一，主产于辽宁、河北、山西、内蒙古、宁夏、山东、河南、湖北、江苏和陕西。

【采收加工】深秋至次春收集，除去杂质，蒸至虫卵死后，干燥。

【性状鉴别】

1. 药材

（1）团螵蛸　本品略呈圆柱形或半圆形，由多层膜状薄片叠成，长 2.5 ～ 4cm，宽 2 ～ 3cm。表面浅黄褐色，上面带状隆起不明显，底面平坦或有凹沟。体轻，质松而韧，横断面可见外层为海绵状，内层为许多放射状排列的小室，室内各有一细小椭圆形卵，深棕色，有光泽。气微腥，味淡或微咸。见彩图 14-16。

（2）长螵蛸　本品略呈长条形，一端较细，长 2.5 ～ 5cm，宽 1 ～ 1.5cm。表面灰黄色，上面带状隆起明显，带的两侧各有一条暗棕色浅沟和斜向纹理。质硬而脆。

（3）黑螵蛸 本品略呈平行四边形，长 2 ~ 4cm，宽 1.5 ~ 2cm。表面灰褐色，上面带状隆起明显，两侧有斜向纹理，近尾端微向上翘。质硬而韧。

2. 饮片 本品形如药材。表面浅黄褐色至灰褐色。气微腥，味淡或微咸。

【化学成分】含磷脂酰胆碱、磷脂酰乙醇胺、蛋白质、氨基酸、钙、铁等。

【功能与主治】固精缩尿，补肾助阳。用于遗精滑精，遗尿尿频，小便白浊。用量 5 ~ 10g。

蝉蜕（CICADAE PERIOSTRACUM）

【来源】蝉科昆虫黑蚱蝉 *Cryptotympana atrata*（Fabricius）的若虫羽化时脱落的皮壳。

【产地】主产于山东临沂、河南洛阳、安徽阜阳、河北邯郸等地。

【采收加工】夏、秋两季收集，除去泥沙，晒干。

【性状鉴别】本品略呈椭圆形而弯曲，长约 3.5cm，宽约 2cm。表面黄棕色，半透明，有光泽。头部有丝状触角 1 对，多已断落，复眼突出。额部先端突出，口吻发达，上唇宽短，下唇伸长成管状。胸部背面呈十字形裂开，裂口向内卷曲，脊背两旁具小翅 2 对；腹面有足 3 对，被黄棕色细毛。腹部钝圆，共 9 节。体轻，中空，易碎。气微，味淡。见彩图 14-17。

【化学成分】含甲壳质、多种氨基酸等。

【功能与主治】疏散风热，利咽，透疹，明目退翳，解痉。用于风热感冒，咽痛音哑，麻疹不透，风疹瘙痒，目赤翳障，惊风抽搐，破伤风。用量 3 ~ 6g。

斑蝥（MYLABRIS）

【来源】芫青科昆虫南方大斑蝥 *Mylabris phalerata* Pallas 或黄黑小斑蝥 *Mylabris cichorii* Linnaeus 的干燥体。

【产地】主产于广西凤山、广东新会、湖北十堰、广西横州等地。

【采收加工】夏、秋两季捕捉，闷死或烫死，晒干。

【性状鉴别】

1. 南方大斑蝥 本品呈长圆形，长 1.5 ~ 2.5cm，宽 0.5 ~ 1cm。头及口器向下垂，有较大的复眼及触角各 1 对，触角多已脱落。背部具革质鞘翅 1 对，黑色，有 3 条黄色或棕黄色的横纹；鞘翅下面有棕褐色薄膜状透明的内翅 2 片。胸腹部乌黑色，胸部有足 3 对。有特殊的臭气。见彩图 14-18。

2. 黄黑小斑蝥 本品体型较小，长 1 ~ 1.5cm。

【化学成分】含斑蝥素、蚁酸及多种微量元素等。斑醛素对原发性肝癌、食管癌、肺癌等有效，但其毒性大，已有斑醛酸钠、羟斑醛胺、甲基斑蝥胺和去甲斑醛素等半合成衍生物用于临床，疗效好，不良反应小。

【含量测定】按 HPLC 法测定，本品含斑蝥素（$C_{10}H_{12}O_4$）不得少于 0.35%，米斑蝥含斑蝥素（$C_{10}H_{12}O_4$）应为 0.25% ~ 0.65%。

【功能与主治】破血逐瘀，散结消癥，攻毒蚀疮。用于癥瘕，经闭，顽癣，瘰疬，赘疣，痈疮不溃，恶疮死肌。用量 0.03 ~ 0.06g，炮制后多入丸散用。外用适量，研末或浸酒醋，或制油膏涂敷患处，不宜大面积用。本品有大毒，内服慎用；孕妇禁用。

【附药】

1. 青娘子 芫青科昆虫绿芫青 *Lytta caraganae* Pallas 的干燥虫体。呈长圆形，头略呈三角形，蓝紫色，光亮，眼小微突；鞘翅全部呈亮绿色、蓝紫色或红紫色；具光泽；膜翅淡棕色，有 4 条较明显的脉纹；胸部突起，腹部具 5 体节，足 3 对，多已脱落；气微臭。含斑蝥素 1% ~ 2%。功能：利水，祛瘀，解毒。

2. 红娘子 蝉科昆虫黑翅红娘子 *Huechys sanguinea* De Geer 或褐翅红娘子 *Huechys philaemata* Fabricius 的干燥虫体。主产于江苏、浙江。黑翅红娘子前翅黑色，后翅褐色；褐翅红娘子前翅褐色，后翅淡褐色，半透明。含斑蝥素等。功能：攻毒，通瘀，破积；外用可治癣疮。

九香虫（CORIDIUS）

【来源】蝽科昆虫九香虫 *Coridius chinensis*（Dallas）的干燥体。

【产地】主产于四川、广西、云南、贵州等地。

【采收加工】11 月至次年 3 月前捕捉，置适宜容器内，用酒少许将其闷死，取出阴干；或置沸水中烫死，取出，干燥。

【性状鉴别】本品略呈六角状扁椭圆形，长 1.6 ~ 2cm，宽约 1cm。表面棕褐色或棕黑色，略有光泽。头部小，与胸部略呈三角形，复眼突出，卵圆状，单眼 1 对，触角 1 对各 5 节，多已脱落。背部有翅 2 对，外面的 1 对基部较硬，内部 1 对为膜质，透明。胸部有足 3 对，多已脱落。腹部棕红色至棕黑色，每节近边缘处有突起的小点。质脆，折断后腹内有浅棕色的内含物。气特异，味微咸。

【化学成分】含九香虫油、蛋白质、甲壳质等。

【功能与主治】理气止痛，温中助阳。用于胃寒胀痛，肝胃气痛，肾虚阳痿，腰膝酸痛。用量 3 ~ 9g。

僵蚕（BOMBYX BATRYTICATUS）

【来源】蚕蛾科昆虫家蚕 *Bombyx mori* Linnaeus 4 ~ 5 龄的幼虫感染（或人工接种）白僵菌 *Beauveria bassiana*（Bals.）Vuillant 而致死的干燥体。

【产地】主产于广西宜州、柳城，以及山东莒县、四川盐边等地。

【采收加工】多于春、秋季生产，将感染白僵菌病死的蚕干燥。

【性状鉴别】本品略呈圆柱形，多弯曲皱缩。长 2 ~ 5cm，直径 0.5 ~ 0.7cm。表面灰黄色，被有白色粉霜状的气生菌丝和分生孢子。头部较圆，足 8 对，体节明显，尾部略呈二分歧状。质硬而脆，易折断，断面平坦，外层白色，中间有亮棕色或亮黑色的丝腺环 4 个。气微腥，味微咸。见彩图 14–19。

【化学成分】含蛋白质、脂肪、甾体、氨基酸、羟基促蜕皮甾酮、3- 羟基犬尿素、棕榈酸、油酸、壳质酶等。体表白粉中含大量草酸铵。

【功能与主治】息风止痉，祛风止痛，化痰散结。用于肝风夹痰，惊痫抽搐，小儿急惊风，破伤风，中风口㖞，风热头痛，目赤咽痛，风疹瘙痒，发颐疬腮。用量 5 ～ 10g。

蜂蜜（MEL）

【来源】蜜蜂科昆虫东方蜜蜂 *Apis cerana* Fabricius 或西方蜜蜂 *Apis mellifera* Linnaeus 所酿的蜜。

【产地】养殖，全国大部分地区均产。

【采收加工】春至秋季采收，滤过。

【性状鉴别】本品为半透明、带光泽、浓稠的液体，白色至淡黄色或橘黄色至黄褐色，放久或遇冷渐有白色颗粒状结晶析出。气芳香，味极甜。

【化学成分】主要含葡萄糖、果糖、蔗糖、有机酸、挥发油、蜡、维生素、酶类、氨基酸、生长刺激素、乙酰胆碱、烟酸、胡萝卜素、微量元素等。本品含 5- 羟甲基糠醛不得过 0.004%，含蔗糖和麦芽糖分别不得过 5.0%；含果糖（$C_6H_{12}O_6$）和葡萄糖（$C_6H_{12}O_6$）的总量不得少于 60.0%，果糖与葡萄糖含量比值不得小于 1.0。

【功能与主治】补中，润燥，止痛，解毒；外用生肌敛疮。用于脘腹虚痛，肺燥干咳，肠燥便秘，解乌头类药毒；外治疮疡不敛，水火烫伤。用量 15 ～ 30g。

【附药】

1. 蜂王浆　又称"蜂乳"，是工蜂上颚分泌的专供蜂王和幼蜂食用的乳白色浆状物。本品呈乳白色或淡黄色，不易流动，有光泽；香气特异，味微甜、酸、涩而辛辣；pH 3.5 ～ 4.5。含蛋白质、脂肪、维生素、糖类、游离氨基酸、核酸、激素等多种营养物质。有延缓衰老、保护肝脏、健脑益智、调节血压和内分泌等作用。本品 4℃可保存 3 个月，-5℃能保存 1 年，-18℃可保存 2 年。蜂王浆冻干粉是将其筛除杂质，低温快速冻干而成。

2. 蜂胶　蜜蜂科昆虫西方蜜蜂工蜂采集的植物树脂与其上颚腺、蜡腺等分泌物混合形成的具有黏性的固体胶状物。多为夏、秋季自蜂箱中收集，除去杂质。本品为团块状或不规则碎块，呈青绿色、棕黄色、棕红色、棕褐色或深褐色，表面或断面有光泽。20℃以下逐渐变硬、脆，20 ～ 40℃逐渐变软，有黏性和可塑性。气芳香，味微苦、略涩，有微麻感和辛辣感。含树脂、挥发油、蜂蜡、花粉、白杨素、高良姜素、氨基酸类、酶类、维生素类和多种微量元素。按 HPLC 法测定，含白杨素（$C_{15}H_{10}O_4$）不得少于 2.0%，含高良姜素（$C_{15}H_{10}O_5$）不得少于 1.0%。含咖啡酸苯乙酯（$C_{17}H_{16}O_4$）不得少于 0.50%，含乔松素（$C_{15}H_{12}O_4$）不得少于 1.0%。功能：补虚弱，化浊脂，止消渴；外用解毒消肿，收敛生肌。用于体虚早衰、高脂血症、消渴等；外治皮肤皲裂，烧烫伤。

3. 蜂毒　本品是由工蜂毒腺或副腺分泌的，贮藏在毒囊中的浅黄色透明毒液。具有特殊的芳香气息，味苦。含多肽类、酶类、生物胺、酸类物质及微量元素等。主治风湿和类风湿关节炎、神经炎、神经痛、支气管哮喘等。

4. 蜂蜡　蜜蜂科昆虫东方蜜蜂或西方蜜蜂分泌的蜡。将蜂巢置水中加热，滤过，冷凝取蜡或再精制而成。为不规则团块，大小不一。呈黄色、淡黄棕色或黄白色，不透明或微透明，表面光滑。体较轻，蜡质，断面砂粒状，用手搓捏能软化。有蜂蜜样香气，味微甘。功能：解毒，敛疮，生肌，止痛；外用于溃疡不敛，臁疮糜烂，外伤破溃，烧烫伤。

5. 蜂房 胡蜂科昆虫果马蜂 *Polistes olivaceous*（DeGeer）、日本长脚胡蜂 *Polistes jakahamae* Radoszkowski 或变侧异腹胡蜂 *Parapolybia varia* Fabricius 的巢。秋、冬二季采收，晒干，或略蒸，除去死蜂死蛹，晒干。本品呈圆盘状或不规则的扁块状，有的似连房状，大小不一。表面灰白色或灰褐色。腹面有多数整齐的六角形房孔，孔径 3～4mm 或 6～8mm；背面有 1 个或数个黑色短柄。体轻，质韧，略有弹性。气微，味辛淡。以个大、完整、色灰白、体轻、有弹性、无死蜂、无死蛹和卵、无霉变者为佳；质酥脆或坚硬者不可供药用。功能：攻毒杀虫，祛风止痛。见彩图 14-20。

任务实施

表 14-3 《动物类中药鉴定 1》学习任务单

班级　　　姓名　　　学号　　　成绩

序号	中药正名	科属	入药部位	主要鉴别特征
1				
2				
3				
4				
5				
6				

续表

序号	中药正名	科属	入药部位	主要鉴别特征
7				
8				
9				
10				
11				
12				
13				
14				
15				
16				

02

任务二 动物类中药鉴定2

学习目标

❶ 知识目标

（1）掌握：蟾酥、蛤蚧、金钱白花蛇、蕲蛇、乌梢蛇、麝香、鹿茸、牛黄、羚羊角、水牛角的来源、性状。

（2）熟悉：蟾酥、蛤蚧、金钱白花蛇、蕲蛇、乌梢蛇、麝香、鹿茸、牛黄、羚羊角、水牛角的产地、成分；龟甲、鳖甲、海马、阿胶的来源、性状。

（3）了解：龟甲、鳖甲、海马、蛤蟆油、阿胶的产地；鸡内金、马宝、蛤壳、海龙的来源、性状。

❷ 能力目标

（1）能够正确识别本次课所学的药材，区分真伪。

（2）逐步提升阅读能力、观察能力、综合分析能力。

❸ 素质目标

（1）培养依法鉴定、资源保护、安全合理用药的意识。

（2）树立认真、严谨、实事求是、精益求精的工作态度。

（3）增强团队合作意识，锻炼与人沟通能力，培养创新精神。

知识基础

海马（HIPPOCAMPUS）

【来源】海龙科动物克氏海马 *Hippocampus kelloggi* Jordan et Snyder、刺海马 *Hippocampus histrix* Kaup、库达海马 *Hippocampus kuda* Bleeker、三斑海马 *Hippocampus trimaculatus* Leach 或小海马（海蛆）*Hippocampus japonicus* Kaup 的干燥体。

【产地】主产于广东、福建、台湾等沿海省区，马来西亚、新加坡、日本等国亦产。

【采收加工】夏、秋两季捕捞，洗净，晒干；或除去皮膜和内脏，晒干。

【性状鉴别】

1. 克氏海马（线纹海马）　本品呈扁长形而弯曲，体长约 30cm。表面黄白色。头略似马头，有冠状突起，具管状长吻，口小，无牙，两眼深陷。躯干部七棱形，尾部四棱形，渐细卷曲，体上有瓦楞形的节纹并具短棘。体轻，骨质，坚硬。气微腥，味微咸。

2. 刺海马　本品体长 15～20cm。头部及体上环节间的棘细而尖。见彩图 14-21。

3. 库达海马（大海马）　本品体长 20～30cm。黑褐色。

4. 三斑海马　本品体侧背部第 1、4、7 节的短棘基部各有 1 黑斑。见彩图 14-21。

5. 小海马（海蛆）　本品体形小，长 7～10cm。黑褐色。节纹和短棘均较细小。

【化学成分】含乙酰胆碱酯酶、胆碱酯酶、蛋白酶、蛋白质、氨基酸、溶血磷脂酰胆碱、脂肪酸、甾体类化合物及微量元素等。

【功能与主治】温肾壮阳，散结消肿。用于阳痿，遗尿，肾虚作喘，癥瘕积聚，跌仆损伤；外治痈肿疔疮。用量 3～9g。外用适量，研末敷患处。

海龙（SYNGNATHUS）

【来源】海龙科动物刁海龙 *Solenognathus hardwickii*（Gray）、拟海龙 *Syngnathoides biaculeatus*（Bloch）或舒氏海龙 *Syngnathus schlegeli* Kaup 的干燥体。

【产地】刁海龙主产于广东省；拟海龙主产于福建、广东省；舒氏海龙主产于山东省。

【采收加工】多于夏、秋两季捕捞，刁海龙、拟海龙除去皮膜，洗净，晒干；舒氏海龙直接洗净，晒干。

【性状鉴别】

1. 刁海龙　本品体狭长侧扁，全长 30～50cm。表面黄白色或灰褐色。头部具管状长吻，口小，无牙，两眼圆而深陷，头部与体轴略呈钝角。躯干部宽 3cm，五棱形，尾部前方六棱形，后方渐细，四棱形，尾端卷曲。背棱两侧各有 1 列灰黑色斑点状色带。全体被以具花纹的骨环和细横纹，各骨环内有突起粒状棘。胸鳍短宽，背鳍较长，有的不明显，无尾鳍。骨质，坚硬。气微腥，味微咸。

2. 拟海龙　本品体长平扁，躯干部略呈四棱形，全长 20～22cm。表面灰黄色。头部常与体轴成一直线。

3. 舒氏海龙（尖海龙） 本品体细长，呈鞭状，全长 10～30cm，未去皮膜。表面黄褐色。有的腹面可见育儿囊，有尾鳍。质较脆弱，易撕裂。见彩图 14-22。

【化学成分】含蛋白质、氨基酸、脂肪、甾体类化合物及微量元素等。

【功能与主治】温肾壮阳，散结消肿。用于肾阳不足，阳痿遗精，癥瘕积聚，瘰疬痰核，跌仆损伤；外治痈肿疔疮。用量 3～9g。外用适量，研末敷患处。

蟾酥（BUFONIS VENENUM）

【来源】蟾蜍科动物中华大蟾蜍 *Bufo bufo gargarizans* Cantor 或黑眶蟾蜍 *Bufo melanostictus* Schneider 的干燥分泌物。

【产地】主产于山东临沂、湖北随州等地。

【采收加工】多于夏、秋两季捕捉蟾蜍，洗净，挤取耳后腺和皮肤腺的白色浆液，加工，干燥。

【性状鉴别】本品呈扁圆形团块状或片状。棕褐色或红棕色。团块状者质坚，不易折断，断面棕褐色，角质状，微有光泽；片状者质脆，易碎，断面红棕色，半透明。气微腥，味初甜而后有持久的麻辣感，粉末嗅之作嚏。见彩图 14-23。

【规格等级】见表 14-4。

表 14-4　蟾酥的规格等级

规格	等级	性状描述	
		共同点	区别点
团蟾酥	/	表面棕褐色或红棕色。气微腥，味初甜后有持久的麻辣感，粉末嗅之作嚏	扁圆形团块状或圆饼状，边缘稍薄，中间略厚，一面凸或微凸，一面平或微凹，表面光滑或粗糙；质坚，不易折断，断面棕褐色，角质状，微有光泽；直径 3～7cm
片蟾酥	/		规则或不规则片状，表面光滑或粗糙。质脆，易碎，断面红棕色，半透明；厚约 2mm

注：1. 市售蟾酥掺伪混杂现象严重，伪品较难鉴别。经验辨别质量主要是根据其断面透明度。

　　2. 市售蟾酥按照指标性成分华蟾酥毒基和脂蟾毒配基的含量进行定价，含量越高，价格越高。

　　3. 蟾酥是需要特殊管理的 28 种毒麻中药品种之一，也属于国家重点保护的（二级）野生动植物药材品种。

【鉴别】本品断面沾水，即呈乳白色隆起。

【化学成分】主要含强心类成分，如华蟾酥毒基、脂蟾毒配基、蟾毒灵等，上述蟾毒配基常在 C_3-OH 与辛二酰精氨酸、庚二酰精氨酸、丁二酰精氨酸等结合成脂类，统称蟾毒类。另含吲哚类生物碱，如蟾酥碱、蟾酥甲碱、去氢蟾酥碱、蟾酥硫碱、5-羟色胺等。尚含甾醇类、肽类、氨基酸、多糖类、有机酸、肾上腺素、吗啡等。

【含量测定】照 HPLC 法测定，本品含蟾毒灵（$C_{24}H_{34}O_4$）、华蟾酥毒基（$C_{26}H_{34}O_6$）和脂蟾毒配基（$C_{24}H_{32}O_4$）的总量不得少于 7.0%。

【功能与主治】解毒，止痛，开窍醒神。用于痈疽疔疮，咽喉肿痛，中暑神昏，痧胀腹痛吐泻。用量 0.015 ～ 0.03g，多入丸散用。外用适量。孕妇慎用。

龟甲（MAUREMYDIS CARAPAX ET PLASTRUM）

【来源】龟科动物乌龟 *Mauremys reevesii*（Gray）的背甲及腹甲。

【产地】主产于江苏、浙江、安徽、湖北、湖南等地的江、泽、湖、池中。

【采收加工】全年均可捕捉，以秋、冬二季为多，捕捉后杀死，或用沸水烫死，剥取背甲和腹甲，除去残肉，晒干。

【性状鉴别】本品背甲及腹甲由甲桥相连，背甲稍长于腹甲，与腹甲常分离。背甲呈长椭圆形拱状，长 7.5 ～ 22cm，宽 6 ～ 18cm；外表面棕褐色或黑褐色，脊棱 3 条；颈盾 1 块，前窄后宽；椎盾 5 块，第 1 椎盾长大于宽或近相等，第 2 ～ 4 椎盾宽大于长；肋盾两侧对称，各 4 块；缘盾每侧 11 块；臀盾 2 块。腹甲呈板片状，近长方椭圆形，长 6.4 ～ 21cm，宽 5.5 ～ 17cm；外表面淡黄棕色至棕黑色，盾片 12 块，每块常具紫褐色放射状纹理，腹盾、胸盾和股盾中缝均长，喉盾、肛盾次之，肱盾中缝最短；内表面黄白色至灰白色，有的略带血迹或残肉，除净后可见骨板 9 块，呈锯齿状嵌接；前端钝圆或平截，后端具三角形缺刻，两侧残存呈翼状向斜上方弯曲的甲桥。质坚硬。气微腥，味微咸。见彩图 14-24。

【化学成分】含胆固醇、蛋白质、总氮、碳酸钙、氨基酸等。

【功能与主治】滋阴潜阳，益肾强骨，养血补心，固经止崩。用于阴虚潮热，骨蒸盗汗，头晕目眩，虚风内动，筋骨痿软，心虚健忘，崩漏经多。用量 9 ～ 24g，先煎。

【附药】

龟甲胶　龟甲经水煎煮、浓缩制成的固体胶。本品呈长方形或方形的扁块或丁状。棕褐色至深褐色。质硬，具切性，断面光亮。气微腥，味淡。功能：滋阴，养血，止血。用于阴虚潮热，骨蒸盗汗，腰膝酸软，血虚萎黄，崩漏带下。用量 3 ～ 9g，烊化兑服。照 HPLC 法测定，本品按干燥品计算，含 L- 羟脯氨酸不得少于 5.4%，含甘氨酸不得少于 12.4%，含丙氨酸不得少于 5.2%，含 L- 脯氨酸不得少于 6.2%。

鳖甲（PELODISCICARAPAX CARAPAX）

【来源】鳖科动物中华鳖 *Pelodiscus sinensis*（Wiegmann）的背甲。

【产地】多生活于湖泊、小河及池塘旁的沙泥里。分布很广。主产于湖北、安徽、江苏、河南、湖南、浙江、江西等地，以湖北、安徽二省产量最大。

【采收加工】全年均可捕捉，以秋、冬二季为多，捕捉后杀死，置沸水中烫至背甲上的硬皮能剥落时，取出，剥取背甲，除去残肉，晒干。

【性状鉴别】本品呈椭圆形或卵圆形，背面隆起，长 10 ～ 15cm，宽 9 ～ 14cm。外表面黑褐色或墨绿色，略有光泽，具细网状皱纹和灰黄色或灰白色斑点，中间有一条纵棱，两侧各有左右对称的横凹纹 8 条，外皮脱落后，可见锯齿状嵌接缝。内表面类白色，中部有突起的脊椎骨，颈骨向内卷曲，两侧各有肋骨 8 条，伸出边缘。质坚硬。气微腥，味淡。见彩图 14-25。

【化学成分】含骨胶原、碳酸钙、磷酸钙、碘、维生素 D、氨基酸、铬、锰、铜等。

【功能与主治】滋阴潜阳，退热除蒸，软坚散结。用于阴虚发热，骨蒸劳热，阴虚阳亢，头晕目眩，虚风内动，手足瘛疭，经闭，癥瘕，久疟疟母。用量 9～24g，先煎。

蛤蚧（GECKO）

【来源】壁虎科动物蛤蚧 *Gekko gecko* Linnaeus 的干燥体。

【产地】野生或饲养。主产于我国广西、广东、云南，泰国、马来西亚亦产。

【采收加工】全年均可捕捉，除去内脏，拭净，用竹片撑开，使全体扁平顺直，低温干燥。

【性状鉴别】

1. 药材 本品呈扁片状，头颈部及躯干部长 9～18cm，头颈部约占 1/3，腹背部宽 6～11cm，尾长 6～12cm。头略呈扁三角状，两眼多凹陷成窟窿，口内有细齿，生于颚的边缘，无异型大齿。吻部半圆形，吻鳞不切鼻孔，与鼻鳞相连，上鼻鳞左右各 1 片，上唇鳞 12～14 对，下唇鳞（包括颏鳞）21 片。腹背部呈椭圆形，腹薄。背部呈灰黑色或银灰色，有黄白色、灰绿色或橙红色斑点散在或密集成不显著的斑纹，脊椎骨和两侧肋骨突起。四足均具 5 趾；趾间仅具蹼迹，足趾底有吸盘。尾细而坚实，微现骨节，与背部颜色相同，有 6～7 个明显的银灰色环带，有的再生尾较原生尾短，且银灰色环带不明显。全身密被圆形或多角形微有光泽的细鳞。气腥，味微咸。见彩图 14-26。

2. 饮片 本品呈不规则的片状小块。表面灰黑色或银灰色，有棕黄色的斑点及鳞甲脱落的痕迹。切面黄白色或灰黄色。脊椎骨和肋骨突起。气腥，味微咸。

【化学成分】含磷脂类、氨基酸、微量元素、肌肽、胆碱、肉毒碱、鸟嘌呤等。

【功能与主治】补肺益肾，纳气定喘，助阳益精。用于肺肾不足，虚喘气促，劳嗽咳血，阳痿，遗精。用量 3～6g，多入丸散或酒剂。

【伪品】

1. 守官 壁虎科动物无蹼壁虎及同属其他几种壁虎的干燥全体。主产于江苏、浙江、广西、福建、广东、云南等地。本品呈干瘪屈曲状，长 12～14.5cm，宽 4.5～5.5cm，体尾近等长。全体密被细鳞，背部灰黑色，腹部黄褐色或黄白色，头颈部扁椭圆形，吻鳞切至鼻孔。二眼凹陷或窟窿状，无眼睑，口裂裂至近眼后角，上下颌有细齿，前肢较后肢稍短，均具 5 个指（趾），指（趾）端膨大，有单行皱裂瓣，先端有爪，但第 1 指（趾）均无爪。尾上有 15 条左右的横纹。质脆，易折断。气腥，味咸。以竹片撑开者呈扁平状，背面中间灰黑色，有稍凸起的脊柱。两侧较薄，略显透明，颜色较中间浅，内面灰白色，有椎节 20 余个，两侧肋骨细似白线，近脊柱处常被折断，胸部两侧的肋骨较长，相接能形成胸廓，其下的肋骨分开。此种加工品极易与蛤蚧相混。含脂肪、粗蛋白、粗纤维等。

2. 红点蛤蚧 鬣蜥科动物蜡皮蜥除去内脏的干燥体。主产于广东、广西。本品呈扁片状，全长 20～35cm，尾长为体长的 2 倍。体壁和四肢用钉固定撑开干燥或用竹片撑开。眼小，闭合，耳孔裸露，下颌有多数小细齿，上颌前端有 2 个异形牙齿。背面可见到肋骨和脊椎骨突起，前肢较短，后肢长而粗壮，指（趾）狭长而细，呈鞭状卷于腹面。头顶部及尾背部鳞片较大，均起棱，背部鳞片细小，呈细颗粒状镶嵌排列，背灰黑色，密布橘红色圆形斑点，体两侧有条形横向橘红色斑纹。四肢背侧灰黑，腹部、四肢腹面均呈灰白色，尾部淡褐色。气腥。

3. 西藏蛤蚧　体长 34 ～ 36cm，尾长超过体长，有眼睑，吻鳞不切鼻孔，口内有异形大齿，脊背有几行大鳞，四肢及尾背鳞片具棱；指（趾）狭长，圆柱形，均具爪，无蹼及吸盘。生活时尾不易断。

4. 红瘰疣螈　全长 13 ～ 19cm，尾长达 7cm，头近扁圆形，头顶部有倒 "U" 字形棱，中间陷下，无吻鳞，体表无鳞片，体侧有瘰疣，密生疣粒；足具 4 指 5 趾，无蹼，无爪，无吸盘。生活时尾不易断。

金钱白花蛇（BUNGARUS PARVUS）

【来源】眼镜蛇科动物银环蛇 *Bungarus multicinctus* Blyth 的幼蛇干燥体。

【产地】现多为饲养，主产于广东、广西，浙江、江西、福建等地亦产。

【采收加工】夏、秋两季捕捉，剖开腹部，除去内脏，擦净血迹，用乙醇浸泡处理后，盘成圆形，用竹签固定，干燥。

【性状鉴别】本品呈圆盘状，盘径 3 ～ 6cm，蛇体直径 0.2 ～ 0.4cm。头盘在中间，尾细，常纳口内，口腔内上颌骨前端有毒沟牙 1 对，鼻间鳞 2 片，无颊鳞，上下唇鳞通常各为 7 片。背部黑色或灰黑色，有白色环纹 45 ～ 58 个，黑白相间，白环纹在背部宽 1 ～ 2 行鳞片，向腹面渐增宽，黑环纹宽 3 ～ 5 行鳞片，背正中明显突起一条脊棱，脊鳞扩大呈六角形，背鳞细密，通身 15 行，尾下鳞单行。气微腥，味微咸。见彩图 14-27。

【鉴别】聚合酶链式反应法。供试品凝胶电泳图谱中，在与对照药材凝胶电泳图谱相应的位置上，在 500 ～ 750bp 应有单一 DNA 条带，空白对照无条带。

【化学成分】主含蛋白质、脂肪及鸟嘌呤核苷等。头部蛇毒中含三磷酸腺苷酶、磷脂酶、α - 环蛇毒、β - 环蛇毒、γ - 环蛇毒（为强烈的神经性毒）及神经生长因子等。

【功能与主治】祛风，通络，止痉。用于风湿顽痹，麻木拘挛，中风口眼㖞斜，半身不遂，抽搐痉挛，破伤风，麻风，疥癣。用量 2 ～ 5g。研粉吞服 1 ～ 1.5g。

【伪品】

1. 眼镜蛇科动物金环蛇 *Bungarus fasciatus*（Schneider）的干燥体。本品呈圆盘状，头盘于中央，口内有沟状牙齿，上唇鳞 7 片，鼻孔开向两侧，无颊鳞。头背及背部棕褐色，有金黄色宽 4 ～ 5 鳞片的横斑纹。背鳞平滑，通体 15 行。尾下鳞单行。气腥，味微咸。

2. 游蛇科动物赤链蛇 *Dinodin rufozonatum*（Cantor）的干燥体。呈圆盘状，头盘于中央，口内为多数同形细齿，上唇鳞 8 片（偶有 7 片）。颊鳞 1 片，入眶。头背黑色，鳞缘红色，体背部黑色或黑褐色，可见多数红色横斑纹。背鳞平滑，仅后段 1 ～ 3 行微起棱。脊鳞不扩大。体侧有红、黑色相间的点状斑纹，尾下鳞双行。气腥，味淡。识别要点：赤链蛇虽与正品极为相似，但全体白色花纹较多，约 70 个，尤以头部具有 "骷髅形白色花纹" 而易与正品区别。

3. 涂漆铅色水蛇，为游蛇科动物铅色水蛇 *Enhydris plunbea* Boie 幼蛇的加工品。本品呈盘状，头盘于中央，鼻孔位于吻背面，口内前部为同形细齿，上唇鳞 8 片。头背和背部为黑褐色，可见用漆涂制的横斑纹。尾下鳞双行。

蕲蛇（DEINAGKISTRODON）

【来源】蝰科动物尖吻腹 *Deinagkistrodon acutus*（Guenther）的干燥体。

【产地】主产于浙江、江西、福建等省。

【采收加工】多于夏、秋两季捕捉，剖开蛇腹，除去内脏，洗净，用竹片撑开腹部，盘成圆盘状，干燥后拆除竹片。

【性状鉴别】

1. 药材 本品卷呈圆盘状，盘径 17～34cm，体长可达 2m。头在中间稍向上，呈三角形而扁平，吻端向上，习称"翘鼻头"。上腭有管状毒牙，中空尖锐。背部两侧各有黑褐色与浅棕色组成的"V"形斑纹 17～25 个，其"V"形的两上端在背中线上相接，习称"方胜纹"，有的左右不相接，呈交错排列。腹部撑开或不撑开，灰白色，鳞片较大，有黑色类圆形的斑点，习称"连珠斑"；腹内壁黄白色，脊椎骨的棘突较高，呈刀片状上突，前后椎体下突基本同形，多为弯刀状，向后倾斜，尖端明显超过椎体后隆面。尾部骤细，末端有三角形深灰色的角质鳞片 1 枚。气腥，味微咸。

2. 饮片 本品呈段状，长 2～4cm，背部呈黑褐色，表皮光滑，有明显的鳞斑，可见不完整的"方胜纹"。腹部可见白色的肋骨，呈黄白色、淡黄色或黄色。断面中间可见白色菱形的脊椎骨，脊椎骨的棘突较高，棘突两侧可见淡黄色的肉块，棘突呈刀片状上突，前后椎体下突基本同形，多为弯刀状。肉质松散，轻捏易碎。气腥，味微咸。

【鉴别】聚合酶链式反应法。供试品凝胶电泳图谱中，在与对照药材凝胶电泳图谱相应的位置上，在 300～400bp 应有单一 DNA 条带。

【化学成分】主要含精胺、蛇肉碱、δ-羟基赖氨酸、硬脂酸、棕榈酸、胆甾醇、蛋白质、脂肪、皂苷、微量元素等。蛇毒中含凝血酶、酯酶和抗血凝素等。

【功能与主治】祛风，通络，止痉。用于风湿顽痹，麻木拘挛，中风口眼㖞斜，半身不遂，抽搐痉挛，破伤风，麻风，疥癣。用量 3～9g；研末吞服，一次 1～1.5g，一日 2～3 次。

乌梢蛇（PTYAS）

【来源】游蛇科动物乌梢蛇 *Ptyas dhumnades*（Cantor）的干燥体。

【产地】主产于浙江、江苏，贵州、安徽、云南、四川亦产。

【采收加工】多于夏、秋两季捕捉，剖开腹部或先剥皮留头尾，除去内脏，盘成圆盘状，干燥。

【性状鉴别】

1. 药材 本品呈圆盘状，盘径约 16cm。表面黑褐色或绿黑色，密被菱形鳞片；背鳞行数成双，背中央 2～4 行鳞片强烈起棱，形成两条纵贯全体的黑线。头盘在中间，扁圆形，眼大而下凹陷，有光泽。上唇鳞8枚，第4、5枚入眶，颊鳞1枚，眼前下鳞1枚，较小，眼后鳞2枚。脊部高耸成屋脊状。腹部剖开边缘向内卷曲，脊肌肉厚，黄白色或淡棕色，可见排列整齐的肋骨。尾部渐细而长，尾下鳞双行。剥皮者仅留头尾之皮鳞，中段较光滑。气腥，味淡。

2. 饮片　本品呈半圆筒状或圆槽状的段，长2～4cm，背部黑褐色或灰黑色，腹部黄白色或浅棕色，脊部隆起呈屋脊状，脊部两侧各有2～3条黑线，肋骨排列整齐，肉淡黄色或浅棕色。有的可见尾部。质坚硬。气腥，味淡。

【规格等级】见表14-5。

表14-5　乌梢蛇的规格等级

规格	性状描述		区别点
	共同点		
选货	呈圆盘状，盘径约16cm。表面黑褐色、绿黑色或灰黑色，密被菱形鳞片；背鳞行数成双，背中央2～4行鳞片强烈起棱，形成两条纵贯全体的黑线。		蛇盘、鳞片完整，色泽鲜亮
统货	头盘在中间，扁圆形，眼大，下陷或不陷，有光泽。上唇鳞8枚，第4、5枚入眶，颊鳞1枚，眼前下鳞1枚，较小，眼后鳞2枚。脊部高耸成屋脊状。腹部剖开边缘向内卷曲，脊肌肉厚，黄白色或淡棕色，可见排列整齐的肋骨。尾部渐细而长，尾下鳞双行。剥皮者仅留头尾之皮鳞，中段较光滑。气腥，味淡		外观有部分破损，鳞片略有脱落

注：1. 市售乌梢蛇根据其加工方法的不同有内脏全冲、半冲两种规格，半冲不符合《中国药典》要求。

2. 其他蛇如灰鼠蛇、王锦蛇、滑鼠蛇等易与乌梢蛇混淆，需注意区分。

【鉴别】聚合酶链式反应法。供试品凝胶电泳图谱中，在与对照药材凝胶电泳图谱相应的位置上，在300～400bp应有单一DNA条带。

【化学成分】含蛋白质、脂肪、微量元素等。

【功能与主治】祛风，通络，止痉。用于风湿顽痹，麻木拘挛，中风口眼喎斜，半身不遂，抽搐痉挛，破伤风，麻风，疥癣。用量6～12g。

鸡内金（GALLI GIGERII ENDOTHELIUM CORNEUM）

【来源】雉科动物家鸡 *Gallus gallus domesticus* Brisson 的干燥沙囊内壁。

【产地】全国各地均产。

【采收加工】杀鸡后，取出鸡肫，立即剥下内壁，洗净，干燥。

【性状鉴别】本品为不规则卷片，厚约2mm。表面黄色、黄绿色或黄褐色，薄而半透明，具明显的条状皱纹。质脆，易碎，断面角质样，有光泽。气微腥，味微苦。见彩图14-28。

【化学成分】含酶类（胃蛋白酶、淀粉酶等）、氨基酸类（谷氨酸、精氨酸、天门冬氨酸等18种氨基酸）、维生素类（维生素 B_1、维生素 B_2、维生素 C、烟酸等）、微量元素（铝、钙、铁、镁、铜、锌等多种）、胃激素、角蛋白等。

【功能与主治】健胃消食，涩精止遗，通淋化石。用于食积不消，呕吐泻痢，小儿疳积，遗尿，遗精，石淋涩痛，胆胀胁痛。用量3～10g。

马宝（Calculus Equi）

【来源】马科动物马 *Equus caballus* L. 胃肠中的结石。

【产地】主产于黑龙江、吉林等地。

【采收加工】全年皆可采收，宰杀病马时注意其腹内有无硬块，多于胃肠道内发现，取出用清水洗净，晾干。

【性状鉴别】

1. 药材 本品呈圆球形、卵圆形或扁圆形，大小不等，一般直径为 6～20cm，重 250～2500g，但也有小如豆粒者。表面粉白色、灰白色或蛋青色，有光泽，光滑或凹凸不平。质坚重如石。锯开面灰白色，有同心层纹，微具玻璃样光泽，有的还可见灰黑色细密纹理，中心常见有金属或树枝等异物，剖开后气臭、味淡而微咸，嚼之可成细末。见彩图 14-29。

2. 饮片 本品为灰白色细粉。气臭，味淡而微咸。

【化学成分】含磷酸镁、碳酸钙、碳酸镁等。

【功能与主治】镇惊化痰，清热解毒。用于惊痫癫狂，痰热神昏，吐血衄血，痰热咳嗽，恶疮肿毒。

阿胶（ASINI CORII COLLA）

【来源】马科动物驴 *Equus asinus* Linnaeus. 的干燥皮或鲜皮经煎煮、浓缩制成的固体胶。

【产地】主产于山东、浙江。以山东产者最为著名，浙江产量最大。此外，上海、北京、天津、武汉、沈阳等地亦产。

【采收加工】将驴皮浸泡去毛，切块洗净，分次水煎，滤过，合并滤液，浓缩（可分别加入适量的黄酒、冰糖及豆油）至稠膏状，冷凝，切块，晾干，即得。

【性状鉴别】

1. 药材 本品呈长方形块、方形块或丁状。棕色至黑褐色，有光泽。质硬而脆，断面光亮，碎片对光照视呈棕色半透明状。气微，味微甘。

2. 饮片 本品为不规则块状，大小不一。棕色至黑褐色，有光泽。质硬而脆，断面光亮，碎片对光照视呈棕色半透明状。气微，味微甘。见彩图 14-30。

阿胶珠：阿胶丁用蛤粉烫至成珠。呈类球形。表面棕黄色或灰白色，附有白色粉末。体轻，质酥，易碎。断面中空或多孔状，淡黄色至棕色。气微，味微甜。

【化学成分】主含明胶蛋白，含量可达 98.84%，水解产生多种氨基酸（总氨基酸含量达 41.34%），以氨基酸含量最高。另含钾、钠、钙、镁、铁、铜等，以铁的含量最高。按 HPLC 法测定，本品含 L- 羟脯氨酸不得少于 8.0%，含甘氨酸不得少于 18.0%，含丙氨酸不得少于 7.0%，含 L- 脯氨酸不得少于 10.0%。

【功能与主治】补血滋阴，润燥，止血。用于血虚萎黄，眩晕心悸，肌痿无力，心烦不眠，虚风内动，肺燥咳嗽，劳嗽咯血，吐血尿血，便血崩漏，妊娠胎漏。用量 3～9g。烊化兑服。

【附药】

新阿胶 猪科动物猪皮去毛熬制而成的胶块。全国各地均有。本品呈方块状，表面棕褐色；对光透视不透明，断面不光亮。沸水浸泡，水溶液呈棕褐色，浑浊不透明；冷却后，表面有一层脂肪油，有猪皮汤味。多由骨胶原及部分水解产物组成。

麝香（MOSCHUS）

【来源】鹿科动物林麝 *Moschus berezovskii* Flerov、马麝 *Moschus chrysogaster* Hodgson 或原麝 *Moschus moschiferus* Linnaeus 成熟雄体香囊中的干燥分泌物。

【产地】主产于西藏、四川及云南等地，陕西、甘肃、青海、新疆、内蒙古、东北等地亦产。

【采收加工】野麝多在冬季至次春猎取，猎获后，割取香囊，阴干，习称"毛壳麝香"；剖开香囊，除去囊壳，习称"麝香仁"。家麝直接从其香囊中取出麝香仁，阴干或用干燥器密闭干燥。

【性状鉴别】

1. 药材

（1）毛壳麝香 本品为扁圆形或类椭圆形的囊状体，直径 3～7cm，厚 2～4cm。开口面的皮革质，棕褐色，略平，密生白色或灰棕色短毛，从两侧围绕中心排列，中间有 1 小囊孔。另一面为棕褐色略带紫色的皮膜，微皱缩，偶显肌肉纤维，略有弹性，剖开后可见中层皮膜呈棕褐色或灰褐色，半透明，内层皮膜呈棕色，内含颗粒状、粉末状的麝香仁和少量细毛及脱落的内层皮膜（习称"银皮"）。见彩图 14–31、14–32。

（2）麝香仁 野生者质软，油润，疏松；其中不规则圆球形或颗粒状者习称"当门子"，表面多呈紫黑色，油润光亮，微有麻纹，断面深棕色或黄棕色；粉末状者多呈棕褐色或黄棕色，并有少量脱落的内层皮膜和细毛。养殖者呈颗粒状、短条形或不规则的团块；表面不平，紫黑色或深棕色，显油性，微有光泽，并有少量毛和脱落的内层皮膜。气香浓烈而特异，味微辣、微苦带咸。

2. 饮片 麝香仁：野生者由"当门子"和散香组成。"当门子"呈不规则圆形或颗粒状，表面多呈紫黑色，油润光亮，微有麻纹，断面深棕色或黄棕色；散香呈粉末状，多呈棕褐色或黄棕色。质软，油润，疏松。气香浓烈而特异，味微辣，微苦带咸。养殖者呈颗粒状、短条形或不规则的团块；表面不平，紫黑色或深棕色，显油性，微有光泽。

【鉴别】

1. 取毛壳麝香用特制槽针从囊孔插入，转动槽针，提取麝香仁，立即检视，槽内的麝香仁应有逐渐膨胀高出槽面的现象，习称"冒槽"。麝香仁油润，颗粒疏松，无锐角，香气浓烈。不应有纤维等异物或异常气味。

2. 取麝香仁粉末少量，置手掌中，加水润湿，用手搓之能成团，再用手指轻揉即散，不应粘手、染手、顶指或结块。

3. 取麝香仁少量，撒于炽热的坩埚中灼烧，初则迸裂，随即熔化膨胀起泡似珠，香气浓烈四溢，应无毛、肉焦臭，无火焰或火星出现。灰化后，残渣呈白色或灰白色。

4. 麝香仁粉末棕褐色或黄棕色。为无数无定形颗粒状物集成的半透明或透明团块，淡黄色或淡棕色；团块中包埋或散在有方形、柱状、八面体或不规则形的晶体；并可见圆形油滴，偶见毛和内皮层膜组织。

【化学成分】主要含麝香大环类成分如麝香酮、麝香醇、麝香吡啶等，甾类成分如睾酮、胆甾醇等；还含有蛋白质、多肽、氨基酸等。

【含量测定】照 GC 法测定，本品含麝香酮（$C_{16}H_{30}O$）不得少于 2.0%。

【功能与主治】开窍醒神，活血通经，消肿止痛。用于热病神昏，中风痰厥，气郁暴厥，中恶昏迷，经闭，癥瘕，难产死胎，胸痹心痛，心腹暴痛，跌仆伤痛，痹痛麻木，痈肿瘰疬，咽喉肿痛。用量 0.03 ～ 0.1g，多入丸散用。外用适量。孕妇禁用。

【附药】

人工麝香　本品以合成麝香酮为主要原料，按规定比例与其他物质配制而成。人工麝香与天然麝香的性质和作用相似，但尚不能完全取代麝香。为油状液体，消旋性，沸点 90℃。可用于小儿百日咳及声门痉挛，并对心绞痛具有显著缓解作用。

知识拓展

中国林麝之乡——凤县

秦岭山脉腹地的凤县，是林麝繁衍的好地方。从 20 世纪 80 年代起开始人工养殖林麝，到现在存栏数 1 万余只，占陕西省的 80%、全国数量的 60% 以上。2017 年 8 月，国家林业局野生动物保护协会授予凤县"中国林麝之乡"荣誉称号。

鹿茸（CERVI CORNU PANTOTRICHUM）

【来源】鹿科动物梅花鹿 *Cervus nippon* Temminck 或马鹿 *Cervus elaphus* Linnaeus 的雄鹿未骨化密生茸毛的幼角。前者习称"花鹿茸"，后者习称"马鹿茸"。

【产地】现鹿茸来源均为人工饲养。梅花鹿主产于吉林、辽宁、黑龙江等省。马鹿主产于黑龙江、吉林、内蒙古等省区者，习称"东马鹿茸"；主产于新疆、青海、甘肃、四川等省区者，习称"西马鹿茸"。

【采收加工】夏、秋两季锯取鹿茸，经加工后，阴干或烘干。

【性状鉴别】

1. 药材

（1）花鹿茸　本品呈圆柱状分枝，具一个分枝者习称"二杠"，主枝习称"大挺"，长

17～20cm，锯口直径4～5cm，离锯口约1cm处分出侧枝，习称"门庄"，长9～15cm，直径较大挺略细。外皮红棕色或棕色，多光润，表面密生红黄色或棕黄色细茸毛，上端较密，下端较疏；分岔间具1条灰黑色筋脉，皮茸紧贴。锯口黄白色，外围无骨质，中部密布细孔。见彩图14-33。具两个分枝者，习称"三岔"，大挺长23～33cm，直径较二杠细，略呈弓形，微扁，枝端略尖，下部多有纵棱筋及突起疙瘩；皮红黄色，茸毛较稀而粗。见彩图14-34。体轻。气微腥，味微咸。

二茬茸与头茬茸相似，但挺长而不圆或下粗上细，下部有纵棱筋。皮灰黄色，茸毛较粗糙，锯口外围多已骨化。体较重。无腥气。

（2）马鹿茸　本品较花鹿茸粗大，分枝较多，侧枝一个者习称"单门"，两个者习称"莲花"，三个者习称"三岔"，四个者习称"四岔"或更多。按产地分为"东马鹿茸"和"西马鹿茸"。

东马鹿茸"单门"大挺长25～27cm，直径约3cm。外皮灰黑色，茸毛灰褐色或灰黄色，锯口面外皮较厚，灰黑色，中部密布细孔，质嫩；"莲花"大挺长可达33cm，下部有棱筋，锯口面蜂窝状小孔稍大；"三岔"皮色深，质较老；"四岔"茸毛粗而稀，大挺下部具棱筋及疙瘩，分枝顶端多无毛，习称"捻头"。

西马鹿茸大挺多不圆，顶端圆扁不一，长30～100cm。表面有棱，多抽缩干瘪，分枝较长且弯曲，茸毛粗长，灰色或黑灰色。锯口色较深，常见骨质。气腥臭，味咸。

2.饮片　鹿茸片：取鹿茸，燎去茸毛，刮净，以布带缠绕茸体，自锯口面小孔灌入热白酒，并不断添酒，至润透或灌酒稍蒸，横切薄片，压平，干燥。见彩图14-35、14-36、14-37、14-38。

【规格等级】见表14-6。

表14-6　鹿茸的规格等级

规格	等级	性状描述	
		共同点	区别点
花鹿茸（二杠茸）	一等	干货。体呈圆柱形，具有八字分岔一个，大挺、门庄相称，短粗嫩状，顶头钝圆。皮毛红棕或棕黄色。锯口黄白色，有蜂窝状细孔，无骨化圈。不臭，无虫蛀。气微腥，味微咸	不拧嘴，不抽沟，不破皮、悬皮、乌皮，不存折
	二等		不拧嘴，有抽沟、破皮、悬皮、乌皮、存折等现象。虎口以下稍显棱纹
	三等	干货。体呈圆柱形，具有八字分岔一个。不臭，无虫蛀。兼有独挺和怪角。气微腥，味微咸。不符合一、二等者，均属此等	
花鹿茸（三岔）	统货	干货。体呈圆柱形，具两个分支	

续表

规格	等级	性状描述	
		共同点	区别点
再生茸（二茬茸）	统货	干货。形状与二杠相似，但大挺长而圆，或下粗上细。下部有纵棱筋，皮质黄色茸毛粗糙，间有细长的针毛，锯口外围多已骨质化，体较重，其他同二杠茸。不臭，无虫蛀。气微腥，味微咸	
马鹿茸	一等	干货。体呈支岔，类圆柱形。皮毛灰黑色或灰黄色。不臭，不虫蛀。气微腥，味微咸	枝干粗壮，嘴头饱满。质嫩的三岔、莲花、人字等茸，无骨豆，不拧嘴，不偏头，不破皮，不发头，不骨折
马鹿茸	二等		质嫩的四岔茸，有骨豆、破皮、拧嘴、偏头等现象的三岔茸、人字茸等
马鹿茸	三等	干货。体呈支岔，圆柱形或畸形，皮毛灰黑色或灰黄色。不臭，不虫蛀。老五岔、老毛杠和嫩再生茸。有破皮、窜尖等现象。气微腥，味微咸。不符合一二等者，均属此等	

【化学成分】含神经酰胺、溶血磷脂酰胆碱、次黄嘌呤、尿嘧啶、磷脂类物质、多胺类物质、雌酮、多种前列腺素、15 种氨基酸、胶原，肽类和多种微量元素等。其中溶血磷脂酰胆碱有降血压作用；次黄嘌呤、尿嘧啶和磷脂类物质能抑制单胺氧化酶活性；多胺类化合物能促进核酸和蛋白质合成，在鹿茸尖部多胺含量较高；肽类物质有抗炎活性。

【功能与主治】壮肾阳，益精血，强筋骨，调冲任，托疮毒。用于肾阳不足，精血亏虚，阳痿滑精，宫冷不孕，羸瘦，神疲，畏寒，眩晕，耳鸣，耳聋，腰脊冷痛，筋骨痿软，崩漏带下，阴疽不敛。用量 1 ～ 2g，研末冲服。

【附药】

1. 鹿角　鹿科动物马鹿或梅花鹿已骨化的角或锯茸后翌年春季脱落的角基。分别习称"马鹿角""梅花鹿角""鹿角脱盘"。多于春季拾取，除去泥沙，风干。鹿角含角质、磷酸钙、碳酸钙、氨基酸等成分。功能：温肾阳，强筋骨，行血消肿。

（1）马鹿角　本品呈分枝状，通常分成 4 ～ 6 枝，全长 50 ～ 120cm。主枝弯曲，直径 3 ～ 6cm。基部盘状，上具不规则瘤状突起，习称"珍珠盘"，周边常有稀疏细小的孔洞。侧枝多向一面伸展，第一枝与珍珠盘相距较近，与主干几成直角或钝角伸出，第二枝靠近第一枝伸出，习称"坐地分枝"；第二枝与第三枝相距较远。表面灰褐色或灰黄色，有光泽，角尖平滑，中、下部常具疣状突起，习称"骨钉"，并具长短不等的断续纵棱，习称"苦瓜棱"。质坚硬，断面外圈骨质，灰白色或微带淡褐色，中部多呈灰褐色或青灰色，具蜂窝状孔。气微，味微咸。

（2）梅花鹿角　本品通常分成 3 ～ 4 枝，全长 30 ～ 60cm，直径 2.5 ～ 5cm。侧枝多向两旁伸展，第一枝与珍珠盘相距较近，第二枝与第一枝相距较远，主枝末端分成两小枝。表面黄棕色或灰棕色，枝端灰白色。枝端以下具明显骨钉，纵向排成"苦瓜棱"，顶部灰白色或灰黄色，有光泽。见彩图 14-39。

（3）鹿角脱盘 本品呈盔状或扁盔状，直径 3 ～ 6cm（珍珠盘直径 4.5 ～ 6.5cm），高 1.5 ～ 4cm。表面灰褐色或灰黄色，有光泽。底面平，蜂窝状，多呈黄白色或黄棕色。珍珠盘周边常有稀疏细小的孔洞。上面略平或呈不规则的半球形。质坚硬，断面外圈骨质，灰白色或类白色。

2. 鹿角霜 鹿角去胶质的角块。春、秋二季生产，将骨化角熬去胶质，取出角块，干燥。本品呈长圆柱形或不规则的块状，大小不一。表面灰白色，显粉性，常具纵棱，偶见灰色或灰棕色斑点。体轻，质酥，断面外层较致密，白色或灰白色，内层有蜂窝状小孔，灰褐色或灰黄色。有吸湿性。气微，味淡，嚼之有粘牙感。功能：温肾助阳，收敛止血。用量 9 ～ 15g，先煎。见彩图 14-40。

3. 鹿角胶 鹿科动物马鹿或梅花鹿的角经水煎煮、浓缩制成的固体胶。将鹿角锯段，漂泡洗净，分次水煎，滤过，合并滤液（或加入白矾细粉少量），静置，滤取胶液，浓缩（可加适量黄酒、冰糖和豆油）至稠膏状，冷凝，切块，晾干，即得。呈扁方形块或丁状。黄棕色或红棕色，半透明，有的上部有黄白色泡沫层。质脆，易碎，断面光亮。气微，味微甜。功能：温补肝肾，益精养血。用量 3 ～ 6g，烊化兑服。

知识拓展

鹿茸饮片的规格

鹿茸为贵重药材，以饮片多见。其外面密生红黄色细茸毛，中部密布细孔。但部位不同，鹿茸饮片的形状与名称也不相同。如花鹿茸片就有蜡片、雪片、蜂片和骨片之分。

1. 蜡片，又称嘴头片，是鹿茸顶端一段切制而成。切面平滑，无海绵样孔隙，胶质状，黄色或淡黄色，如蜡样光洁，其外部皮层较厚，黄棕色或黄白色，体较重，质略韧。

2. 雪片，又称特粉片，是鹿茸上中段切制而成。切面白色或淡黄白色，密布海绵样细孔隙，周围茸皮较厚，黄棕色，不骨质化，体轻松，质软。

3. 蜂片，又称砂片，是鹿茸中下段切制而成。切面黄白色，或中心呈红褐色，海绵样孔隙较大，周围显骨化，外壁皮层较薄，淡黄色或黄白色，体轻松，质较软。

4. 骨片，又称骨砂片，是鹿茸最下段切制而成。切面外侧为黄白色，中心带有血污色，外围质地细腻已经骨化，从外侧向中心海绵样孔隙渐大，中心呈沙网样，外壁皮层薄，黄棕色，体较重，质硬。

牛黄（BOVIS CALCULUS）

【来源】牛科动物牛 *Bos taurus domesticus* Gmelin 的干燥胆结石。

【产地】全国各地均产。主产于河北、辽宁、内蒙古及甘肃等省区。北京和天津产的称为

"京牛黄",西北产的称为"西牛黄",东北地区产的称为"东牛黄"。现在多进口于巴基斯坦和印度等国。

【采收加工】宰牛时,如发现有牛黄,即滤去胆汁,将牛黄取出,除去外部薄膜,阴干。

【性状鉴别】

1. 胆黄 本品多呈卵形、类球形、三角形或四方形,大小不一,直径 $0.6 \sim 3$(4.5)cm,少数呈管状或碎片。表面黄红色至棕黄色,有的表面挂一层黑色光亮的薄膜,习称"乌金衣";有的粗糙,具疣状突起,有的具龟裂纹。体轻、质酥脆,易分层剥离,断面金黄色,可见紧密细腻的同心层纹,有的夹有白心。气清香,味苦而后甘,有清凉感,嚼之易碎,不粘牙。见彩图14-41。

2. 管黄 本品呈管状,或破碎小片块,长约3cm,直径 $1 \sim 1.5$cm。表面红棕色或棕褐色,不光滑,或有裂纹及小突起,断面也有较少的层纹,有的中空,色较深,质松脆,手捻易碎,有胆汁渗入的色黑,质坚实。

【化学成分】含胆汁色素72%～76%,主要为胆红素及其钙盐;另含胆汁酸7%～10%,主要为胆酸、去氧胆酸、鹅去氧胆酸等及其盐类;尚含胆固醇类、脂肪酸、磷脂酰胆碱、黏蛋白、肽类、多种氨基酸及微量元素。

【含量测定】本品按干燥品计算,含结合胆酸以牛磺胆酸($C_{26}H_{45}NO_7S$)、牛磺去氧胆酸($C_{26}H_{45}NO_6S$)、甘氨胆酸($C_{26}H_{43}NO_6$)及甘氨去氧胆酸($C_{26}H_{43}NO_5$)的总量计,不得少于4.0%。含胆红素($C_{33}H_{36}N_4O_6$)不得少于25.0%。

【功能与主治】清心,豁痰,开窍,凉肝,息风,解毒。用于热病神昏,中风痰迷,惊痫抽搐,癫痫发狂,咽喉肿痛,口舌生疮,痈肿疔疮。用量 $0.15 \sim 0.35$g,多入丸散用。外用适量,研末敷患处。孕妇慎用。

【附药】

1. 人工牛黄 本品由牛胆粉、胆酸、猪去氧胆酸、牛磺酸、胆红素、胆固醇、微量元素等加工制成。黄色疏松粉末。味苦,微甘;可"挂甲"。照HPLC法测定,本品按干燥品计算,含牛磺胆酸($C_{26}H_{45}NO_7S$)应为2.0%～8.0%;含甘氨胆酸($C_{26}H_{43}NO_6$)不得少于2.5%;含牛磺胆酸($C_{26}H_{45}NO_7S$)、牛磺去氧胆酸($C_{26}H_{45}NO_6S$)、甘氨胆酸($C_{26}H_{43}NO_6$)及甘氨去氧胆酸($C_{26}H_{43}NO_5$)的总量不得少于9.0%;含猪去氧胆酸($C_{24}H_{40}O_4$)不得少于9.0%;含胆酸($C_{24}H_{40}O_5$)应为4.5%～7.5%。功能:清热解毒,化痰定惊。见彩图14-42。

2. 体内培育牛黄 本品为在牛的活体胆囊内培植的胆结石。根据天然牛黄生成的原理,以外科手术或注射法在健康牛体的胆囊内植入异物,并注入非致病和毒力弱的大肠杆菌,在异物和菌苗的刺激下,使胆汁进行环形层状沉积,2～3年后收集牛黄,阴干而得。其主要成分、药理作用和功能主治与天然牛黄基本相同。药材为不规则的块片或粉末,棕黄色或黄褐色;质较疏松,间有少量灰白色疏松状物或乌黑硬块。气微腥,味微苦而后甘,嚼之不粘牙,有清凉感。可"挂甲"。

3. 体外培育牛黄 以牛科动物牛 *Bos taurus domesticus* Gmelin 的新鲜胆汁作母液,加入去氧胆酸、胆酸、复合胆红素钙等制成。具有与天然牛黄类似的功效，可替代天然牛黄使用。本品呈球形或类球形，直径 0.5 ～ 3cm。表面光滑，呈黄红色至棕黄色。体轻，质松脆，断面有同心层纹。气香，味苦而后甘，有清凉感，嚼之易碎，不粘牙；可"挂甲"。含胆红素不得少于 35.0%，含胆酸不得少于 6.0%。

4. 进口牛黄 主要有产于加拿大、阿根廷等地的金山牛黄和产于印度的印度牛黄两类。为防止疯牛病通过牛黄等用药途径的传播，国家已明文禁止使用进口牛源性材料制备中成药，如天然牛黄、牛胆膏、牛骨粉等。随着天然牛黄市场行情一路走高，走私牛黄时有发现，应注意鉴别。

企业视角

　　2025 年版《中国药典》中牛黄作为原料应用于饮片、提取物、成方制剂约 98 种，有丸剂、散剂、膏剂、丹剂、口服液、片剂、胶囊剂、颗粒剂、锭剂等多种剂型。

　　牛黄是比较经典传统的中药材，气清香，性凉，可用于解热、解毒、定惊的作用，广泛应用于临床，效果显著。天然的牛黄比较珍贵，民间也素来有"一两牛黄，二两黄金"的说法，所以目前所用的大部分都是人工牛黄。

　　我国传统名方名药中大量使用牛黄。各类牛黄潜在的国内市场容量约为 200 吨，以每公斤 5 万元计算，就超过 100 亿元，而且含天然牛黄的中成药海内外市场前景广大。此外，由于体外培育牛黄还在保健食品、化妆品等众多领域中应用广泛，因而牛黄蕴藏着巨大的市场潜力。

知识拓展

牛黄快速鉴别

　　1. 取牛黄少量，加清水调和，涂于指甲上，能将指甲染成黄色，久不退色，习称"挂甲"；指甲下面有清凉感，习称"透甲"。

　　2. 取一小针烧红刺入牛黄中，裂片有明显的层纹，质细密而酥脆，内心有白膜或显颗粒状。

　　3. 市场上牛黄伪品多以黄连、黄柏及植物黄色素与动物胆汁混合制成。但断面无层纹，无"挂甲"现象，显微镜检查可见植物组织碎片。

羚羊角（SAIGAE TATARICAE CORNU）

【来源】牛科动物赛加羚羊 *Saiga tatarica* Linnaeus 的角。

【产地】主产于西伯利亚及小亚细亚一带。我国新疆北部边境亦产。

【采收加工】猎取后锯取其角，晒干。

【性状鉴别】

1. 药材　本品呈长圆锥形，略呈弓形弯曲，长 15 ～ 33cm；类白色或黄白色，基部稍呈青灰色。嫩枝对光透视有"血丝"或紫黑色斑纹，光润如玉，无裂纹，老枝则有细纵裂纹。除尖端部分外，有 10 ～ 16 个隆起环脊，间距约 2cm，用手握之，四指正好嵌入凹处。角的基部横截面圆形，直径 3 ～ 4cm，内有坚硬质重的角柱，习称"骨塞"，骨塞长约占全角的 1/2 或 1/3，表面有突起的纵棱与其外面角鞘内的凹沟紧密嵌合，从横断面观，其结合部呈锯齿状。除去"骨塞"后，角的下半段成空洞，全角呈半透明，对光透视，上半段中央有一条隐约可辨的细孔道直通角尖，习称"通天眼"。质坚硬。气微，味淡。见彩图 14-43。

2. 饮片　取羚羊角，置温水中浸泡，捞出，镑片，干燥。见彩图 14-44。

【规格等级】见表 14-7。

表 14-7　羚羊角的规格等级

等级	性状鉴别				
	共同点	区别点			
		质地	表面		裂纹
一等	长圆锥形，略呈弓形弯曲，长 15 ～ 33cm；类白色或黄白色。除尖端部分外，有 10 ～ 16 个隆起环脊，间距约 2cm，用手握之，四指正好嵌入凹处。角的基部横截面圆形，直径 3 ～ 4cm，内有坚硬质重的角柱，习称"骨塞"，骨塞长约占全角的 1/2 或 1/3，表面有突起的纵棱与其外面角鞘内的凹沟紧密嵌合，从横断面观，其结合部呈锯齿状。除去"骨塞"后，角的下半段成空洞，全角呈半透明，对光透视，上半段中央有一条隐约可辨的细孔道直通角尖，习称"通天眼"。质坚硬。气微，味淡	嫩	光洁如玉，"血丝""通天眼"可见		无裂纹
二等		稍老	较粗糙，无光泽，"血斑""血丝""通天眼"可见		有裂纹
三等			粗糙，无光泽		
四等		老	无光泽，有灰白色斑痕，基部有青茬		裂纹较多
五等			无光泽，不透明，骨化基部有青茬，瓣裂		深裂纹

注：1. 羚羊角是进口药材，《43 种进口药材质量标准》未对羚羊角商品规格等级进行划分。本标准按照羚羊角的质地划分等级，质嫩、光润、无裂纹者质佳。

　　2. 赛加羚羊是国家一类重点保护野生动物，按《关于加强赛加羚羊、穿山甲、稀有蛇类资源保护和规范其产品入药管理的通知》（林护发〔2007〕242 号）执行。

【化学成分】含角蛋白、磷酸钙、多种氨基酸、卵磷脂、脑磷脂、神经鞘磷脂等。

【功能与主治】平肝息风，清肝明目，散血解毒。用于肝风内动，惊痫抽搐，妊娠子痫，高热痉厥，癫痫发狂，头痛眩晕，目赤翳障，温毒发斑，痈肿疮毒。用量 1 ～ 3g，宜另煎 2 小时以上；磨汁或研粉服，每次 0.3 ～ 0.6g。

【附药】

1. 鹅喉羚羊角　牛科动物长尾黄羊雄兽的角。本品呈长圆锥形而稍侧扁，角尖显著向内弯转，长 14～30cm；表面灰黑色，不透明，粗糙，多纵裂纹，中下部有隆起斜向环脊 5～10 个，另一侧不明显，其间距 1.5～2cm。

2. 藏羚羊角 牛科动物藏羚羊雄兽的角。本品呈不规则细长圆锥形，弯曲，基部侧扁，较直，长 40～70cm；表面黑色或黑褐色，较光滑，不透明，有环脊 10～16 个，其间距几相等，约 2cm。

3. 黄羊角 牛科动物黄羊的角。本品呈长圆锥形而侧扁，略作"S"形弯曲，长 20～30cm；表面淡灰棕色或灰黑色，不透明，有多数纵纹理，微波状环脊 17～20 个，斜向弯曲，其下部间距较小，约 5mm；基部横切面椭圆形。

水牛角（BUBALI CORNU）

【来源】牛科动物水牛 *Bubalus bubalis* Linnaeus 的角。

【产地】主产于我国南方大部分地区。取角后，水煮，除去角塞，干燥。

【性状鉴别】

1. 药材 本品呈稍扁平而弯曲的锥形，长短不一。表面棕黑色或灰黑色，一侧有数条横向的沟槽，另一侧有密集的横向凹陷条纹。上部渐尖，有纵纹，基部略呈三角形，中空。角质，坚硬。气微腥，味淡。见彩图 14-45。

2. 饮片 洗净，镑片或锉成粗粉。

【化学成分】含甾醇类、氨基酸、肽类、胍基衍生物、蛋白质等。

【功能与主治】清热凉血，解毒，定惊。用于温病高热，神昏谵语，发斑发疹，吐血衄血，惊风，癫狂。用量 15～30g，宜先煎 3 小时以上。

蛤壳（MERETRICIS CONCHA CYCLINAE CONCHA）

【来源】帘蛤科动物文蛤 *Meretrix meretrix* Linnaeus 或青蛤 *Cyclina sinensis* Gmelin 的贝壳。

【产地】主产于江苏、浙江、广东、山东、河北、辽宁等地。

【采收加工】我国沿海各地均有生产。夏、秋两季捕捞，去肉，洗净，晒干。

【性状鉴别】

1. 药材

（1）文蛤 扇形或类圆形，背缘略呈三角形，腹缘呈圆弧形，长 3～10cm，高 2～8cm。壳顶突出，位于背面，稍靠前方。壳外面光滑，黄褐色，同心生长纹清晰，通常在背部有锯齿状或波纹状褐色花纹。壳内面白色，边缘无齿纹，前后壳缘有时略带紫色，铰合部较宽，右壳有主齿 3 个和前侧齿 2 个；左壳有主齿 3 个和前侧齿 1 个。质坚硬，断面有层纹。气微，味淡。

（2）青蛤 类圆形，壳顶突出，位于背侧近中部。壳外面淡黄色或棕红色，同心生长纹凸出壳面略呈环肋状。壳内面白色或淡红色，边缘常带紫色并有整齐的小齿纹，铰合部左右两壳均具主齿 3 个，无侧齿。

2. 饮片 本品为不规则碎片。碎片外面黄褐色或棕红色，可见同心生长纹。内面白色。质坚硬。断面有层纹。气微，味淡。

【化学成分】主含碳酸钙，还含有壳角质、多种微量元素及氨基酸等。

【功能与主治】清热化痰，软坚散结，制酸止痛；外用收湿敛疮。用于痰火咳嗽，胸胁疼痛，痰中带血，瘰疬瘿瘤，胃痛吞酸；外治湿疹，烫伤。用量 6～15g，先煎，蛤粉包煎。外用适量，研极细粉撒布或油调后敷患处。

任务实施

表 14-8 《动物类中药鉴定 2》学习任务单

班级　　　　　姓名　　　　　学号　　　　　成绩

序号	中药正名	科属	入药部位	主要鉴别特征
1				
2				
3				
4				
5				
6				
7				
8				
9				

续表

序号	中药正名	科属	入药部位	主要鉴别特征
10				
11				
12				
13				
14				
15				
16				
17				
18				
19				

项目十五　矿物类中药鉴定

扫一扫，
查阅本项目数字资源

　　矿物是由地质作用形成的天然单质及其化合物，多为固体，少数为液体或气体。按来源不同，矿物药可分为天然矿物、矿物加工品及动物化石3类。天然矿物是指采集后经简单处理直接药用者，如朱砂、炉甘石、自然铜等；矿物加工品是以一种或多种矿物为原料制成的药品，如白矾、胆矾、密陀僧、轻粉、红粉、芒硝、秋石等；动物化石则是动物或其骨骼的化石，如石燕、龙骨、龙齿、浮石等。

　　外形明显的矿物药，应注意观察其形状、颜色、质地、气味等性状特征，注意检查其硬度、相对密度、光泽、解理、断口、条痕、有无磁性等性质。粉末状的矿物药，应仔细观察其颜色、质地、气味等。必要时需核对矿物标本。

学习目标

❶ 知识目标

（1）掌握：朱砂、龙骨、雄黄、自然铜、磁石、滑石、石膏、芒硝的来源、性状。

（2）熟悉：朱砂、龙骨、雄黄、自然铜、磁石、滑石、石膏、芒硝的产地、成分；赭石、青礞石、炉甘石、白矾、硫黄的来源、性状。

（3）了解：赭石、青礞石、炉甘石、白矾、硫黄的产地；寒水石、胆矾、赤石脂、信石的来源、性状。

❷ 能力目标

（1）能够正确识别本次课所学的药材，区分真伪。

（2）逐步提升阅读能力、观察能力、综合分析能力。

❸ 素质目标

（1）培养依法鉴定、资源保护、安全合理用药的意识。

（2）树立认真、严谨、实事求是、精益求精的工作态度。

（3）增强团队合作意识，锻炼与人沟通能力，培养创新精神。

知识基础

朱砂（CINNABARIS）

【来源】硫化物类矿物辰砂族辰砂，主含硫化汞（HgS）。

【产地】主产于湖南、贵州等地。

【采收加工】采挖后，选取纯净者，用磁铁吸净含铁的杂质，再用水淘去杂石和泥沙。

【性状鉴别】

1.药材　本品为粒状或块状集合体，呈颗粒状或块片状。鲜红色或暗红色，条痕红色至褐红色，具光泽。体重，质脆，片状者易破碎，粉末状者有闪烁的光泽。气微，味淡。以色红、鲜艳、微透明、有光泽、无细粉、不染手、无杂石者为佳。

2.饮片　朱砂粉：取朱砂，用磁铁吸去铁屑，照水飞法水飞，晾干或40℃以下干燥。本品为朱红色极细粉末，体轻，以手指撮之无粒状物，以磁铁吸之，无铁末。气微，味淡。本品含硫化汞（HgS）不得少于98.0%。见彩图15-1。

【理化鉴别】

1.取本品粉末，用盐酸湿润后，在光洁的铜片上摩擦，铜片表面显银白色光泽，加热烘烤后，银白色即消失。

2.取本品粉末2g，加盐酸-硝酸（3∶1）的混合溶液2mL使溶解，蒸干，加水2mL使溶解，滤过，滤液显汞盐与硫酸盐的鉴别反应。

【含量测定】本品药材含硫化汞（HgS）不得少于96.0%。

【功能与主治】清心镇惊，安神，明目，解毒。用于心悸易惊，失眠多梦，癫痫发狂，小儿惊风，视物昏花，口疮，喉痹，疮疡肿毒。用量0.1～0.5g，多入丸散服，不宜入煎剂。外用适量。本品有毒，不宜大量服用，也不宜少量久服；孕妇及肝肾功能不全者禁用。

知识拓展

朱砂的使用注意

朱砂所含的硫化汞难溶于水，几乎不被人体吸收，而所含的可溶性汞及游离汞则能被人体吸收，水飞朱砂可显著降低可溶性汞及游离汞的含量，从而降低毒性。朱砂加热后发生氧化反应，产生 Hg 和 SO_2，而汞的毒性极强，因此朱砂忌火煅和煎煮，且水飞法炮制后须在 40℃低温下干燥。

不合理配伍会引起朱砂毒性增强。当朱砂与具有还原性的碘化物、溴化物（如碘化钾、三溴片等）配伍使用时，能使汞还原并形成毒性较强的碘化汞、溴化汞等而引起汞中毒。

自然铜（PYRITUM）

【来源】硫化物类矿物黄铁矿族黄铁矿，主含二硫化铁（FeS_2）。

【产地】主产于四川、广东等地。

【采收加工】采挖后，除去杂石。

【性状鉴别】本品晶形多为立方体，集合体呈致密块状。表面亮淡黄色，有金属光泽；有的黄棕色或棕褐色，无金属光泽。具条纹，条痕绿黑色或棕红色。体重，质坚硬或稍脆，易砸碎，断面黄白色，有金属光泽；或断面棕褐色，可见银白色亮星。以块整齐、色黄而光亮、断面有金属光泽者为佳。见彩图 15-2。

【理化鉴别】取本品粉末 1g，加稀盐酸 4mL，振摇，滤过，滤液显铁盐的鉴别反应。

【含量测定】本品含铁（Fe）应为 40.0%～55.0%。

【功能与主治】散瘀止痛，续筋接骨。用于跌打损伤，筋骨折伤，瘀肿疼痛。用量 3～9g，多入丸散服，若入煎剂宜先煎。外用适量。

磁石（MAGNETITUM）

【来源】氧化物类矿物尖晶石族磁铁矿，主含四氧化三铁（Fe_3O_4）。

【产地】主产于河北、山东等地。

【采收加工】采挖后，除去杂石。

【性状鉴别】块状集合体，呈不规则块状，或略带方形，多具棱角。灰黑色或棕褐色，条痕黑色，具金属光泽。体重，质坚硬，断面不整齐。具磁性。有土腥气，味淡。见彩图 15-3。

以色黑、断面致密有光泽、吸铁能力强者为佳。

【理化鉴别】

取本品粉末约 0.1g，加盐酸 2mL，振摇，静置。上清液显铁盐的鉴别反应。

【含量测定】本品含铁（Fe）不得少于 50.0%。

【功能与主治】镇惊安神，平肝潜阳，聪耳明目，纳气平喘。用于惊悸失眠，头晕目眩，视物昏花，耳鸣耳聋，肾虚气喘。用量 9～30g，先煎。

知识拓展

磁石的磁性

磁石采挖后，除去杂石及带铁锈的矿石，选择吸铁能力强者（称为"活磁石"或"灵磁石"）入药。若放置日久，或煅烧后发生氧化，其磁性便会减弱，乃至失去吸铁能力（称为"死磁石"或"呆磁石"）而影响药效，故应用铁屑或泥土包埋，以保持其磁性。已失去磁性者，与活磁石放在一起，磁性可逐渐恢复。

赭石（HAEMATITUM）

【来源】氧化物类矿物刚玉族赤铁矿，主含三氧化二铁（Fe_2O_3）。

【产地】主产于河北、山西等地。

【采收加工】采挖后，除去杂石。

【性状鉴别】本品为鲕状、豆状、肾状集合体，多呈不规则的扁平块状。暗棕红色或灰黑色，条痕樱红色或红棕色，有的有金属光泽。一面多有圆形的突起，习称"钉头"，另一面与突起相对应处有同样大小的凹窝。体重，质硬，砸碎后断面显层叠状。气微，味淡。以色红棕、断面层次明显、有"钉头"、无杂石者为佳。见彩图15-4。

【理化鉴别】取本品粉末0.1g，加盐酸2mL，振摇，滤过，取滤液2滴，加硫氰酸铵试液2滴，溶液即显血红色；另取滤液2滴，加亚铁氰化钾试液1～2滴，即生成蓝色沉淀；再加25%氢氧化钠溶液5～6滴，沉淀变成棕色。

【功能与主治】平肝潜阳，重镇降逆，凉血止血。用于眩晕耳鸣，呕吐，噫气，呃逆，喘息，吐血，衄血，崩漏下血。用量9～30g，先煎。孕妇慎用。

雄黄（REALGAR）

【来源】硫化物类矿物雄黄族雄黄，主含二硫化二砷（As_2S_2）。

【产地】主产于湖南、湖北等地。

【采收加工】采挖后，除去杂质。

【性状鉴别】块状或粒状集合体，呈不规则块状。深红色或橙红色，条痕淡橘红色，晶面有金刚石样光泽。质脆，易碎，断面具树脂样光泽。微有特异的臭气，味淡。精矿粉为粉末状或粉末集合体，质松脆，手捏即成粉，橙黄色，无光泽。以块大、色鲜红、质松脆、有光泽者为佳。见彩图15-5。

【理化鉴别】

1. 取本品粉末10mg，加水润湿后，加氯酸钾饱和的硝酸溶液2mL，溶解后，加氯化钡试液，生成大量白色沉淀。放置后，倾出上层酸液，再加水2mL，振摇，沉淀不溶解。

2. 取本品粉末0.2g，置坩埚内，加热熔融，产生白色或黄白色火焰，伴有白色浓烟。取玻片覆盖后，有白色冷凝物，刮取少量，置试管内加水煮沸使溶解，必要时滤过，溶液加硫化氢试液数滴，即显黄色，加稀盐酸后生成黄色絮状沉淀，再加碳酸铵试液，沉淀复溶解。

【含量测定】本品含砷量以二硫化二砷（As_2S_2）计，不得少于 90.0%。

【功能与主治】解毒杀虫，燥湿祛痰，截疟。用于痈肿疔疮，蛇虫咬伤，虫积腹痛，惊痫，疟疾。用量 0.05～0.1g，入丸散用。外用适量，熏涂患处。内服宜慎；不可久用；孕妇禁用。

课堂活动

朱砂、自然铜、磁石、赭石、雄黄的表面和条痕分别是什么颜色？有何种光泽？

【附药】

雌黄　硫化物类矿物雌黄的矿石，主含三硫化二砷（As_2S_3），常与雄黄共生。性状与雄黄相似，不同点是雌黄全体及条痕均呈柠檬黄色。具显著的酸性，能溶于碳酸铵溶液中（雄黄难溶）。

信石（ARSENICUM SUBLIMATUM）

【来源】天然的砷化矿石，或由毒砂（硫砷铁矿，FeAsS）及雄黄为原料加工而成。主含三氧化二砷（As_2O_3）；常含 S、Fe 等杂质，故呈红色。

【产地】主产于江西、湖南、广东等地。

【采收加工】多为加工品，加工方法：取纯净雄黄，砸成 10cm 左右的块，使雄黄燃烧，生成气态的三氧化二砷及二氧化硫，通过冷凝管道，使三氧化二砷充分冷凝，即为信石；二氧化硫从烟道排出。

【性状鉴别】商品分红信石和白信石两种，药用以红信石为主。红信石（红砒）呈不规则的块状，大小不一。粉红色，具黄色与红色彩晕，略透明或不透明，具玻璃样光泽或无光泽。质脆，易砸碎，断面凹凸不平或呈层状纤维样。气微；本品极毒，不能口尝。白信石（白砒）为无色或白色。

【功能与主治】有大毒。蚀疮去腐，平喘化痰，截疟。

【附药】

砒霜　信石升华精制成的三氧化二砷（As_2O_3）。白色粉末，微溶于热水，其毒性较信石剧，性味功能同信石。

知识拓展

砒霜与雄黄

"雄黄不见火，见火则成砒。"雄黄的主要化学成分为二硫化二砷（As_2S_2），加热易分解产生剧毒的三氧化二砷（As_2O_3），即砒霜，因此雄黄忌火煅。

石膏（GYPSUM FIBROSUM）

【来源】硫酸盐类矿物石膏族石膏，主含含水硫酸钙（$CaSO_4 \cdot 2H_2O$）。

【产地】主产于湖北、安徽等地。

【采收加工】采挖后，除去杂石及泥沙。

【性状鉴别】本品为纤维状的集合体，呈长块状、板块状或不规则块状。白色、灰白色或淡黄色，有的半透明。体重，质软，纵断面具绢丝样光泽。气微，味淡。以块大、色白、半透明、纵断面显绢丝样光泽、无夹层、无杂石者为佳。见彩图 15-6。

煅石膏　石膏的炮制品。取石膏，照明煅法煅至酥松。本品为白色的粉末或酥松块状物，表面透出微红色的光泽，不透明。体较轻，质软，易碎，捏之成粉。气微，味淡。主含硫酸钙。

【规格等级】见表 15-1。

表 15-1　石膏的规格等级

规格	等级	性状描述
大块	/	纤维状的集合体，呈不规则块状。白色、灰白色或淡黄色，有的半透明。体重，质软。纵断面具绢丝样光泽。气微，味淡
块粒	大粒	均匀的块粒，长 1.2～4.2cm
	中粒	均匀的块粒，长 0.8～2.4cm
	小粒	均匀的块粒，长 0.3～1.2cm

【理化鉴别】

1. 取本品一小块（约 2g），置具有小孔软木塞的试管内，灼烧，管壁有水生成，小块变为不透明体。

2. 取本品粉末 0.2g，加稀盐酸 10mL，加热使溶解，溶液显钙盐与硫酸盐的鉴别反应。

【含量测定】本品含含水硫酸钙（$CaSO_4 \cdot 2H_2O$）不得少于 95.0%。

【功能与主治】清热泻火，除烦止渴。用于外感热病，高热烦渴，肺热喘咳，胃火亢盛，头痛，牙痛。用量 15～60g，先煎。

企业视角

唐代薛逢《石膏枕》诗曰："表里通明不假雕，冷于春雪白于瑶。朝来送在凉床上，只怕风吹日炙销。"《本草纲目》亦载有石膏降压枕。高血压属热证，石膏性大寒，石膏降压枕以寒克热，能自然调节脑神经和脑正常温度，使脑血管正常工作，可有效控制血压。

现代的石膏枕是采用天然石膏矿石中的精品纤维石膏（透明）为原料，手工精心雕刻、磨制而成的一种具有降压护脊、除烦镇痛、助眠安神等多重保健功效的枕头。

寒水石（CALCITUM, GYPSUM RUBRUM）

【来源】碳酸钙的矿石（方解石）或硫酸钙的矿石（红石膏）。方解石主含碳酸钙（$CaCO_3$），红石膏主含含水硫酸钙（$CaSO_4 \cdot 2H_2O$）。

【产地】方解石主产于河南、安徽、江苏等地，习称"南寒水石"。红石膏主产于辽宁、吉林、内蒙古等地，习称"北寒水石"。

【采收加工】全年可采，除去泥土，捡去杂石。

【性状鉴别】

1. 方解石　本品多为规则的块状结晶，呈斜方柱形，有棱角。白色或黄白色，条痕白色或淡灰色，表面平滑，有玻璃样光泽，透明或不透明。晶体可沿三个不同方向劈开，可完全解理。质硬而脆，断面平坦，敲击时多呈小块斜方体碎裂。气微，味淡。

2. 红石膏　本品呈不规则的扁平块状，大小不一。表面粉红色，凹凸不平，半透明。质硬脆，用指甲可刻划成痕，敲击时易纵向断裂，断面有纵向纹理，状如纤维，常显丝绢样光泽。略带泥土气，味淡稍咸。

【理化鉴别】

1. 方解石遇稀盐酸产生大量二氧化碳气泡。

2. 红石膏粉末，在140℃烘20分钟，加水15mL，搅拌，放置5分钟，呈黏结状固体。

【功能与主治】北寒水石：清热泻火，利尿，消肿；用于时行热病，积热烦渴，吐泻，水肿，尿闭；用量9～15g，先煎。南寒水石：清热泻火，除烦止渴；用于壮热烦渴，口干舌燥，牙痛；用量3～30g，先煎。

龙骨（OS DRACONIS）

【来源】有两类：一类是古代哺乳动物三趾马、犀类、鹿类、牛类、象类等的骨骼化石，习称"龙骨"或"白龙骨"；另一类是象类的门齿化石，习称"五花龙骨""青花龙骨"或"花龙骨"。主要含碳酸钙、磷酸钙，尚含少量的铁、镁、钾、钠、铝、氯等元素。

【产地】主产于山西、内蒙古等地。

【采收加工】全年可采，挖出后，除去泥土和杂质，将骨与齿分开。五花龙骨见风后极易破碎，故常用毛边纸粘贴，只露出花色较好的部分，以供鉴别。

【性状鉴别】

1. 龙骨　本品呈骨骼状或不规则块状。表面白色、灰白色或浅棕色，多较光滑，有的具纵向裂隙、棕色条纹或斑点。质硬，不易破碎，断面不平坦，白色或黄色，有的中空，摸之细腻如粉质，在关节处有多数蜂窝状小孔。气微，无味。有吸湿性，舐之黏舌。以质硬、色白、吸湿性强者为优。见彩图15-7。

2. 五花龙骨　本品呈不规则块状，大小不一，直径6～25cm。全体呈淡黄白色或淡黄棕色，夹有红、白、黄、蓝、棕、黑等色的花纹，深浅粗细不一，表面光滑，略有光泽，有时有小裂隙。质硬而脆，易片状剥落。气微，无味。吸湿性强，舐之黏舌。以体轻、质脆、分层、有蓝灰、红、棕等色的花纹，吸湿性强者为优。

【规格等级】见表 15-2。

表 15-2　龙骨的规格等级

规格	等级	性状描述
水洗龙骨	/	呈骨骼状或已破碎呈不规则的块状，大小不一。表面白色、灰白色或淡棕色，多较光滑。有的具纹理与裂纹，或棕色条纹和斑点。质硬，断面不平坦，在关节处有多数蜂窝状小孔。吸湿性强。无臭，无味。表面无未除尽的泥沙及碎粉
未水洗龙骨	/	呈骨骼状或已破碎呈不规则的块状，大小不一。表面白色、灰白色或淡棕色，多较光滑。有的具纹理与裂纹，或棕色条纹和斑点。质硬，断面不平坦，在关节处有多数蜂窝状小孔。吸湿性强。无臭，无味。表面有较多未除尽的泥沙及碎粉

【理化鉴别】取本品粉末 2g，滴加稀硝酸溶液 10mL，即泡沸，放出二氧化碳气体；将此气体通入氢氧化钙试液中，生成白色沉淀。

【功能与主治】镇惊安神，收敛涩精；外用生肌敛疮。用于盗汗，遗精，肠风下血，泻痢，吐血，衄血，崩漏带下。用量 10 ～ 15g。

【附药】

龙齿　龙骨原动物的牙齿化石。本品呈较完整的齿状或破碎的块状，分为犬齿及臼齿。犬齿呈圆锥状，先端较细或略弯曲，直径 0.5 ～ 3.5cm，近尖端处中空；臼齿呈圆柱形或方柱形，略弯曲，一端较细，长 2 ～ 20cm，直径 1 ～ 9cm，多有深浅不同的棱。其中呈青灰色或暗棕色者，习称"青龙齿"，质较坚；呈黄白色者，习称"白龙齿"，质地较前者硬。有的表面尚具光亮的珐琅质。断面粗糙，凹凸不平或有不规则的凸起棱线，有吸湿性。气微，无味。主要含磷灰石（磷酸钙）。取本品粉末约 0.5g，加盐酸即泡沸，放出二氧化碳气体。见彩图 15-8。

芒硝（NATRII SULFAS）

【来源】硫酸盐类矿物芒硝族芒硝经加工精制而成的结晶体。主含含水硫酸钠（$Na_2SO_4 \cdot 10H_2O$）。

【产地】主产于河北、山东等地。

【采收加工】取天然产的不纯芒硝（俗称"土硝"），加水溶解，放置，使杂质沉淀，滤过，滤液加热浓缩，放冷后析出结晶（俗称"朴硝"或"皮硝"）；再将朴硝重结晶，即为芒硝。

【性状鉴别】本品呈棱柱状、长方形或不规则块状及粒状。无色透明或类白色半透明。质脆，易碎，断面呈玻璃样光泽。气微，味咸。取本品少许，在火焰中燃烧，火焰呈黄色。以无色、透明、呈结晶状者为佳。

【规格等级】见表 15-3。

表 15-3　芒硝的规格等级

规格	等级	性状描述	
		共同点	区别点
芒硝	净统	棱柱状、长方形或不规则块状及粒状。透明或半透明。质脆，易碎，断面呈玻璃样光泽。气微，味咸	块状或粒状，无色或类白色。以干燥品计，含 $Na_2SO_4 \geq 99.0\%$
朴硝	粗统		块状，表面常附有白色粉末。白色或黄白色。或可见少许杂质。以干燥品计，含 $Na_2SO_4 \geq 97.0\%$

【理化鉴别】

1. 铁盐与锌盐　取本品 5g，加水 20mL 溶解后，加硝酸 2 滴，煮沸 5 分钟，滴加氢氧化钠试液中和，加稀盐酸 1mL、亚铁氰化钾试液 1mL 与适量的水使成 50mL，摇匀，放置 10 分钟，不得发生浑浊或显蓝色。

2. 镁盐　取本品 2g，加水 20mL 溶解后，加氨试液与磷酸氢二钠试液各 1mL，5 分钟内不得发生浑浊。

【含量测定】含硫酸钠（Na_2SO_4）不得少于 99.0%。

【功能与主治】泻下通便，润燥软坚，清火消肿。用于实热积滞，腹满胀痛，大便燥结，肠痈肿痛；外治乳痈，痔疮肿痛。用量 6 ~ 12g，一般不入煎剂，待汤剂煎得后，溶入汤液中服用。外用适量。孕妇慎用；不宜与硫黄、三棱同用。

【附药】

玄明粉　芒硝经风化干燥制得。主含硫酸钠（Na_2SO_4）。白色粉末。气微，味咸。有引湿性。见彩图 15-9。

知识拓展

牙硝、芒硝、皮硝、朴硝、玄明粉的关联

牙硝：全称叫马牙硝。因芒硝是含硫酸钠天然矿物经精制而成的结晶体，而结晶体的形状不同，叫法也不同。牙硝其形状为棱柱形或长方形，尤似马牙，故叫马牙硝，简称牙硝。明代李时珍《本草纲目》中就已有芒硝别称牙硝的记载。

芒硝：将天然产品加热水溶解过滤，析出结晶，结于上面的细芒为芒硝。

皮硝：将天然产品加热水溶解过滤，析出结晶通称"皮硝"。为矿物芒硝加工而得的粗制品。略透明，呈白色小块片粒状，对光可见灰屑等杂质。

朴硝：将天然产品，加热水溶解过滤，析出结晶，沉于底部的块状物为朴硝。

玄明粉即风化芒硝。

课堂活动

芒硝暴露在空气中易风化，应如何保存？

滑石（TALCUM）

【来源】硅酸盐类矿物滑石族滑石，习称"硬滑石"。主含含水硅酸镁 $[Mg_3(Si_4O_{10})(OH)_2]$。

【产地】主产于山东、江苏等地。

【采收加工】采挖后，除去泥沙和杂石。

【性状鉴别】本品多为块状集合体，呈不规则的块状。白色、黄白色或淡蓝灰色，有蜡样光泽。质软，细腻，手摸有滑润感，无吸湿性，置水中不崩散。气微，味淡。以色白、滑润、无杂石者为佳。见彩图15-10。

【理化鉴别】取本品粉末0.2g，置铂坩埚中，加等量氟化钙或氟化钠粉末，搅拌，加硫酸5mL，微热，立即将悬有1滴水的铂坩埚盖盖上，稍等片刻，取下铂坩埚盖，水滴出现白色浑浊。

【功能与主治】利尿通淋，清热解暑；外用祛湿敛疮。用于热淋，石淋，尿热涩痛，暑湿烦渴，湿热水泻；外治湿疹，湿疮，痱子。用量10~20g，先煎。外用适量。

【附药】

滑石粉　滑石经精选净制、粉碎、干燥制成。为白色或类白色的粉末，微细、无砂性，手摸有滑腻感。气微，味淡。本品在水、稀盐酸或氢氧化钠试液中均不溶解。见彩图15-11。

课堂活动

如何区别玄明粉与滑石粉？

炉甘石（CALAMINA）

【来源】碳酸盐类矿物方解石族菱锌矿，主含碳酸锌（$ZnCO_3$）。

【产地】主产于广西、四川等地。

【采收加工】采挖后，洗净，晒干，除去杂石。

【性状鉴别】本品为块状集合体，呈不规则的块状。灰白色或淡红色，表面粉性，无光泽，凹凸不平，多孔，似蜂窝状。体轻，易碎。气微，味微涩。以体轻、质松、色白者为佳。见彩图15-12。

【理化鉴别】

1. 取本品粗粉1g，加稀盐酸10mL，即泡沸，放出二氧化碳气体，导入氢氧化钙试液中，即生成白色沉淀。

2. 取本品粗粉1g，加稀盐酸10mL使溶解，滤过，滤液加亚铁氰化钾试液，即生成白色沉淀，或杂有微量的蓝色沉淀。

【功能与主治】解毒明目退翳，收湿止痒敛疮。用于目赤肿痛，睑弦赤烂，翳膜遮睛，胬肉攀睛，溃疡不敛，脓水淋漓，湿疮瘙痒。外用适量。

青礞石（CHLORITI LAPIS）

【来源】变质岩类黑云母片岩或绿泥石化云母碳酸盐片岩。

【产地】主产于河北、河南等地。

【采收加工】采挖后，除去杂石和泥沙。

【性状鉴别】

1. 黑云母片岩　本品为鳞片状或片状集合体。呈不规则扁块状或长斜块状，无明显棱角。褐黑色或绿黑色，具玻璃样光泽。质软，易碎，断面呈较明显的层片状。碎粉主要为绿黑色鳞片（黑云母），有似星点样的闪光。气微，味淡。以绿黑色、质软易碎、有光泽者为佳。

2. 绿泥石化云母碳酸盐片岩　本品为鳞片状或粒状集合体。呈灰色或绿灰色，夹有银色或淡黄色鳞片，具光泽。质松，易碎，粉末为灰绿色鳞片（绿泥石化云母片）和颗粒（主要为碳酸盐），片状者具星点样闪光。遇稀盐酸产生气泡，加热后泡沸激烈。气微，味淡。以灰绿色、有光泽无杂质者为佳。见彩图 15-13。

【功能与主治】坠痰下气，平肝镇惊。用于顽痰胶结，咳逆喘急，癫痫发狂，烦躁胸闷，惊风抽搐。用量用法：多入丸散服，3 ~ 6g；煎汤 10 ~ 15g，布包先煎。

胆矾（CHALCANTHITUM）

【来源】天然胆矾矿石或人工制得的含水硫酸铜。主要含含水硫酸铜（$CuSO_4 \cdot 5H_2O$）。

【产地】主产于云南、山西、江西等地。

【采收加工】全年可采，天然者可在开采铜、铅、锌矿时选取蓝色半透明的结晶；人工制品多为硫酸作用于铜片、氧化铜而制得。目前商品多为人工制品。

【性状鉴别】本品呈不规则的块状结晶体。深蓝色或淡蓝色，条痕无色或带浅蓝色，具玻璃样光泽，半透明至透明；在空气中易缓缓风化，而使表面带有白色粉霜。质脆，易碎，断口贝壳状，碎块呈棱柱状。硬度 2.5，相对密度 2.1 ~ 2.3。气微，味酸、涩。以块大、色深蓝、半透明者为佳。见彩图 15-14。

【理化鉴别】

1. 取本品加热灼烧，即失去结晶水变成白色的硫酸铜（$CuSO_4$），遇水又复变为蓝色。

2. 取本品粉末，置闭口管中加热，析出水分，并产生二氧化硫气体，残留白色粉末。

3. 本品溶于水，其水溶液滴在洁净的铁板上，即析出铜。

【功能与主治】涌吐风痰，解毒收湿，祛腐蚀疮。主治风痰壅塞，喉痹咽痛，癫狂烦躁；外治风眼赤烂，口疮牙疳，胬肉，疮疡不溃。用量 0.3 ~ 0.6g，研末服；外用适量。

白矾（ALUMEN）

【来源】硫酸盐类矿物明矾石族明矾石经加工提炼制成。主含含水硫酸铝钾［$KAl(SO_4)_2 \cdot 12H_2O$］。

【产地】主产于浙江、安徽、福建、山西等地。

【采收加工】全年均可采挖。采得明矾石，打碎，加水溶解，滤过，滤液加热蒸发浓缩，放冷后析出结晶，干燥，即为白矾。

【性状鉴别】本品呈不规则的块状或粒状。无色或淡黄白色，透明或半透明。表面略平滑或凹凸不平，具细密纵棱，有玻璃样光泽。质硬而脆。气微，味酸、微甘而极涩。以块大、无色、透明、无杂质者为佳。见彩图 15-15。

【功能与主治】外用解毒杀虫，燥湿止痒；内服止血止泻，祛除风痰。外治用于湿疹，疥癣，脱肛，痔疮，聤耳流脓；内服用于久泻不止，便血，崩漏，癫痫发狂。枯矾收湿敛疮，止血化腐。用于湿疮，脱肛，痔疮，聤耳流脓，阴痒带下，鼻衄齿衄，鼻息肉。用量 0.6 ~ 1.5g。外用适量。

课堂活动

如何区别石膏、芒硝、白矾、滑石？

硫黄（SULFUR）

【来源】自然元素类矿物硫族自然硫或用含硫矿物经加工制得。

【产地】主产于山西、河南等地。

【采收加工】采挖后，加热熔化，除去杂质。

【性状鉴别】本品呈不规则块状。黄色或略呈绿黄色。表面不平坦，呈脂肪光泽，常有多数小孔。用手握紧置于耳旁，可闻轻微的爆裂声。体轻，质松，易碎，断面常呈针状结晶形。有特异的臭气，味淡。以色黄、光亮、质松脆者为佳。见彩图 15-16。

【理化鉴别】本品燃烧时易熔融，火焰为蓝色，并有二氧化硫的刺激性臭气。

【功能与主治】外用解毒杀虫疗疮；内服补火助阳通便。外治用于疥癣，秃疮，阴疽恶疮；内服用于阳痿足冷，虚喘冷哮，虚寒便秘。外用适量，研末油调涂敷患处。内服用量 1.5 ~ 3g，炮制后入丸散服。孕妇慎用。不宜与芒硝、玄明粉同用。

赤石脂（HALLOYSITUM RUBRUM）

【来源】硅酸盐类矿物多水高岭石族多水高岭石，主含四水硅酸铝 $[Al_4(Si_4O_{10})(OH)_8 \cdot 4H_2O]$。

【产地】主产于山西、河南、福建、江苏等地。

【采收加工】采挖后，除去杂石。

【性状鉴别】本品为块状集合体，呈不规则的块状。粉红色、红色至紫红色，或有红白相间的花纹。质软，易碎，断面有的具蜡样光泽。吸水性强。具黏土气，味淡，嚼之无沙粒感。以色红、光滑、细腻、质软、吸水性强者为佳。见彩图 15-17。

【功能与主治】涩肠，止血，生肌敛疮。用于久泻久痢，大便出血，崩漏带下；外治疮疡久溃不敛，湿疮脓水浸淫。用量 9 ~ 12g，先煎。外用适量，研末敷患处。不宜与肉桂同用。

任务实施

表 15-4 《矿物类中药鉴定》学习任务单

班级		姓名	学号	成绩	
序号	中药正名	科属	入药部位	主要鉴别特征	
1					
2					
3					
4					
5					
6					
7					
8					
9					
10					

续表

序号	中药正名	科属	入药部位	主要鉴别特征
11				
12				
13				
14				
15				
16				
17				

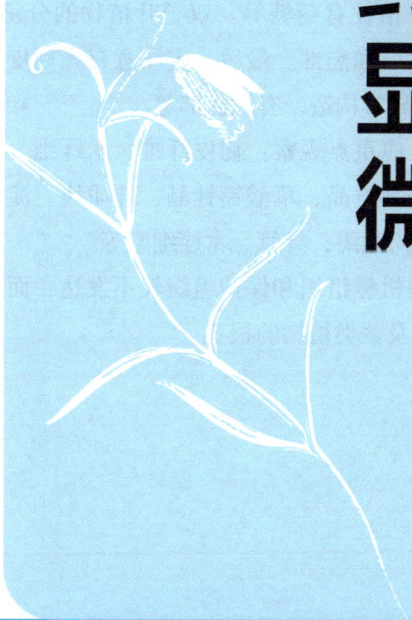

模块三

常见中药显微鉴定

项目十六　根及根茎类中药显微鉴定

扫一扫，
查阅本项目数字资源

　　根类中药的组织鉴别，首先，应根据维管束的类型、形成层的有无等，区分双子叶或单子叶植物根。其次，应注意分泌组织及细胞内含物的有无及其分布。如桔梗、党参有乳管，人参、三七有树脂道，当归、木香有油室；人参、大黄有草酸钙簇晶，甘草有方晶，牛膝有砂晶，麦冬有针晶，葛根有淀粉粒，桔梗有菊糖等。双子叶植物的分泌组织主要分布于韧皮部和皮层，而单子叶植物主要分布于皮层和髓部。最后，应注意有无韧皮纤维、木纤维、石细胞等厚壁组织，保护组织的类型，有无异常构造，有无髓部等。

　　根类中药的粉末鉴别，应重点观察：韧皮纤维、木纤维、晶纤维、分隔纤维；石细胞等厚壁组织；草酸钙簇晶、草酸钙方晶、草酸钙针晶、硅质块、淀粉粒、菊糖等细胞内含物；树脂道、乳汁管、分泌细胞等分泌组织；导管、木栓细胞等。

　　与地上茎相比，根茎的机械组织和保护组织较不发达，而基本薄壁组织较发达。应注意区别双子叶植物、单子叶植物及蕨类植物的根茎。

任务一　大黄显微鉴定

学习目标

❶ 知识目标

（1）掌握：大黄的横切、粉末及升华显微特征。

（2）熟悉：显微镜使用的注意事项。

❷ 能力目标

（1）能够运用显微制片技术与显微镜，对大黄横切、粉末及升华进行鉴定。

（2）对所学知识进行融会贯通，构建职业岗位能力。

❸ 素质目标

（1）逐步培养学生依法鉴定的意识。

（2）逐步培养学生树立认真、严谨、耐心、实事求是的工作态度。

（3）逐步培养学生观察、总结、归纳的能力，锻炼语言表达及与人沟通的能力。

知识基础

1. 大黄横切面　根木栓层和栓内层大多已除去。韧皮部筛管群明显；薄壁组织发达。形成层成环。木质部射线较密，宽 2～4 列细胞，内含棕色物；导管非木化，常 1 至数个相聚，稀疏排列。薄壁细胞含草酸钙簇晶，并含多数淀粉粒。根茎髓部宽广，其中常见黏液腔，内有红棕色物；异型维管束散在，形成层成环，木质部位于形成层外方，韧皮部位于形成层内方，射线呈星状射出。

2.大黄粉末　粉末黄棕色。草酸钙簇晶直径 20 ～ 160μm，有的至 190μm。具缘纹孔导管、网纹导管、螺纹导管及环纹导管非木化。淀粉粒甚多，单粒类球形或多角形，直径 3 ～ 45μm，脐点星状；复粒由 2 ～ 8 分粒组成。见图 16-1。

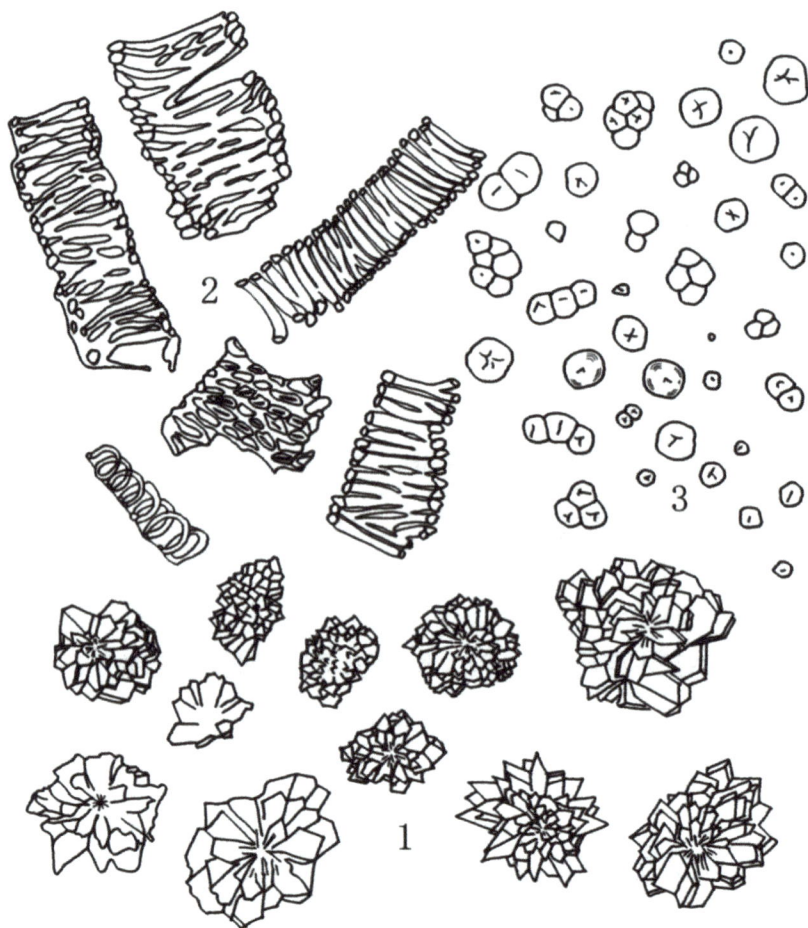

1.草酸钙簇晶　2.导管　3.淀粉粒

图 16-1　大黄粉末图

【大黄显微升华实验】取大黄粉末少量，进行微量升华，可见菱状针晶或羽状结晶。

任务实施

表 16-1 《大黄显微鉴定》学习任务单

班级		姓名		学号		成绩		
品名	大黄		检验项目					
批号			检验依据					
规格			检验日期					
有效期			温度		℃		湿度	%
生产单位			显微镜		型号：		编号：	

检验方法：
依据现行《中国药典》大黄的显微鉴定：

一、粉末显微观察
1. 取本品少许，用水合氯醛试液透化后加稀甘油装片

2. 取本品少许，用水合氯醛试液不加热装片

3. 取本品少许，用水或稀甘油装片

二、横切显微观察
徒手切大黄药材横切薄片，装片置于显微镜下观察

三、升华显微观察
取药材粉末少量进行微量升华

结果：
1. 粉末颜色
2. 显微特征及绘图

3. 横切图

4. 升华现象

结论：本品按检验上述项目，结果□符合规定□不符合规定。

操作者：		复核者：	

02 任务二 黄连（味连）显微鉴定

学习目标

❶ 知识目标

（1）掌握：掌握黄连（味连）横切、粉末显微特征。

（2）熟悉：显微镜使用的注意事项。

❷ 能力目标

（1）能够运用显微制片技术与显微镜，对黄连横切、粉末进行鉴定。

（2）对所学知识进行融会贯通，构建职业岗位能力。

❸ 素质目标

（1）逐步培养学生依法鉴定的意识。

（2）逐步培养学生树立认真、严谨、耐心、实事求是的工作态度。

（3）逐步培养学生观察、总结、归纳的能力，锻炼语言表达及与人沟通的能力。

知识基础

1. 黄连横切面 木栓层为数列细胞，其外层有表皮，常脱落。皮层较宽，石细胞单个或成群散在。中柱鞘纤维成束或伴有少数石细胞，均显黄色。维管束外韧型，环列。木质部黄色，均木化，木纤维较发达。髓部均为薄壁细胞，无石细胞。

2. 黄连粉末 粉末深棕黄色。石细胞鲜黄色，单个散在或数个成群，呈类圆形、类方形、类长方形、类多角形、纺锤形或不规则形，边缘大多不平整或有凹凸，直径 25～64μm，长至

102μm，壁厚 9 ～ 28μm，有的层纹明显，纹孔小，孔沟细，有的胞腔不规则或分枝。少数石细胞壁较薄而胞腔较大。韧皮纤维鲜黄色，多成束，有的与石细胞相连接，较粗短，呈纺锤形或长方形，末端斜尖或钝圆，也有较短或较长的，壁厚，孔沟较粗。木纤维成束，较细长，木化，有的交叉呈人字形。木薄壁细胞呈类长方形或不规则形，较大，壁稍厚，木化，纹孔明显。鳞叶表皮细胞呈长方形、长多角形或形状不一，无细胞间隙，壁微波状弯曲或连珠增厚。导管为纹孔导管或网纹导管。淀粉粒类圆形、卵圆形、椭圆形等，少数可见脐点，线形或点状。草酸钙方晶较少，存在于薄壁细胞中。见图 16-2。

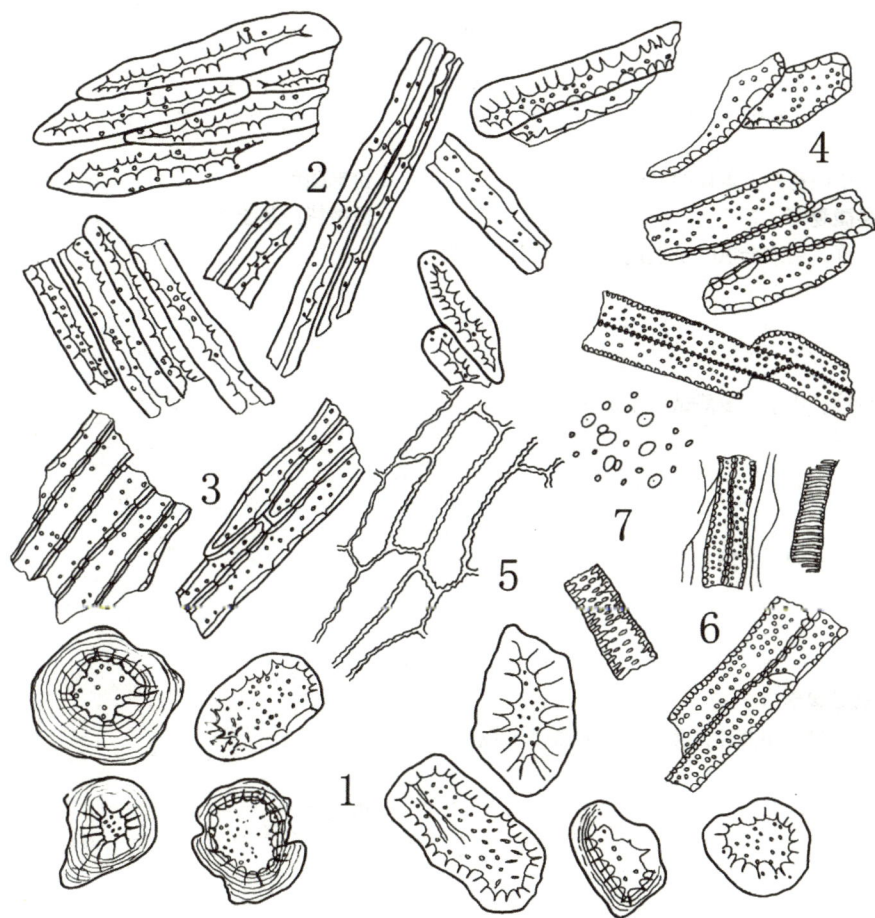

1. 石细胞　2. 中柱鞘纤维　3. 木纤维　4. 木薄壁细胞
5. 鳞叶表皮细胞　6. 导管　7. 淀粉粒

图 16-2　黄连粉末图

任务实施

表 16-2 《黄连（味连）显微鉴定》学习任务单

班级		姓名		学号		成绩				
品名	黄连（味连）		检验项目							
批号			检验依据							
规格			检验日期							
有效期			温度			℃		湿度		%
生产单位			显微镜			型号：			编号：	

检验方法：
依据现行《中国药典》黄连的显微鉴定：

一、粉末显微观察

1.取本品少许，用水合氯醛试液透化后加稀甘油装片

2.取本品少许，用水合氯醛试液不加热装片

3.取本品少许，用水或稀甘油装片

二、横切显微观察

徒手切黄连药材横切薄片，装片置于显微镜下观察

结果：

1.粉末颜色

2.显微特征及绘图

3.横切图

结论：本品按检验上述项目，结果□符合规定□不符合规定。

操作者：　　　　　　　　　　　　复核者：

03

任务三 甘草显微鉴定

学习目标

① 知识目标

（1）掌握：甘草的横切及粉末显微特征。

（2）熟悉：显微镜使用的注意事项。

② 能力目标

（1）能够运用显微制片技术与显微镜，对甘草横切及粉末进行鉴定。

（2）对所学知识进行融会贯通，构建职业岗位能力。

③ 素质目标

（1）逐步培养学生依法鉴定的意识。

（2）逐步培养学生树立认真、严谨、耐心、实事求是的工作态度。

（3）逐步培养学生观察、总结、归纳的能力，锻炼语言表达及与人沟通的能力。

知识基础

1. 甘草横切面 木栓层为数列棕色细胞。栓内层较窄。韧皮部射线宽广，多弯曲，常现裂隙；纤维多成束，非木化或微木化，周围薄壁细胞常含草酸钙方晶；筛管群常因压缩而变形。束内形成层明显。木质部射线宽3～5列细胞；导管较多，直径约至160μm；木纤维成束，周围薄壁细胞亦含草酸钙方晶。根中心无髓；根茎中心有髓。

2. 甘草粉末 粉末淡棕黄色。纤维成束，直径8～14μm，壁厚，微木化，周围薄壁细胞含草酸钙方晶，形成晶纤维。草酸钙方晶多见。具缘纹孔导管较大，稀有网纹导管。木栓细胞红棕色，多角形，微木化。见图16-3。

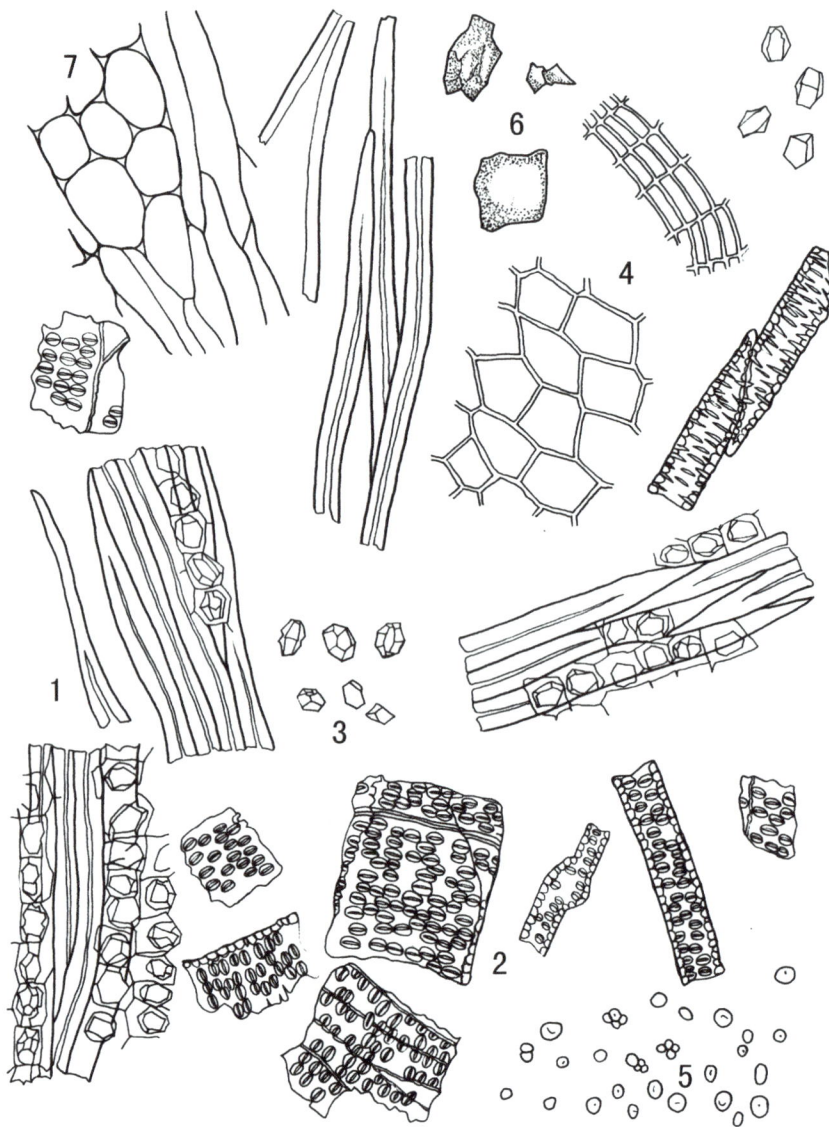

1.纤维及晶纤维　2.导管　3.草酸钙方晶　4.木栓细胞　5.淀粉粒　6.色素块　7.射线细胞

图16-3　甘草粉末图

任务实施

表 16-3 《甘草显微鉴定》学习任务单

班级		姓名		学号		成绩			

品名	甘草	检验项目					
批号		检验依据					
规格		检验日期					
有效期		温度			℃	湿度	%
生产单位		显微镜		型号：		编号：	

检验方法：
依据现行《中国药典》甘草的显微鉴定：

一、粉末显微观察

1.取本品少许，用水合氯醛试液透化后加稀甘油装片

2.取本品少许，用水合氯醛试液不加热装片

3.取本品少许，用水或稀甘油装片

二、横切显微观察
徒手切甘草药材横切薄片，装片置于显微镜下观察

结果：

1.粉末颜色

2.显微特征及绘图

3.横切图

结论：本品按检验上述项目，结果□符合规定□不符合规定。

操作者：		复核者：	

任务四 人参显微鉴定

学习目标

❶ 知识目标

（1）掌握：人参的横切及粉末显微特征。

（2）熟悉：显微镜使用的注意事项。

❷ 能力目标

（1）能够运用显微制片技术与显微镜，对人参横切及粉末进行鉴定。

（2）对所学知识进行融会贯通，构建职业岗位能力。

❸ 素质目标

（1）逐步培养学生依法鉴定的意识。

（2）逐步培养学生树立认真、严谨、耐心、实事求是的工作态度。

（3）逐步培养学生观察、总结、归纳的能力，锻炼语言表达及与人沟通的能力。

知识基础

1. 人参横切面 木栓层为数列细胞。栓内层窄。韧皮部外侧有裂隙，内侧薄壁细胞排列较紧密，有树脂道散在，内含黄色分泌物。形成层成环。木质部射线宽广，导管单个散在或数个相聚，断续排列成放射状，导管旁偶有非木化的纤维。薄壁细胞含草酸钙簇晶。

2. 人参粉末 粉末淡黄白色。树脂道碎片易见，含黄色块状分泌物。草酸钙簇晶直径 20～68μm，棱角锐尖。木栓细胞表面观类方形或多角形，壁细波状弯曲。网纹导管和梯纹导管直径 10 ～ 56μm。淀粉粒甚多，单粒类球形、半圆形或不规则多角形，直径 4 ～ 20μm，脐点点状或裂缝状；复粒由 2 ～ 6 分粒组成。见图 16-4。

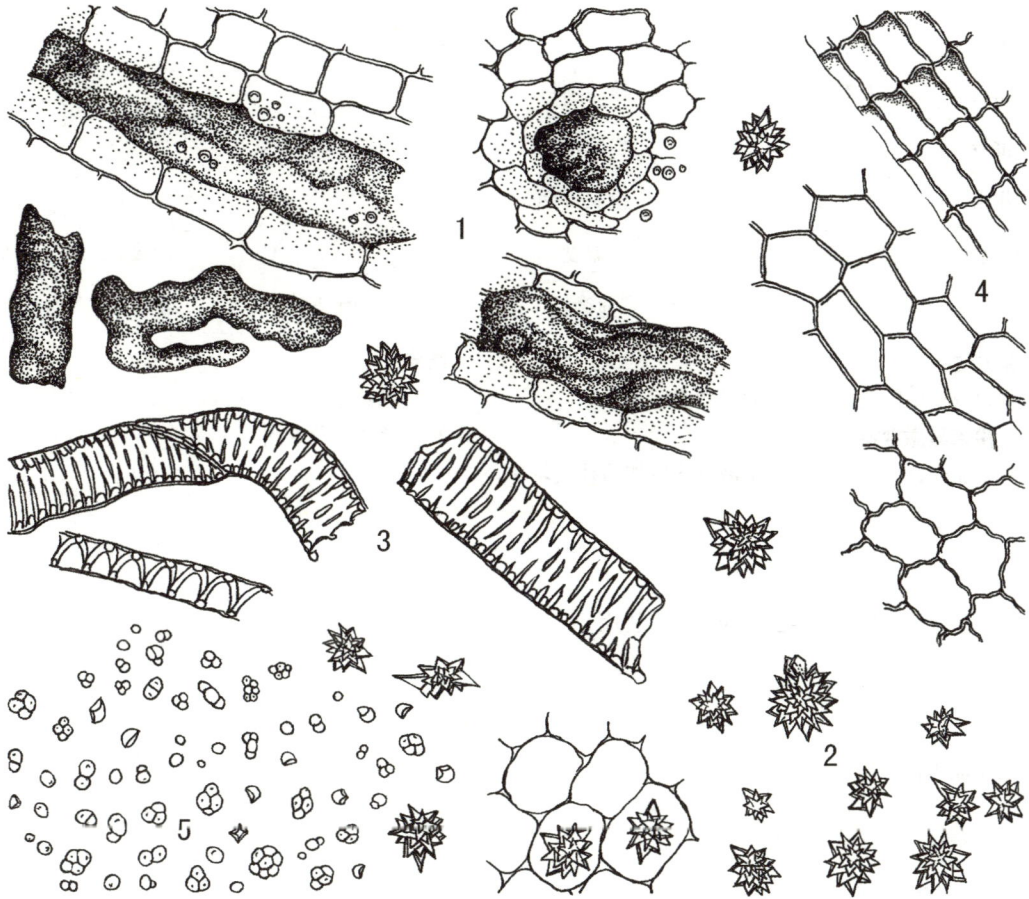

1.树脂道　2.草酸钙簇晶　3.导管　4.木栓细胞　5.淀粉粒

图 16-4　人参粉末图

任务实施

表 16-4 《人参显微鉴定》学习任务单

班级		姓名		学号		成绩			
品名	人参			检验项目					
批号				检验依据					
规格				检验日期					
有效期				温度		℃		湿度	%
生产单位				显微镜		型号：		编号：	

检验方法：
依据现行《中国药典》人参的显微鉴定：

一、粉末显微观察

1.取本品少许，用水合氯醛试液透化后加稀甘油装片

2.取本品少许，用水合氯醛试液不加热装片

3.取本品少许，用水或稀甘油装片

二、横切显微观察
徒手切人参药材横切薄片，装片置于显微镜下观察

结果：
1.粉末颜色
2.显微特征及绘图

3.横切图

结论：本品按检验上述项目，结果□符合规定□不符合规定。

操作者：　　　　　　　　　　　复核者：

05

任务五　当归显微鉴定

学习目标

❶ 知识目标

（1）掌握：当归的横切及粉末显微特征。

（2）熟悉：显微镜使用的注意事项。

❷ 能力目标

（1）能够运用显微制片技术与显微镜，对当归横切及粉末进行鉴定。

（2）对所学知识进行融会贯通，构建职业岗位能力。

❸ 素质目标

（1）逐步培养学生依法鉴定的意识。

（2）逐步培养学生树立认真、严谨、耐心、实事求是的工作态度。

（3）逐步培养学生观察、总结、归纳的能力，锻炼语言表达及与人沟通的能力。

知识基础

1. 当归横切面　木栓层为数列细胞。栓内层窄，有少数油室。韧皮部宽广，多裂隙，油室和油管类圆形，直径 25～160μm，外侧较大，向内渐小，周围分泌细胞 6～9 个。形成层成环。木质部射线宽 3～5 列细胞；导管单个散在或 2～3 个相聚，呈放射状排列；薄壁细胞含淀粉粒。

2. 当归粉末　粉末淡黄棕色。韧皮薄壁细胞纺锤形，壁略厚，表面有极微细的斜向交错纹理，有时见菲薄的横隔。梯纹导管和网纹导管多见，直径约至80μm。有时可见油室碎片。见图16-5。

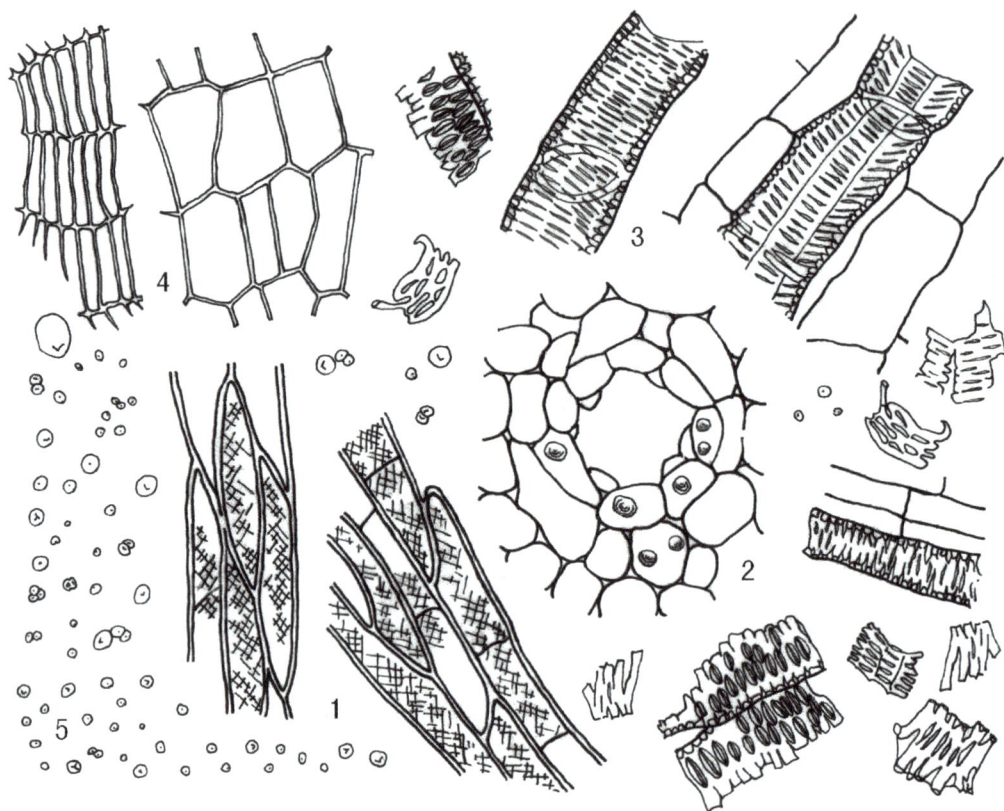

1.纺锤形韧皮薄壁细胞　2.油室　3.导管　4.木栓细胞　5.淀粉粒

图 16-5　当归粉末图

任务实施

表 16-5 《当归显微鉴定》学习任务单

| 班级 | | 姓名 | | 学号 | | 成绩 | |

品名	当归		检验项目		
批号			检验依据		
规格			检验日期		
有效期		温度		℃	湿度	%
生产单位		显微镜		型号：	编号：	

检验方法：
依据现行《中国药典》当归的显微鉴定：

一、粉末显微观察
1. 取本品少许，用水合氯醛试液透化后加稀甘油装片

2. 取本品少许，用水合氯醛试液不加热装片

3. 取本品少许，用水或稀甘油装片

二、横切显微观察
徒手切当归药材横切薄片，装片置于显微镜下观察

结果：
1. 粉末颜色
2. 显微特征及绘图

3. 横切图

结论：本品按检验上述项目，结果□符合规定□不符合规定。

操作者：　　　　　　　　复核者：

06

任务六　黄芩显微鉴定

学习目标

❶ 知识目标

（1）掌握：黄芩粉末显微特征。

（2）熟悉：显微镜使用的注意事项。

❷ 能力目标

（1）能够运用显微制片技术与显微镜，对黄芩粉末进行鉴定。

（2）对所学知识进行融会贯通，构建职业岗位能力。

❸ 素质目标

（1）逐步培养学生依法鉴定的意识。

（2）逐步培养学生树立认真、严谨、耐心、实事求是的工作态度。

（3）逐步培养学生观察、总结、归纳的能力，锻炼语言表达及与人沟通的能力。

知识基础

　　黄芩粉末　粉末黄色。韧皮纤维单个散在或数个成束，梭形，长 60～250μm，直径 9～33μm，壁厚，孔沟细。石细胞类圆形、类方形或长方形，壁较厚或甚厚。木栓细胞棕黄色，多角形。网纹导管多见，直径 24～72μm。木纤维多碎断，直径 8～15μm，有稀疏斜纹孔。淀粉粒甚多，单粒类球形，直径 2～10μm，有的脐点明显，复粒由 2～4 分粒组成。见图 16-6。

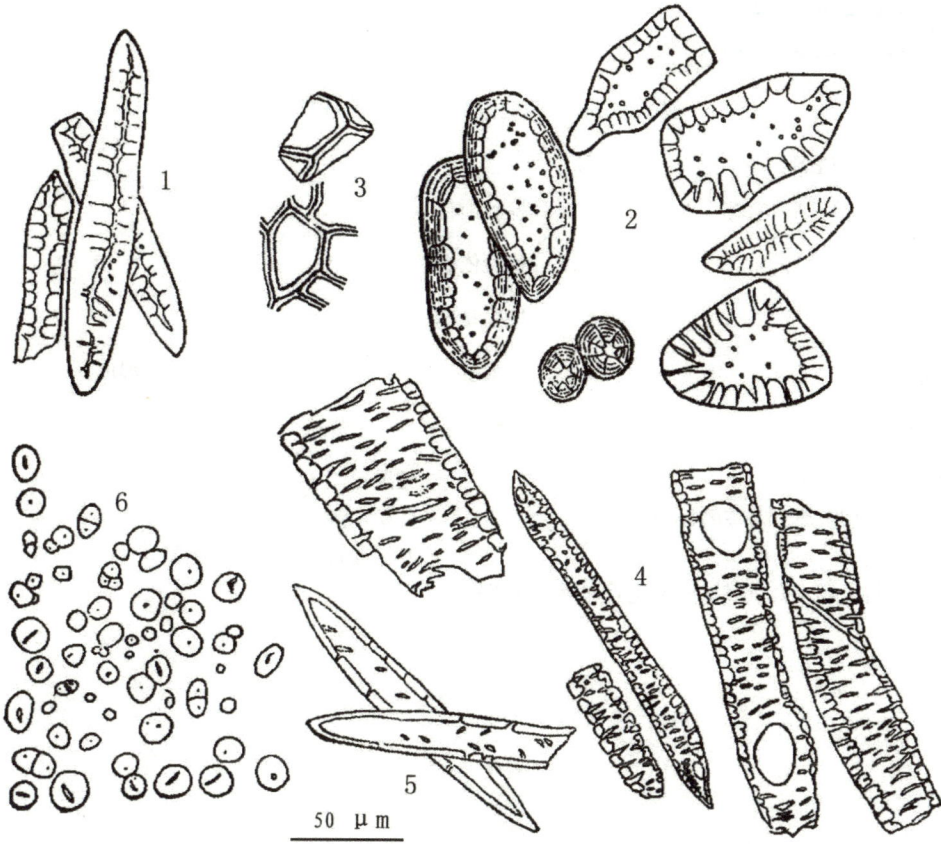

1.韧皮纤维 2.石细胞 3.木栓细胞 4.导管 5.木纤维 6.淀粉粒

图 16-6 黄芩粉末图

任务实施

表 16-6 《黄芩显微鉴定》学习任务单

班级		姓名		学号		成绩			

品名	黄芩		检验项目				
批号			检验依据				
规格			检验日期				
有效期			温度		℃	湿度	%
生产单位			显微镜	型号：		编号：	

检验方法： 依据现行《中国药典》黄芩的显微鉴定： **粉末显微观察** 1.取本品少许，用水合氯醛试液透化后加稀甘油装片 2.取本品少许，用水合氯醛试液不加热装片 3.取本品少许，用水或稀甘油装片	结果： 1.粉末颜色 2.显微特征及绘图

结论：本品按检验上述项目，结果□符合规定□不符合规定。

操作者：	复核者：

07 任务七 白术显微鉴定

学习目标

❶ 知识目标

（1）掌握：白术的粉末显微特征。

（2）熟悉：显微镜使用的注意事项。

❷ 能力目标

（1）能够运用显微制片技术与显微镜，对白术粉末进行鉴定。

（2）对所学知识进行融会贯通，构建职业岗位能力。

❸ 素质目标

（1）逐步培养学生依法鉴定的意识。

（2）逐步培养学生树立认真、严谨、耐心、实事求是的工作态度。

（3）逐步培养学生观察、总结、归纳的能力，锻炼语言表达及与人沟通的能力。

知识基础

白术粉末 粉末淡黄棕色。草酸钙针晶细小，长 10～32μm，存在于薄壁细胞中，少数针晶直径至 4μm。纤维黄色，大多成束，长梭形，直径约至 40μm，壁甚厚，木化，孔沟明显。石细胞淡黄色，类圆形、多角形、长方形或少数纺锤形，直径 37～64μm。薄壁细胞含菊糖，表面显放射纹理。导管分子短小，为网纹导管及具缘纹孔导管，直径至 48μm。见图 16-7。

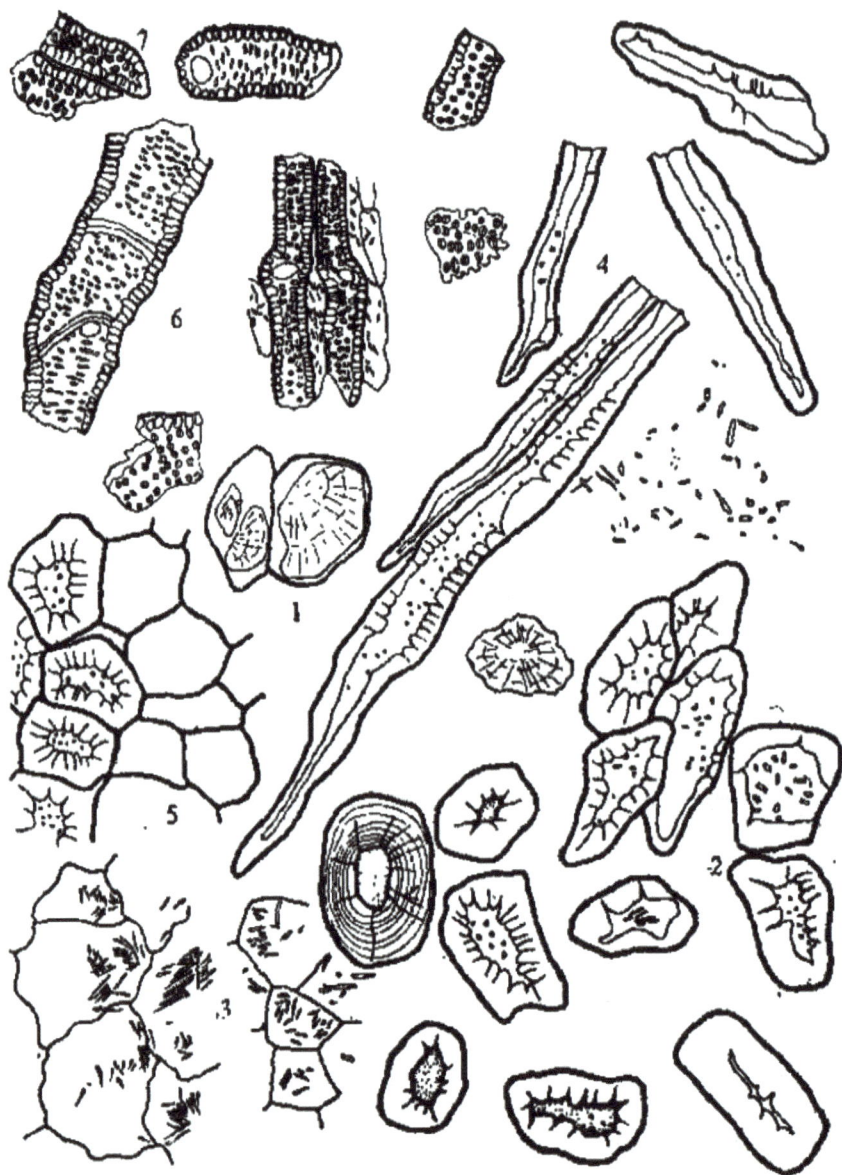

1.菊糖　2.石细胞　3.草酸钙针晶　4.纤维　5.木栓细胞　6.导管　7.管胞

图 16-7　白术粉末图

任务实施

表 16-7 《白术显微鉴定》学习任务单

班级		姓名		学号		成绩	

品名	白术		检验项目				
批号			检验依据				
规格			检验日期				
有效期			温度		℃	湿度	%
生产单位			显微镜		型号：	编号：	

检验方法：
依据现行《中国药典》白术的显微鉴定：
粉末显微观察
1.取本品少许，用水合氯醛试液透化后加稀甘油装片

2.取本品少许，用水合氯醛试液不加热装片

3.取本品少许，用水或稀甘油装片

结果：
1.粉末颜色
2.显微特征及绘图

结论：本品按检验上述项目，结果□符合规定□不符合规定。

操作者：		复核者：	

任务八　半夏显微鉴定

学习目标

❶ 知识目标

（1）掌握：半夏的粉末显微特征。

（2）熟悉：显微镜使用的注意事项。

❷ 能力目标

（1）能够运用显微制片技术与显微镜，对半夏粉末进行鉴定。

（2）对所学知识进行融会贯通，构建职业岗位能力。

❸ 素质目标

（1）逐步培养学生依法鉴定的意识。

（2）逐步培养学生树立认真、严谨、耐心、实事求是的工作态度。

（3）逐步培养学生观察、总结、归纳的能力，锻炼语言表达及与人沟通的能力。

知识基础

半夏粉末　粉末类白色。淀粉粒甚多，单粒类圆形、半圆形或圆多角形，直径 2～20μm，脐点裂缝状、人字状或星状；复粒由 2～6 分粒组成。草酸钙针晶束存在于椭圆形黏液细胞中，或随处散在，针晶长 20～144μm。螺纹导管直径 10～24μm。见图 16-8。

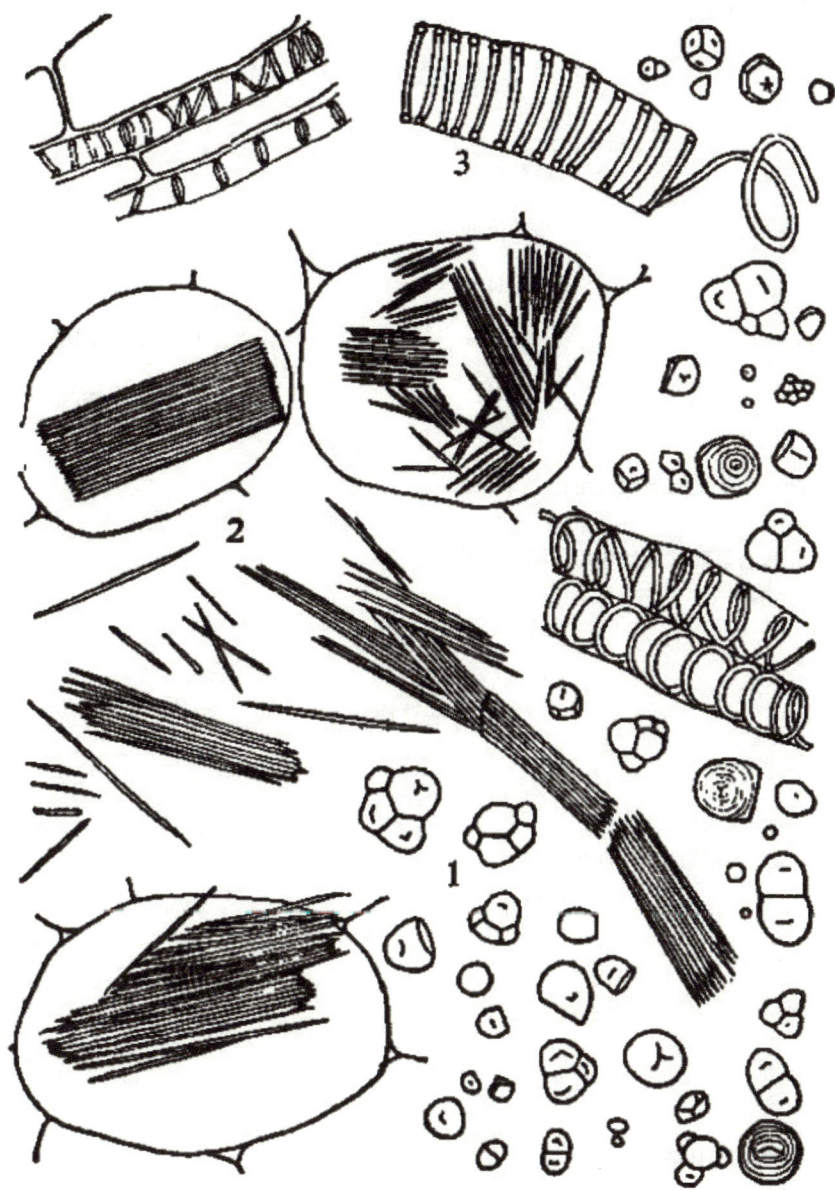

1.淀粉粒 2.草酸钙针晶 3.导管

图 16-8 半夏粉末图

任务实施

表 16-8 《半夏显微鉴定》学习任务单

班级		姓名		学号		成绩				
品名	半夏		检验项目							
批号			检验依据							
规格			检验日期							
有效期			温度			℃		湿度		%
生产单位			显微镜			型号:		编号:		

检验方法:	结果:
依据现行《中国药典》半夏的显微鉴定:	1.粉末颜色
粉末显微观察	2.显微特征及绘图
1.取本品少许,用水合氯醛试液透化后加稀甘油装片	
2.取本品少许,用水合氯醛试液不加热装片	
3.取本品少许,用水或稀甘油装片	

结论:本品按检验上述项目,结果□符合规定□不符合规定。	
操作者:	复核者:

任务九 浙贝母显微鉴定

学习目标

❶ 知识目标

（1）掌握：浙贝母的粉末显微特征。

（2）熟悉：显微镜使用的注意事项。

❷ 能力目标

（1）能够运用显微制片技术与显微镜，对浙贝母粉末进行鉴定。

（2）对所学知识进行融会贯通，构建职业岗位能力。

❸ 素质目标

（1）逐步培养学生依法鉴定的意识。

（2）逐步培养学生树立认真、严谨、耐心、实事求是的工作态度。

（3）逐步培养学生观察、总结、归纳的能力，锻炼语言表达及与人沟通的能力。

知识基础

浙贝母粉末 粉末淡黄白色。淀粉粒甚多，单粒卵形、广卵形或椭圆形，直径 6 ～ 56μm，层纹可见。层纹不明显表皮细胞类多角形或长方形，垂周壁连珠状增厚；气孔少见，副卫细胞 4 ～ 5 个。草酸钙结晶少见，细小，多呈颗粒状，有的呈梭形、方形或细杆状。导管多为螺纹，直径至 18μm。见图 16–9。

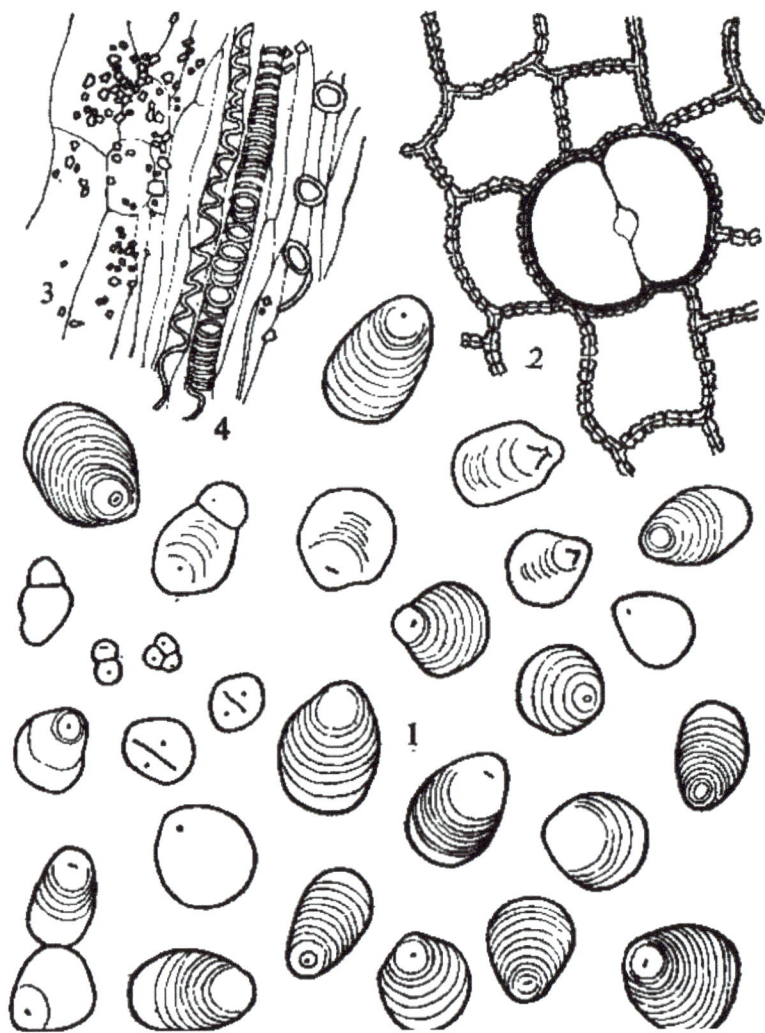

1.淀粉粒　2.气孔及表皮细胞　3.草酸钙方晶　4.导管

图 16-9　浙贝母粉末图

任务实施

表 16-9　《浙贝母显微鉴定》学习任务单

| 班级 | | 姓名 | | 学号 | | 成绩 | |

品名	浙贝母		检验项目			
批号			检验依据			
规格			检验日期			
有效期		温度		℃	湿度	%
生产单位		显微镜		型号：	编号：	

检验方法：
依据现行《中国药典》浙贝母的显微鉴定：

粉末显微观察

1. 取本品少许，用水合氯醛试液透化后加稀甘油装片

2. 取本品少许，用水合氯醛试液不加热装片

3. 取本品少许，用水或稀甘油装片

结果：

1. 粉末颜色

2. 显微特征及绘图

结论：本品按检验上述项目，结果□符合规定□不符合规定。

操作者：　　　　　　　　　　　　复核者：

任务十　天花粉显微鉴定

学习目标

❶ 知识目标

（1）掌握：天花粉的粉末显微特征。

（2）熟悉：显微镜使用的注意事项。

❷ 能力目标

（1）能够运用显微制片技术与显微镜，对天花粉粉末进行鉴定。

（2）对所学知识进行融会贯通，构建职业岗位能力。

❸ 素质目标

（1）逐步培养学生依法鉴定的意识。

（2）逐步培养学生树立认真、严谨、耐心、实事求是的工作态度。

（3）逐步培养学生观察、总结、归纳的能力，锻炼语言表达及与人沟通的能力。

知识基础

天花粉粉末　粉末类白色。淀粉粒甚多，单粒类球形、半圆形或盔帽形，直径 6～48μm，脐点点状、短缝状或人字状，层纹隐约可见；复粒由 2～14 分粒组成，常由 1 个大的分粒与几个小分粒复合。具缘纹孔导管大，多破碎，有的具缘纹孔呈六角形或方形，排列紧密。石细胞黄绿色，长方形、椭圆形、类方形、多角形或纺锤形，直径 27～72μm，壁较厚，纹孔细密。见图 16–10。

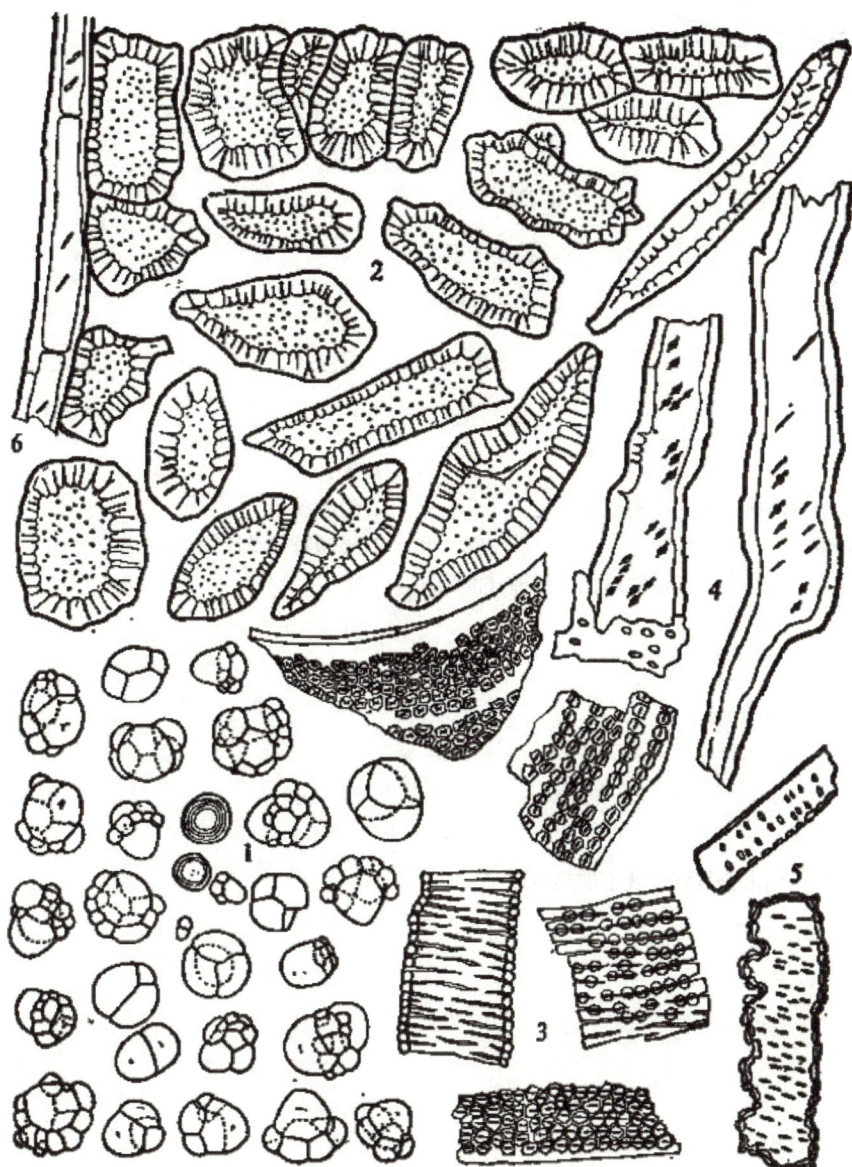

1.淀粉粒　2.石细胞　3.导管　4.木纤维　5.木薄壁细胞　6.韧皮纤维

图 16-10　天花粉粉末图

任务实施

表 16-10 《天花粉显微鉴定》学习任务单

班级		姓名		学号		成绩		

品名	天花粉	检验项目		
批号		检验依据		
规格		检验日期		
有效期		温度	℃	湿度	%
生产单位		显微镜	型号：	编号：

检验方法：
依据现行《中国药典》天花粉的显微鉴定：

粉末显微观察

1.取本品少许，用水合氯醛试液透化后加稀甘油装片

2.取本品少许，用水合氯醛试液不加热装片

3.取本品少许，用水或稀甘油装片

结果：
1.粉末颜色
2.显微特征及绘图

结论：本品按检验上述项目，结果□符合规定□不符合规定。

操作者：　　　　　　　　　　　复核者：

11

任务十一   黄芪显微鉴定

学习目标

❶ 知识目标

（1）掌握：黄芪的横切及粉末显微特征。

（2）熟悉：显微镜使用的注意事项。

❷ 能力目标

（1）能够运用显微制片技术与显微镜，对黄芪横切及粉末进行鉴定。

（2）对所学知识进行融会贯通，构建职业岗位能力。

❸ 素质目标

（1）逐步培养学生依法鉴定的意识。

（2）逐步培养学生树立认真、严谨、耐心、实事求是的工作态度。

（3）逐步培养学生观察、总结、归纳的能力，锻炼语言表达及与人沟通的能力。

知识基础

1. 黄芪横切面 木栓细胞多列，栓内层为 3～5 列厚角细胞。韧皮部射线外侧常弯曲，有裂隙；纤维成束，壁厚，木化或微木化，与筛管群交互排列；近栓内层处有时可见石细胞。形成层成环。木质部导管单个散在或 2～3 个相聚；导管间有木纤维；射线中有时可见单个或 2～4 个成群的石细胞。薄壁细胞含淀粉粒。

2. 黄芪粉末 粉末黄白色。纤维成束或散离，直径 8～30μm，壁厚，表面有纵裂纹，初生壁常与次生壁分离，两端常断裂成须状，或较平截。具缘纹孔导管无色或橙黄色，具缘纹孔排列紧密。石细胞少见，圆形、长圆形或形状不规则，壁较厚。见图 16-11。

1.纤维　2.导管　3.木栓细胞　4.石细胞　5.淀粉粒

图 16-11　黄芪粉末图

任务实施

表 16-11 《黄芪显微鉴定》学习任务单

班级		姓名		学号		成绩	

品名	黄芪		检验项目		
批号			检验依据		
规格			检验日期		
有效期			温度		℃	湿度	%
生产单位			显微镜		型号：	编号：

检验方法：
依据现行《中国药典》黄芪的显微鉴定：

一、粉末显微观察

1.取本品少许，用水合氯醛试液透化后加稀甘油装片

2.取本品少许，用水合氯醛试液不加热装片

3.取本品少许，用水或稀甘油装片

二、横切显微观察

徒手切黄芪药材横切薄片，装片置于显微镜下观察

结果：

1. 粉末颜色

2. 显微特征及绘图

3. 横切图

结论：本品按检验上述项目，结果□符合规定□不符合规定。

操作者：　　　　　　　　　　复核者：

任务十二　川贝母显微鉴定

学习目标

❶ 知识目标

（1）掌握：川贝母的粉末显微特征。

（2）熟悉：显微镜使用的注意事项。

❷ 能力目标

（1）能够运用显微制片技术与显微镜，对川贝母粉末进行鉴定。

（2）对所学知识进行融会贯通，构建职业岗位能力。

❸ 素质目标

（1）逐步培养学生依法鉴定的意识。

（2）逐步培养学生树立认真、严谨、耐心、实事求是的工作态度。

（3）逐步培养学生观察、总结、归纳的能力，锻炼语言表达及与人沟通的能力。

知识基础

　　川贝母粉末　粉末类白色或浅黄色。淀粉粒甚多，广卵形、长圆形或不规则圆形，有的边缘不平整或略作分枝状，直径 5 ～ 64μm，脐点短缝状、点状、人字状或马蹄状，层纹隐约可见。表皮细胞类长方形，垂周壁微波状弯曲，偶见不定式气孔，圆形或扁圆形。螺纹导管直径 5 ～ 26μm。见图 16-12。

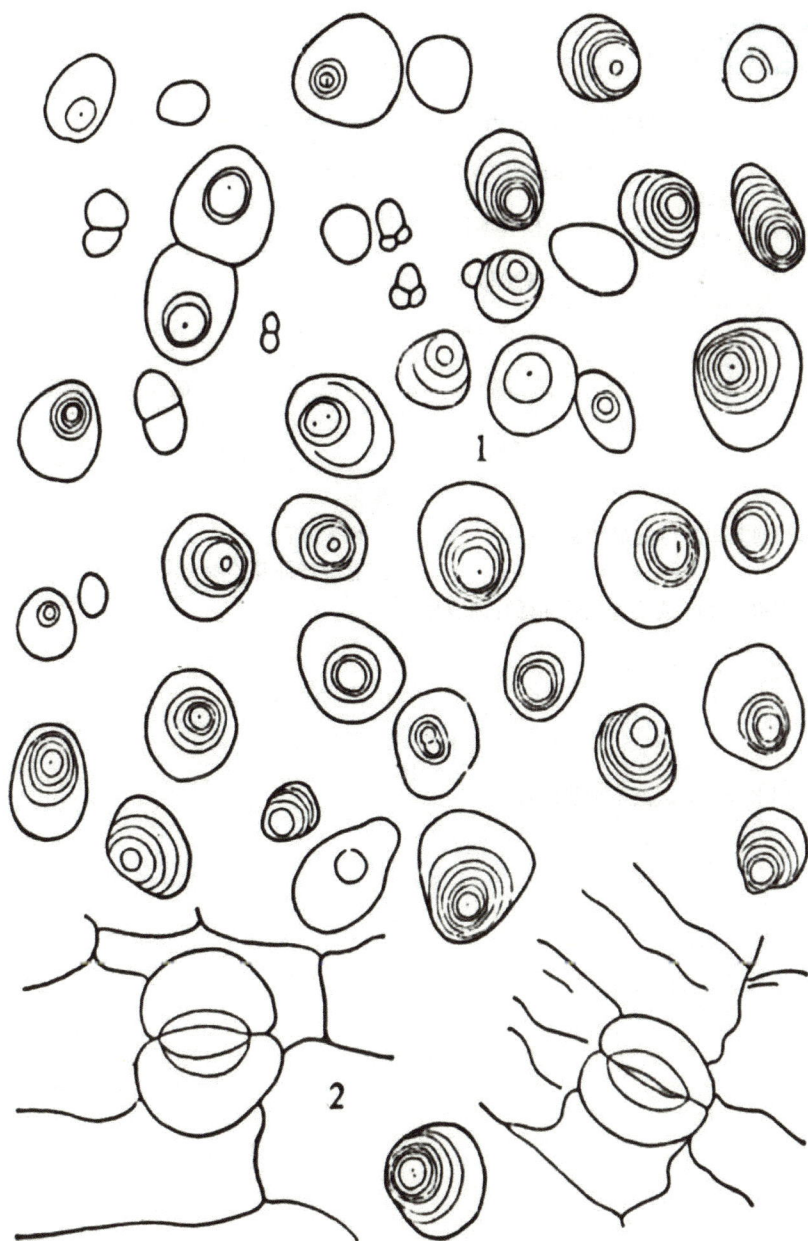

1.淀粉粒 2.气孔

图 16-12 川贝母粉末图

任务实施

表16-12 《川贝母显微鉴定》学习任务单

班级		姓名		学号		成绩	
品名	川贝母		检验项目				
批号			检验依据				
规格			检验日期				
有效期			温度		℃	湿度	%
生产单位			显微镜		型号：	编号：	

检验方法：	结果：
依据现行《中国药典》川贝母的显微鉴定：	1. 粉末颜色
粉末显微观察	2. 显微特征及绘图
1. 取本品少许，用水合氯醛试液透化后加稀甘油装片	
2. 取本品少许，用水合氯醛试液不加热装片	
3. 取本品少许，用水或稀甘油装片	

结论：本品按检验上述项目，结果□符合规定□不符合规定。

操作者：	复核者：

项目十七　皮类中药显微鉴定

扫一扫，
查阅本项目数字资源

　　皮类中药的组织鉴别，首先，皮类药材是指木本植物形成层以外的部分，通常包括木栓组织、皮层及韧皮部。其次，应注意木栓细胞的层数、颜色、细胞壁的增厚程度等。如杜仲木栓细胞的内壁增厚；肉桂最内层木栓细胞的外壁与侧壁增厚。皮层狭窄，通常是由栓内层形成的次生皮层。韧皮部占皮的绝大部分，全部有射线贯穿，应注意韧皮射线的宽度，射线细胞的形状、纹孔、内含物等。韧皮部及皮层往往有厚壁组织存在，如桑白皮、黄柏；有的皮类药材的韧皮部中，纤维或石细胞切向集结成若干层带，与筛管群、薄壁组织相间排列，如杜仲、秦皮等。

　　皮类中药的粉末鉴别，应重点观察木栓细胞、纤维、石细胞、分泌组织及草酸钙结晶等。

01 任务一 牡丹皮显微鉴定

学习目标

❶ 知识目标

（1）掌握：牡丹皮的粉末显微特征。

（2）熟悉：显微镜使用的注意事项。

❷ 能力目标

（1）能够运用显微制片技术与显微镜，对牡丹皮粉末进行鉴定。

（2）对所学知识进行融会贯通，构建职业岗位能力。

❸ 素质目标

（1）逐步培养学生依法鉴定的意识。

（2）逐步培养学生树立认真、严谨、耐心、实事求是的工作态度。

（3）逐步培养学生观察、总结、归纳的能力，锻炼语言表达及与人沟通的能力。

知识基础

牡丹皮粉末 粉末淡红棕色。淀粉粒甚多，单粒类圆形或多角形，直径 3～16μm，脐点点状、裂缝状或飞鸟状；复粒由 2～6 分粒组成。草酸钙簇晶直径 9～45μm，有时含晶细胞连接，簇晶排列成行，或一个细胞含数个簇晶。连丹皮可见木栓细胞长方形，壁稍厚，浅红色。见图 17-1。

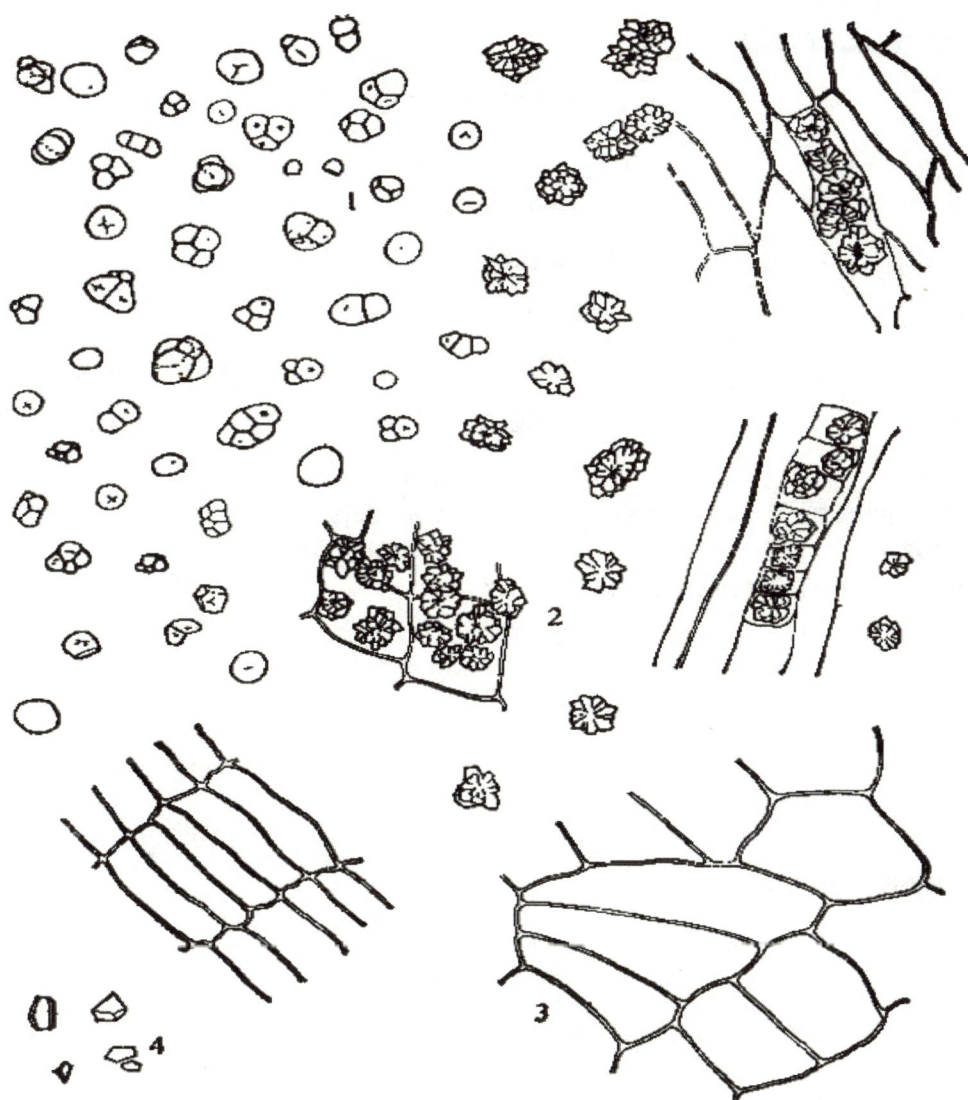

1.淀粉粒 2.草酸钙簇晶 3.木栓细胞 4.草酸钙方晶

图 17-1 牡丹皮粉末图

任务实施

表 17-1 《牡丹皮显微鉴定》学习任务单

班级		姓名		学号		成绩	

品名	牡丹皮	检验项目		
批号		检验依据		
规格		检验日期		
有效期		温度	℃	湿度	%
生产单位		显微镜	型号：	编号：

检验方法：

依据现行《中国药典》牡丹皮的显微鉴定：

粉末显微观察

1. 取本品少许，用水合氯醛试液透化后加稀甘油装片

2. 取本品少许，用水合氯醛试液不加热装片

3. 取本品少许，用水或稀甘油装片

结果：

1. 粉末颜色

2. 显微特征及绘图

结论：本品按检验上述项目，结果□符合规定□不符合规定。

操作者：　　　　　　　　　　复核者：

02

任务二　厚朴显微鉴定

学习目标

❶ 知识目标

（1）掌握：厚朴的横切及粉末显微特征。

（2）熟悉：显微镜使用的注意事项。

❷ 能力目标

（1）能够运用显微制片技术与显微镜，对厚朴横切及粉末进行鉴定。

（2）对所学知识进行融会贯通，构建职业岗位能力。

❸ 素质目标

（1）逐步培养学生依法鉴定的意识。

（2）逐步培养学生树立认真、严谨、耐心、实事求是的工作态度。

（3）逐步培养学生观察、总结、归纳的能力，锻炼语言表达及与人沟通的能力。

知识基础

1. 厚朴横切面　木栓层为 10 余列细胞；有的可见落皮层。皮层外侧有石细胞环带，内散有多数油细胞和石细胞群。韧皮部射线宽 1～3 列细胞，纤维多数个成束，亦有油细胞散在。

2. 厚朴粉末　本品粉末棕色。纤维甚多，直径 15～32μm，壁甚厚，有的呈波浪形或一边呈锯齿状，木化，孔沟不明显。石细胞类方形、椭圆形、卵圆形或不规则分枝状，直径 11～65μm，有时可见层纹。呈不规则分枝状者一般较大，长可至 326μm。油细胞椭圆形或类圆形，直径 50 ～ 100μm，含黄棕色油状物。见图 17–2。

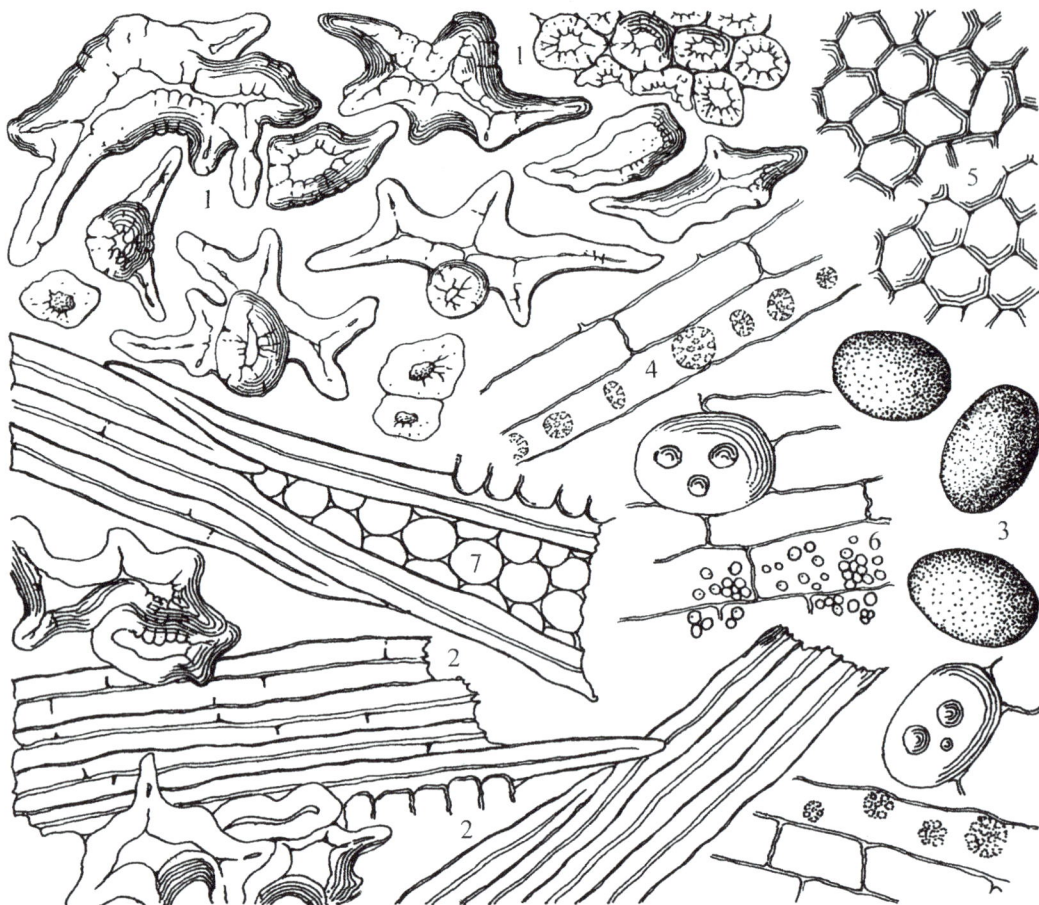

1.石细胞　2.纤维　3.油细胞　4.筛管分子　5.木栓细胞　6.淀粉粒　7.射线细胞

图 17-2　厚朴（凹叶厚朴）粉末图

任务实施

表 17-2 《厚朴显微鉴定》学习任务单

班级		姓名		学号		成绩		

品名	厚朴	检验项目		
批号		检验依据		
规格		检验日期		
有效期		温度	℃	湿度	%
生产单位		显微镜	型号：	编号：

检验方法：
依据现行《中国药典》厚朴的显微鉴定：

一、粉末显微观察

1. 取本品少许，用水合氯醛试液透化后加稀甘油装片

2. 取本品少许，用水合氯醛试液不加热装片

3. 取本品少许，用水或稀甘油装片

二、横切显微观察
徒手切厚朴药材横切薄片，装片置于显微镜下观察

结果：

1. 粉末颜色

2. 显微特征及绘图

3. 横切图

结论：本品按检验上述项目，结果□符合规定□不符合规定。

操作者：		复核者：	

03 任务三 肉桂显微鉴定

学习目标

❶ 知识目标

（1）掌握：肉桂的横切及粉末显微特征。

（2）熟悉：显微镜使用的注意事项。

❷ 能力目标

（1）能够运用显微制片技术与显微镜，对肉桂横切及粉末进行鉴定。

（2）对所学知识进行融会贯通，构建职业岗位能力。

❸ 素质目标

（1）逐步培养学生依法鉴定的意识。

（2）逐步培养学生树立认真、严谨、耐心、实事求是的工作态度。

（3）逐步培养学生观察、总结、归纳的能力，锻炼语言表达及与人沟通的能力。

知识基础

1. 肉桂横切面　木栓细胞数列，最内层细胞外壁增厚，木化。皮层散有石细胞和分泌细胞。中柱鞘部位有石细胞群，断面排列成环，外侧伴有纤维束，石细胞通常外壁较薄。韧皮部射线宽 1～2 列细胞，含细小草酸钙针晶；纤维常 2～3 个成束；油细胞随处可见。薄壁细胞含淀粉粒。

2. 肉桂粉末　粉末红棕色。纤维大多单个散在，长棱形，长 195～920μm，直径约至

50μm，壁厚，木化，纹孔不明显。石细胞类方形或类圆形，直径 32 ～ 88μm。壁厚，有的一面菲薄。油细胞类圆形或长圆形，直径 45 ～ 108μm。草酸钙针晶细小，散于射线细胞中。木栓细胞多角形，含红棕色物。见图 17-3。

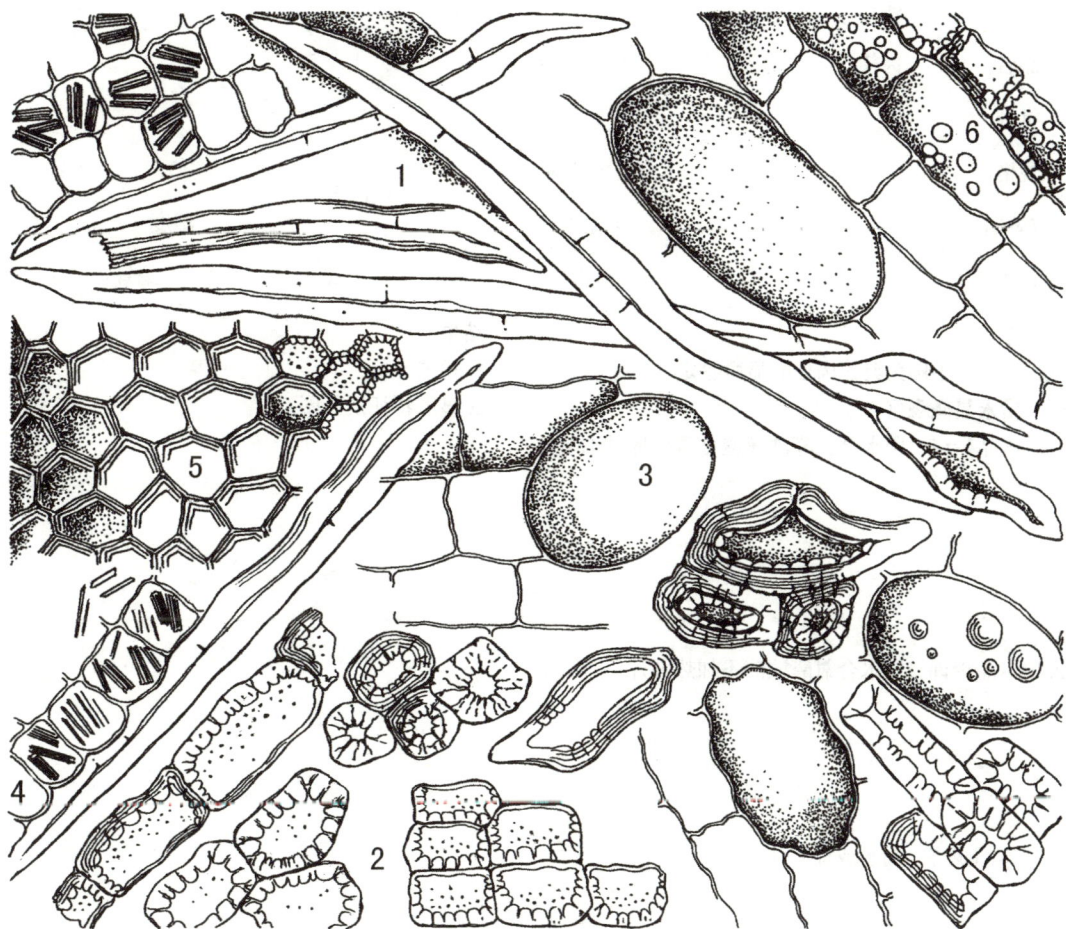

1.纤维 2.石细胞 3.油细胞 4.射线细胞及草酸钙针晶 5.木栓细胞 6.薄壁细胞及淀粉粒

图 17-3 肉桂粉末图

任务实施

表 17-3 《肉桂显微鉴定》学习任务单

班级		姓名		学号		成绩		
品名	肉桂		检验项目					
批号			检验依据					
规格			检验日期					
有效期			温度		℃		湿度	%
生产单位			显微镜		型号：		编号：	

检验方法：	结果：
依据现行《中国药典》肉桂的显微鉴定：	1. 粉末颜色
一、粉末显微观察	2. 显微特征及绘图
1. 取本品少许，用水合氯醛试液透化后加稀甘油装片	
2. 取本品少许，用水合氯醛试液不加热装片	
3. 取本品少许，用水或稀甘油装片	
二、横切显微观察	
徒手切肉桂药材横切薄片，装片置于显微镜下观察	3. 横切图

结论：本品按检验上述项目，结果□符合规定□不符合规定。	
操作者：	复核者：

任务四 黄柏显微鉴定

学习目标

❶ 知识目标

（1）掌握：黄柏的粉末显微特征。

（2）熟悉：显微镜使用的注意事项。

❷ 能力目标

（1）能够运用显微制片技术与显微镜，对黄柏粉末进行鉴定。

（2）对所学知识进行融会贯通，构建职业岗位能力。

❸ 素质目标

（1）逐步培养学生依法鉴定的意识。

（2）逐步培养学生树立认真、严谨、耐心、实事求是的工作态度。

（3）逐步培养学生观察、总结、归纳的能力，锻炼语言表达及与人沟通的能力。

知识基础

黄柏粉末 粉末鲜黄色。纤维鲜黄色，直径 16 ～ 38μm，常成束，周围细胞含草酸钙方晶，形成晶纤维；含晶细胞壁木化增厚。石细胞鲜黄色，类圆形或纺锤形，直径 35 ～ 128μm，有的呈分枝状，枝端锐尖，壁厚，层纹明显；有的可见大型纤维状的石细胞，长可达 900μm。草酸钙方晶众多。见图 17-4。

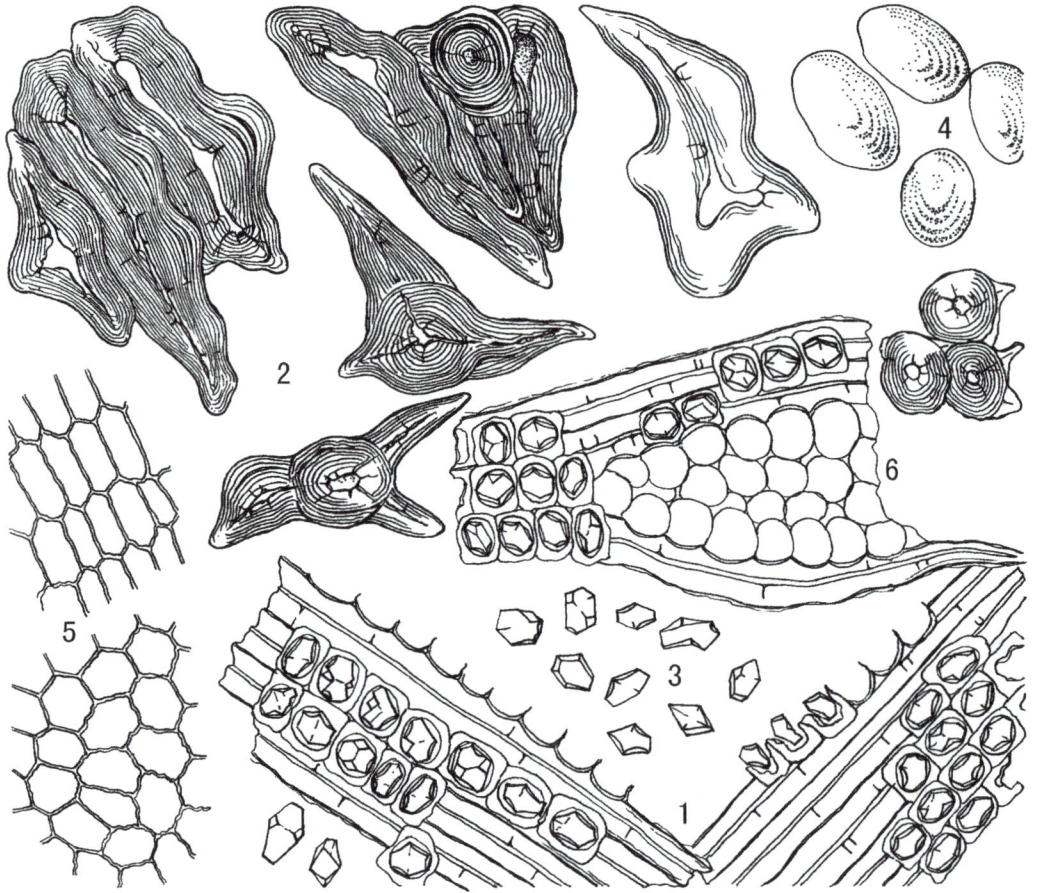

1.纤维及晶纤维　2.石细胞　3.草酸钙方晶　4.黏液细胞　5.木栓细胞　6.射线细胞

图 17-4　黄柏粉末图

任务实施

表 17-4 《黄柏显微鉴定》学习任务单

班级		姓名		学号		成绩		
品名	黄柏		检验项目					
批号			检验依据					
规格			检验日期					
有效期			温度			℃	湿度	%
生产单位			显微镜		型号：		编号：	

检验方法：	结果：
依据现行《中国药典》黄柏的显微鉴定：	1.粉末颜色
粉末显微观察	2.显微特征及绘图
1.取本品少许，用水合氯醛试液透化后加稀甘油装片	
2.取本品少许，用水合氯醛试液不加热装片	
3.取本品少许，用水或稀甘油装片	

结论：本品按检验上述项目，结果□符合规定□不符合规定。

操作者：	复核者：

项目十八　叶类中药显微鉴定

扫一扫，
查阅本项目数字资源

　　叶类中药的组织鉴别，首先要注意上、下表皮细胞的形状、大小、外壁、气孔、角质层厚度，以及有无内含物等。穿心莲表皮细胞含钟乳体，荷叶上表皮细胞、箭叶淫羊藿下表皮细胞外壁呈乳头状突起，番泻叶、颠茄叶有栅栏组织且颠茄叶栅栏组织下有结晶细胞层，桑叶有乳汁管分布等。

　　叶类中药叶的表面鉴别，应重点观察表皮细胞、气孔、毛茸的全形、草酸钙结晶、非腺毛、腺毛、"T"形毛、腺鳞等。

任务一　大青叶显微鉴定

学习目标

❶ 知识目标

（1）掌握：大青叶的粉末显微特征。

（2）熟悉：显微镜使用的注意事项。

❷ 能力目标

（1）能够运用显微制片技术与显微镜，对大青叶粉末进行鉴定。

（2）对所学知识进行融会贯通，构建职业岗位能力。

❸ 素质目标

（1）逐步培养学生依法鉴定的意识。

（2）逐步培养学生树立认真、严谨、耐心、实事求是的工作态度。

（3）逐步培养学生观察、总结、归纳的能力，锻炼语言表达及与人沟通的能力。

知识基础

　　大青叶粉末　粉末绿褐色。下表皮细胞垂周壁稍弯曲，略呈连珠状增厚；气孔不等式，副卫细胞 3～4 个。叶肉组织分化不明显；叶肉细胞中含蓝色细小颗粒状物，亦含橙皮苷样结晶。见图 18-1。

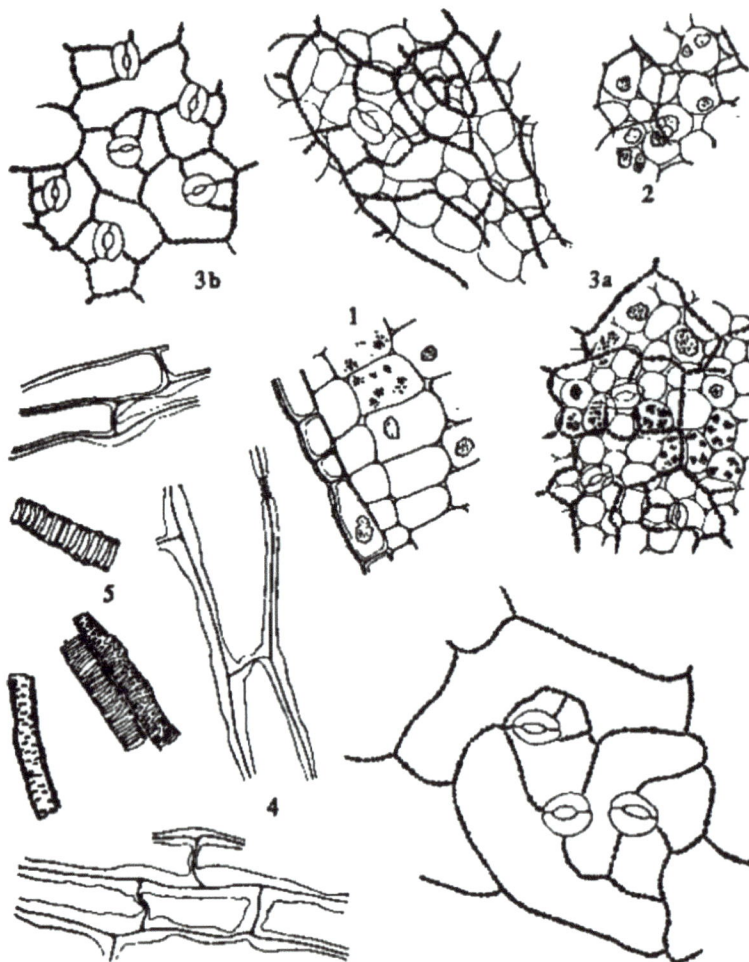

1.靛蓝结晶　2.橙皮苷样结晶　3.表皮（a上表皮　b下表皮）　4.厚角细胞　5.导管

图 18-1　大青叶粉末图

任务实施

表 18-1 《大青叶显微鉴定》学习任务单

班级　　　　姓名　　　　学号　　　　成绩

品名	大青叶	检验项目			
批号		检验依据			
规格		检验日期			
有效期		温度		℃	湿度	%
生产单位		显微镜	型号：	编号：	

检验方法：
依据现行《中国药典》大青叶的显微鉴定：
粉末显微观察
1. 取本品少许，用水合氯醛试液透化后加稀甘油装片

2. 取本品少许，用水合氯醛试液不加热装片

3. 取本品少许，用水或稀甘油装片

结果：
1. 粉末颜色
2. 显微特征及绘图

结论：本品按检验上述项目，结果□符合规定□不符合规定。

操作者：　　　　　　　　　　复核者：

02 任务二 番泻叶显微鉴定

学习目标

❶ 知识目标

（1）掌握：番泻叶的粉末显微特征。

（2）熟悉：显微镜使用的注意事项。

❷ 能力目标

（1）能够运用显微制片技术与显微镜，对番泻叶粉末进行鉴定。

（2）对所学知识进行融会贯通，构建职业岗位能力。

❸ 素质目标

（1）逐步培养学生依法鉴定的意识。

（2）逐步培养学生树立认真、严谨、耐心、实事求是的工作态度。

（3）逐步培养学生观察、总结、归纳的能力，锻炼语言表达及与人沟通的能力。

知识基础

番泻叶粉末　粉末淡绿色或黄绿色。晶纤维多，草酸钙方晶直径 12 ～ 15μm。非腺毛单细胞，长 100 ～ 350μm，直径 12 ～ 25μm，壁厚，有疣状突起。草酸钙簇晶存于叶肉薄壁细胞中，直径 9 ～ 20μm。上下表皮细胞表面观呈多角形，垂周壁平直；上下表皮均有气孔，主为平轴式，副卫细胞大多为 2 个，也有 3 个。见图 18-2。

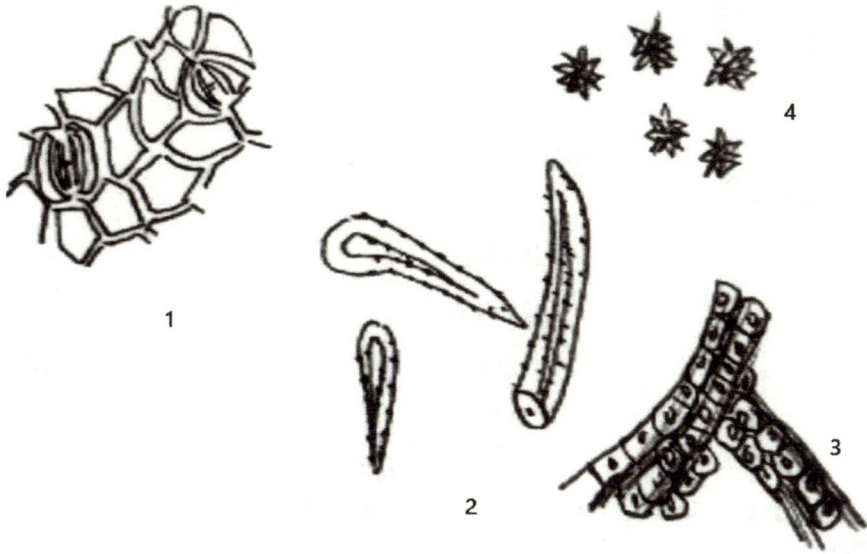

1. 表皮细胞及平轴式气孔　2. 非腺毛　3. 晶鞘纤维　4. 草酸钙簇晶

图 18-2　番泻叶粉末图

任务实施

表 18-2 《番泻叶显微鉴定》学习任务单

班级		姓名		学号		成绩			
品名	番泻叶			检验项目					
批号				检验依据					
规格				检验日期					
有效期				温度			℃	湿度	%
生产单位				显微镜		型号：		编号：	

检验方法：
依据现行《中国药典》番泻叶的显微鉴定：

粉末显微观察

1.取本品少许，用水合氯醛试液透化后加稀甘油装片

2.取本品少许，用水合氯醛试液不加热装片

3.取本品少许，用水或稀甘油装片

结果：

1.粉末颜色

2.显微特征及绘图

结论：本品按检验上述项目，结果□符合规定□不符合规定。

操作者：　　　　　　　　　　　　复核者：

项目十九　花类中药显微鉴定

扫一扫，
查阅本项目数字资源

　　花类中药的组织鉴别，首先，应根据药用部分的不同，将苞片、花萼、花冠、雄蕊或雌蕊分别制片。其次，苞片、花萼的构造与叶相似，花冠上表皮细胞外壁常呈乳头状或绒毛状突起。如丁香的花冠有油室，红花管状分泌细胞。花冠表皮的毛茸也是鉴别特征。雄蕊花粉囊内壁细胞常呈网状、条状或点状增厚，且多木化。花粉粒应注意其形状、大小、萌发孔状况等。雌蕊柱头顶端的表皮细胞呈乳头状突起，或分化成绒毛状。

　　花类中药的粉末鉴别，应重点观察花粉粒、花粉囊内壁细胞、非腺毛、腺毛、草酸钙结晶、分泌组织及色素细胞等。

01 任务一 丁香显微鉴定

学习目标

❶ 知识目标

（1）掌握：丁香的横切及粉末显微特征。

（2）熟悉：显微镜使用的注意事项。

❷ 能力目标

（1）能够运用显微制片技术与显微镜，对丁香横切及粉末进行鉴定。

（2）对所学知识进行融会贯通，构建职业岗位能力。

❸ 素质目标

（1）逐步培养学生依法鉴定的意识。

（2）逐步培养学生树立认真、严谨、耐心、实事求是的工作态度。

（3）逐步培养学生观察、总结、归纳的能力，锻炼语言表达及与人沟通的能力。

知识基础

1. 丁香横切面　表皮细胞 1 列，有较厚角质层。皮层外侧散有 2 ～ 3 列径向延长的椭圆形油室，长 150 ～ 200μm；其下有 20 ～ 50 个小型双韧维管束，断续排列成环，维管束外围有少数中柱鞘纤维，壁厚，木化。内为数列薄壁细胞组成的通气组织，有大型腔隙。中心轴柱薄壁组织间散有多数细小管束，薄壁细胞含众多细小草酸钙簇晶。

2. 丁香粉末　粉末暗红棕色。纤维梭形，顶端钝圆，壁较厚。花粉粒众多，极面观三角形，赤道表面观双凸镜形，具 3 副合沟。草酸钙簇晶众多，直径 4～26μm，存在于较小的薄壁细胞中。油室多破碎，分泌细胞界限不清，含黄色油状物。见图 19-1。

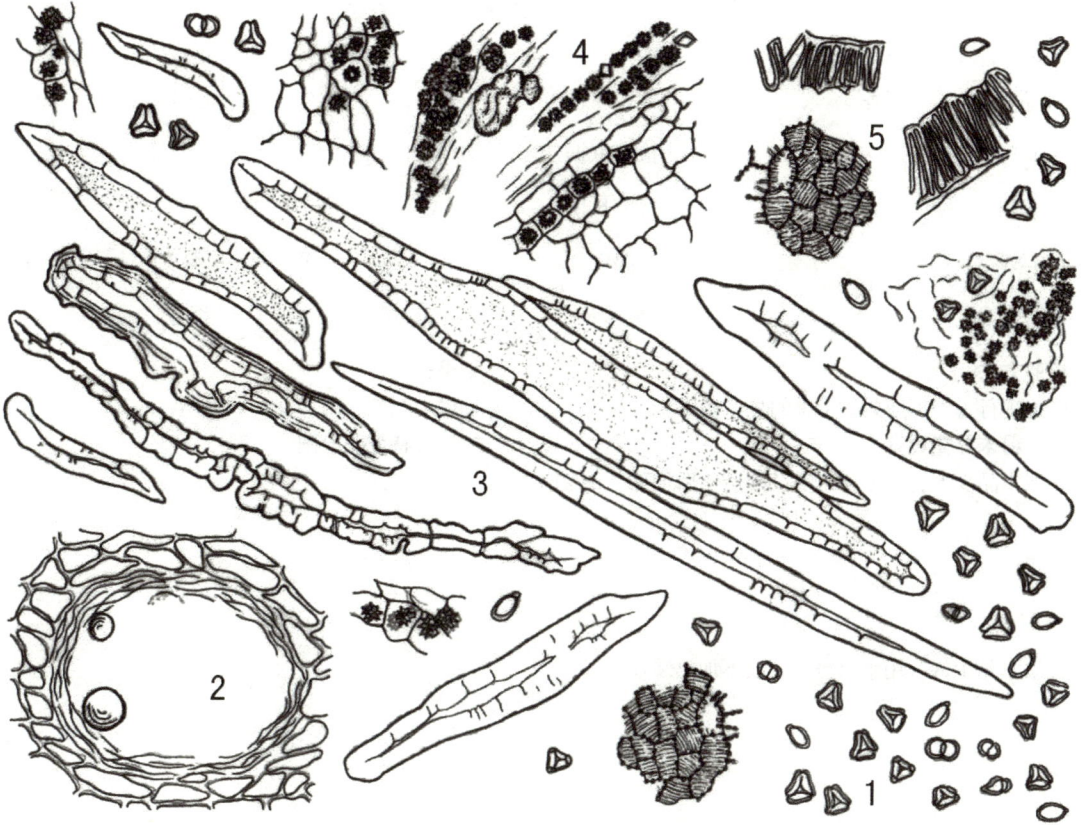

1. 花粉粒　2. 油室　3. 纤维　4. 草酸钙簇晶　5. 花粉囊内壁细胞

图 19-1　丁香粉末图

任务实施

表 19-1 《丁香显微鉴定》学习任务单

班级		姓名		学号		成绩			
品名	丁香		检验项目						
批号			检验依据						
规格			检验日期						
有效期			温度			℃	湿度		%
生产单位			显微镜			型号：		编号：	

检验方法：	结果：
依据现行《中国药典》丁香的显微鉴定： **一、粉末显微观察** 1.取本品少许，用水合氯醛试液透化后加稀甘油装片 2.取本品少许，用水合氯醛试液不加热装片 3.取本品少许，用水或稀甘油装片 **二、横切显微观察** 徒手切丁香药材横切薄片，装片置于显微镜下观察	1.粉末颜色 2.显微特征及绘图 3.横切图

结论：本品按检验上述项目，结果□符合规定□不符合规定。

操作者：	复核者：

02 任务二 洋金花显微鉴定

学习目标

① 知识目标

（1）掌握：洋金花粉末显微特征。

（2）熟悉：显微镜使用的注意事项。

② 能力目标

（1）能够运用显微制片技术与显微镜，对洋金花粉末进行鉴定。

（2）对所学知识进行融会贯通，构建职业岗位能力。

③ 素质目标

（1）逐步培养学生依法鉴定的意识。

（2）逐步培养学生树立认真、严谨、耐心、实事求是的工作态度。

（3）逐步培养学生观察、总结、归纳的能力，锻炼语言表达及与人沟通的能力。

知识基础

洋金花粉末　粉末淡黄色。花粉粒类球形或扁球形，直径 42～65μm，表面有子午向排列的细条状雕纹。腺毛有两种：短腺毛头部 2～6 细胞，柄 1～4 细胞；长腺毛头部单细胞，柄 2～6 细胞。非腺毛 1～5 细胞，稀有 10 个以上细胞，有的基部细胞膨大，有的中间细胞皱缩，壁具疣突。花萼、花冠薄壁细胞中有草酸钙砂晶、方晶及簇晶。见图 19-2。

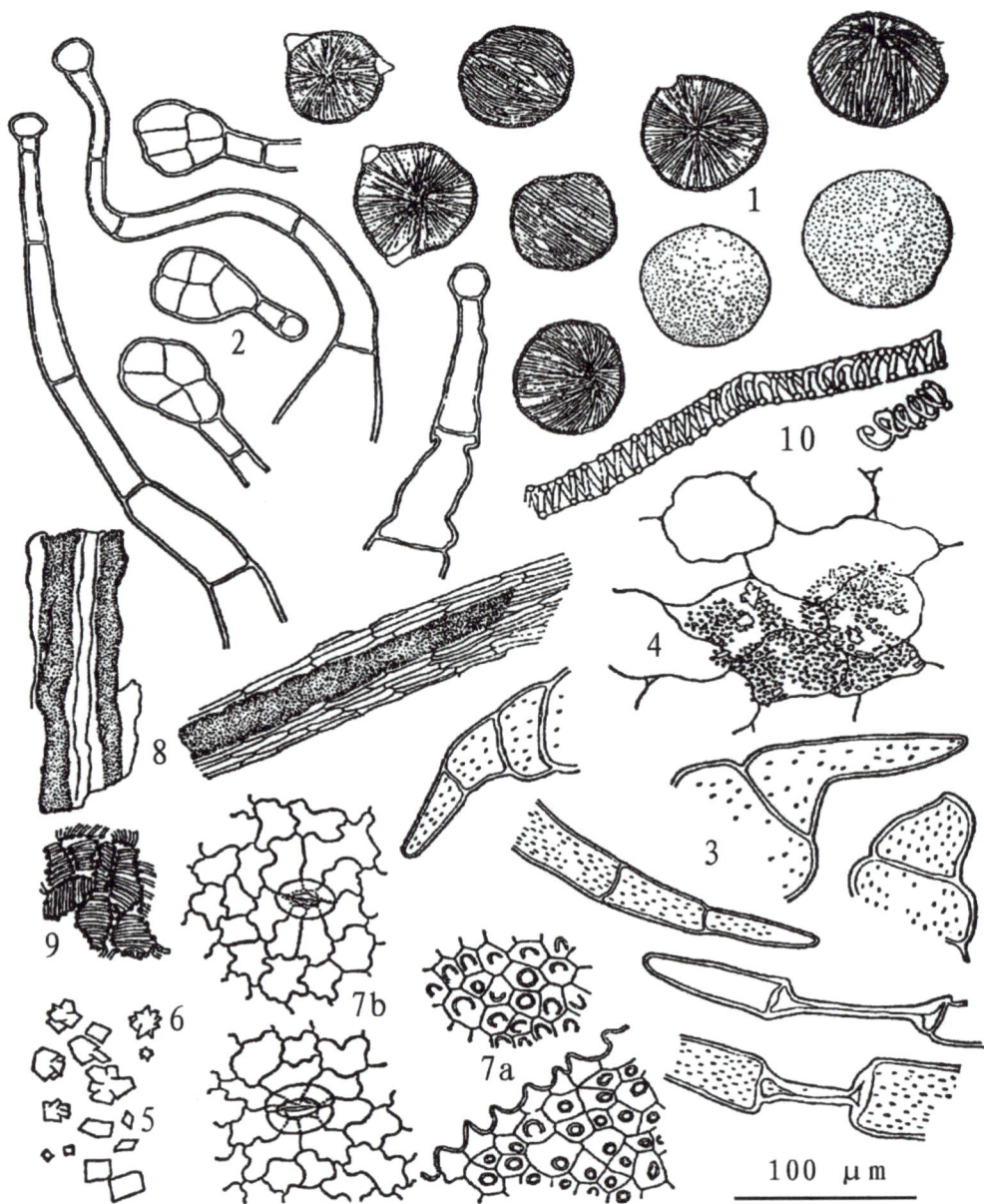

1.花粉粒　2.腺毛　3.非腺毛　4.草酸钙砂晶　5.草酸钙方晶　6.草酸钙簇晶

7.花冠表皮（a 上表皮　b 下表皮）　8.黄棕色条块　9.花粉囊内壁细胞　10.导管

图 19-2　洋金花粉末图

任务实施

表 19-2 《洋金花显微鉴定》学习任务单

班级		姓名		学号		成绩	

品名	洋金花		检验项目		
批号			检验依据		
规格			检验日期		
有效期		温度		℃	湿度	%
生产单位		显微镜		型号：	编号：	

检验方法：
依据现行《中国药典》洋金花的显微鉴定：

粉末显微观察

1. 取本品少许，用水合氯醛试液透化后加稀甘油装片

2. 取本品少许，用水合氯醛试液不加热装片

3. 取本品少许，用水或稀甘油装片

结果：

1. 粉末颜色

2. 显微特征及绘图

结论：本品按检验上述项目，结果□符合规定□不符合规定。

操作者：		复核者：	

03

任务三　金银花显微鉴定

学习目标

❶ 知识目标

（1）掌握：金银花的粉末显微特征。

（2）熟悉：显微镜使用的注意事项。

❷ 能力目标

（1）能够运用显微制片技术与显微镜，对金银花粉末进行鉴定。

（2）对所学知识进行融会贯通，构建职业岗位能力。

❸ 素质目标

（1）逐步培养学生依法鉴定的意识。

（2）逐步培养学生树立认真、严谨、耐心、实事求是的工作态度。

（3）逐步培养学生观察、总结、归纳的能力，锻炼语言表达及与人沟通的能力。

知识基础

　　金银花粉末　粉末浅黄棕色或黄绿色。腺毛较多，头部倒圆锥形、类圆形或略扁圆形，4～33细胞，排成 2～4 层，直径 30～64～108μm，柄部 1～5 细胞，长可达 700μm。非腺毛有两种：一种为厚壁非腺毛，单细胞，长可达 900μm，表面有微细疣状或泡状突起，有的具螺纹；另一种为薄壁非腺毛，单细胞，甚长，弯曲或皱缩，表面有微细疣状突起。草酸钙簇晶直径 6～45μm。花粉粒类圆形或三角形，表面具细密短刺及细颗粒状雕纹，具 3 孔沟。见图 19-3。

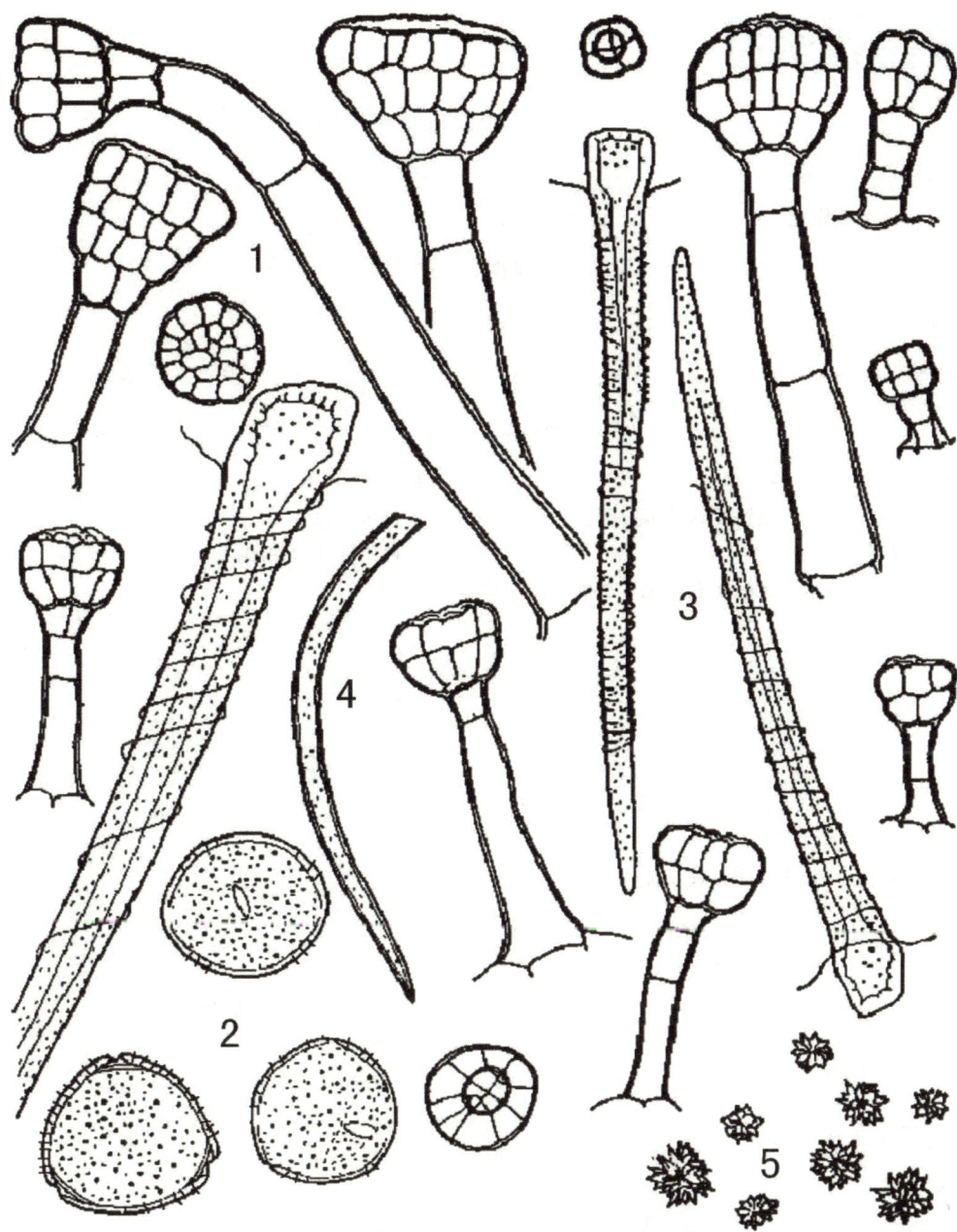

1.腺毛 2.花粉粒 3.厚壁非腺毛 4.薄壁非腺毛 5.草酸钙簇晶

图 19-3 金银花粉末图

任务实施

表 19-3 《金银花显微鉴定》学习任务单

班级		姓名		学号		成绩			
品名	金银花			检验项目					
批号				检验依据					
规格				检验日期					
有效期			温度			℃	湿度		%
生产单位			显微镜			型号：		编号：	

检验方法：
依据现行《中国药典》金银花的显微鉴定：

粉末显微观察

1. 取本品少许，用水合氯醛试液透化后加稀甘油装片

2. 取本品少许，用水合氯醛试液不加热装片

3. 取本品少许，用水或稀甘油装片

结果：

1. 粉末颜色

2. 显微特征及绘图

结论：本品按检验上述项目，结果□符合规定□不符合规定。

操作者：	复核者：

任务四 红花显微鉴定

学习目标

❶ 知识目标

（1）掌握：红花粉末显微特征。

（2）熟悉：显微镜使用的注意事项。

❷ 能力目标

（1）能够运用显微制片技术与显微镜，对红花粉末进行鉴定。

（2）对所学知识进行融会贯通，构建职业岗位能力。

❸ 素质目标

（1）逐步培养学生依法鉴定的意识。

（2）逐步培养学生树立认真、严谨、耐心、实事求是的工作态度。

（3）逐步培养学生观察、总结、归纳的能力，锻炼语言表达及与人沟通的能力。

知识基础

红花粉末 粉末橙黄色。花冠、花丝、柱头碎片多见，有长管状分泌细胞常位于导管旁，直径约至 66μm，含黄棕色至红棕色分泌物。花冠裂片顶端表皮细胞外壁突起呈短绒毛状。柱头和花柱上部表皮细胞分化成圆锥形单细胞毛，先端尖或稍钝。花粉粒类圆形、椭圆形或橄榄形，直径约至 60μm，具 3 个萌发孔，外壁有齿状突起。草酸钙方晶存在于薄壁细胞中，直径 2 ~ 6μm。见图 19-4。

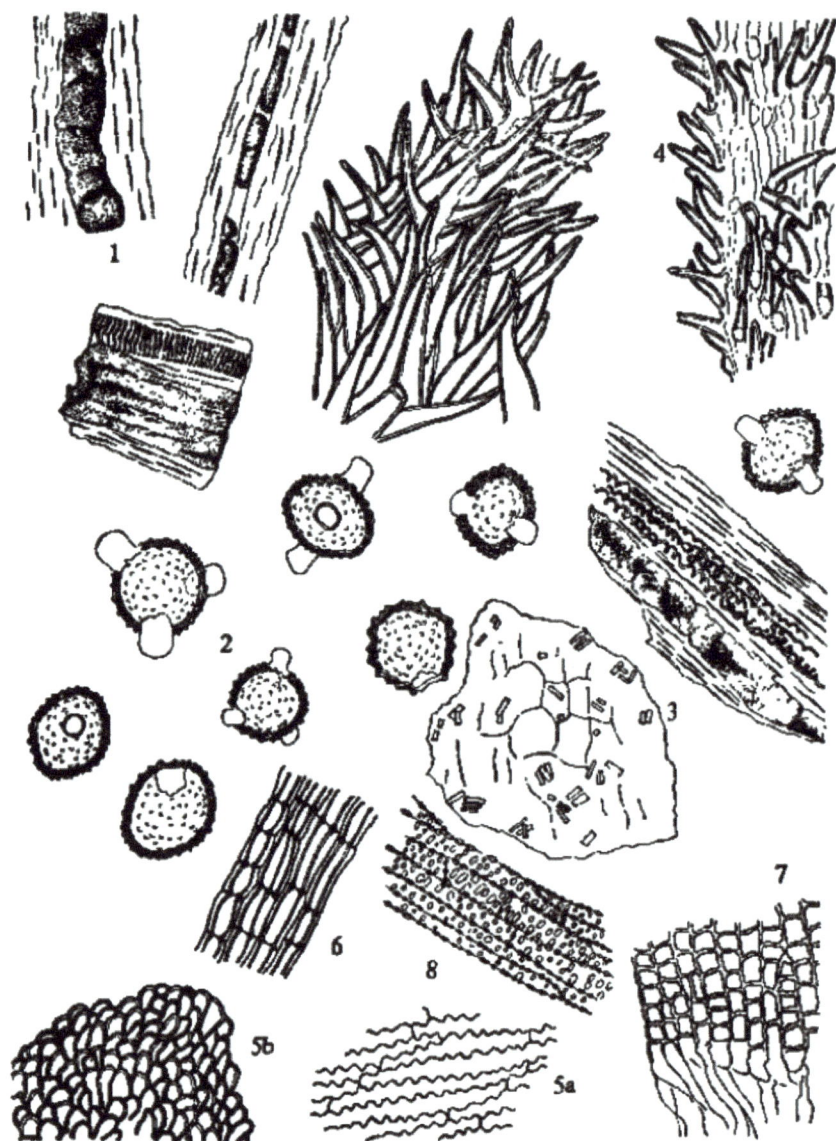

1.分泌细胞　2.花粉粒　3.草酸钙方晶　4.花柱碎片　5.花冠裂片表皮细胞
（a 表面观　b 顶端）6.花粉囊内壁细胞　7.花药基部细胞　8.网纹细胞

图 19-4　红花粉末图

任务实施

表 19-4 《红花显微鉴定》学习任务单

班级		姓名		学号		成绩	

品名	红花		检验项目		
批号			检验依据		
规格			检验日期		
有效期		温度		℃	湿度	%
生产单位		显微镜		型号：	编号：	

检验方法：
依据现行《中国药典》红花的显微鉴定：

粉末显微观察

1. 取本品少许，用水合氯醛试液透化后加稀甘油装片

2. 取本品少许，用水合氯醛试液不加热装片

3. 取本品少许，用水或稀甘油装片

结果：

1. 粉末颜色

2. 显微特征及绘图

结论：本品按检验上述项目，结果□符合规定□不符合规定。

操作者： 复核者：

项目二十　果实及种子类中药显微鉴定

扫一扫，
查阅本项目数字资源

　　果实及种子类中药的组织鉴别，首先，应根据果皮的组织特征。由子房壁分化和增大形成的真果的果皮，可分为外果皮、中果皮及内果皮。外果皮为果皮的最外层组织，相当于叶的下表皮。通常为1列表皮细胞，外被角质层，偶有气孔。中果皮位于内外果皮之间，相当于叶的叶肉组织，其间贯穿细小维管束，一般偏于内方，维管束大多外韧型，也有双韧型或两个外韧维管束合成维管柱；中果皮常有分泌组织及厚壁组织分布。内果皮的变异较大，有的为1列薄壁细胞，有的散在石细胞或晶细胞层等。由于果皮的高度分化，不是所有的真果的果皮可明显分出外果皮、中果皮及内果皮。同时，由于子房下位发育形成的假果，其心皮和心皮以外组织之间没有清楚的界限。

　　果实种子类中药的粉末鉴别，应重点观察果皮表皮碎片、中果皮薄壁细胞及纤维、石细胞、结晶等。无木栓组织、叶片碎片、花粉粒及大导管。

　　含种子类的果实类药材，粉末中尚可见假皮、胚乳及胚的种子碎片。

任务一 山茱萸显微鉴定

学习目标

❶ 知识目标

（1）掌握：山茱萸的粉末显微特征。

（2）熟悉：显微镜使用的注意事项。

❷ 能力目标

（1）能够运用显微制片技术与显微镜，对山茱萸粉末进行鉴定。

（2）对所学知识进行融会贯通，构建职业岗位能力。

❸ 素质目标

（1）逐步培养学生依法鉴定的意识。

（2）逐步培养学生树立认真、严谨、耐心、实事求是的工作态度。

（3）逐步培养学生观察、总结、归纳的能力，锻炼语言表达及与人沟通的能力。

知识基础

山茱萸粉末 粉末红褐色。果皮表皮细胞橙黄色，表面观多角形或类长方形，直径 16～30μm，垂周壁连珠状增厚，外平周壁颗粒状角质增厚，胞腔含淡橙黄色物。中果皮细胞橙棕色，多皱缩。草酸钙簇晶少数，直径 12～32μm。石细胞类方形、卵圆形或长方形，纹孔明显，胞腔大。见图 20-1。

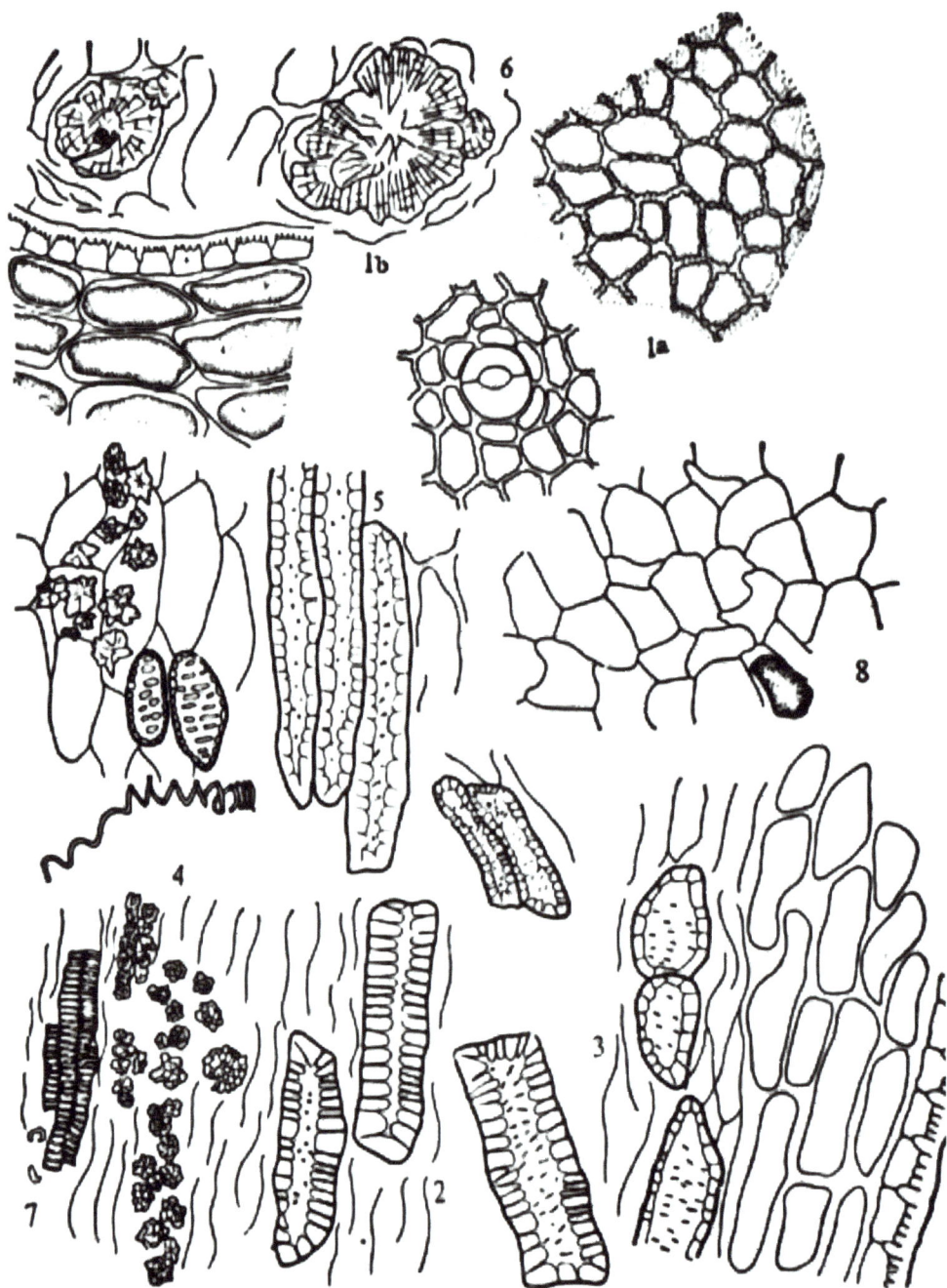

1.果皮表皮（a 表面观　b 断面观）　2.中果皮薄壁组织　3 石细胞

4.草酸钙簇晶　5.纤维　6.菊糖　7.导管　8.内果皮细胞

图 20-1　山茱萸粉末图

任务实施

表 20-1 《山茱萸显微鉴定》学习任务单

班级		姓名		学号		成绩			
品名	山茱萸			检验项目					
批号				检验依据					
规格				检验日期					
有效期				温度			℃	湿度	%
生产单位				显微镜		型号：		编号：	

检验方法：
依据现行《中国药典》山茱萸的显微鉴定：
粉末显微观察
1. 取本品少许，用水合氯醛试液透化后加稀甘油装片

2. 取本品少许，用水合氯醛试液不加热装片

3. 取本品少许，用水或稀甘油装片

结果：
1. 粉末颜色
2. 显微特征及绘图

结论：本品按检验上述项目，结果□符合规定□不符合规定。

操作者：	复核者：

02 任务二 砂仁显微鉴定

学习目标

❶ 知识目标

（1）掌握：砂仁的横切及粉末显微特征。

（2）熟悉：显微镜使用的注意事项。

❷ 能力目标

（1）能够运用显微制片技术与显微镜，对砂仁横切及粉末进行鉴定。

（2）对所学知识进行融会贯通，构建职业岗位能力。

❸ 素质目标

（1）逐步培养学生依法鉴定的意识。

（2）逐步培养学生树立认真、严谨、耐心、实事求是的工作态度。

（3）逐步培养学生观察、总结、归纳的能力，锻炼语言表达及与人沟通的能力。

知识基础

1. 砂仁横切面 假种皮有时残存。种皮表皮细胞1列，径向延长，壁稍厚；下皮细胞1列，含棕色或红棕色物。油细胞层为1列油细胞，长76～106μm，宽16～25μm，含黄色油滴。色素层为数列棕色细胞，细胞多角形，排列不规则。内种皮为1列栅状厚壁细胞，黄棕色，内壁及侧壁极厚，细胞小，内含硅质块。外胚乳细胞含淀粉粒，并有少数细小草酸钙方晶。内胚乳细胞含细小糊粉粒和脂肪油滴。

2. 砂仁粉末　粉末灰棕色。内种皮厚壁细胞红棕色或黄棕色，表面观多角形，壁厚，非木化，胞腔内含硅质块；断面观为1列栅状细胞，内壁及侧壁极厚，胞腔偏外侧，内含硅质块。种皮表皮细胞淡黄色，表面观长条形，常与下皮细胞上下层垂直排列；下皮细胞含棕色或红棕色物。色素层细胞皱缩，界限不清楚，含红棕色或深棕色物。外胚乳细胞类长方形或不规则形，充满细小淀粉粒集结成的淀粉团，有的包埋有细小草酸钙方晶。内胚乳细胞含细小糊粉粒和脂肪油滴。油细胞无色，壁薄，偶见油滴散在。见图20-2。

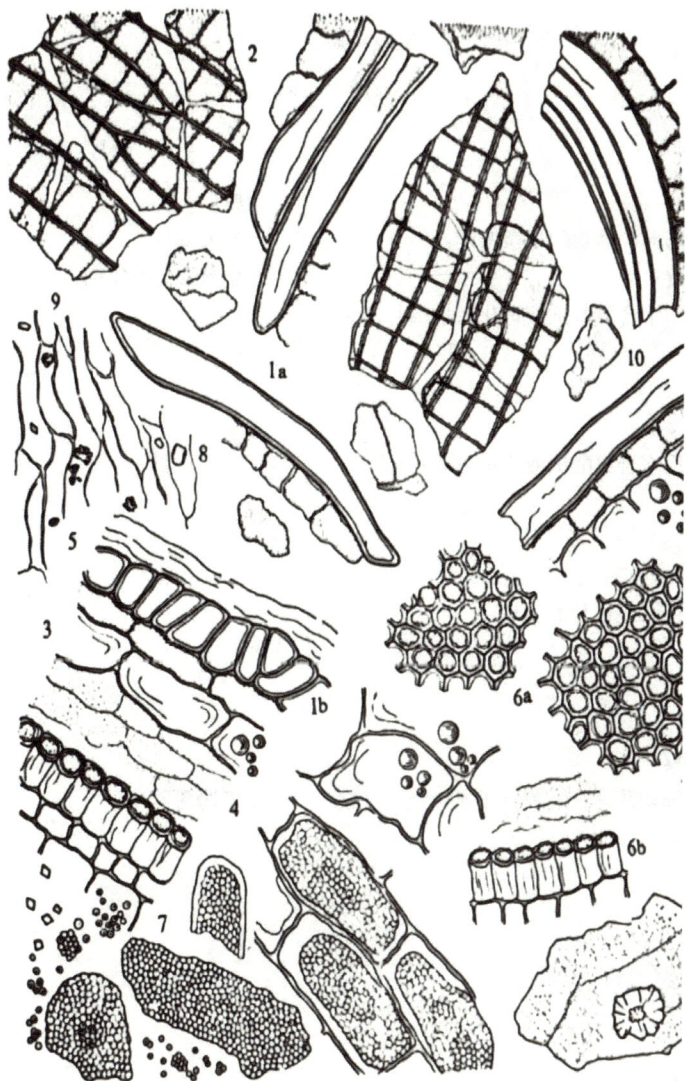

1. 种皮表皮细胞（a 表面观　b 断面观）　2. 下皮细胞　3. 油细胞　4. 色素层细胞
5. 草酸钙簇晶　6. 内种皮杯状细胞（a 表面观　b 断面观）　7. 内胚乳细胞及淀粉团
8. 草酸钙方晶　9. 假种皮细胞　10. 色素块

图 20-2　砂仁粉末图

任务实施

表 20-2 《砂仁显微鉴定》学习任务单

班级		姓名		学号		成绩				
品名	砂仁			检验项目						
批号				检验依据						
规格				检验日期						
有效期				温度			℃	湿度		%
生产单位				显微镜		型号：		编号：		

检验方法：
依据现行《中国药典》砂仁的显微鉴定：

一、粉末显微观察

1. 取本品少许，用水合氯醛试液透化后加稀甘油装片

2. 取本品少许，用水合氯醛试液不加热装片

3. 取本品少许，用水或稀甘油装片

二、横切显微观察

徒手切砂仁药材横切薄片，装片置于显微镜下观察

结果：
1. 粉末颜色
2. 显微特征及绘图

3. 横切图

结论：本品按检验上述项目，结果□符合规定□不符合规定。

操作者：	复核者：

任务三　五味子显微鉴定

学习目标

❶ 知识目标

（1）掌握：五味子的横切及粉末显微特征。

（2）熟悉：显微镜使用的注意事项。

❷ 能力目标

（1）能够运用显微制片技术与显微镜，对五味子横切及粉末进行鉴定。

（2）对所学知识进行融会贯通，构建职业岗位能力。

❸ 素质目标

（1）逐步培养学生依法鉴定的意识。

（2）逐步培养学生树立认真、严谨、耐心、实事求是的工作态度。

（3）逐步培养学生观察、总结、归纳的能力，锻炼语言表达及与人沟通的能力。

知识基础

1.五味子横切面　外果皮为1列方形或长方形细胞，壁稍厚，外被角质层，散有油细胞；中果皮薄壁细胞10余列，含淀粉粒，散有小型外韧型维管束；内果皮为1列小方形薄壁细胞。种皮最外层为1列径向延长的石细胞，壁厚，纹孔和孔沟细密；其下为数列类圆形、三角形或多角形石细胞，纹孔较大；石细胞层下为数列薄壁细胞，种脊部位有维管束；油细胞层为1列长方形细胞，含棕黄色油滴；再下为3～5列小形细胞；种皮内表皮为1列小细胞，壁稍厚，胚乳细胞含脂肪油滴及糊粉粒。

2. 五味子粉末 粉末暗紫色。种皮表皮石细胞表面观呈多角形或长多角形，直径18～50μm，壁厚，孔沟极细密，胞腔内含深棕色物。种皮内层石细胞呈多角形、类圆形或不规则形，直径约至83μm，壁稍厚，纹孔较大。果皮表皮细胞表面观类多角形，垂周壁略呈连珠状增厚，表面有角质线纹；表皮中散有油细胞。中果皮细胞皱缩，含暗棕色物，并含淀粉粒。见图20-3。

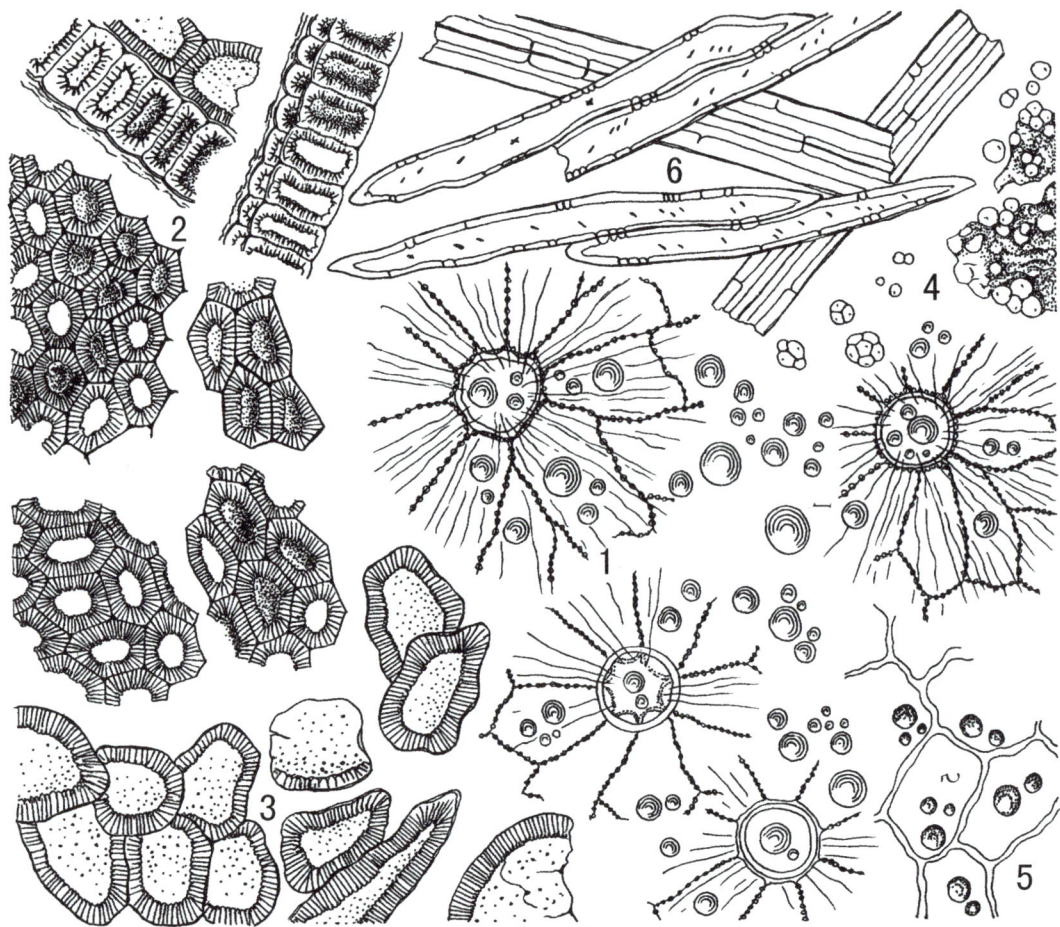

1. 果皮表皮细胞及油细胞　2. 种皮表皮石细胞　3. 种皮内层石细胞　4. 中果皮组织碎片及淀粉粒

5. 内胚乳细胞　6. 纤维（花托及种脊处，壁厚者韧皮部纤维，壁薄者木质部纤维）

图20-3　五味子粉末图

任务实施

表 20-3 《五味子显微鉴定》学习任务单

班级		姓名		学号		成绩	

品名	五味子		检验项目		
批号			检验依据		
规格			检验日期		
有效期		温度		℃	湿度 %
生产单位		显微镜		型号：　　　　编号：	

检验方法：
依据现行《中国药典》五味子的显微鉴定：

一、粉末显微观察

1. 取本品少许，用水合氯醛试液透化后加稀甘油装片

2. 取本品少许，用水合氯醛试液不加热装片

3. 取本品少许，用水或稀甘油装片

二、横切显微观察
徒手切五味子药材横切薄片，装片置于显微镜下观察

结果：
1. 粉末颜色
2. 显微特征及绘图

3. 横切图

结论：本品按检验上述项目，结果□符合规定□不符合规定。

操作者：　　　　　　　　　　　复核者：

04

任务四 补骨脂显微鉴定

学习目标

❶ 知识目标

（1）掌握：补骨脂的粉末显微特征。

（2）熟悉：显微镜使用的注意事项。

❷ 能力目标

（1）能够运用显微制片技术与显微镜，对补骨脂粉末进行鉴定。

（2）对所学知识进行融会贯通，构建职业岗位能力。

❸ 素质目标

（1）逐步培养学生依法鉴定的意识。

（2）逐步培养学生树立认真、严谨、耐心、实事求是的工作态度。

（3）逐步培养学生观察、总结、归纳的能力，锻炼语言表达及与人沟通的能力。

知识基础

补骨脂粉末 粉末灰黄色。种皮栅状细胞侧面观有纵沟纹，光辉带1条，位于上侧近边缘处，顶面观多角形，胞腔极小，孔沟细，底面观呈圆多角形，胞腔含红棕色物。支持细胞侧面观哑铃形，表面观类圆形。壁内腺（内生腺体）多破碎，完整者类圆形，由十数个至数十个纵向延长呈放射状排列的细胞构成。草酸钙柱晶细小，成片存在于中果皮细胞中。见图20-4。

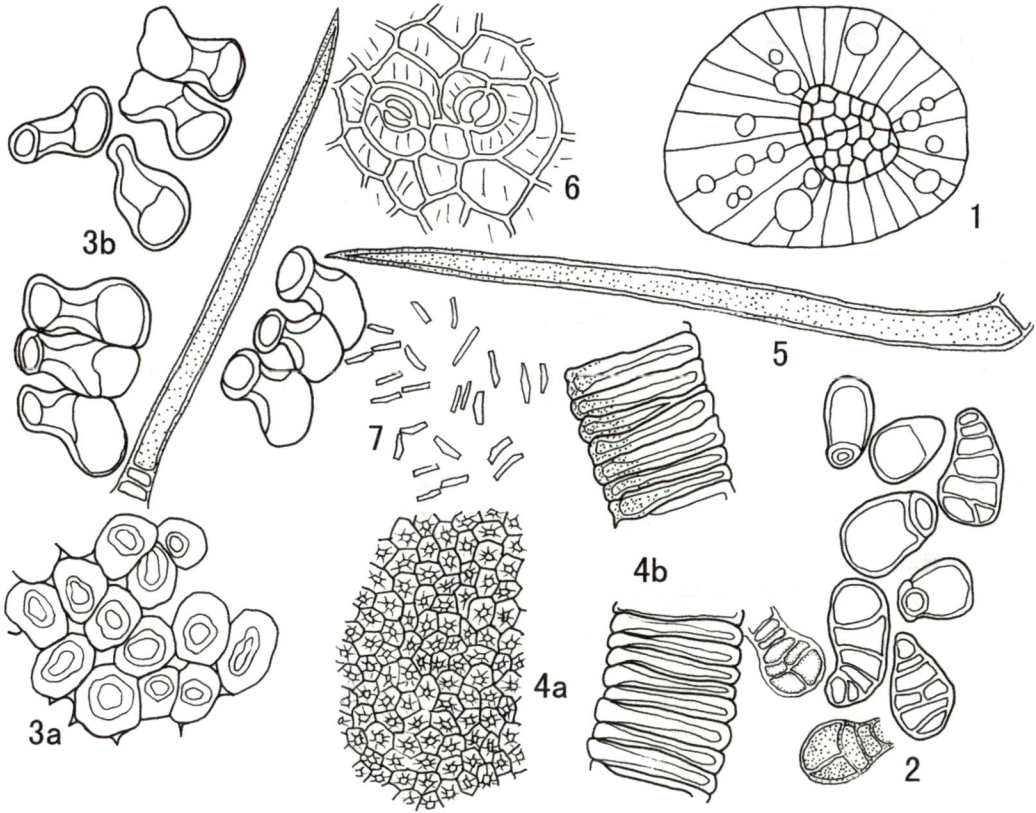

1. 壁内腺　2. 腺毛　3. 种皮支持细胞（a 顶面观　b 侧面观）

4. 种皮栅状细胞（a 顶面观　b 侧面观）5. 非腺毛　6. 表皮及气孔　7. 草酸钙小柱晶

图 20-4　补骨脂粉末图

任务实施

表 20-4 《补骨脂显微鉴定》学习任务单

班级		姓名		学号		成绩		
品名	补骨脂		检验项目					
批号			检验依据					
规格			检验日期					
有效期			温度			℃	湿度	%
生产单位			显微镜			型号：	编号：	

检验方法：
依据现行《中国药典》补骨脂的显微鉴定：

粉末显微观察

1. 取本品少许，用水合氯醛试液透化后加稀甘油装片

2. 取本品少许，用水合氯醛试液不加热装片

3. 取本品少许，用水或稀甘油装片

结果：
1. 粉末颜色
2. 显微特征及绘图

结论：本品按检验上述项目，结果□符合规定□不符合规定。

操作者：　　　　　　　　　　　复核者：

05

任务五　小茴香显微鉴定

学习目标

❶ 知识目标

（1）掌握：小茴香的横切及粉末显微特征。

（2）熟悉：显微镜使用的注意事项。

❷ 能力目标

（1）能够运用显微制片技术与显微镜，对小茴香横切及粉末进行鉴定。

（2）对所学知识进行融会贯通，构建职业岗位能力。

❸ 素质目标

（1）逐步培养学生依法鉴定的意识。

（2）逐步培养学生树立认真、严谨、耐心、实事求是的工作态度。

（3）逐步培养学生观察、总结、归纳的能力，锻炼语言表达及与人沟通的能力。

知识基础

1. 小茴香横切面　外果皮为 1 列扁平细胞，外被角质层。中果皮纵棱处有维管束，其周围有多数木化网纹细胞；背面纵棱间各有大的椭圆形棕色油管 1 个，接合面有油管 2 个，共 6 个。内果皮为 1 列扁平薄壁细胞，细胞长短不一。种皮细胞扁长，含棕色物。胚乳细胞多角形，含多数糊粉粒，每个糊粉粒中含有细小草酸钙簇晶。

2. 小茴香粉末　粉末黄棕色。果皮表皮细胞表面观呈类多角形或类方形，壁稍增厚。不定式气孔类圆形，直径约 20μm。网纹细胞类长方形或类长圆形，壁厚，微木化，网纹纹孔较大，卵圆形或类矩圆形。油管碎片黄棕色或深红棕色，分泌细胞表面观多角形。镶嵌层细胞断面观细胞宽狭相同，与中果皮和种皮相接。表面观细胞狭长，壁菲薄，常数个细胞为一组。内胚乳细胞类多角形，壁厚 2 ～ 3μm，细胞含糊粉粒，每个糊粉粒中有一细小草酸钙簇晶。木薄壁细胞长条形，壁稍厚，微木化，纹孔较大，类圆形或长圆形。见图 20-5。

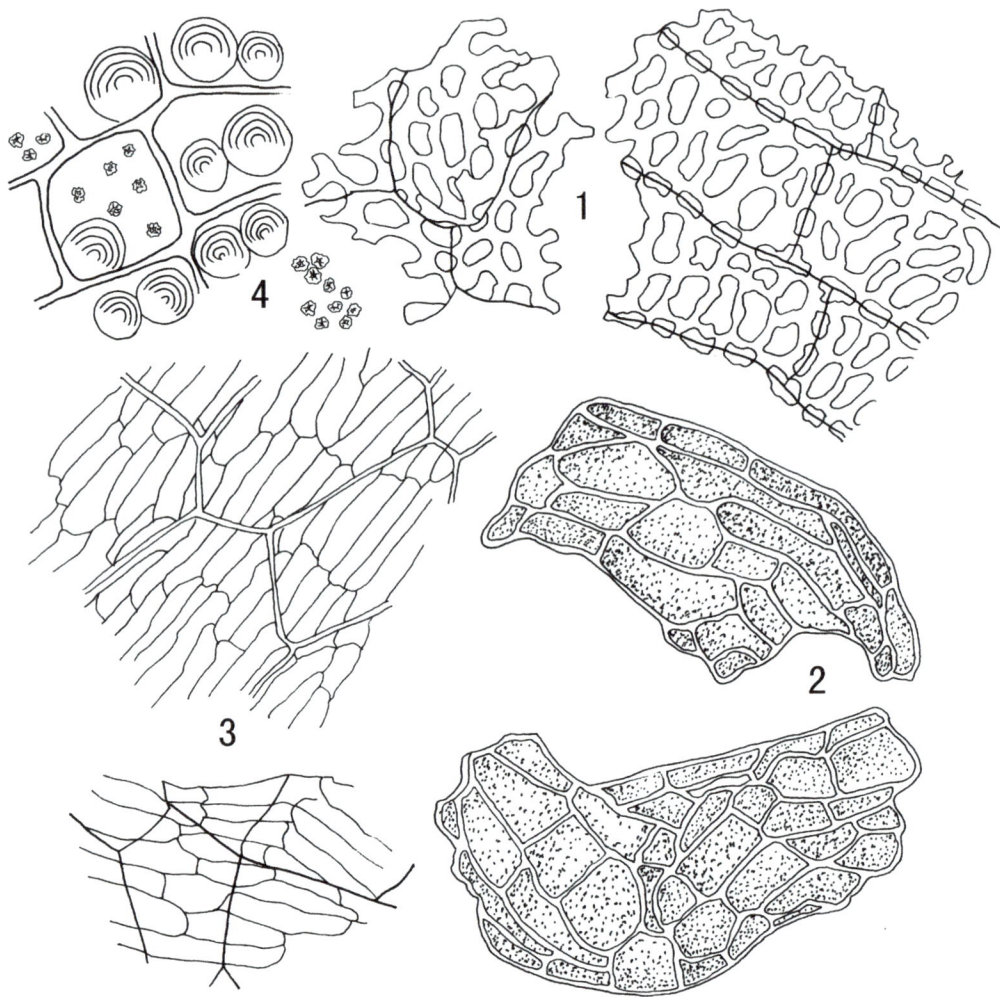

1. 网纹细胞　2. 油管碎片　3. 镶嵌状细胞　4. 内胚乳细胞及草酸钙小簇晶

图 20-5　小茴香粉末图

任务实施

表 20-5 《小茴香显微鉴定》学习任务单

班级		姓名		学号		成绩			
品名	小茴香			检验项目					
批号				检验依据					
规格				检验日期					
有效期				温度			℃	湿度	%
生产单位				显微镜		型号：		编号：	

检验方法： 依据现行《中国药典》小茴香的显微鉴定： **一、粉末显微观察** 1.取本品少许，用水合氯醛试液透化后加稀甘油装片 2.取本品少许，用水合氯醛试液不加热装片 3.取本品少许，用水或稀甘油装片横切显微观察 **二、横切显微观察** 徒手切小茴香药材横切薄片，装片置于显微镜下观察	结果： 1.粉末颜色 2.显微特征及绘图 3.横切图

结论：本品按检验上述项目，结果□符合规定□不符合规定。

操作者：	复核者：

06

任务六　槟榔显微鉴定

学习目标

❶ 知识目标

（1）掌握：槟榔的横切及粉末显微特征。

（2）熟悉：显微镜使用的注意事项。

❷ 能力目标

（1）能够运用显微制片技术与显微镜，对槟榔横切及粉末进行鉴定。

（2）对所学知识进行融会贯通，构建职业岗位能力。

❸ 素质目标

（1）逐步培养学生依法鉴定的意识。

（2）逐步培养学生树立认真、严谨、耐心、实事求是的工作态度。

（3）逐步培养学生观察、总结、归纳的能力，锻炼语言表达及与人沟通的能力。

知识基础

1. 槟榔横切面　种皮组织分内、外层。外层为数列切向延长的扁平石细胞，内含红棕色物，石细胞形状、大小不一，常有细胞间隙；内层为数列薄壁细胞，含棕红色物，并散有少数维管束。外胚乳较狭窄，种皮内层与外胚乳常插入内胚乳中，形成错入组织；内胚乳细胞白色，多角形，壁厚，纹孔大，含油滴和糊粉粒。

2. 槟榔粉末　粉末棕紫色。内胚乳细胞极多，多破碎，无色。完整者呈不规则多角形或类方形，胞间层不明显，纹孔较多，甚大，类圆形或矩圆形。外胚乳细胞呈类长方形、类多角形或作长条状，无色，胞腔内大多充满红棕色至深棕色物。种皮石细胞呈鞋底形、纺锤形、多角形或长条状，有的胞腔内充满淡红棕色物。纤维偶有，较细长，大多弯曲。内果皮细胞偶有，一般较大；上下层交叠，呈不规则多角形、类圆形或椭圆形，纹孔明显。见图20-6。

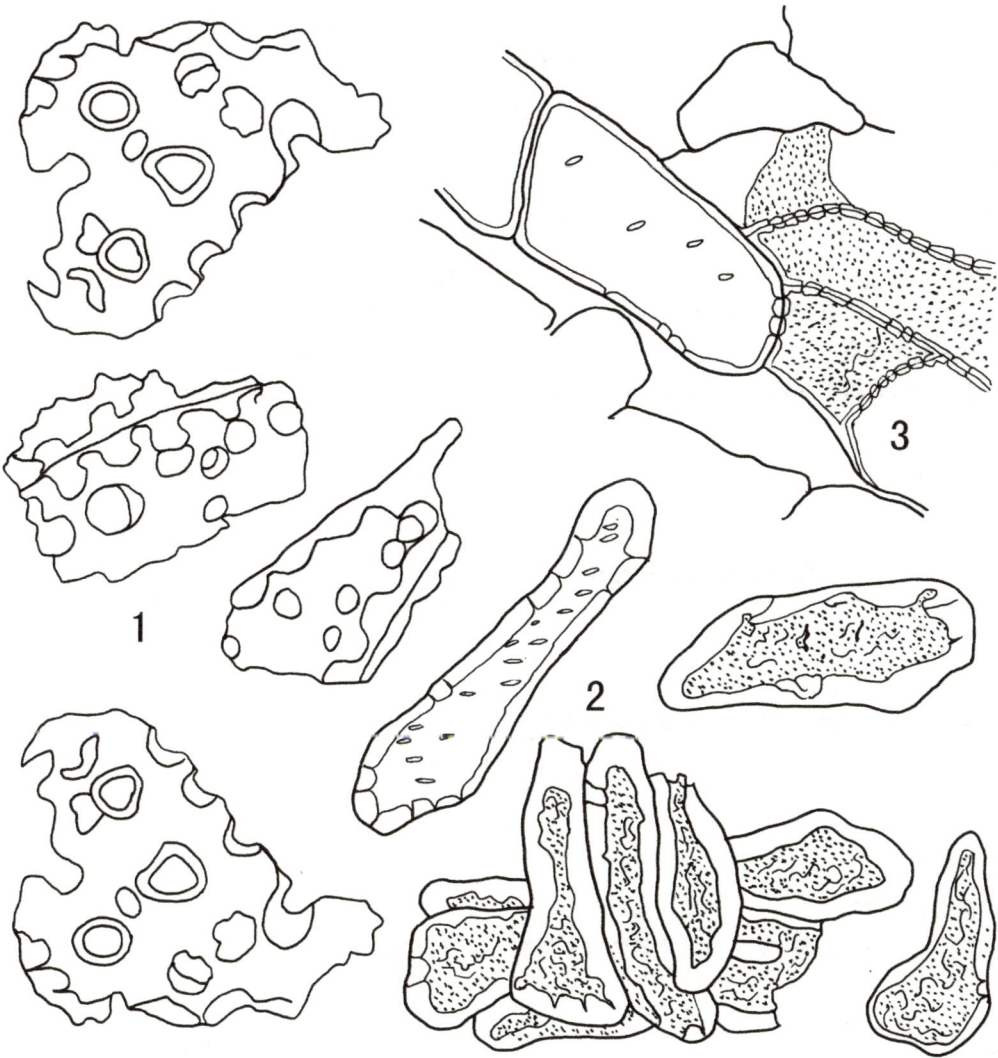

1.内胚乳细胞　2.种皮石细胞　3.外胚乳细胞

图20-6　槟榔粉末图

503

任务实施

表 20-6 《槟榔显微鉴定》学习任务单

班级		姓名		学号		成绩				
品名	槟榔			检验项目						
批号				检验依据						
规格				检验日期						
有效期				温度			℃	湿度		%
生产单位				显微镜		型号：		编号：		

检验方法： 依据现行《中国药典》槟榔的显微鉴定： **一、粉末显微观察** 1.取本品少许，用水合氯醛试液透化后加稀甘油装片 2.取本品少许，用水合氯醛试液不加热装片 3.取本品少许，用水或稀甘油装片横切显微观察 **二、横切显微观察** 徒手切槟榔药材横切薄片，装片置于显微镜下观察	结果： 1.粉末颜色 2.显微特征及绘图 3.横切图

结论：本品按检验上述项目，结果□符合规定□不符合规定。

操作者：	复核者：

项目二十一　全草类中药显微鉴定

扫一扫,
查阅本项目数字资源

　　全草类中药的组织鉴别,首先应根据维管束的类型及排列方式区分双子叶或单子叶植物。如麻黄、广藿香、薄荷、穿心莲有气孔;桑寄生、麻黄、仙鹤草、紫花地丁有草酸钙簇晶;石斛、铁皮石斛、益母草有草酸钙针晶;车前草、薄荷有非腺毛等。双子叶植物草质茎横切面,自外向内依次为表皮、皮层、维管柱。表皮多由1列扁平长方形排列整齐、无细胞间隙的细胞组成,常有角质层、气孔、毛茸等附属物;皮层主要由排列稀疏的薄壁细胞组成,靠近表皮部分的细胞常具叶绿体,故嫩芽呈绿色,有时分化成厚角组织,分布在棱角处或成环排列;维管柱占较大比例,维管束多为无限外韧型,呈环状排列,髓部发达,髓射线较宽。单子叶植物草质茎横切面,最外层为表皮,向内是基本薄壁组织,其中散生多数有限外韧型维管束,无皮层、髓和髓射线之分。

　　全草类中药的粉末鉴别,应注意观察茎叶的表皮细胞、非腺毛、叶肉组织、草酸钙结晶、花粉粒等特征;带有根及根茎者还应注意淀粉粒、导管和厚壁组织等特征。

01 任务一 麻黄显微鉴定

学习目标

❶ 知识目标

（1）掌握：麻黄的横切及粉末显微特征。

（2）熟悉：显微镜使用的注意事项。

❷ 能力目标

（1）能够运用显微制片技术与显微镜，对麻黄横切及粉末进行鉴定。

（2）对所学知识进行融会贯通，构建职业岗位能力。

❸ 素质目标

（1）逐步培养学生依法鉴定的意识。

（2）逐步培养学生树立认真、严谨、耐心、实事求是的工作态度。

（3）逐步培养学生观察、总结、归纳的能力，锻炼语言表达及与人沟通的能力。

知识基础

1. 麻黄横切面　草麻黄表皮细胞外被厚的角质层；脊线较密，有蜡质疣状突起，两脊线间有下陷气孔。下皮纤维束位于脊线处，壁厚，非木化。皮层较宽，纤维成束散在。中柱鞘纤维束新月形。维管束外韧型，8～10个。形成层环类圆形。木质部呈三角状。髓部薄壁细胞含棕色块，偶有环髓纤维。表皮细胞外壁、皮层薄壁细胞及纤维均有多数微小草酸钙砂晶或方晶。中麻黄：维管束12～15个。形成层环类三角形。环髓纤维成束或单个散在。木贼麻黄：维管束 8 ～ 10 个。形成层环类圆形。无环髓纤维。

2. 麻黄粉末 粉末淡棕色。表皮碎片断面观细胞呈长方形，外壁布满微小颗粒状草酸钙结晶。内陷气孔，长圆形，侧面观保卫细胞电话筒状。皮部纤维细长。草酸钙砂晶存在表皮细胞、皮部纤维壁及皮层薄壁细胞中。木纤维束较长，末端尖或较平截，直径 8 ～ 21μm。导管大多成束。皮层薄壁细胞类圆形，含细小颗粒状结晶、方晶及簇晶。色素块散在，棕色或红棕色。石细胞较少见。见图 21-1。

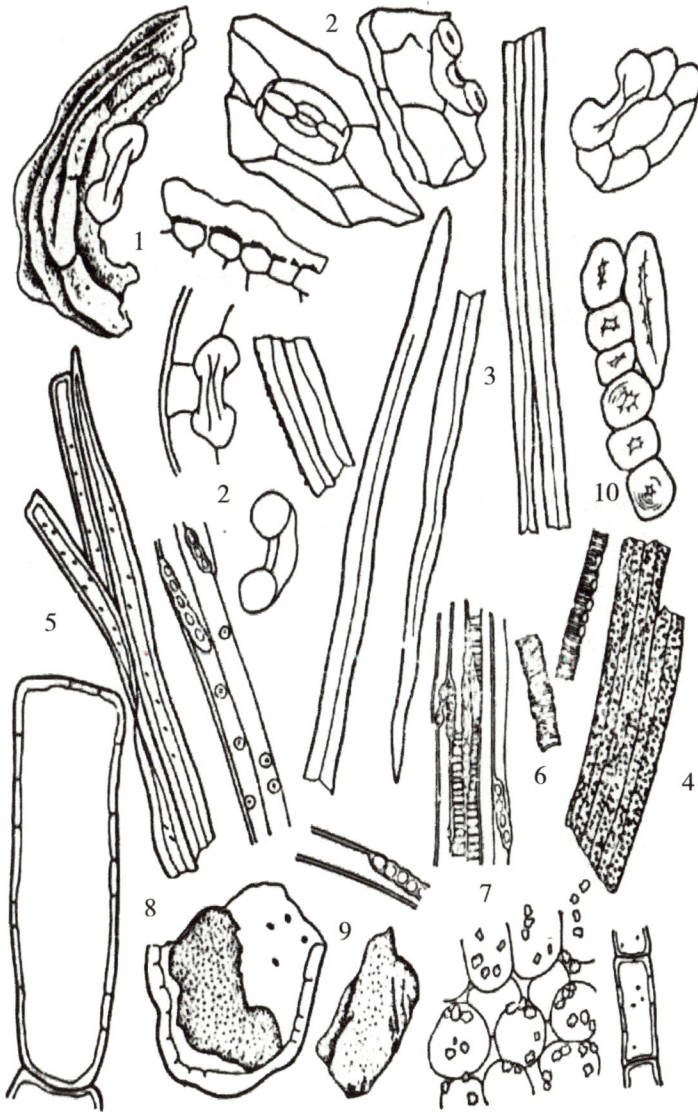

1. 表皮碎片　2. 气孔　3. 皮部纤维　4. 草酸钙砂晶（嵌晶纤维）　5. 木纤维　6. 导管
7. 皮层薄壁细胞　8. 髓部薄壁细胞　9. 色素块　10. 石细胞

图 21-1　麻黄粉末图

任务实施

表 21-1 《麻黄显微鉴定》学习任务单

班级		姓名		学号		成绩			
品名	麻黄			检验项目					
批号				检验依据					
规格				检验日期					
有效期				温度			℃	湿度	%
生产单位				显微镜			型号：	编号：	

检验方法：	结果：
依据现行《中国药典》麻黄的显微鉴定：	1. 粉末颜色
一、粉末显微观察	2. 显微特征及绘图
1. 取本品少许，用水合氯醛试液透化后加稀甘油装片	
2. 取本品少许，用水合氯醛试液不加热装片	
3. 取本品少许，用水或稀甘油装片	
二、横切显微观察	
徒手切麻黄药材横切薄片，装片置于显微镜下观察	3. 横切图

结论：本品按检验上述项目，结果□符合规定□不符合规定。

操作者：	复核者：

任务二　薄荷显微鉴定

学习目标

❶ 知识目标

（1）掌握：薄荷的叶表面显微特征。

（2）熟悉：显微镜使用的注意事项。

❷ 能力目标

（1）能够运用显微制片技术与显微镜，对薄荷叶表面进行鉴定。

（2）对所学知识进行融会贯通，构建职业岗位能力。

❸ 素质目标

（1）逐步培养学生依法鉴定的意识。

（2）逐步培养学生树立认真、严谨、耐心、实事求是的工作态度。

（3）逐步培养学生观察、总结、归纳的能力，锻炼语言表达及与人沟通的能力。

知识基础

薄荷叶粉末　腺鳞头部 8 细胞，直径约至 90μm，柄单细胞；小腺毛头部及柄部均为单细胞。非腺毛 1～8 细胞，常弯曲，壁厚，微具疣突。下表皮气孔多见，直轴式。见图 21-2。

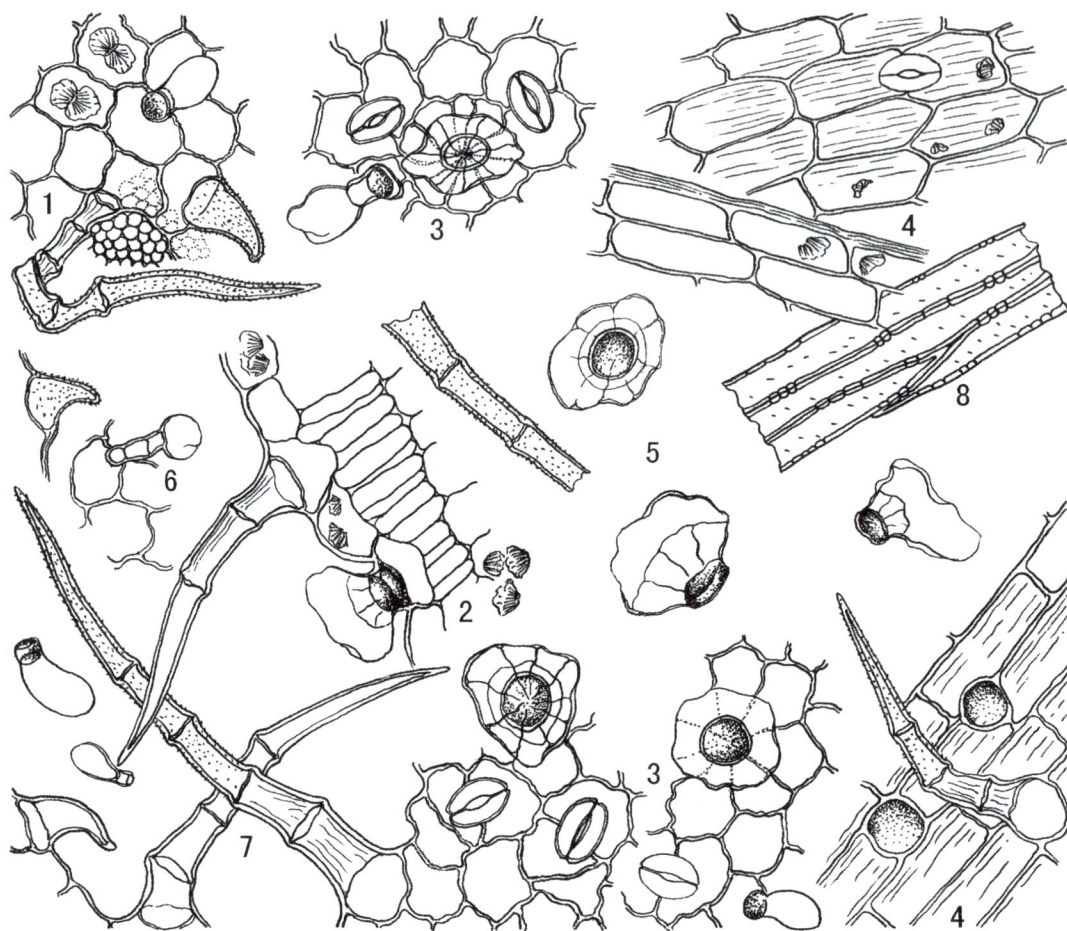

1.叶上表皮细胞表面观（橙皮苷结晶、非腺毛及栅栏组织）　2.叶上表皮细胞断面观（腺鳞及栅栏组织）

3.叶下表皮细胞（气孔、腺鳞及小腺毛）　4.茎表皮细胞（气孔、非腺毛）　5.腺鳞　6.小腺毛

7.非腺毛　8.木纤维

图 21-2　薄荷叶粉末图

任务实施

表 21-2 《薄荷显微鉴定》学习任务单

班级　　　　姓名　　　　学号　　　　成绩

品名	薄荷	检验项目	
批号		检验依据	
规格		检验日期	
有效期		温度	℃	湿度	%
生产单位		显微镜	型号：　　　编号：	

检验方法：	结果：
依据现行《中国药典》薄荷的显微鉴定：	
一、叶表面显微观察	
取新鲜薄荷叶，取上下表面制片，装片置于显微镜下观察	1. 叶表面图
二、粉末显微观察	
取本品少许，用水合氯醛试液透化后加稀甘油装片	2. 粉末图

结论：本品按检验上述项目，结果□符合规定□不符合规定。

操作者：	复核者：

03 任务三 穿心莲显微鉴定

学习目标

❶ 知识目标

（1）掌握：穿心莲的横切及叶表面显微特征。

（2）熟悉：显微镜使用的注意事项。

❷ 能力目标

（1）能够运用显微制片技术与显微镜，对穿心莲横切及叶表面进行鉴定。

（2）对所学知识进行融会贯通，构建职业岗位能力。

❸ 素质目标

（1）逐步培养学生依法鉴定的意识。

（2）逐步培养学生树立认真、严谨、耐心、实事求是的工作态度。

（3）逐步培养学生观察、总结、归纳的能力，锻炼语言表达及与人沟通的能力。

知识基础

1. 穿心莲横切面　上表皮细胞类方形或长方形，下表皮细胞较小，上、下表皮均有含圆形、长椭圆形或棒状钟乳体的晶细胞；并有腺鳞，有的可见非腺毛。栅栏组织为 1～2 列细胞，贯穿主脉上方；海绵组织排列疏松。主脉维管束外韧型，呈凹槽状，木质部上方亦有晶细胞。

2. 穿心莲叶粉末　上下表皮均有增大的晶细胞，内含大型螺状钟乳体，直径约至 36μm，长约至 180μm，较大端有脐样点痕，层纹波状。下表皮气孔密布，直轴式，副卫细胞大小悬殊，也有不定式。腺鳞头部扁球形，4、6（8）细胞，直径至40μm，柄极短。非腺毛1～4细胞，长约至160μm，基部直径约至40μm，表面有角质纹理。见图21-3。

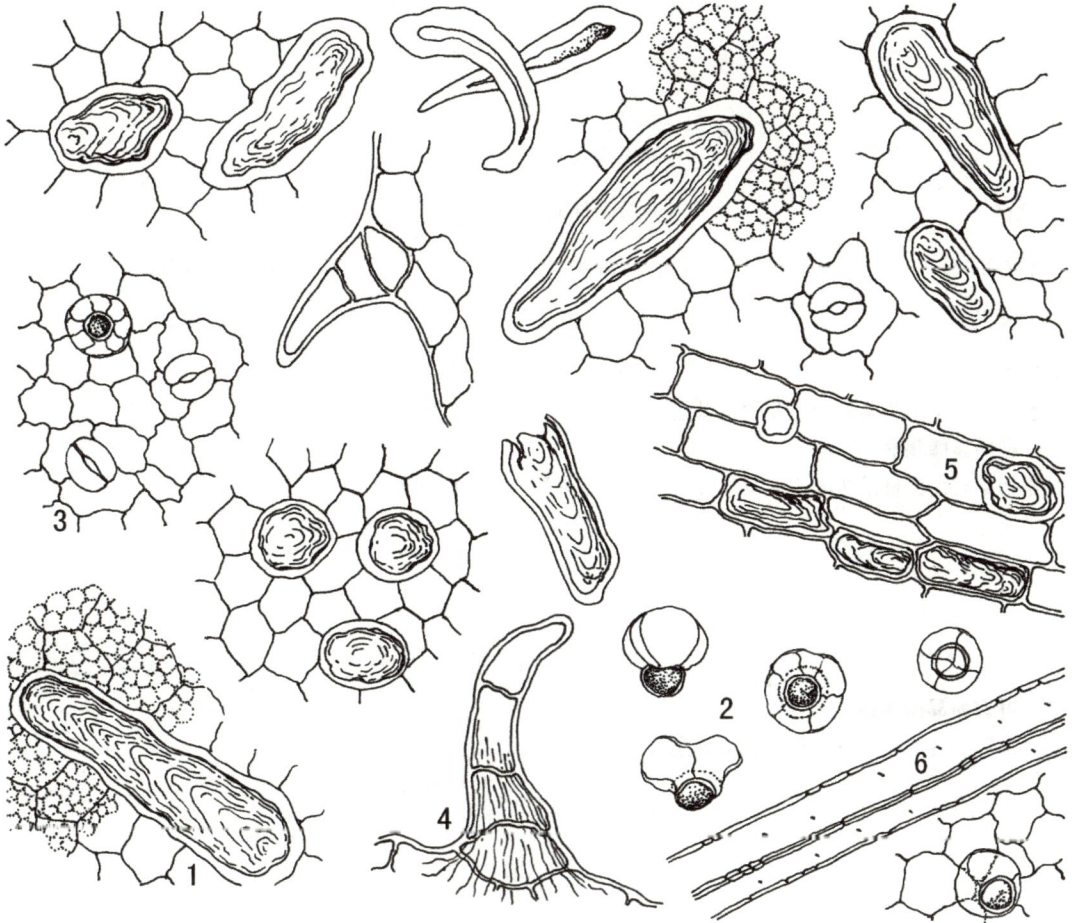

1.含钟乳体晶细胞　2.腺鳞　3.气孔　4.非腺毛　5.茎表皮细胞　6.茎木纤维

图21-3　穿心莲粉末图

任务实施

表21-3 《穿心莲显微鉴定》学习任务单

班级		姓名		学号		成绩				

品名	穿心莲	检验项目					
批号		检验依据					
规格		检验日期					
有效期		温度			℃	湿度	%
生产单位		显微镜		型号：		编号：	

检验方法：	结果：
依据现行《中国药典》穿心莲的显微鉴定： **一、横切显微观察** 徒手切穿心莲药材横切薄片，装片置于显微镜下观察 **二、叶表面显微观察** 1.叶表面制片，装片置于显微镜下观察 2.取本品少许，用水合氯醛试液透化后加稀甘油装片	1. 横切图 2. 叶表面图 3. 粉末图

结论：本品按检验上述项目，结果□符合规定□不符合规定。

操作者：	复核者：

项目二十二　菌类中药显微鉴定

扫一扫，
查阅本项目数字资源

　　菌类中药的组织鉴别，大多以子实体或菌核的形式入药，无淀粉粒和高等植物的显微特征。应注意菌丝的形状、有无分枝、颜色、大小，如茯苓；团块、孢子的形态；结晶的有无及形态、大小与类型，如灵芝。

01

任务一 猪苓显微鉴定

学习目标

❶ 知识目标

（1）掌握：猪苓的横切显微特征。

（2）熟悉：显微镜使用的注意事项。

❷ 能力目标

（1）能够运用显微制片技术与显微镜，对猪苓横切进行鉴定。

（2）对所学知识进行融会贯通，构建职业岗位能力。

❸ 素质目标

（1）逐步培养学生依法鉴定的意识。

（2）逐步培养学生树立认真、严谨、耐心、实事求是的工作态度。

（3）逐步培养学生观察、总结、归纳的能力，锻炼语言表达及与人沟通的能力。

知识基础

1. 猪苓横切面 全体由菌丝紧密交织而成。外层厚 27～54μm，菌丝棕色，不易分离；内部菌丝无色，弯曲，直径 2～10μm，有的可见横隔，有分枝或呈结节状膨大。菌丝间有众多草酸钙方晶，大多呈正方八面体形、规则的双锥八面体形或不规则多面体，直径 3～60μm，长至 68μm，有时数个结晶集合。

2. 猪苓粉末 粉末灰黄白色。菌丝细长，弯曲，有分支，粗细不一，直径 1.5～6μm，稀至

13μm。棕色菌丝较粗，横壁不明显。草酸钙方晶极多，大多呈正方八面体或规则的双锥八面体，也有呈不规则多面形。见图 22-1。

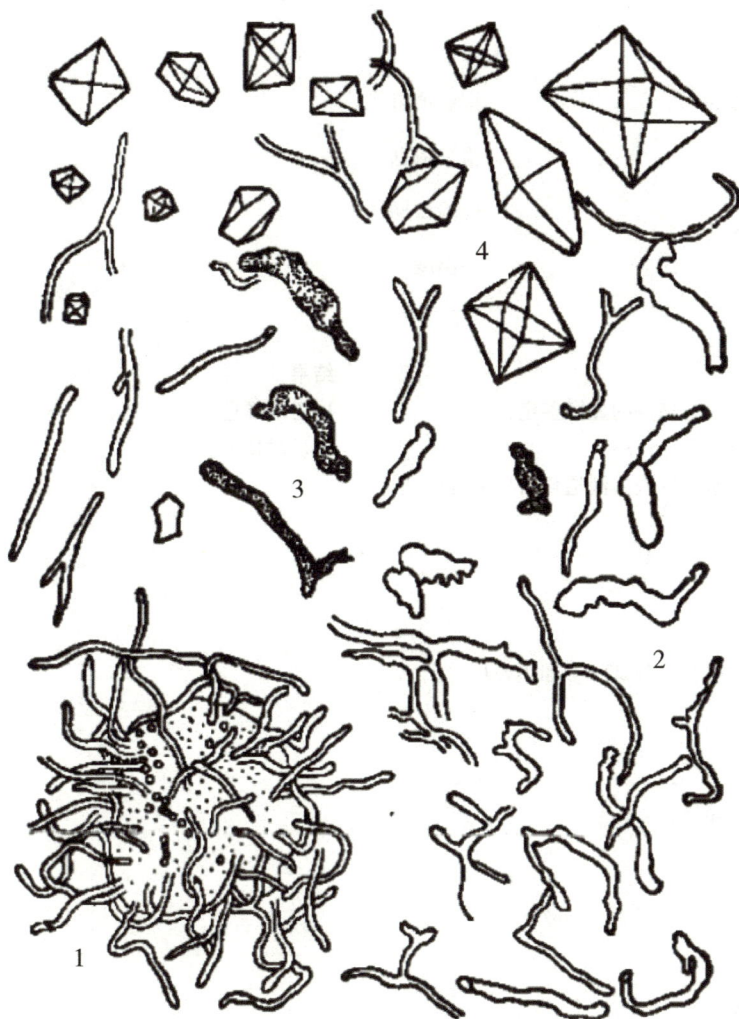

1.菌丝团　2.无色菌丝　3.棕色菌丝　4.草酸钙方晶

图 22-1　猪苓粉末图

任务实施

表 22-1 《猪苓显微鉴定》学习任务单

班级		姓名		学号		成绩				

品名	猪苓		检验项目						
批号			检验依据						
规格			检验日期						
有效期			温度			℃	湿度		%
生产单位			显微镜			型号：		编号：	

检验方法：
依据现行《中国药典》猪苓的显微鉴定：

一、粉末显微观察

1. 取本品少许，用水合氯醛试液透化后加稀甘油装片

2. 取本品少许，用水合氯醛试液不加热装片

3. 取本品少许，用水或稀甘油装片

二、横切显微观察

徒手切猪苓药材横切薄片，装片置于显微镜下观察

结果：

1. 粉末颜色

2. 显微特征及绘图

3. 横切图

结论：本品按检验上述项目，结果□符合规定□不符合规定。

操作者：		复核者：	

02

任务二　茯苓显微鉴定

学习目标

❶ 知识目标

（1）掌握：茯苓的粉末显微特征。

（2）熟悉：显微镜使用的注意事项。

❷ 能力目标

（1）能够运用显微制片技术与显微镜，对茯苓粉末进行鉴定。

（2）对所学知识进行融会贯通，构建职业岗位能力。

❸ 素质目标

（1）逐步培养学生依法鉴定的意识。

（2）逐步培养学生树立认真、严谨、耐心、实事求是的工作态度。

（3）逐步培养学生观察、总结、归纳的能力，锻炼语言表达及与人沟通的能力。

知识基础

　　茯苓粉末　粉末灰白色。不规则颗粒状团块和分枝状团块无色，遇水合氯醛液渐溶化。菌丝无色或淡棕色，细长，稍弯曲，有分枝，直径 3 ～ 8μm，少数至 16μm。见图 22-2。

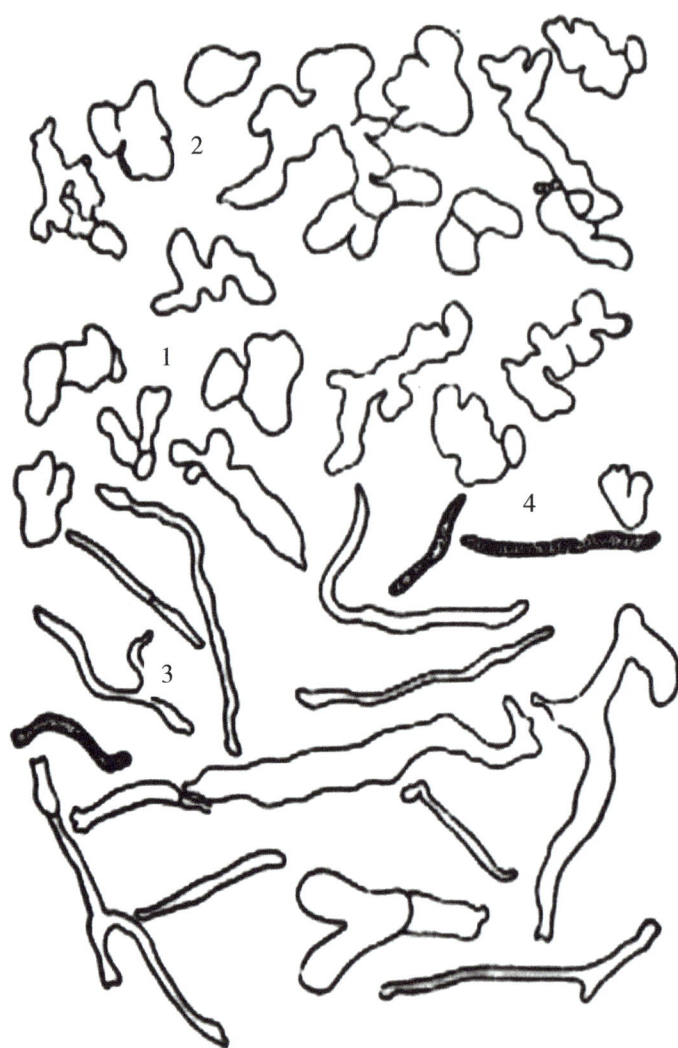

1.分枝状团块　2.颗粒状团块　3.无色菌丝　4.棕色菌丝

图22-2　茯苓粉末图

任务实施

表 22-2 《茯苓显微鉴定》学习任务单

班级		姓名	学号		成绩			

品名	茯苓		检验项目				
批号			检验依据				
规格			检验日期				
有效期			温度		℃	湿度	%
生产单位			显微镜	型号：		编号：	

检验方法：
依据现行《中国药典》茯苓的显微鉴定：
粉末显微观察
1.取本品少许，用水合氯醛试液透化后加稀甘油装片

2.取本品少许，用水合氯醛试液不加热装片

3.取本品少许，用水或稀甘油装片

结果：
1.粉末颜色
2.显微特征及绘图

结论：本品按检验上述项目，结果□符合规定□不符合规定。

操作者： 复核者：

项目二十三　动物类中药显微鉴定

扫一扫，
查阅本项目数字资源

　　动物类中药的组织鉴别，首先，应根据组织特征分为肌肉组织、骨组织、皮肤、毛（发）、角、节肢动物的体壁。其次，应根据肌肉组织形态的不同，分为横纹肌、平滑肌及心肌三大类，动物药中以横纹肌为多；骨组织中骨可分为密质骨与骨松质两种；皮肤由表皮、真皮和皮下组织组成；毛（发）是哺乳动物特有的表皮角质化合物，包括毛尖、毛干、毛根三部分；角为皮肤的衍生物，由头部表皮或真皮骨化形成或两者组合而成；节肢动物的体壁的特点之一是体被厚而坚硬的几丁体壁。

　　动物类中药的粉末鉴别，应重点观察肌纤维、骨、皮肤、毛发、色素颗粒等。

01

任务一　全蝎显微鉴定

学习目标

❶ 知识目标

（1）掌握：全蝎的粉末显微特征。

（2）熟悉：显微镜使用的注意事项。

❷ 能力目标

（1）能够运用显微制片技术与显微镜，对全蝎粉末进行鉴定。

（2）对所学知识进行融会贯通，构建职业岗位能力。

❸ 素质目标

（1）逐步培养学生依法鉴定的意识。

（2）逐步培养学生树立认真、严谨、耐心、实事求是的工作态度。

（3）逐步培养学生观察、总结、归纳的能力，锻炼语言表达及与人沟通的能力。

知识基础

全蝎粉末　粉末黄棕色或淡棕色。体壁碎片外表皮表面观呈多角形网格样纹理，表面密布细小颗粒，可见毛窝、细小圆孔和淡棕色或近无色的瘤状突起；内表皮无色，有横向条纹，内、外表皮纵贯较多长短不一的微细孔道。刚毛红棕色，多碎断，先端锐尖或钝圆，具纵直纹理，髓腔细窄。横纹肌纤维多碎断，明带较暗带宽，明带中有一线，暗带有致密的短纵纹理。见图23-1。

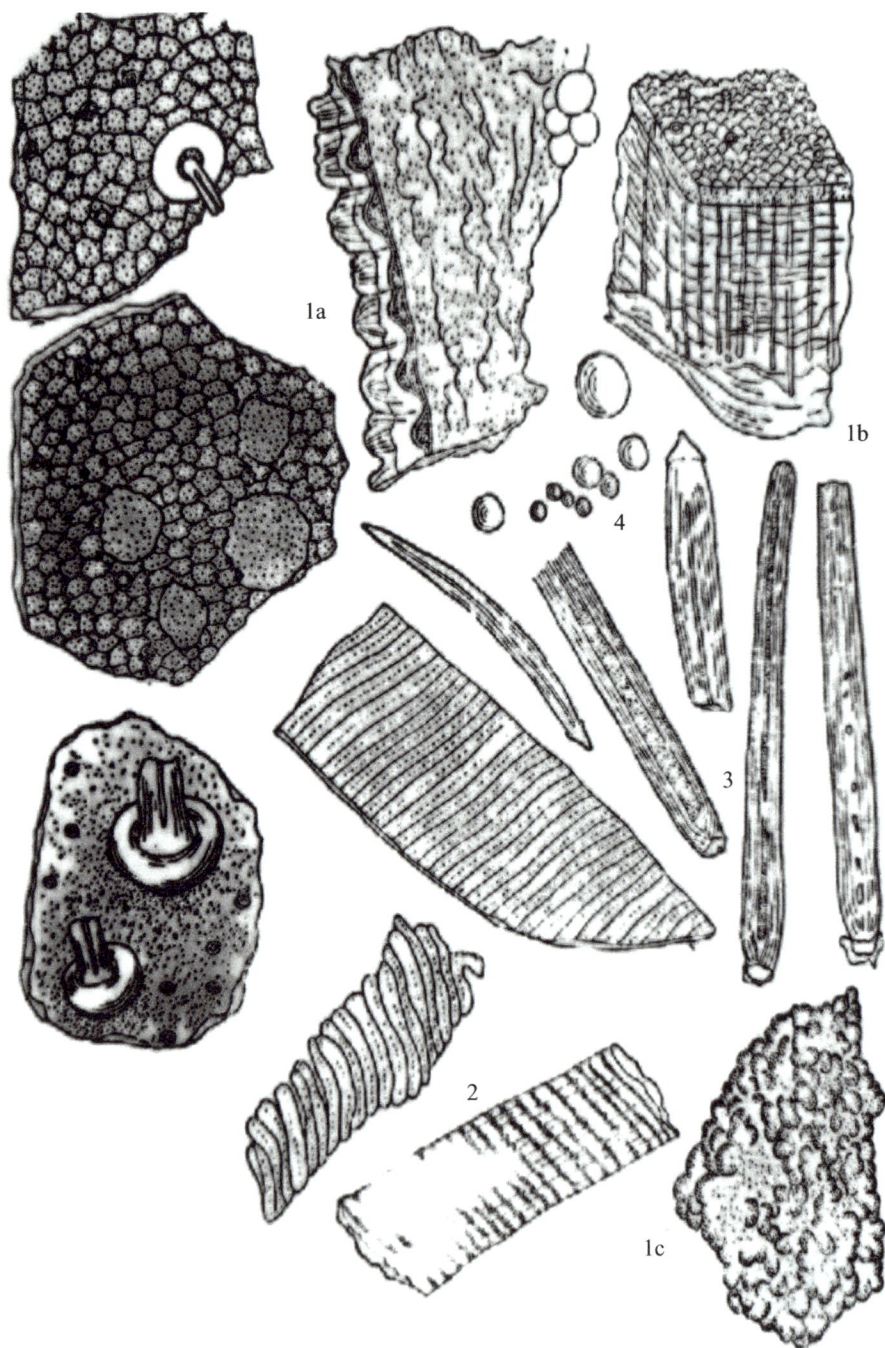

1.体壁碎片（a 外表皮表面观　b 断面　c 未骨化外表皮）

2.横纹肌纤维　3.刚毛　4.脂肪油滴

图 23-1　全蝎（东亚钳蝎）粉末图

任务实施

表 23-1 《全蝎显微鉴定》学习任务单

班级		姓名		学号		成绩			

品名	全蝎		检验项目				
批号			检验依据				
规格			检验日期				
有效期			温度		℃	湿度	%
生产单位			显微镜		型号：	编号：	

检验方法：
依据现行《中国药典》全蝎的显微鉴定：

粉末显微观察

1. 取本品少许，用水合氯醛试液透化后加稀甘油装片

2. 取本品少许，用水合氯醛试液不加热装片

3. 取本品少许，用水或稀甘油装片

结果：

1. 粉末颜色

2. 显微特征及绘图

结论：本品按检验上述项目，结果□符合规定□不符合规定。

操作者：　　　　　　　　　　　复核者：

02

任务二　珍珠显微鉴定

学习目标

❶ 知识目标

（1）掌握：珍珠的粉末显微特征。

（2）熟悉：显微镜使用的注意事项。

❷ 能力目标

（1）能够运用显微制片技术与显微镜，对珍珠粉末进行鉴定。

（2）对所学知识进行融会贯通，构建职业岗位能力。

❸ 素质目标

（1）逐步培养学生依法鉴定的意识。

（2）逐步培养学生树立认真、严谨、耐心、实事求是的工作态度。

（3）逐步培养学生观察、总结、归纳的能力，锻炼语言表达及与人沟通的能力。

知识基础

　　珍珠粉末　粉末类白色。呈不规则碎块，半透明，具彩虹样光泽。表面显颗粒性，由数至十数薄层重叠，片层结构排列紧密，可见致密的成层线条或极细密的微波状纹理。见图 23-2。

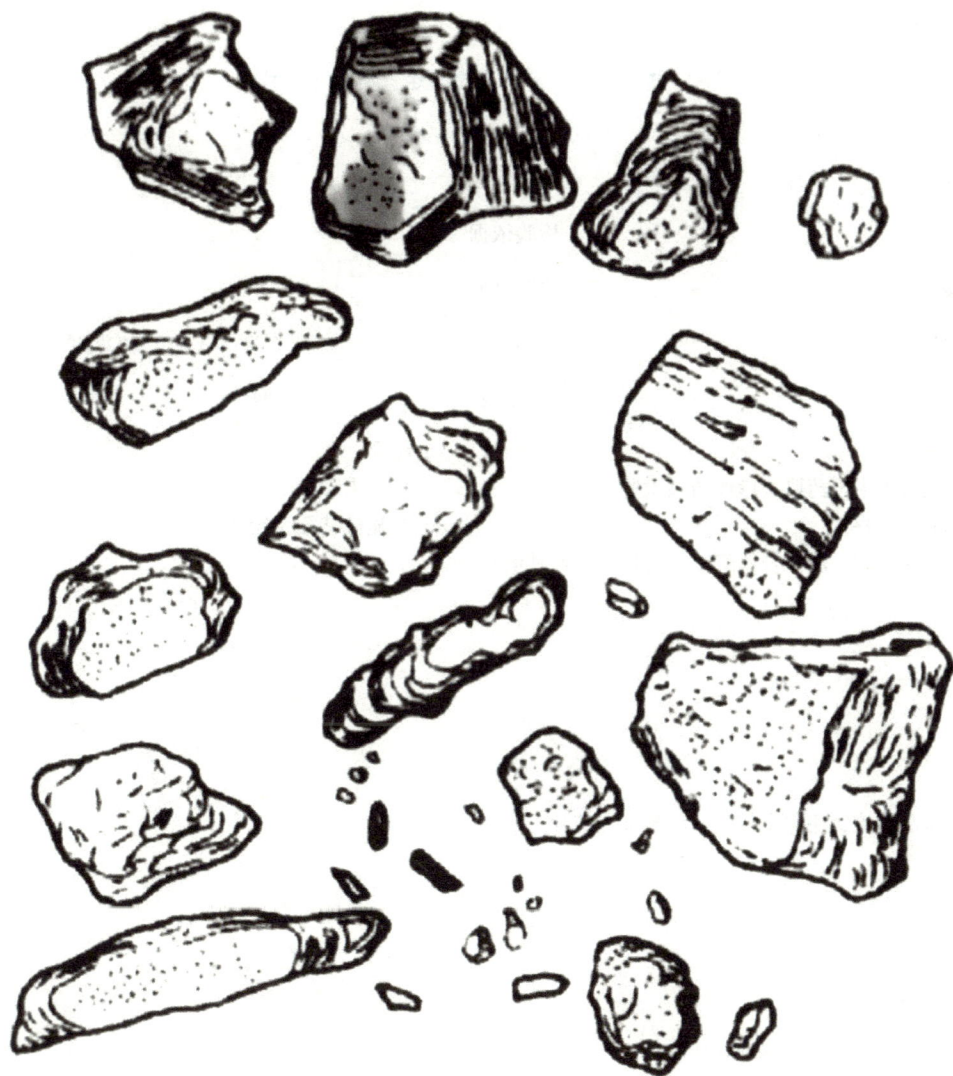

图 23-2 珍珠粉末图

任务实施

表23-2 《珍珠显微鉴定》学习任务单

班级		姓名		学号		成绩				

品名	珍珠	检验项目					
批号		检验依据					
规格		检验日期					
有效期		温度		℃	湿度		%
生产单位		显微镜		型号：		编号：	

检验方法：	结果：
依据现行《中国药典》珍珠的显微鉴定： **粉末显微观察** 1.取本品少许，用水合氯醛试液透化后加稀甘油装片 2.取本品少许，用水合氯醛试液不加热装片 3.取本品少许，用水或稀甘油装片	1.粉末颜色 2.显微特征及绘图

结论：本品按检验上述项目，结果□符合规定□不符合规定。

操作者：	复核者：

项目二十四　矿物类中药显微鉴定

扫一扫，
查阅本项目数字资源

　　矿物类中药的组织鉴别，除龙骨等少数化石类药材外，一般无植（动）物性显微特征。矿物的显微鉴定适用于矿物的磨片、细粒集合体的矿物及矿物粉末。透明的矿物利用透射偏光显微镜，不透明的矿物利用反射偏光显微镜。主要注意晶体的大小、直径或长径；晶形的棱角、锐角或钝角；色泽、透明度、表面纹理及方向、光洁度；偏光显微镜下的特征。

任务 石膏显微鉴定

学习目标

❶ 知识目标

（1）掌握：石膏的粉末显微特征。

（2）熟悉：显微镜使用的注意事项。

❷ 能力目标

（1）能够运用显微制片技术与显微镜，对石膏粉末进行鉴定。

（2）对所学知识进行融会贯通，构建职业岗位能力。

❸ 素质目标

（1）逐步培养学生依法鉴定的意识。

（2）逐步培养学生树立认真、严谨、耐心、实事求是的工作态度。

（3）逐步培养学生观察、总结、归纳的能力，锻炼语言表达及与人沟通的能力。

知识基础

　　石膏粉末　粉末白色、灰白色或淡黄色。不定形晶体：较大，极多，白色半透明，呈不规则块状，边缘不规则，多层重叠。近方形晶体：不规则方形，长方形，表面光滑或可见斜顺纹，边缘不整齐或有棱角。其余可见颗粒状晶体。

任务实施

表 24-1 《石膏显微鉴定》学习任务单

班级		姓名		学号		成绩			

品名	石膏		检验项目			
批号			检验依据			
规格			检验日期			
有效期			温度		℃	湿度	%
生产单位			显微镜		型号：	编号：

检验方法：
依据现行《中国药典》石膏的显微鉴定：
粉末显微观察
1.取本品少许，用水合氯醛试液透化后加稀甘油装片

2.取本品少许，用水合氯醛试液不加热装片

3.取本品少许，用水或稀甘油装片

结果：
1.粉末颜色
2.显微特征及绘图

结论：本品按检验上述项目，结果□符合规定□不符合规定。

操作者：	复核者：

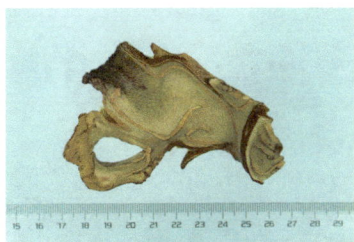

彩图 4-1

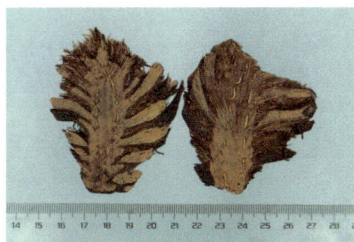

彩图 4-2

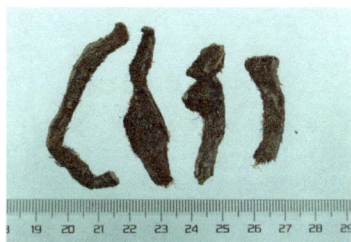

彩图 4-3

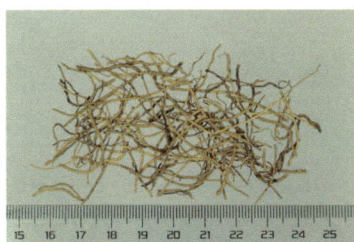

彩图 4-4

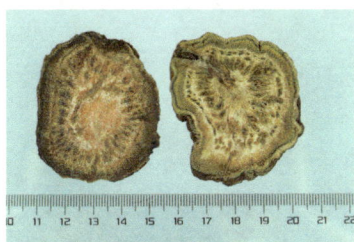

彩图 4-5

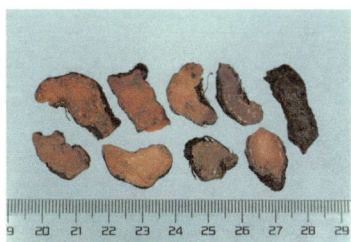

彩图 4-6

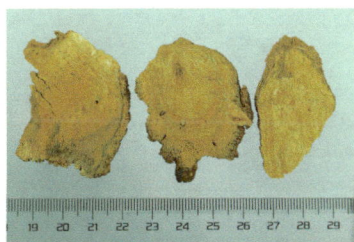

彩图 4-7

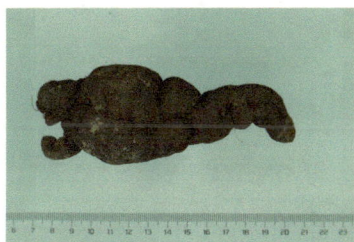

彩图 4-8

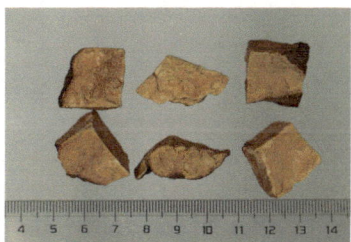

彩图 4-9

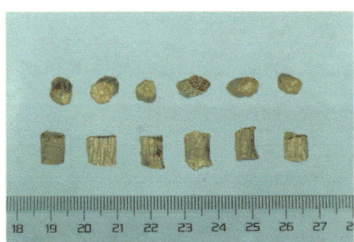

彩图 4-10

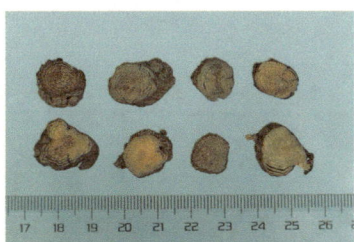

彩图 4-11

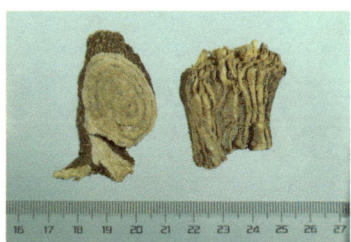

彩图 4-12

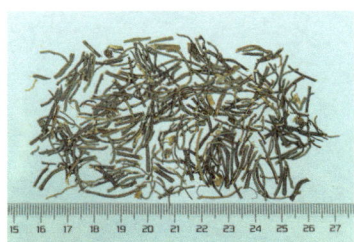

彩图 4-13

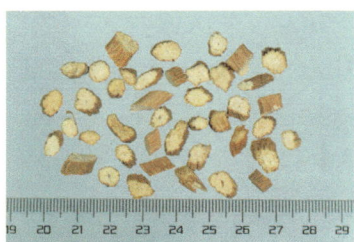

彩图 4-14

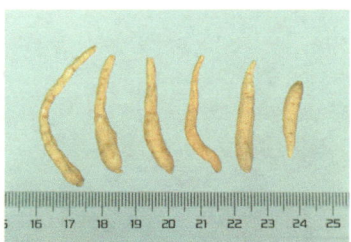

彩图 4-15

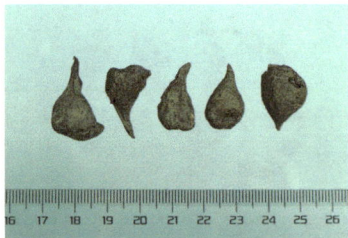
彩图 4-16

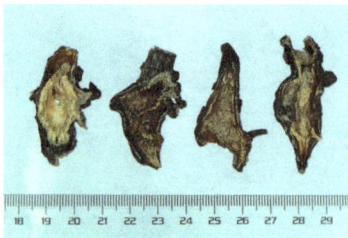
彩图 4-17

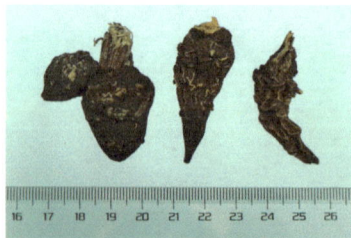
彩图 4-18

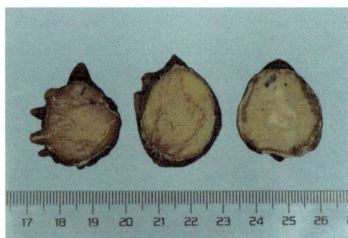
彩图 4-19

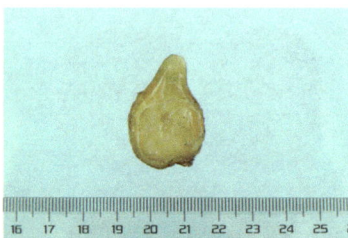
彩图 4-20

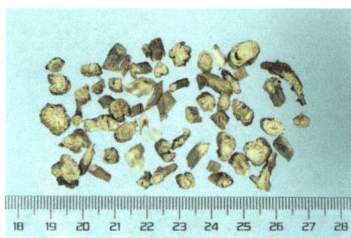
彩图 4-21

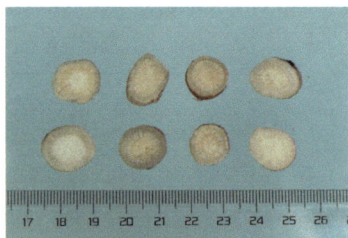
彩图 4-22

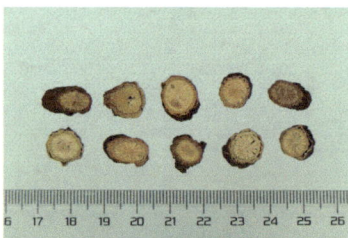
彩图 4-23

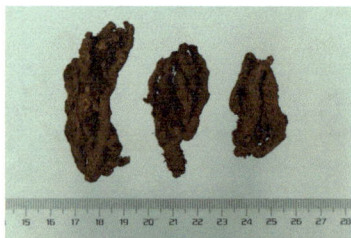
彩图 4-24

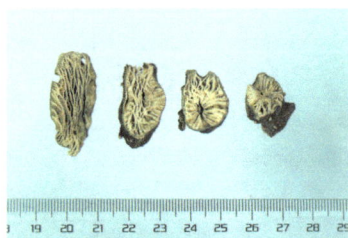
彩图 4-25

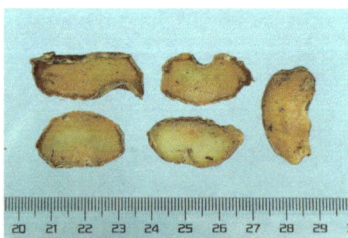
彩图 4-26

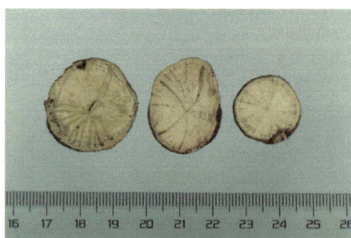
彩图 4-27

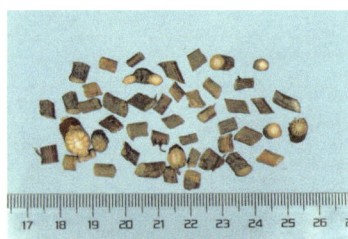
彩图 4-28

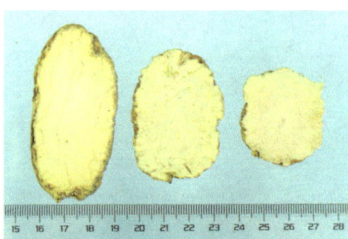
彩图 4-29

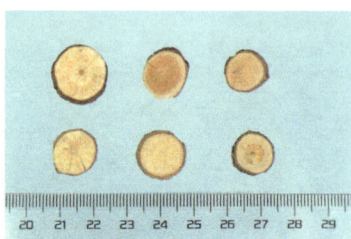
彩图 4-30

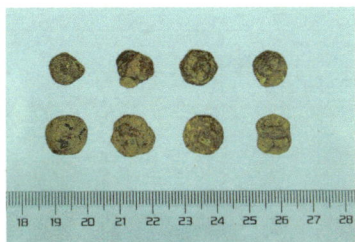

彩图 4-31

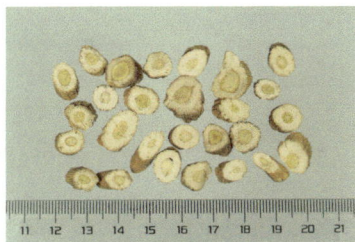

彩图 4-32

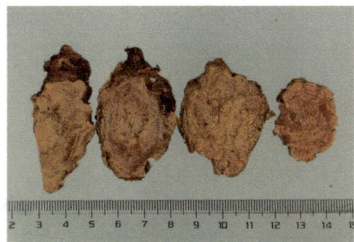

彩图 4-33

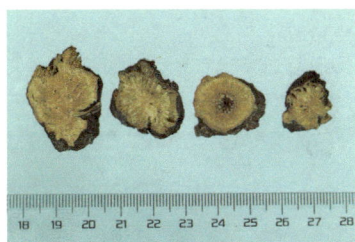

彩图 4-34

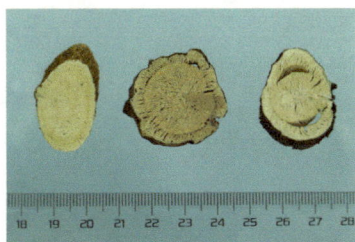

彩图 4-35

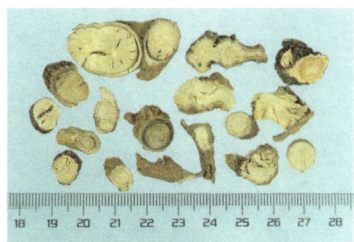

彩图 4-36

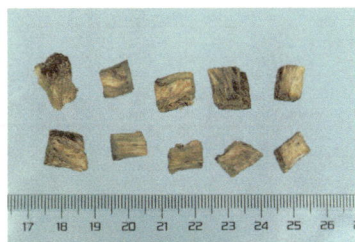

彩图 4-37

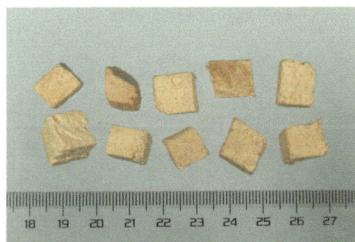

彩图 4-38

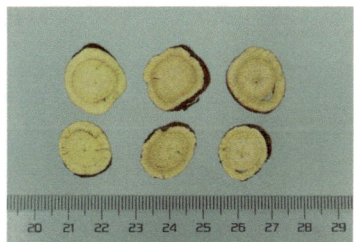

彩图 4-39

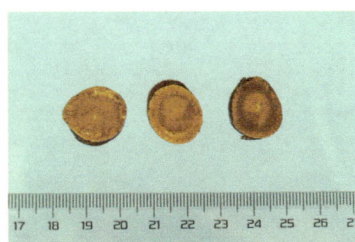

彩图 4-40

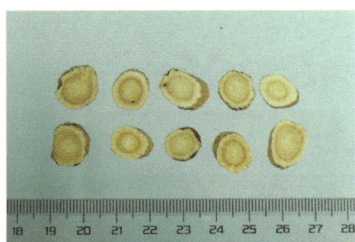

彩图 4-41

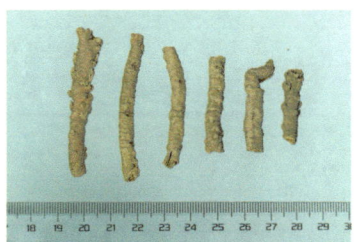

彩图 4-42

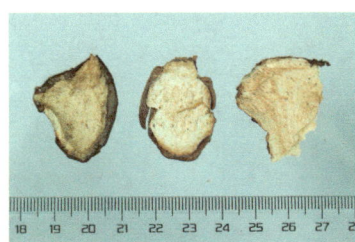

彩图 4-43

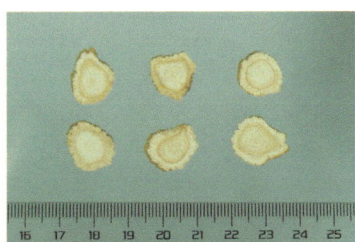

彩图 4-44

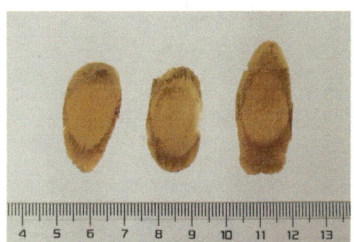

彩图 4-45

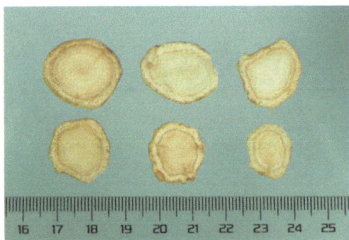

彩图 4-46

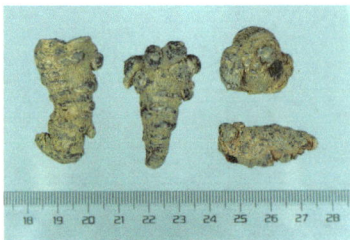

彩图 4-47

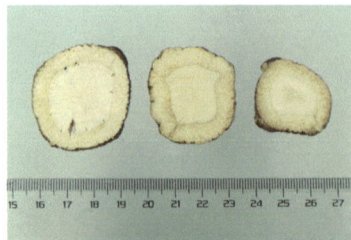

彩图 4-48

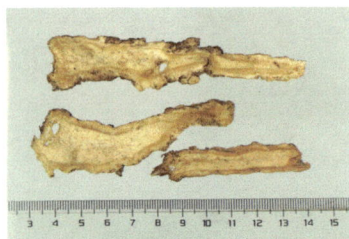

彩图 4-49

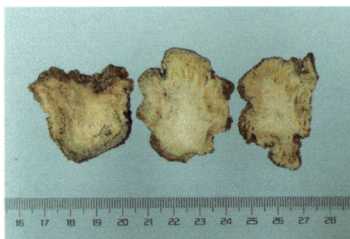

彩图 4-50

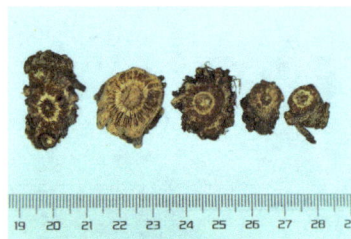

彩图 4-51

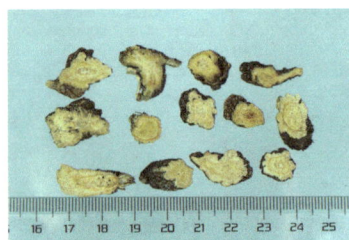

彩图 4-52

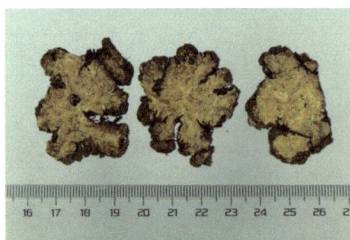

彩图 4-53

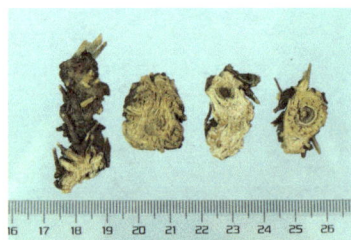

彩图 4-54

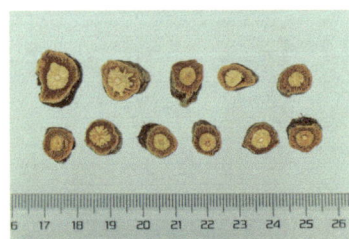

彩图 4-55

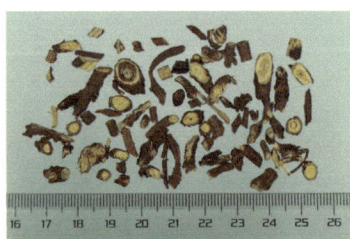

彩图 4-56

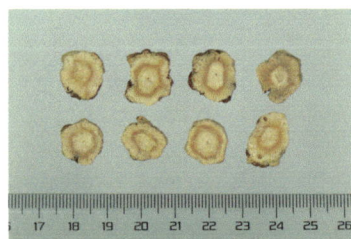

彩图 4-57

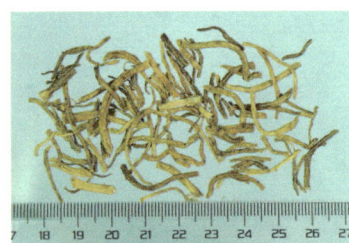

彩图 4-58

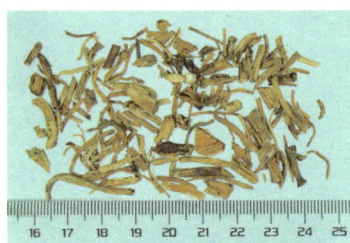

彩图 4-59

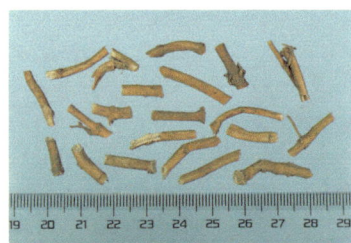

彩图 4-60

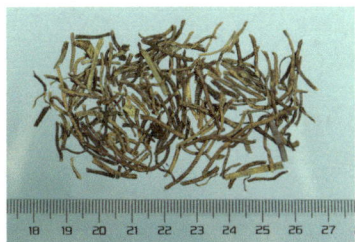
彩图 4-61

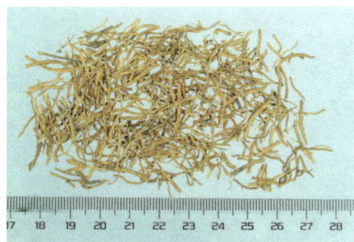
彩图 4-62

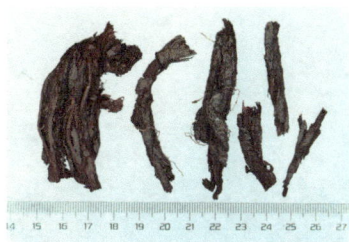
彩图 4-63

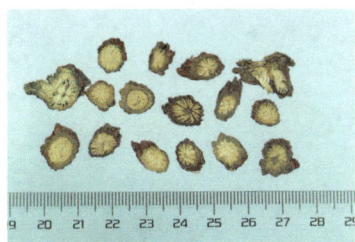
彩图 4-64

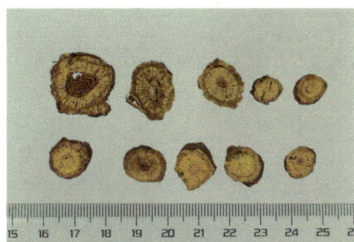
彩图 4-65

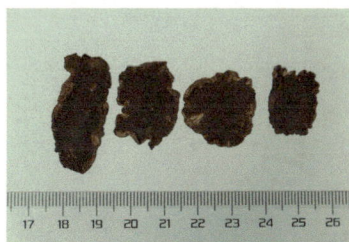
彩图 4-66

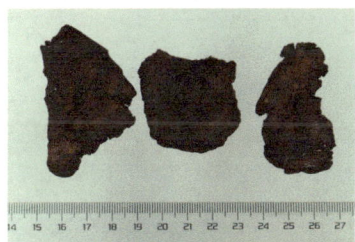
彩图 4-67

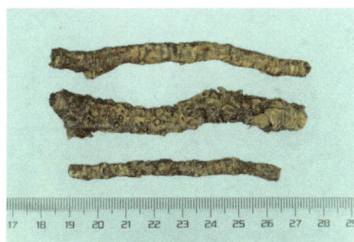
彩图 4-68

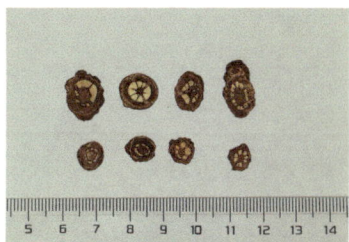
彩图 4-69

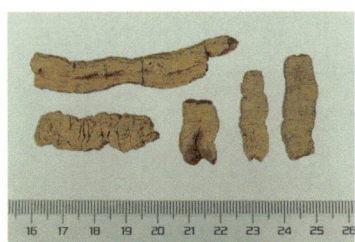
彩图 4-70

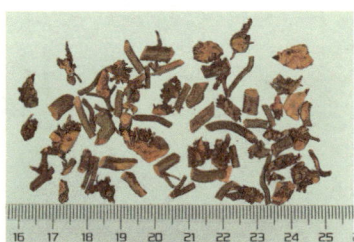
彩图 4-71

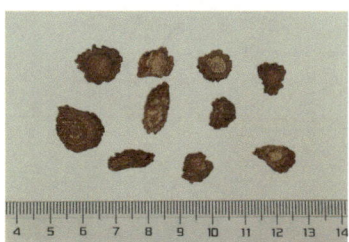
彩图 4-72

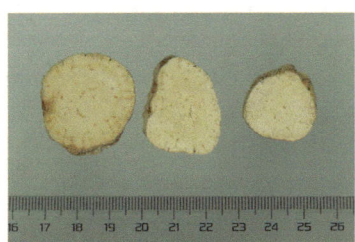
彩图 4-73

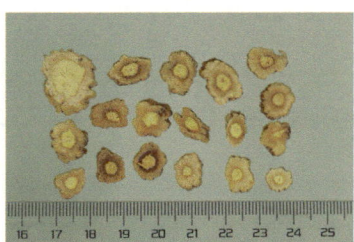
彩图 4-74

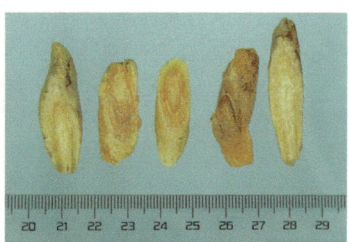
彩图 4-75

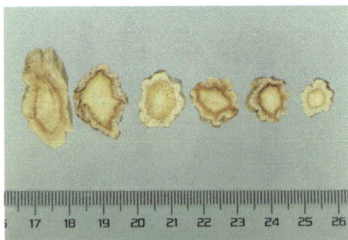

彩图 4-76

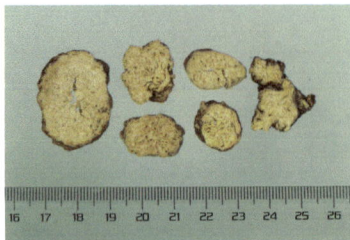

彩图 4-77

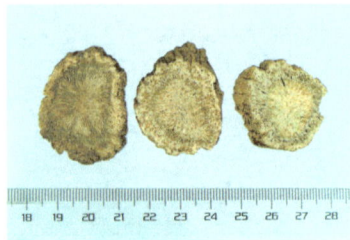

彩图 4-78

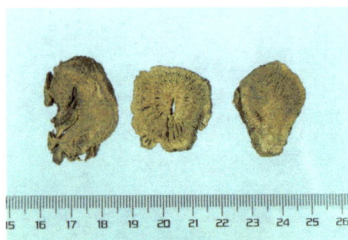

彩图 4-79

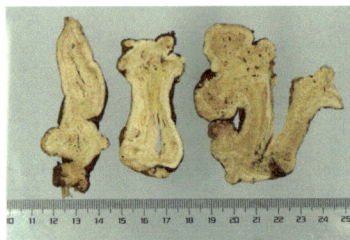

彩图 4-80

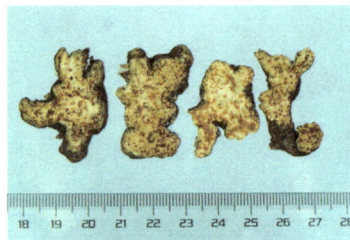

彩图 4-81

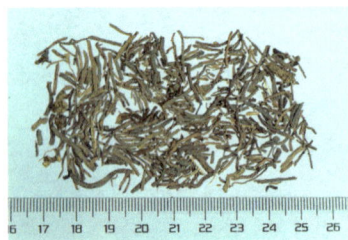

彩图 4-82

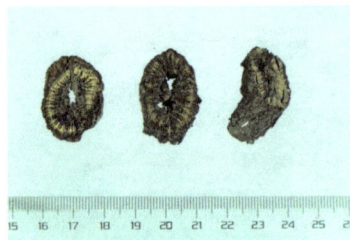

彩图 4-83

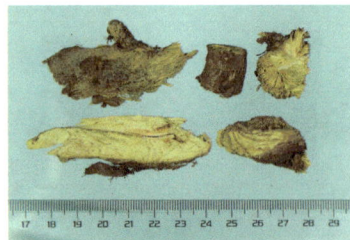

彩图 4-84

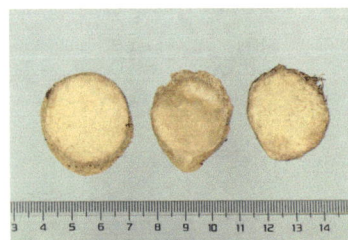

彩图 4-85

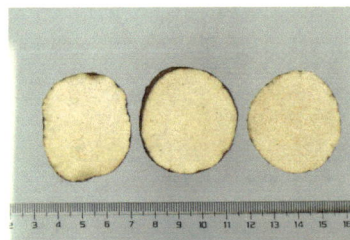

彩图 4-86

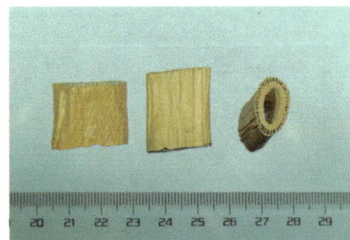

彩图 4-87

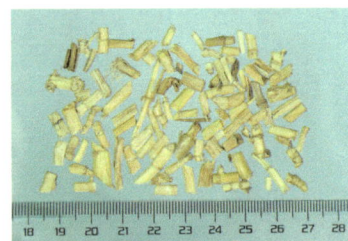

彩图 4-88

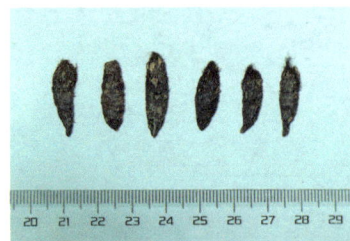

彩图 4-89

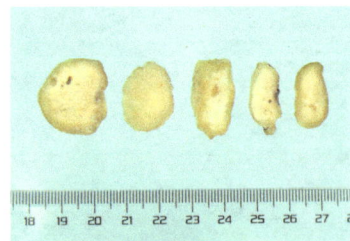

彩图 4-90

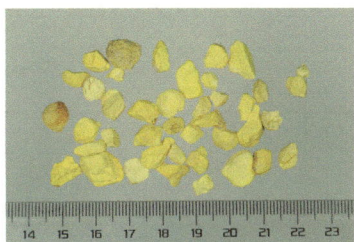

彩图 4-91

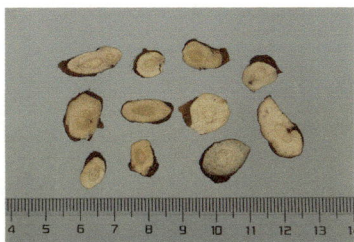

彩图 4-92

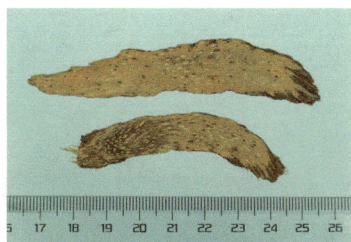

彩图 4-93

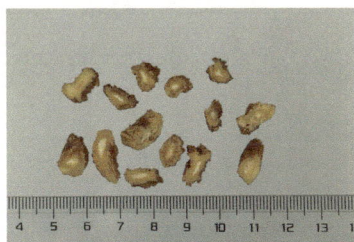

彩图 4-94

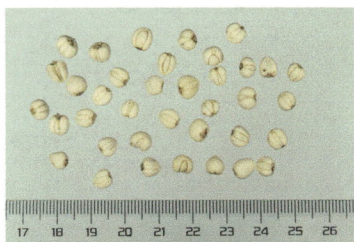

彩图 4-95

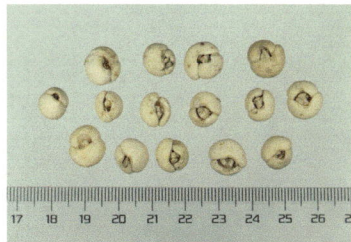

彩图 4-96

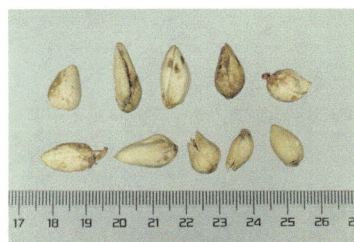

彩图 4-97

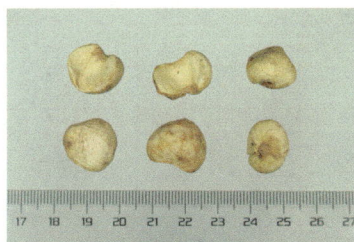

彩图 4-98

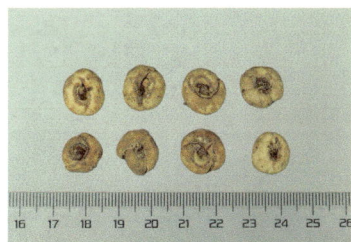

彩图 4-99

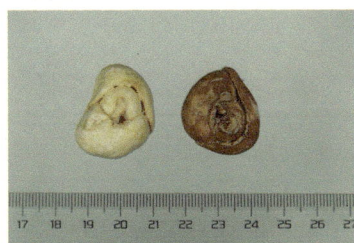

彩图 4-100

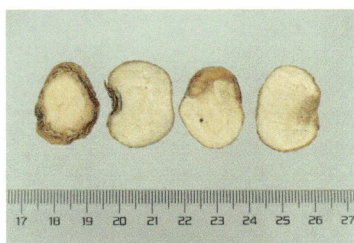

彩图 4-101

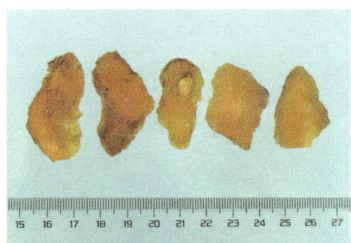

彩图 4-102

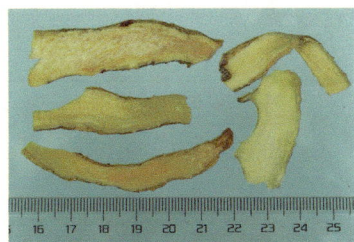

彩图 4-103

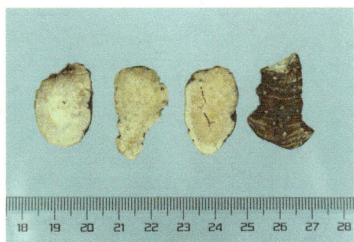

彩图 4-107

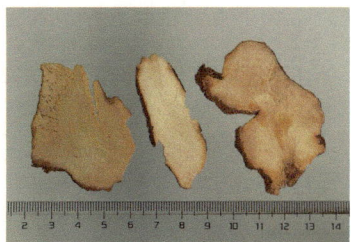

彩图 4-105

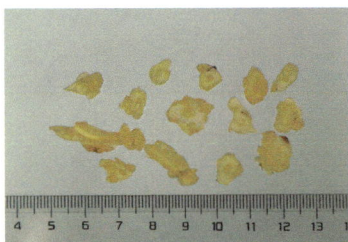

彩图 4-106

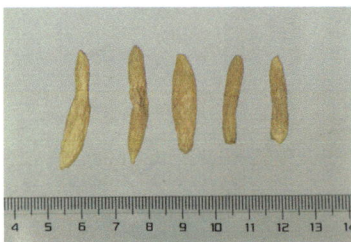

彩图 4-107

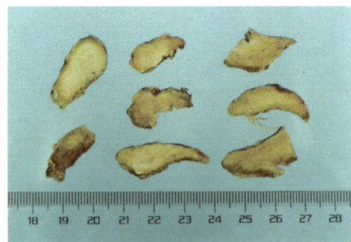

彩图 4-108

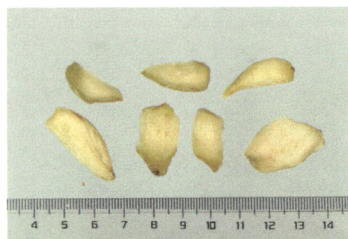

彩图 4-109

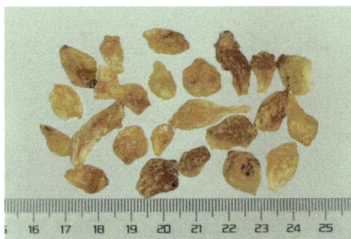

彩图 4-110

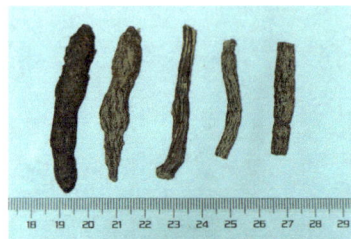

彩图 4-111

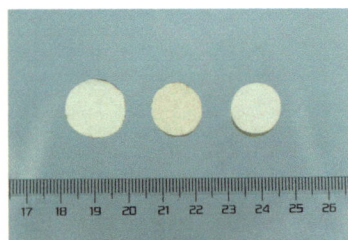

彩图 4-112

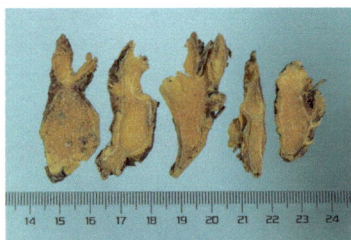

彩图 4-113

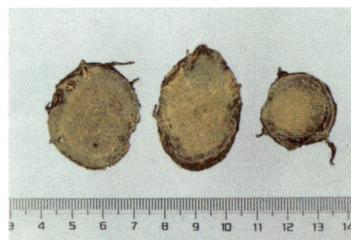

彩图 4-114

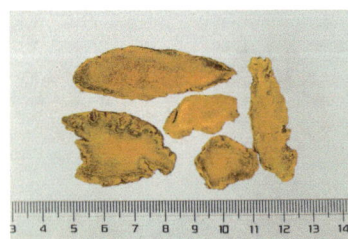

彩图 4-115

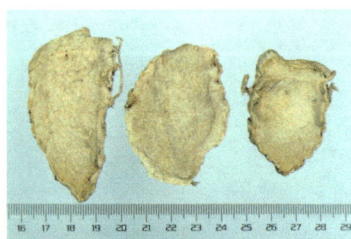

彩图 4-116

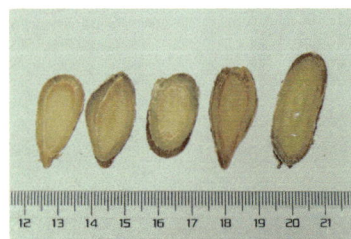

彩图 4-117

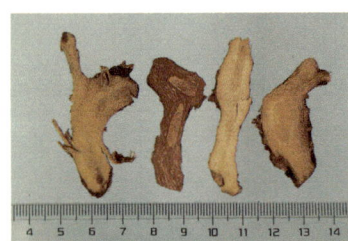

彩图 4-118

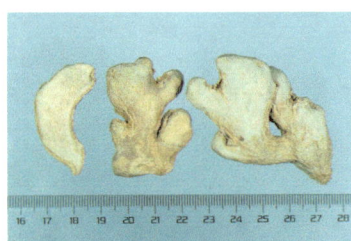

彩图 4-119

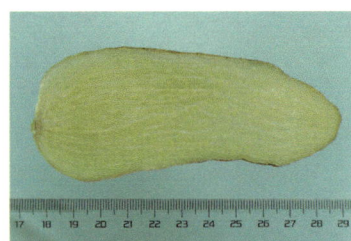

彩图 4-120

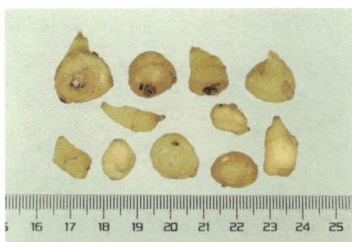

彩图 4-121

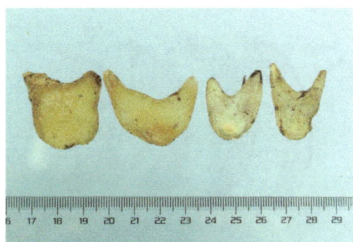

彩图 4-122

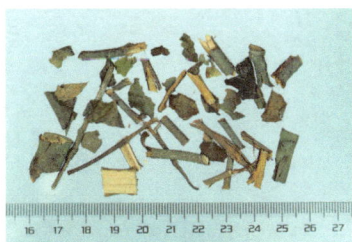

彩图 5-1

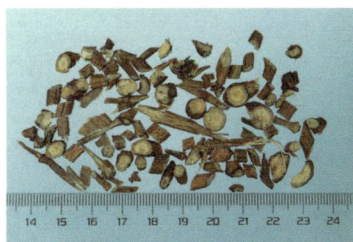

彩图 5-2

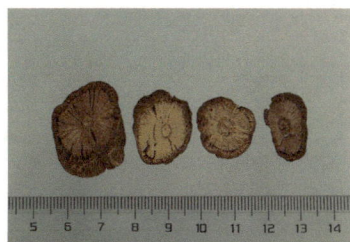

彩图 5-3

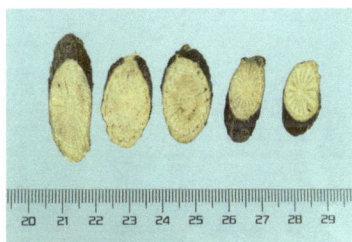

彩图 5-4

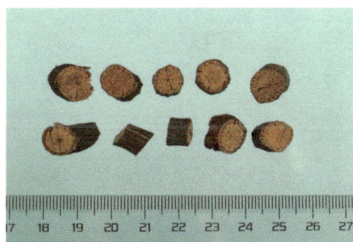

彩图 5-5

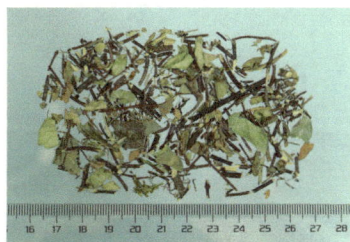

彩图 5-6

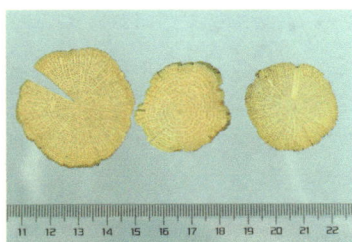

彩图 5-7

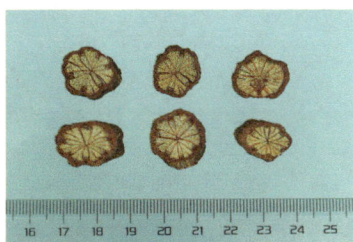

彩图 5-8

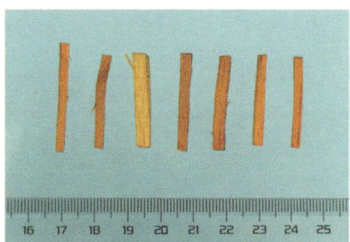

彩图 5-9

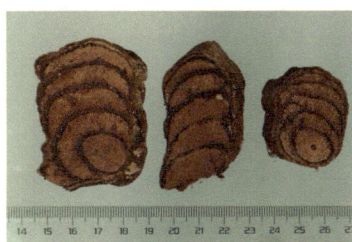

彩图 5-10

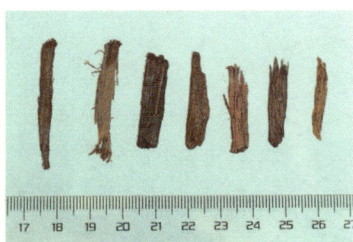

彩图 5-11

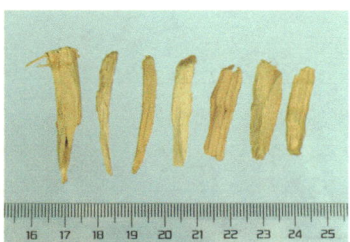

彩图 5-12

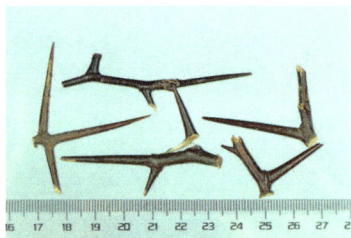

彩图 5-13

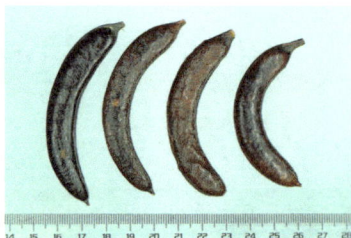

彩图 5-14

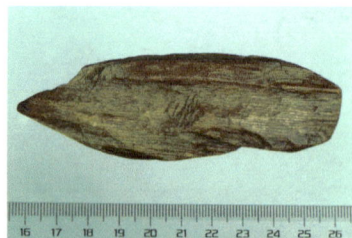

彩图 5-15

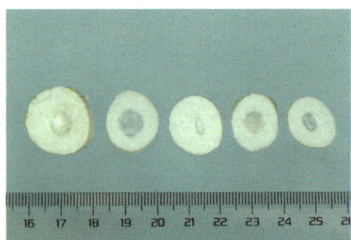

彩图 5-16

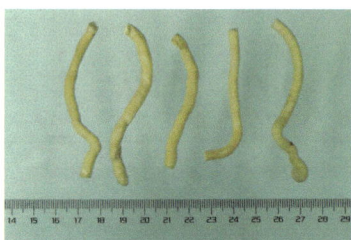

彩图 5-17

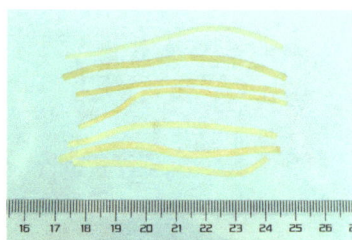

彩图 5-18

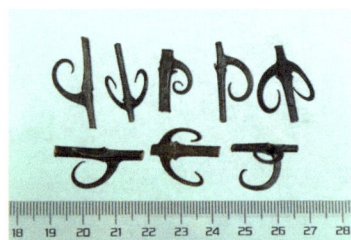

彩图 5-19

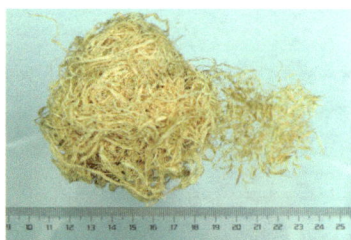

彩图 5-20

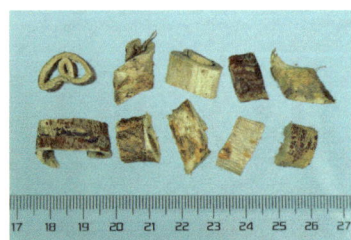

彩图 6-1

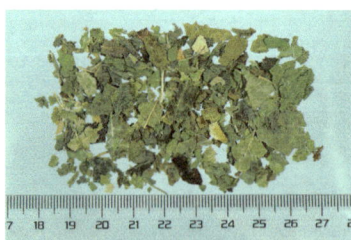

彩图 6-2

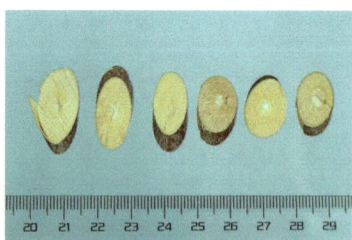

彩图 6-3

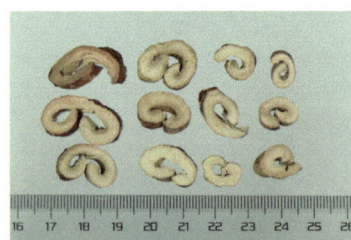

彩图 6-4

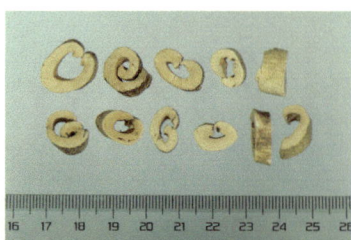

彩图 6-5

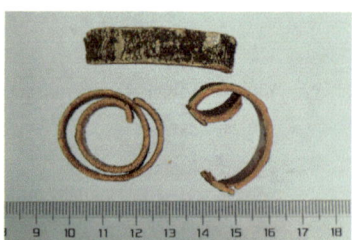

彩图 6-6

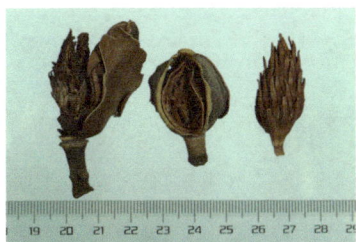

彩图 6-7

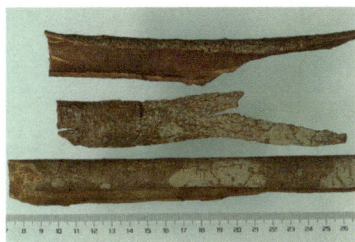

彩图 6-8

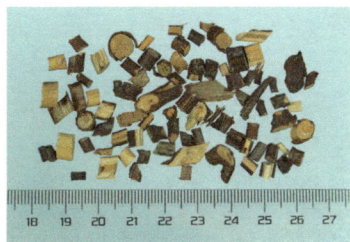

彩图 6-9

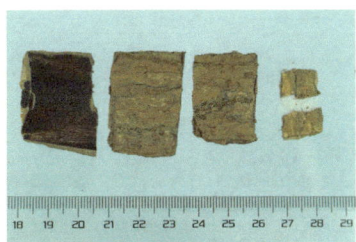

彩图 6-10

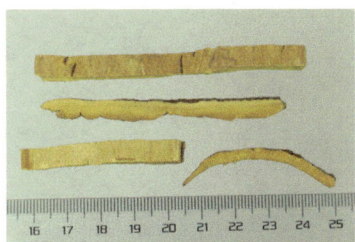

彩图 6-11

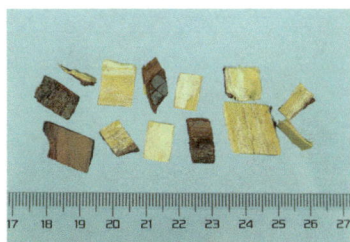

彩图 6-12

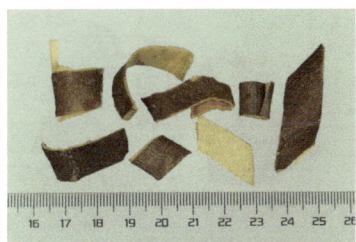

彩图 6-13

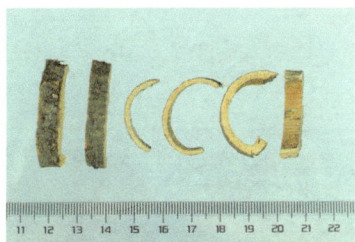

彩图 6-14

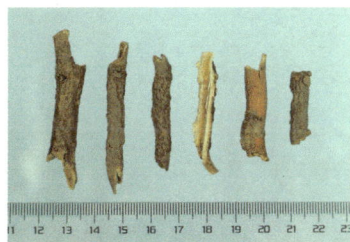

彩图 6-15

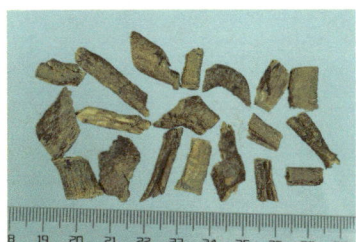

彩图 6-16

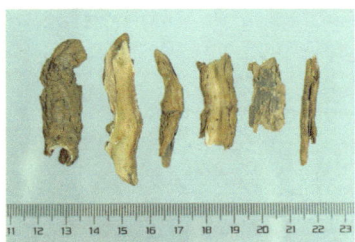

彩图 6-17

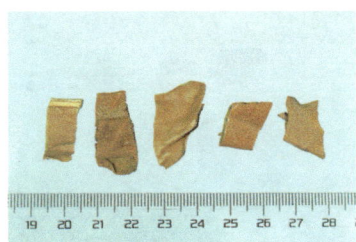

彩图 7-1

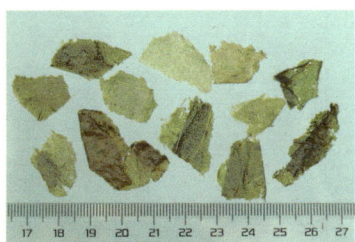

彩图 7-2

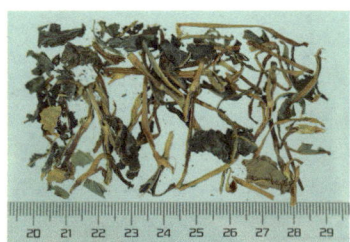

彩图 7-3

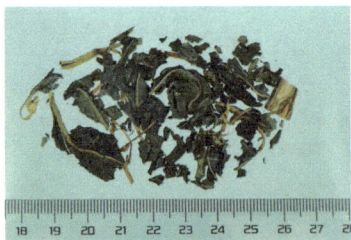

彩图 7-4

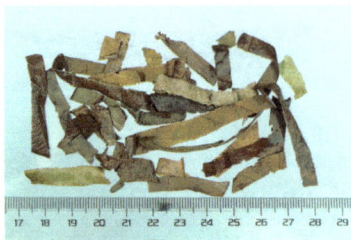

彩图 7-5

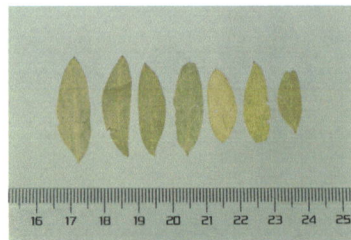

彩图 7-6

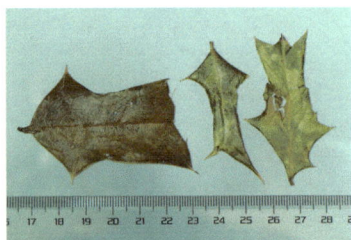

彩图 7-7

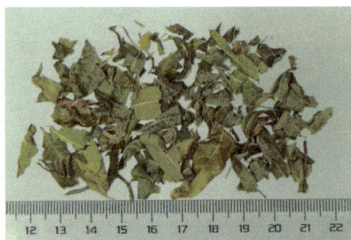

彩图 7-8

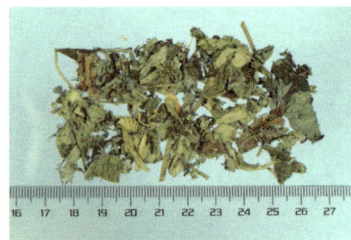

彩图 7-9

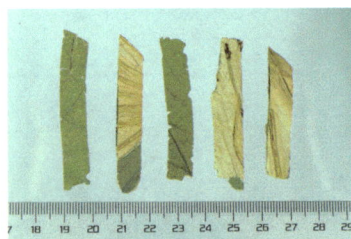

彩图 7-10

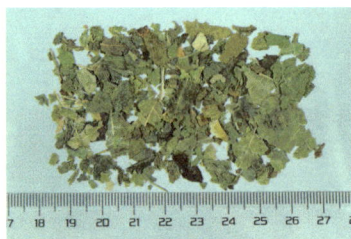

彩图 7-11

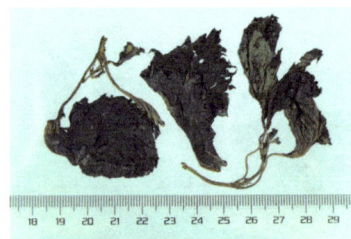

彩图 7-12

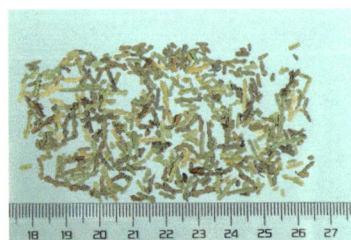

彩图 7-13

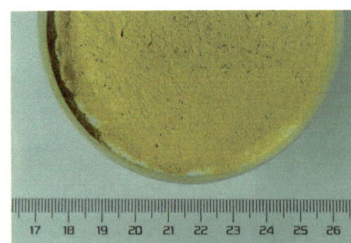

彩图 8-1

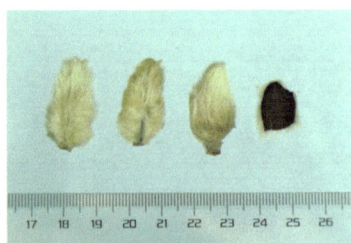

彩图 8-2

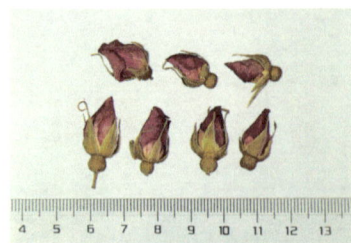

彩图 8-3

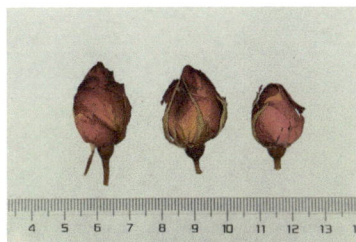

彩图 8-4

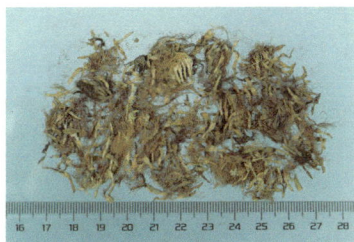

彩图 8-5

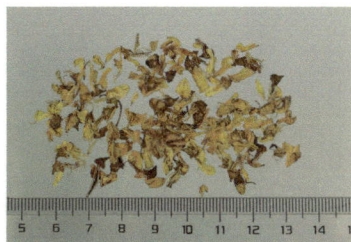

彩图 8-6

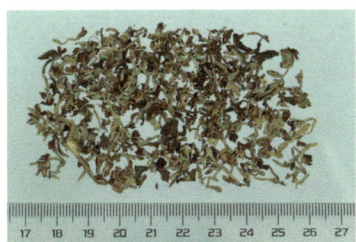

彩图 8-7

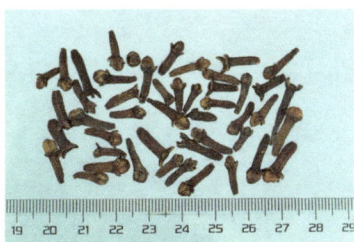

彩图 8-8

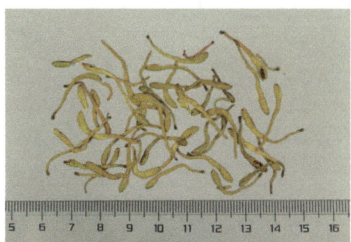

彩图 8-9

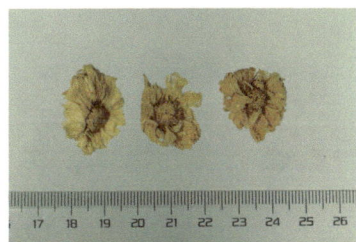

彩图 8-10

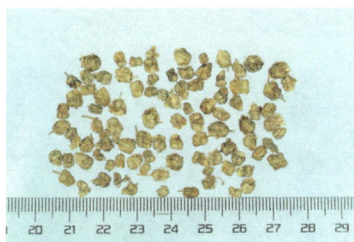

彩图 8-11

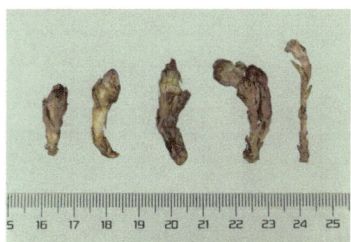

彩图 8-12

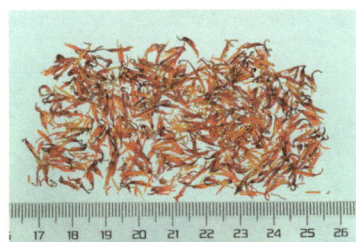

彩图 8-13

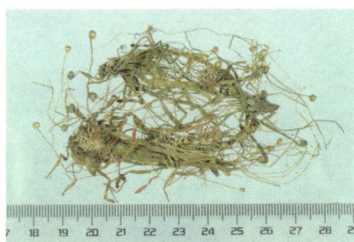

彩图 8-14

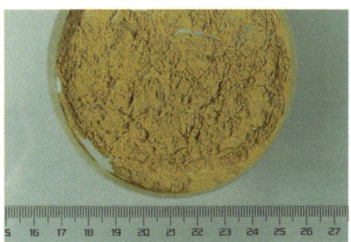

彩图 8-15

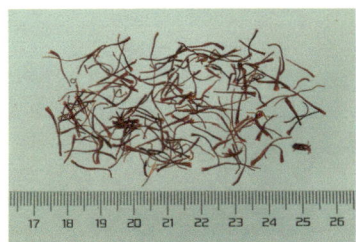

彩图 8-16

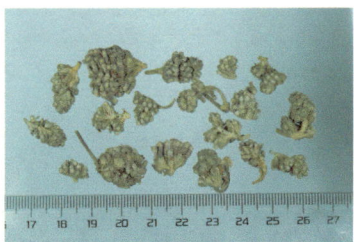

彩图 8-17

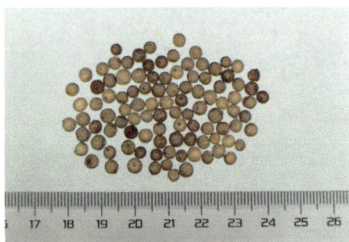

彩图 9-1

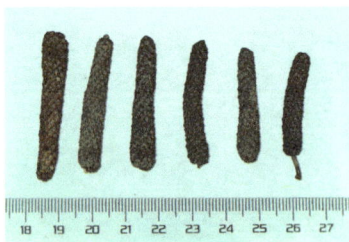

彩图 9-2

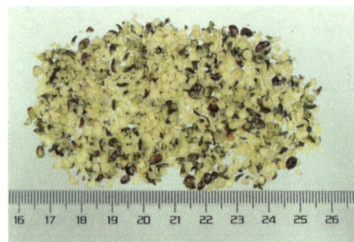

彩图 9-3

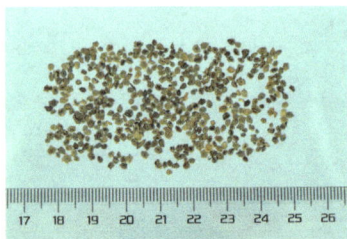

彩图 9-4

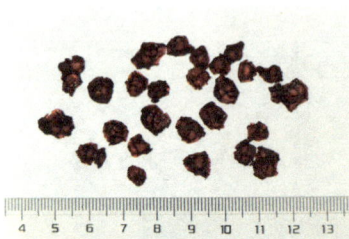

彩图 9-5

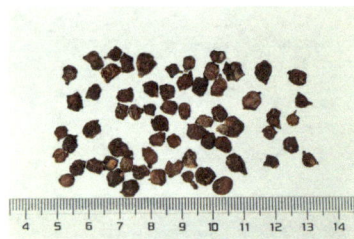

彩图 9-6

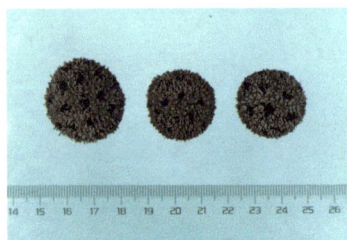

彩图 9-7

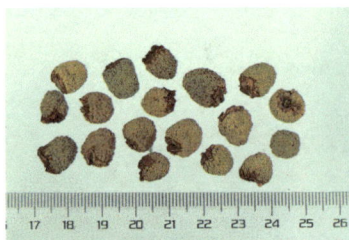

彩图 9-8

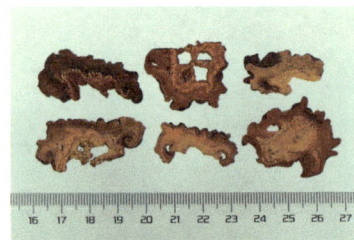

彩图 9-9

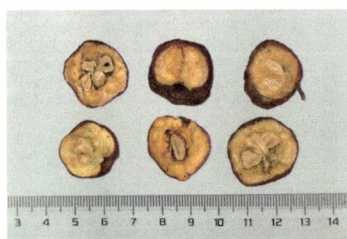

彩图 9-10

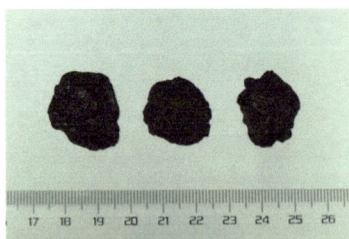

彩图 9-11

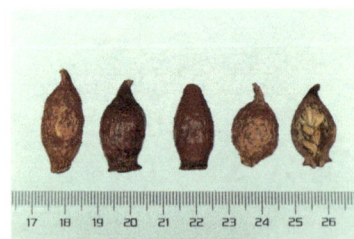

彩图 9-12

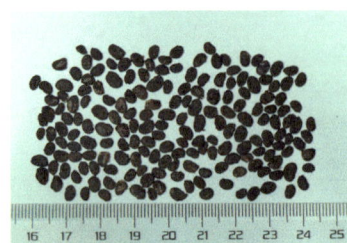

彩图 9-13

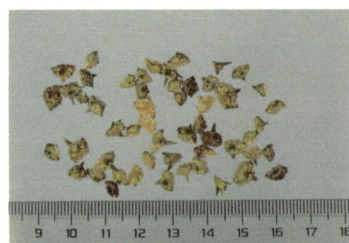

彩图 9-14

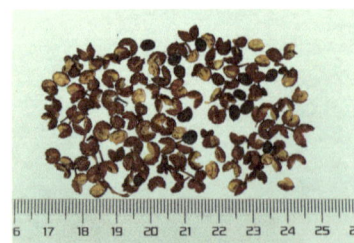

彩图 9-15

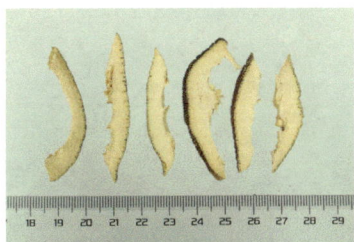

彩图 9-16

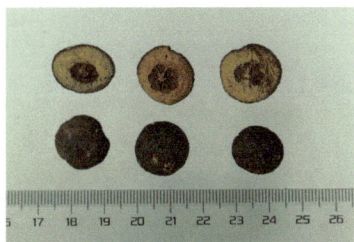

彩图 9-17

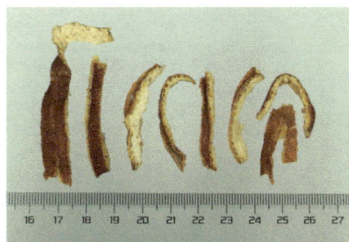

彩图 9-18

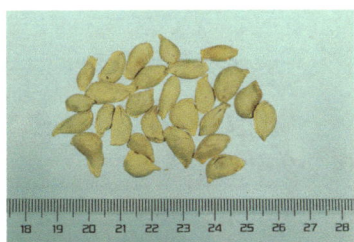

彩图 9-19

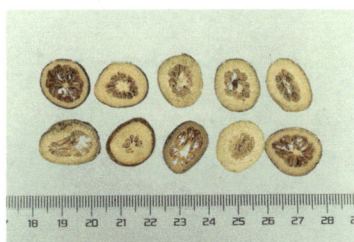

彩图 9-20

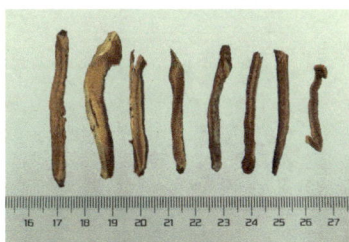

彩图 9-21

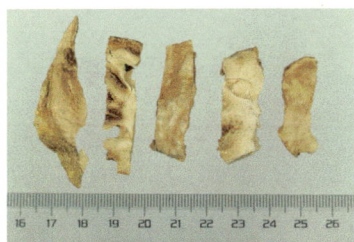

彩图 9-22

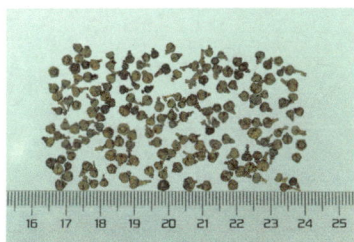

彩图 9-23

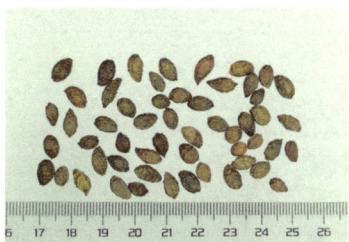

彩图 9-24

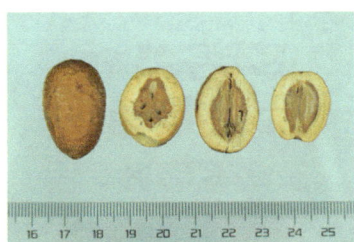

彩图 9-25

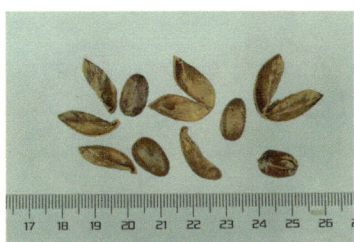

彩图 9-26

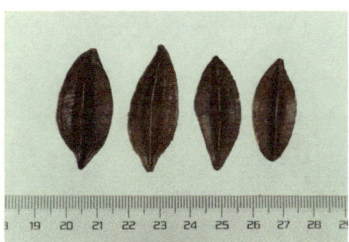

彩图 9-27

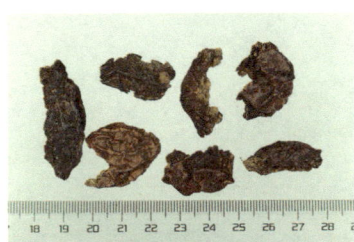

彩图 9-28

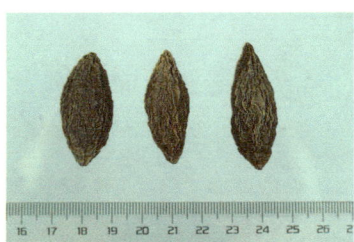

彩图 9-29

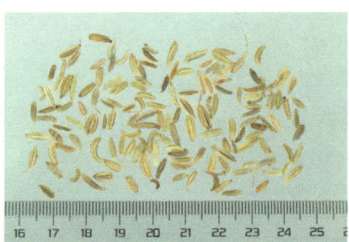

彩图 9-30

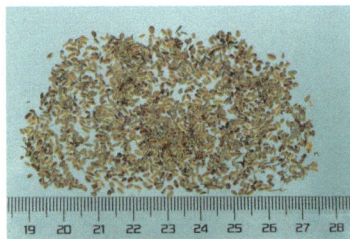

彩图 9-31

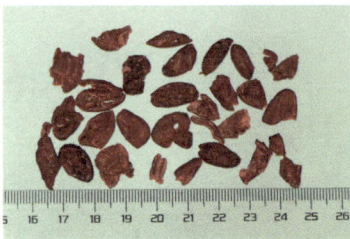

彩图 9-32

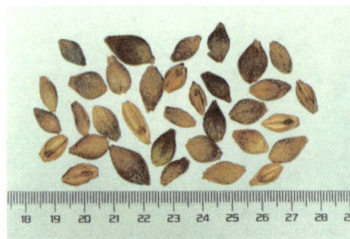

彩图 9-33

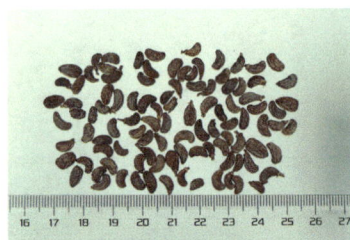

彩图 9-34

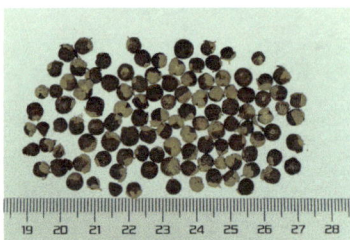

彩图 9-35

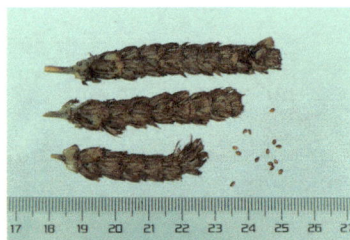

彩图 9-36

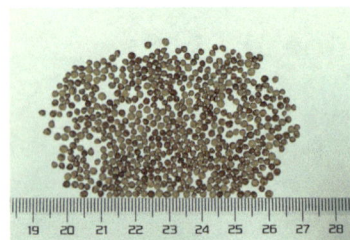

彩图 9-37

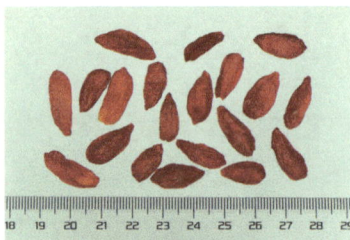

彩图 9-38

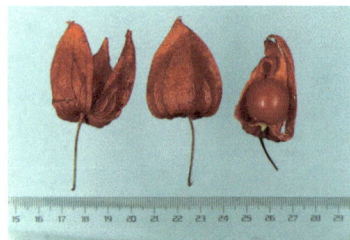

彩图 9-39

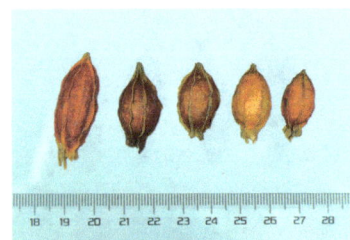

彩图 9-40

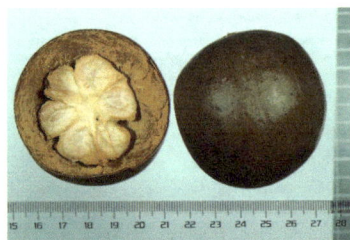

彩图 9-41

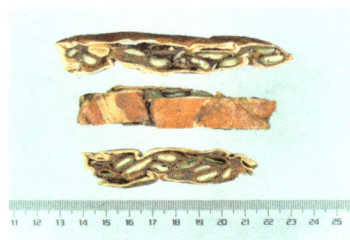

彩图 9-42

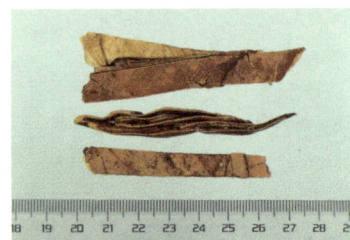

彩图 9-43

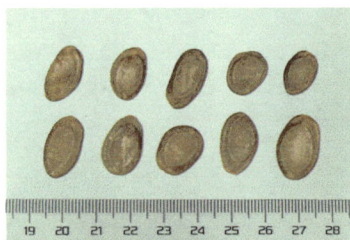

彩图 9-44

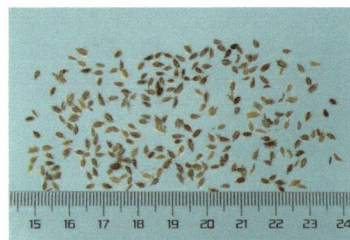

彩图 9-45

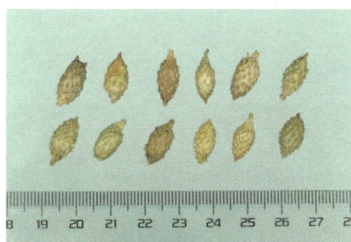

彩图 9-46

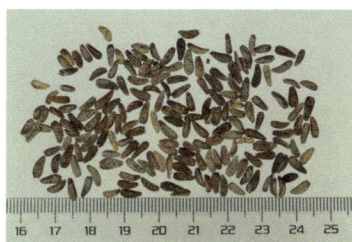

彩图 9-47

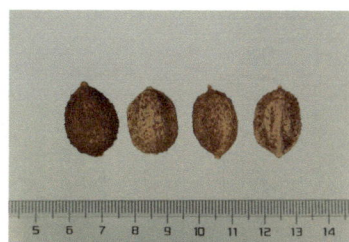

彩图 9-48

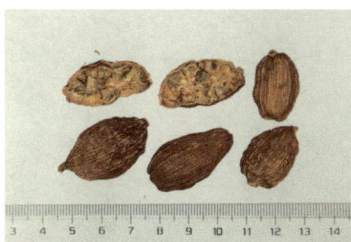

彩图 9-49

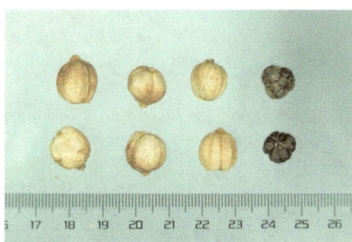

彩图 9-50

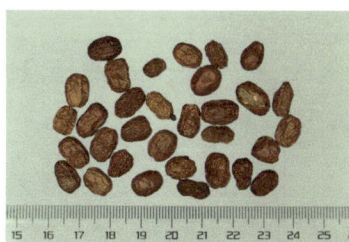

彩图 9-51

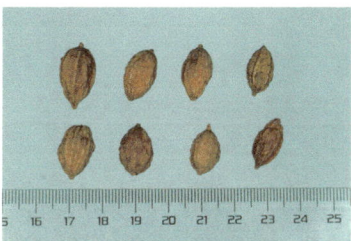

彩图 9-52

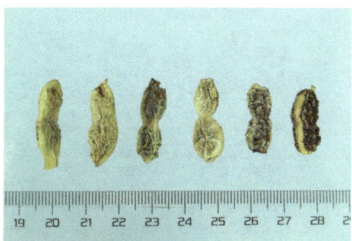

彩图 9-53

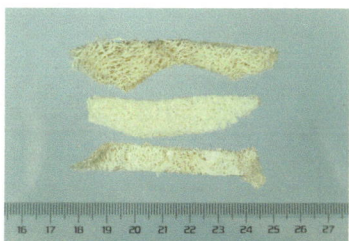

彩图 9-54

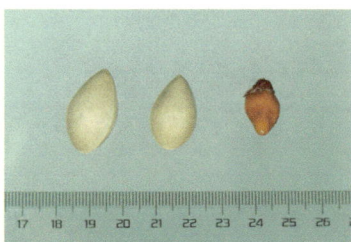

彩图 9-55

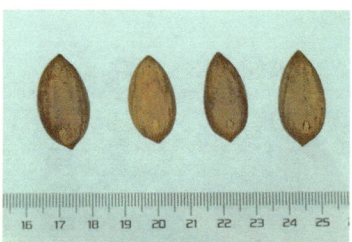

彩图 9-56

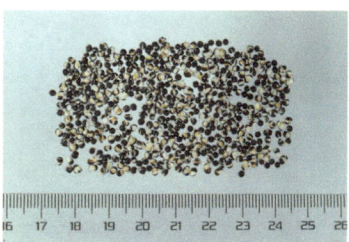

彩图 9-57

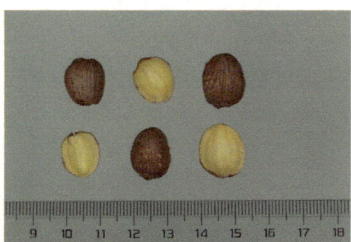

彩图 9-58

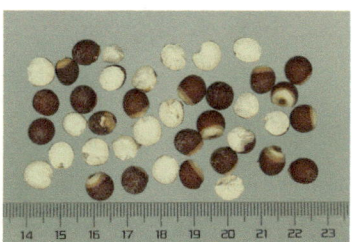

彩图 9-59

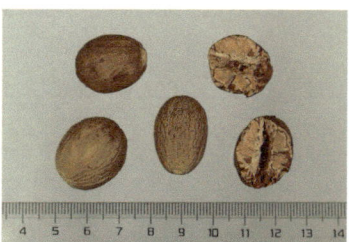

彩图 9-60

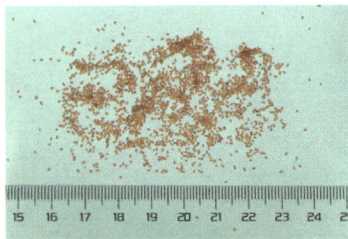
彩图 9-61

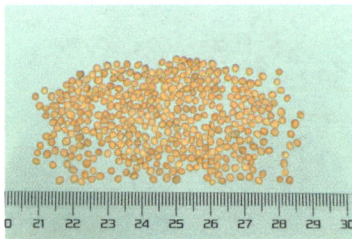
彩图 9-62

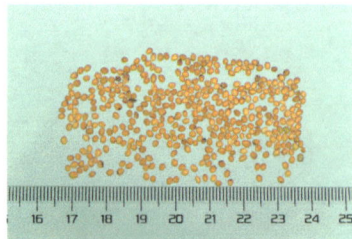
彩图 9-63

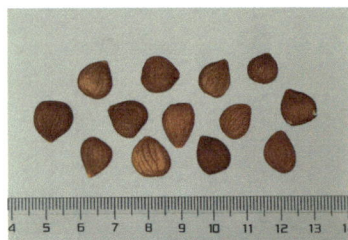
彩图 9-64

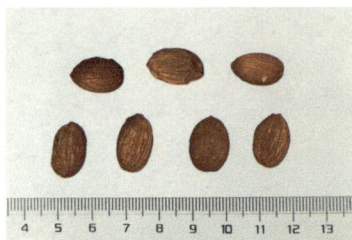
彩图 9-65

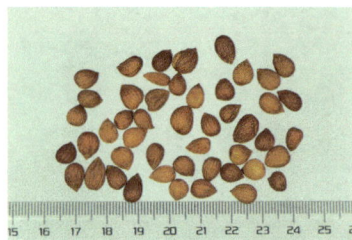
彩图 9-66

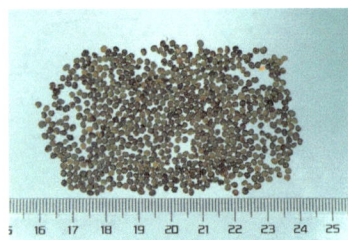
彩图 9-67

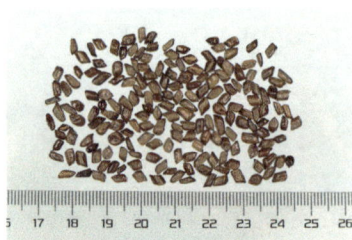
彩图 9-68

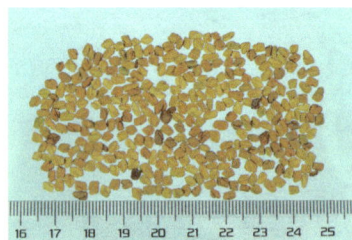
彩图 9-69

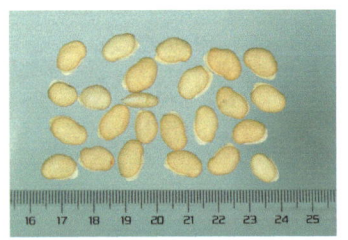
彩图 9-70

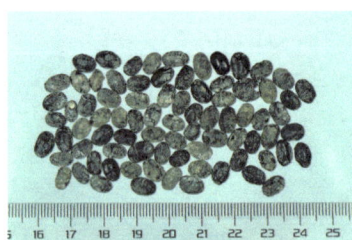
彩图 9-71

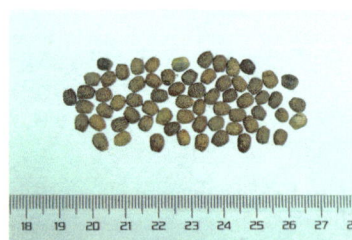
彩图 9-72

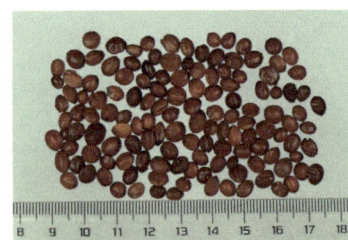
彩图 9-73

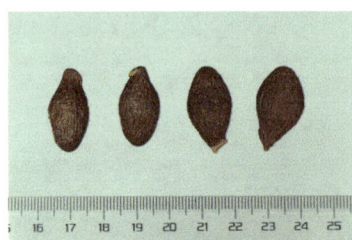
彩图 9-74

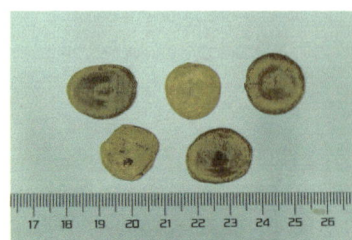
彩图 9-75

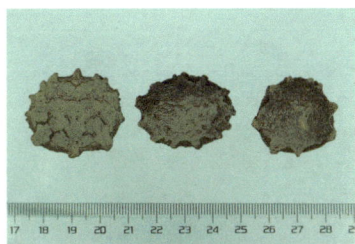

彩图 9-76

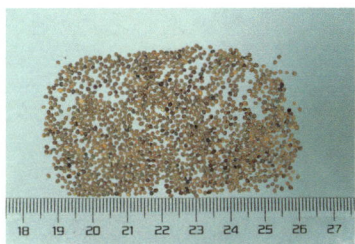

彩图 9-77

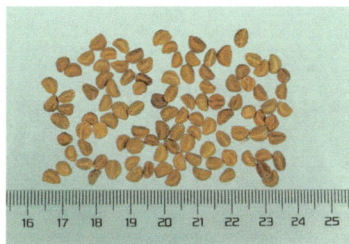

彩图 9-78

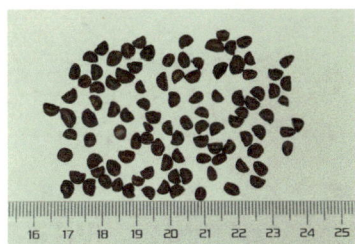

彩图 9-79

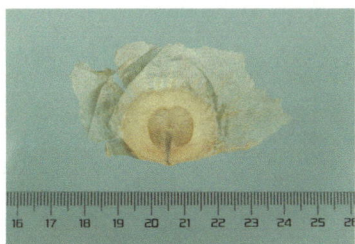

彩图 9-80

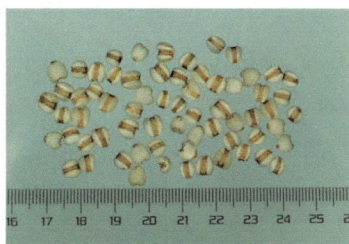

彩图 9-81

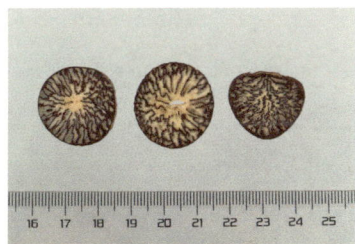

彩图 9-82

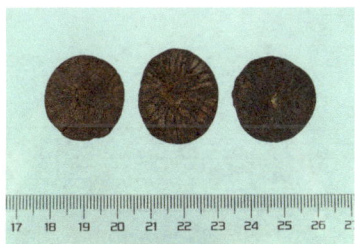

彩图 9-83

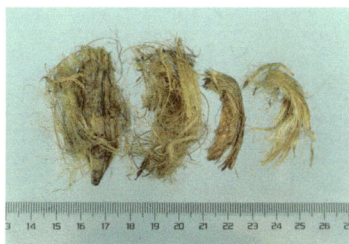

彩图 9-84

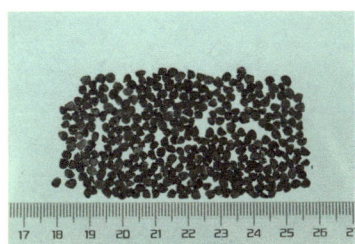

彩图 9-85

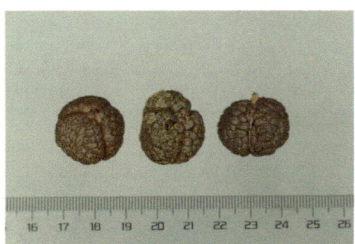

彩图 9-86

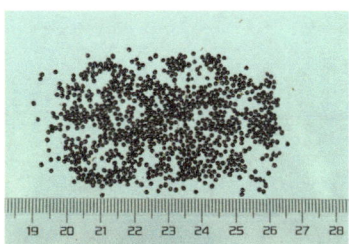

彩图 9-87

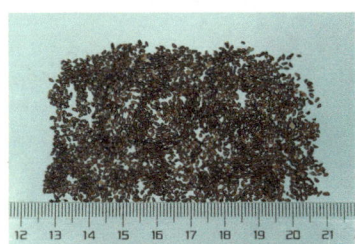

彩图 9-88

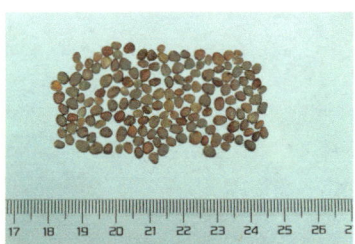

彩图 9-89

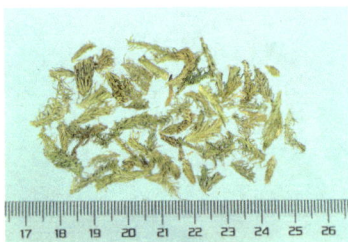

彩图 10-1

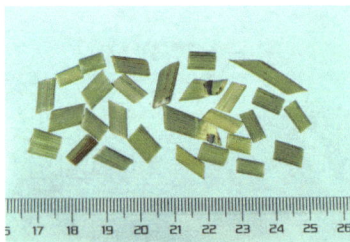

彩图 10-2

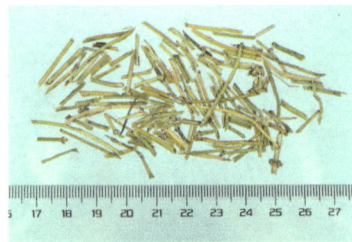

彩图 10-3

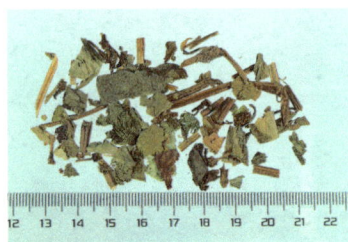

彩图 10-4

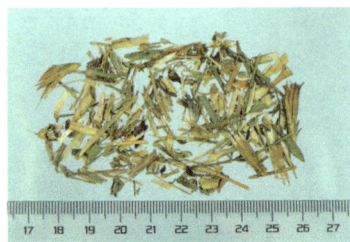

彩图 10-5

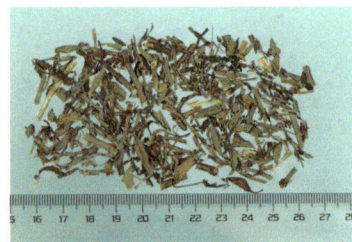

彩图 10-6

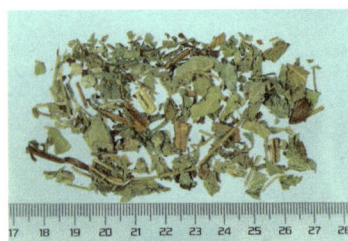

彩图 10-7

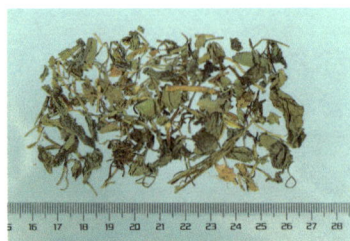

彩图 10-8

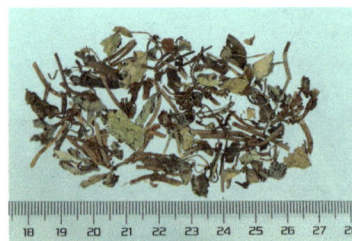

彩图 10-9

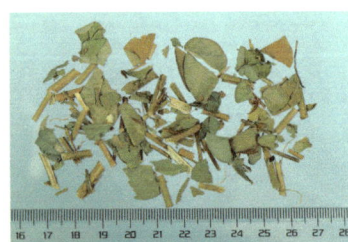

彩图 10-10

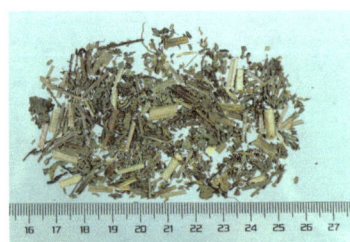

彩图 10-11

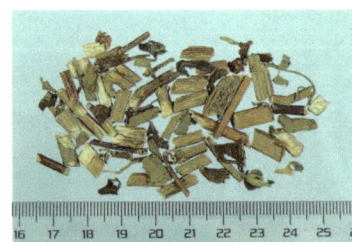

彩图 10-12

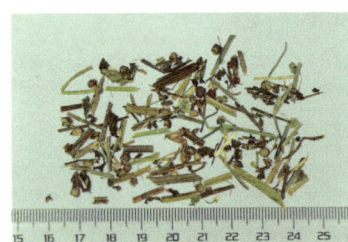

彩图 10-13

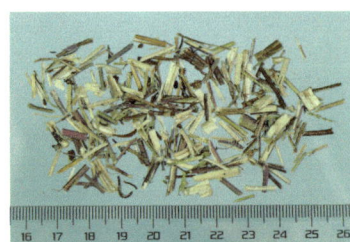

彩图 10-14

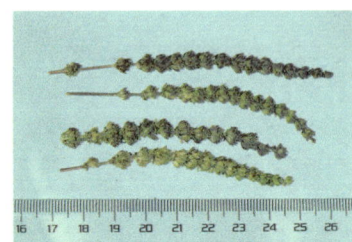

彩图 10-15

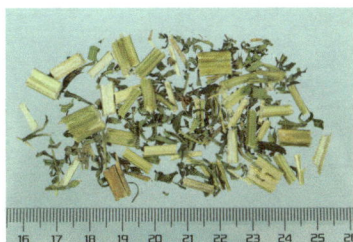
彩图 10-16

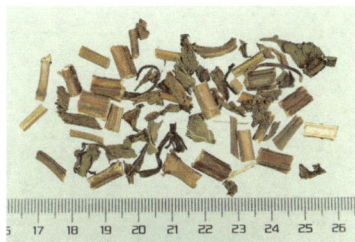
彩图 10-17

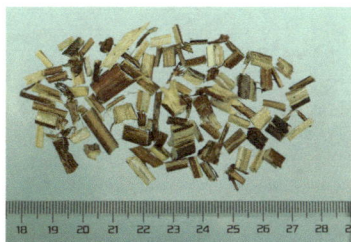
彩图 10-18

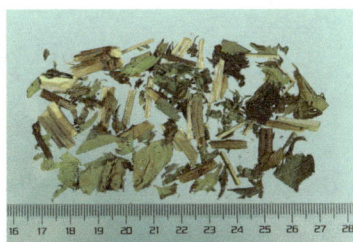
彩图 10-19

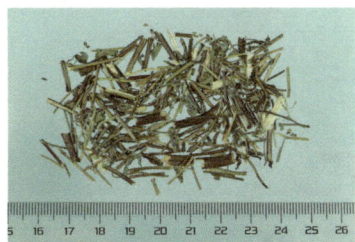
彩图 10-20

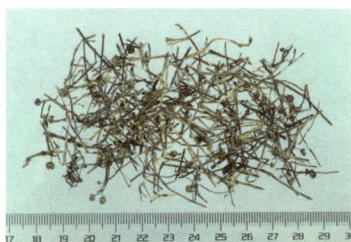
彩图 10-21

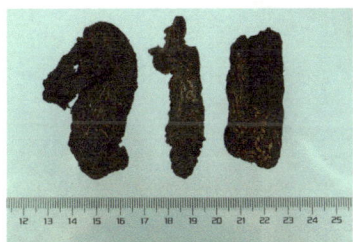
彩图 10-22

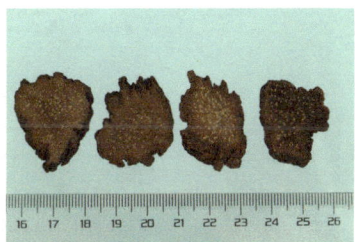
彩图 10-23

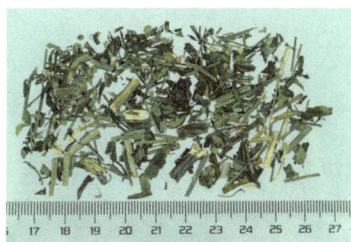
彩图 10-24

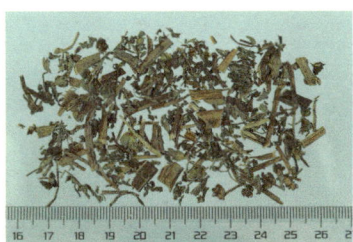
彩图 10-25

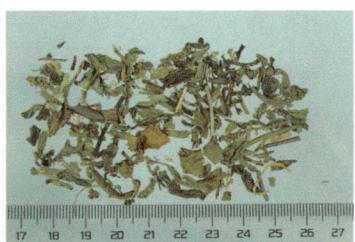
彩图 10-26

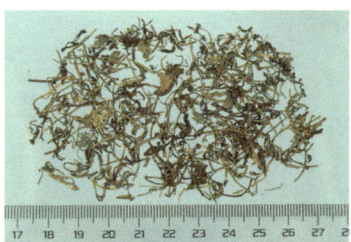
彩图 10-27

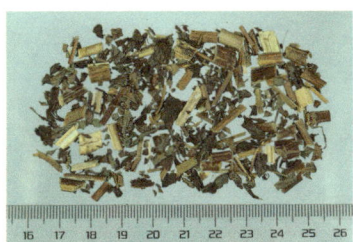
彩图 10-28

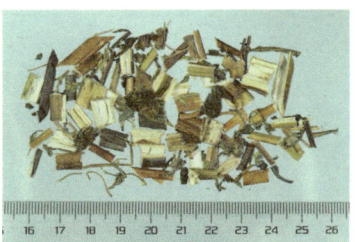
彩图 10-29

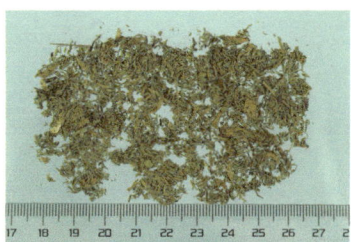
彩图 10-30

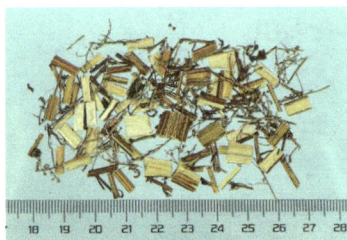

彩图 10-31

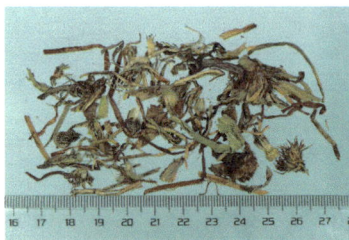

彩图 10-32

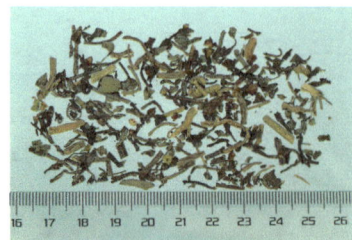

彩图 10-33

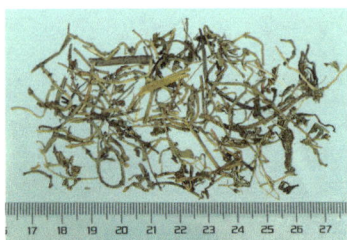

彩图 10-34

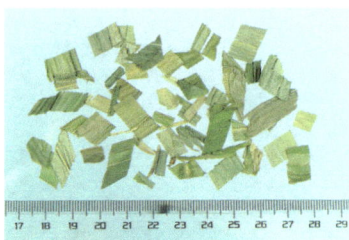

彩图 10-35

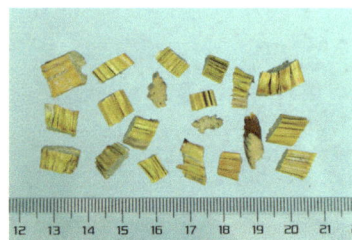

彩图 10-36

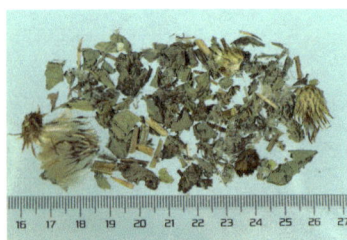

彩图 10-37

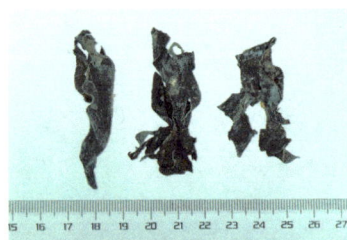

彩图 11-1

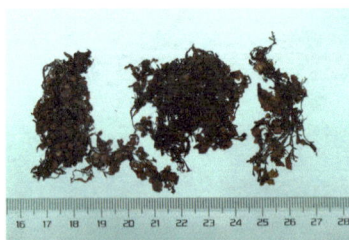

彩图 11-2

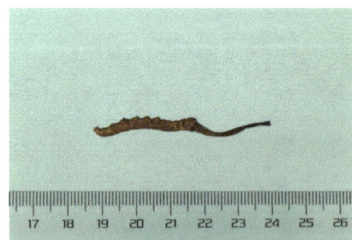

彩图 11-3

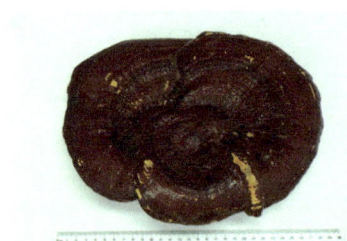

彩图 11-4

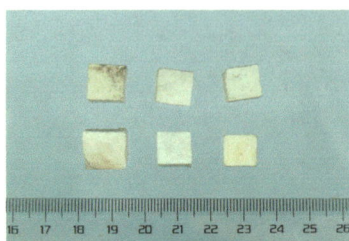

彩图 11-5

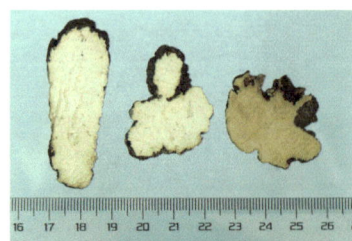

彩图 11-6

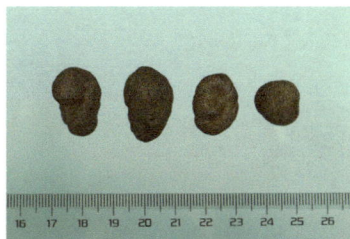

彩图 11-7

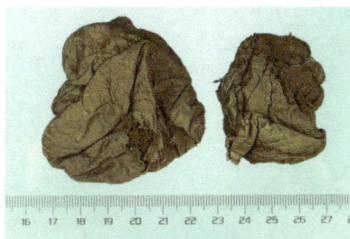

彩图 11-8

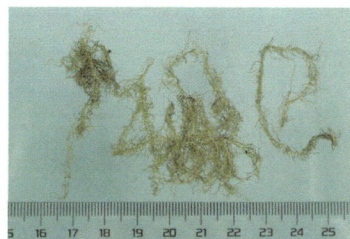

彩图 11-9

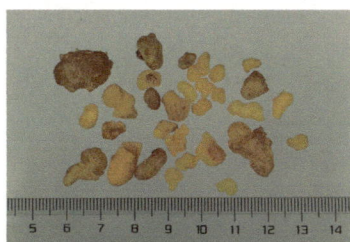

彩图 12-1

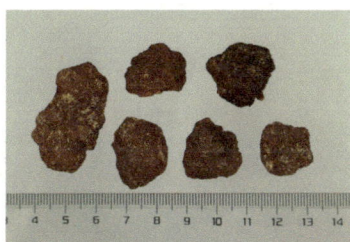

彩图 12-2

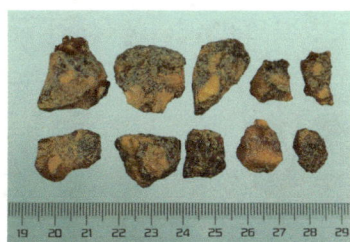

彩图 12-3

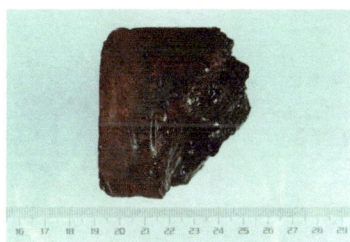

彩图 12-4

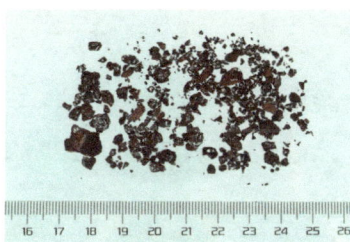

彩图 12-5

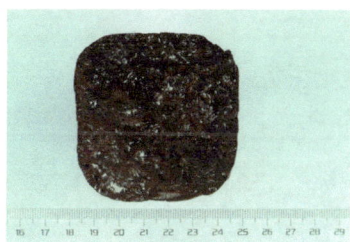

彩图 12-6

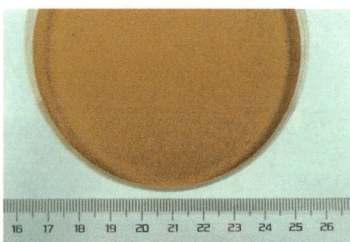

彩图 13-1

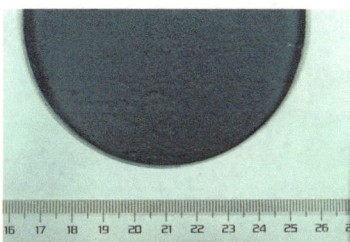

彩图 13-2

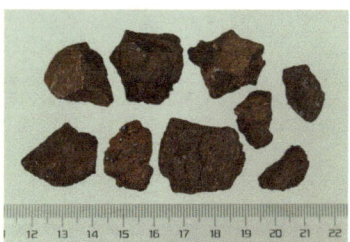

彩图 13-3

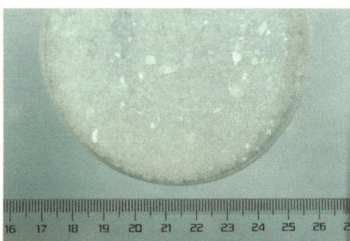

彩图 13-4

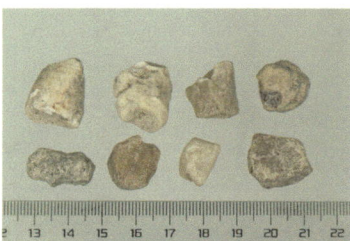

彩图 13-5

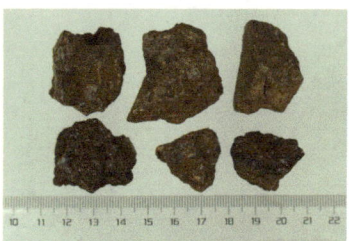

彩图 13-6

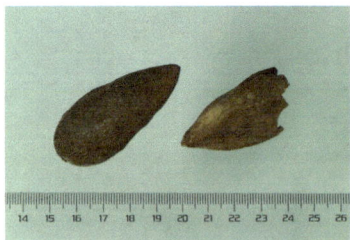

彩图 13-7

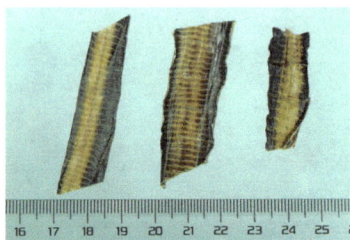

彩图 14-1

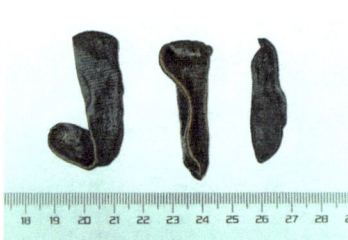

彩图 14-2

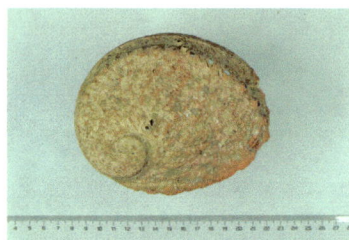

彩图 14-3

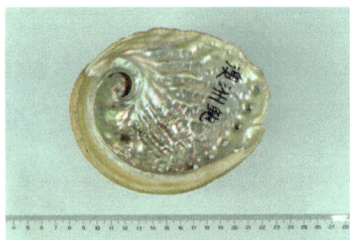

彩图 14-4

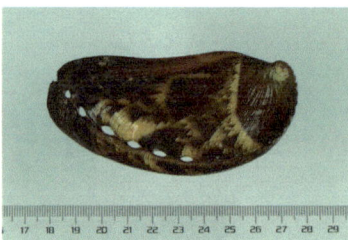

彩图 14-5

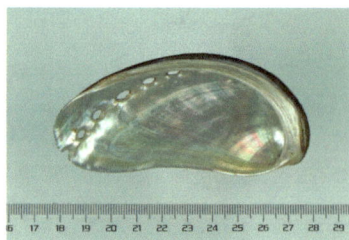

彩图 14-6

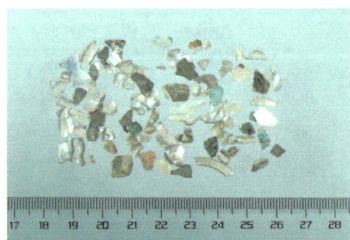

彩图 14-7

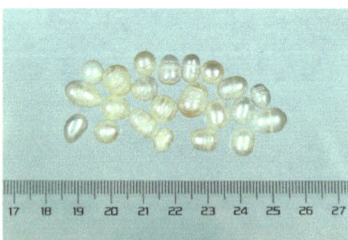

彩图 14-8

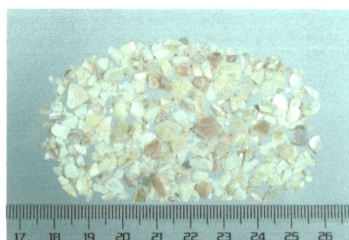

彩图 14-9

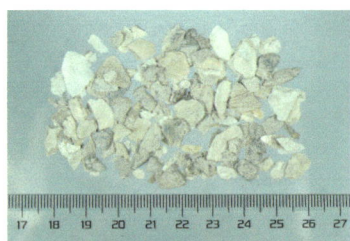

彩图 14-10

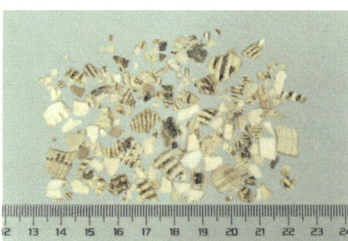

彩图 14-11

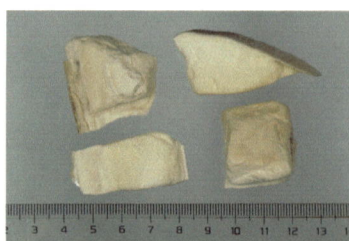

彩图 14-12

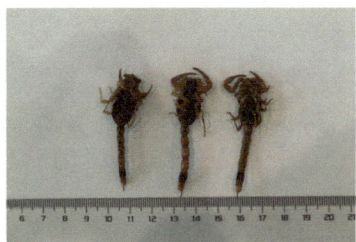
彩图 14-13

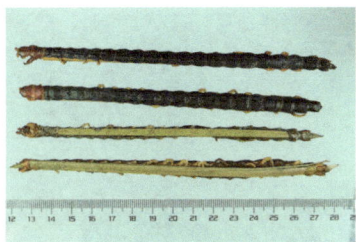
彩图 14-14

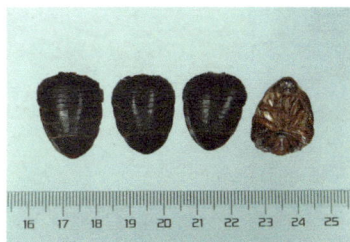
彩图 14-15

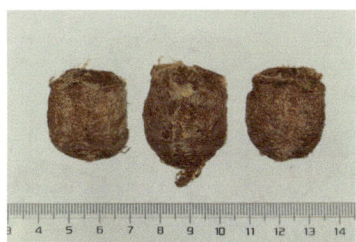
彩图 14-16

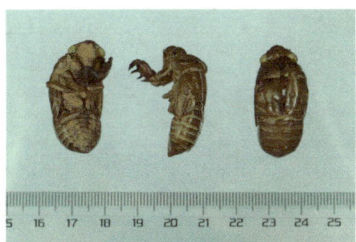
彩图 14-17

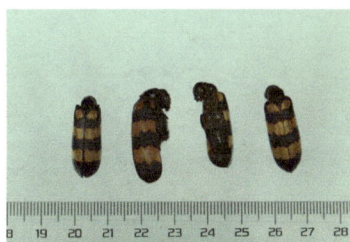
彩图 14-18

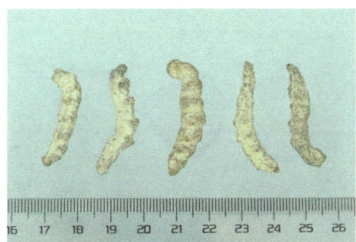
彩图 14-19

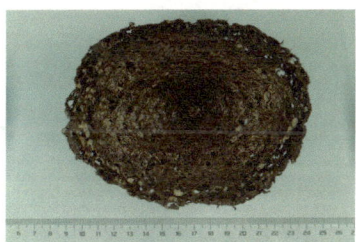
彩图 14-20

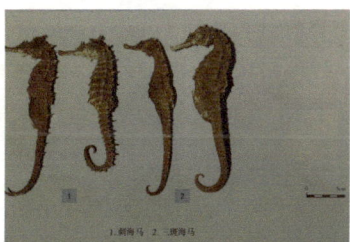
彩图 14-21

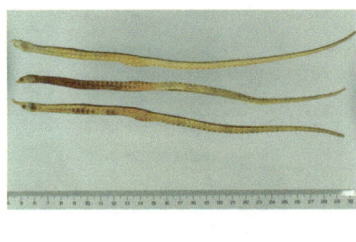
彩图 14-22

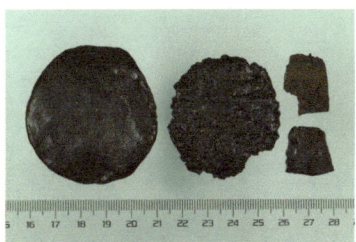
彩图 14-23

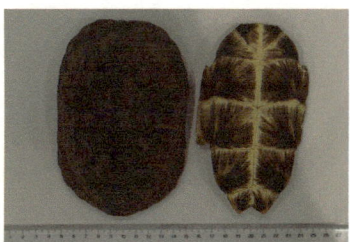
彩图 14-24

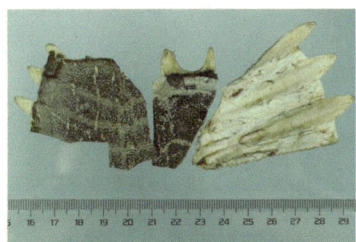
彩图 14-25

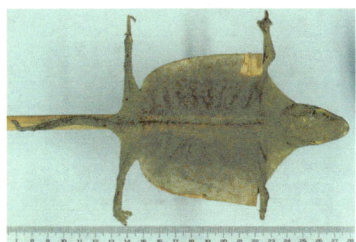
彩图 14-26

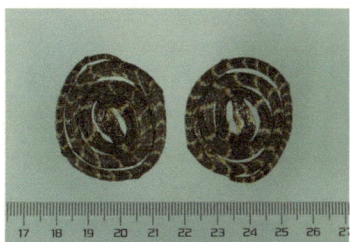
彩图 14-27

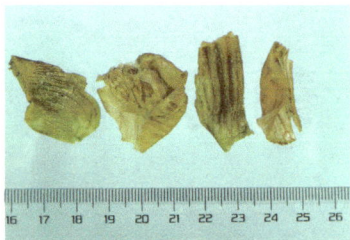

彩图 14-28

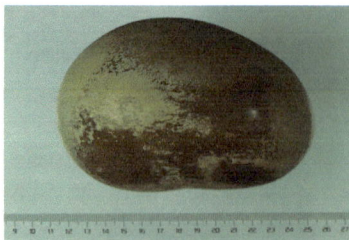

彩图 14-29

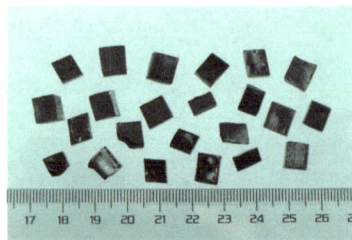

彩图 14-30

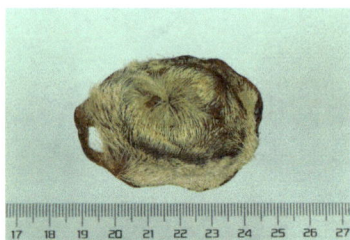

彩图 14-31

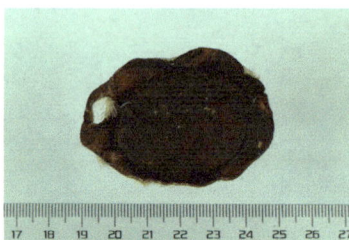

彩图 14-32

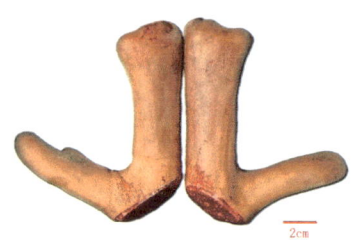

彩图 14-33

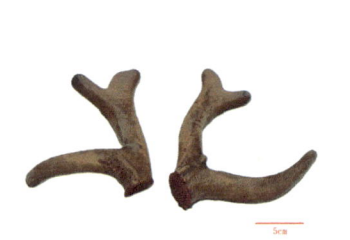

彩图 14-34

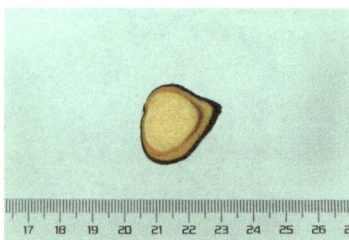

彩图 14-35

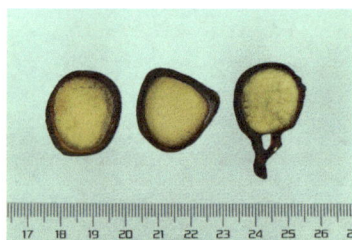

彩图 14-36

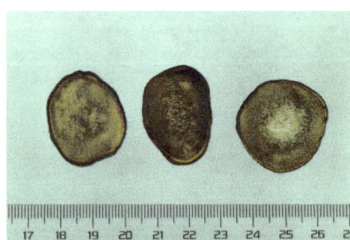

彩图 14-37

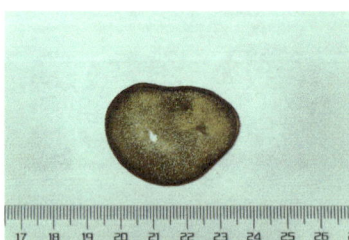

彩图 14-38

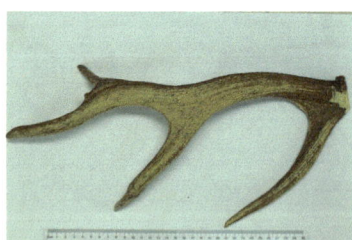

彩图 14-39

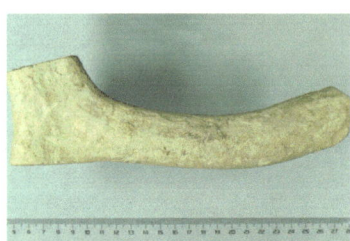

彩图 14-40

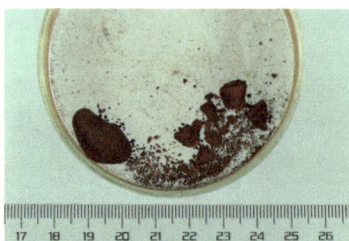

彩图 14-41

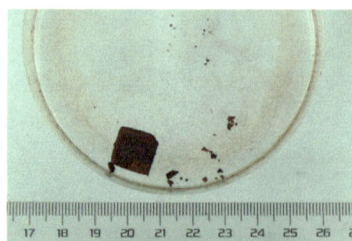

彩图 14-42

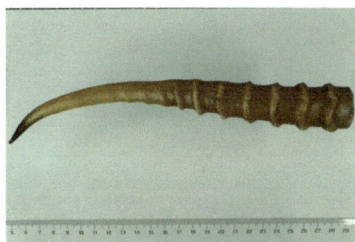
彩图 14-43

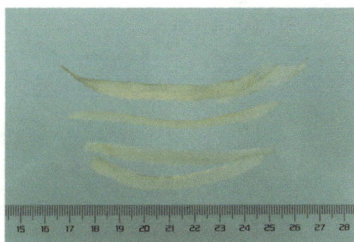
彩图 14-44

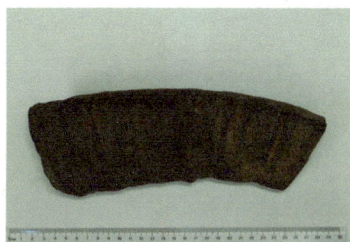
彩图 14-45

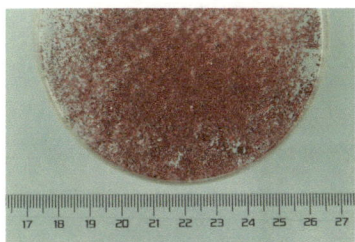
彩图 15-1

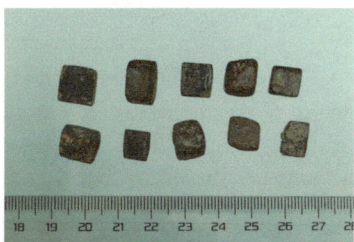
彩图 15-2

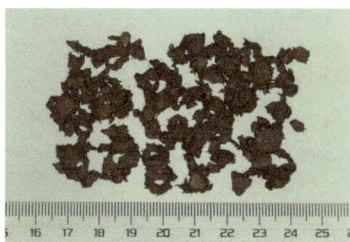
彩图 15-3

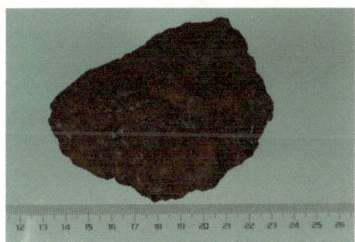
彩图 15-4

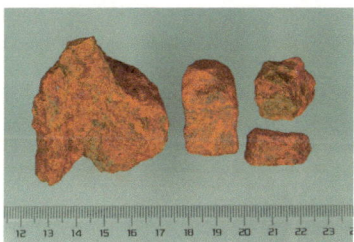
彩图 15-5

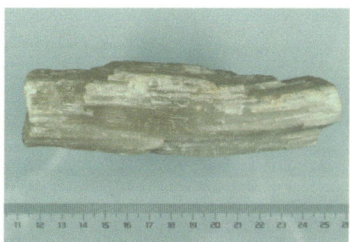
彩图 15-6

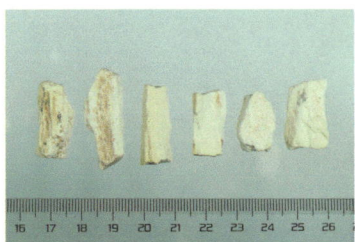
彩图 15-7

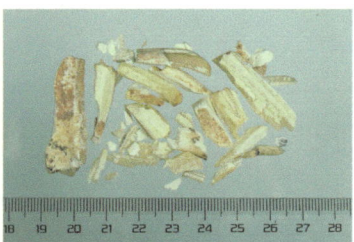
彩图 15-8

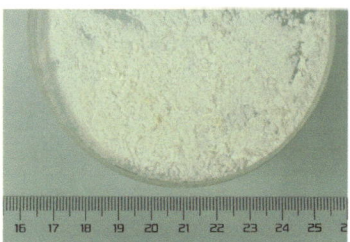
彩图 15-9

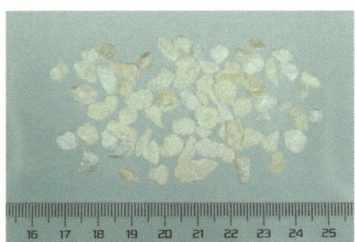
彩图 15-10

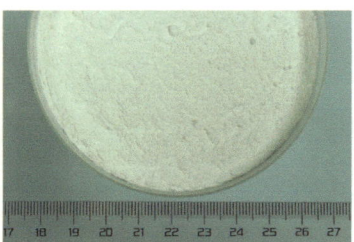
彩图 15-11

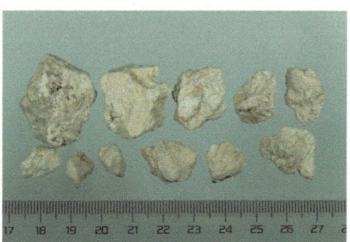
彩图 15-12

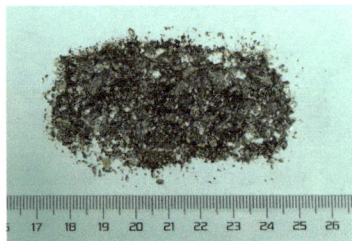

彩图 15-13

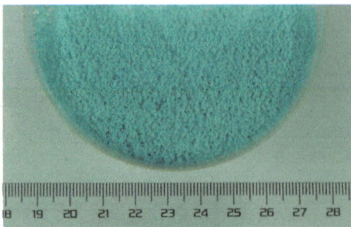

彩图 15-14

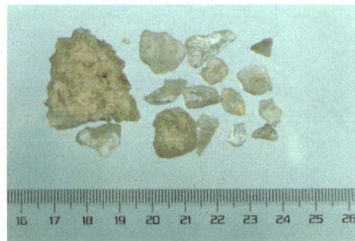

彩图 15-15

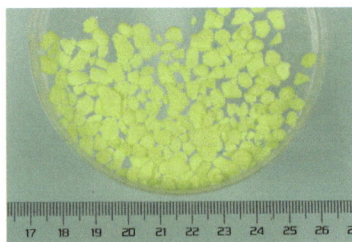

彩图 15-16

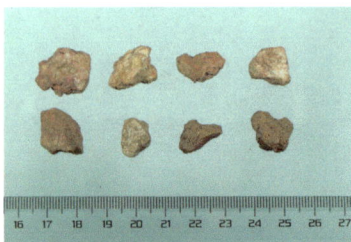

彩图 15-17